张再良

CONGSHU

张再良，男，1952年出生，医学博士，上海中医药大学教授，博士生导师。1975年毕业于上海中医学院医疗系，1987年获医学硕士学位，1991年获医学博士学位，师从殷品之教授。从事中医的教学、临床与科研工作三十余年。现供职于上海中医药大学基础医学院，担任中医临床基础学科学术带头人，曾任基础医学院院长。擅长中医临床经典的讲授，对中医经典的教学与研究积有一定的心得与经验。曾主编《金匮指要》、《中医古典临床精华》、《中医日语》等教材，担任《中医药高级参考丛书·金匮要略》、新世纪教材《金匮要略》、《金匮要略》案例版教材、研究生教材《金匮要略的理论与实践》等书和教材的副主编。另有《读解伤寒》、《读解金匮》、《金匮要略释难》等著作出版。

温病心悟

张再良 著

ACADEMY PRESS 1987
學苑出版社

图书在版编目(CIP)数据

温病心悟／张再良著. 一北京：学苑出版社，2010. 4
(2013. 1 重印)
ISBN 978－7－5077－3524－6

Ⅰ. ①温… Ⅱ. ①张… Ⅲ. ①温病学说 Ⅳ. ①R254. 2

中国版本图书馆 CIP 数据核字(2010)第 050099 号

责任编辑：陈　辉　付国英
出版发行：学苑出版社
社　　址：北京市丰台区南方庄 2 号院 1 号楼
邮政编码：100079
网　　址：www. book001. com
电子信箱：xueyuan@ public. bta. net. cn
销售电话：010－67675512、67678944、67601101(传真)
经　　销：新华书店
印 刷 厂：北京市广内印刷厂
开本尺寸：890×1240　1/32
印　　张：17. 875
字　　数：377 千字
印　　数：3001—6000 册
版　　次：2010 年 5 月第 1 版
印　　次：2013 年 1 月第 2 次印刷
定　　价：35. 00 元

写在前面的话

历史上对热病的证治，《伤寒论》奠基在前，温病学兴起于后。临床上对事物的观察和认识，总是由粗到细，从局部到整体，但在具体的认识过程中，整体和局部是紧密而不可分的。人们不会满足于既有的知识，实践也总是不断地向人们提出新的问题。这样，就不难理解由伤寒六经到温病卫气营血的变化和进步了。尽管历史上曾经有过寒温之争，甚至有认为温病并无另立门户的必要，然而，温病学说的形成，也是既成的事实。

温病是早就存在的东西，是外感热病中不可轻视的重要部分，但对此形成一定的学说，则是明清的事情，也是由于临床经验的积累使然。温病作为一个学派尽管可以推举叶、薛、吴、王四人为大家，或以《温热论》和《温病条辨》为代表著作，然而，当你进去一看，其实精彩纷呈之处太多，每个医家的经验和见解也不尽相同，都有独到之处，并非仅仅用一个简单的卫气营血和三焦辨证就可以全部包容得了的。

如果我们用历史发展的眼光来看问题，就不难发现，正是温病学说的兴盛，使中医热病的临床证治更加绵密。六经证治的不到之处，在温病的具体证治中都有不同程度的补充，如解表、清热、攻下等方法，在仲景原有的基础上都有了充分的延展，而滋阴、开窍、熄风则拓开了新的天地，再如清利、宣透等治法方药也是非常切合实用。当我们用联系和发展的眼光来思考问题时，我们进一步会想，温病所用的各种证治方药与六经证治的具体关联如何，这也是需要费心去认真体悟的。

中医的理论是一个整体，中医的临床也是一个整体，我们怀着极大的兴趣关注和探究着历史上外感热病证治的沿革和进展，这里有病证鉴别的深入，有辨证论治的扩展，有临证思维的启迪，有方药运用的演示。温病学说中反映出来的各位医家的认识和经验尽管有着一定的局限性，但在整个中医临床证治中仍是不可忽略的重要一块。

和学习伤寒、金匮不同，学习温病学说的困难之处是由于内容的相对散乱，因此需要较为广泛的阅读，在阅读中去注意归纳整理相关的证治方药，不能以为叶天士和吴鞠通的东西就可以代表温病的全部了。另外，始终不能忘记的是，对温病证治的理解不能偏离临床实际，应该从实际中去找规律、找原理、找答案，这个实际包括进步了的近代和现代的临床。

我有幸在近十多年的教学中也涉猎温病学内容的传授，由教科书归纳的基本内容，到参考书提出的各种观点，再到认真反复地阅读相关的原著，慢慢地自己头脑中也会出现一些疑问，经过反复思考，形成一些看法，这是一个十分自然的过程。书中的这些文字都是有了体会以后自然流露出来的，本着和大家交流的心态，将已经形成的这些文字呈现给大家，书中的观点，是耶非耶，一任评说，作为写作的本意，尽心而已。

本书分上下两篇，上篇作专题发挥，下篇为原文阐释，阅读时从任一篇章切入都行。

张再良

2007年5月

目　录

专题发挥篇

原文阐释篇

附　　录

专题发挥篇

在阅读原著或原文之前，先列出若干专题，将温病学说的来龙去脉、大体内容和主要观点作一个整体上的归纳整理，让头脑中有了一些基本认识以后，再阅读原文会更加便捷。当然，我们也可以反其道而行之，即阅读原文在前，归纳总结在后。但是，作为一般的读者以及初学者的入门，我认为完全可以由简单到复杂，而不必花太多的精力暗中摸索，这也就是本书把专题论述放在前面的理由。

温病和伤寒不同，《伤寒论》基本上是张仲景的个人著述，而温病学的相关医家医著甚多，且不限于一个时代，每一家都有自己的独到之处，在临床上都有相当多可借鉴的经验，因此作为后人要善于归纳，将相对分散的东西集中，将看似无关的东西整合，让人能够比较方便地把握事物的脉络，比较快捷地抓住事物的要害。

历史上，人们对热病的认识有一个逐步深入、由寒到温的过程。处在这个过程中的每个时代的每位医家都不免有一定的局限性，这不足为怪。今天当我们回顾这段历史，总结这些经验时，或许对某些问题的认识才能够更加清楚一些，或许也更能够从整体上对疾病的证治加以把握，这也正是今人胜过古人的地方。

不谋全局者，不足以谋一域，这是把握事物的一般规律，对温病的认识也是如此。即我们只有把温病放在整个热病证治的长河中看，搞清楚它的源流脉络，才能够理解具体证治中的各种问题。诸如温病学中的各种名词术语、治法方药以及后来为什么寒温竟然会产生对立等等。要掌握一门学科，首先要了解和熟悉它的历史发展过程，这不失为一条捷径。

局部的认识，对于整体上把握一件事情同样十分重要。比如在具体的疾病证治中，近代临床上对各种传染病和感染病的研究和治疗，就雄辩地说明了这一点。仅仅依据临床经验，往往是知其然而不知其所以然。由于不知取效的缘由，所以疗效难以重复。今天我们借用现代研究的成果，来认识和把握中医的热病证治也同样是必不可少的。

篇中罗列的专题，大体能够反映温病的一些主要内容，某些与伤寒相关的话题有助于理解温病，所以也收进一些伤寒的内容，希望读者能够将温病与伤寒合在一起考虑，这样更加有助于理解。在具体的议论中也许挂一漏万，也许提出的观点还可以作进一步的商榷，欢迎读者批评指正。限于篇幅，有些参考文献未能逐一列出，敬请相关作者谅解。

一、历史上的传染病与医学的进步

在古代社会中，也许一直到人类抵抗病原微生物的有效手段被充分发现，传染病一直是对人类健康的最大威胁。传染病，古代以疫病或瘟疫称。《说文》:“役，戍边也。”疫病起于军中服役的士兵中而被重视，故有“役病”之称。《说文》:“疫，民皆病也。”《山海经》中的“疠”，郭注为“时气疾”。“疠”本为蜂蜇后憎寒壮热的反应，与一般疫病初起症状相同，后专用在疫病中。最早以为疾病起因于疠鬼，故以巫术驱除，或立祀安抚。战国后，道家兴，创元气说。《周礼》郑玄注:“疠疾，气不和之疾。”《释名》:“历(疠之借字)，疾气也，中人如磨厉伤物也。”强调“疠”和“疾气”，则脱离了鬼神观念。当时也观察到了疫病与气候变化的关系，如《周礼》春有痟首疾（指流感)，夏有痒疥疾（指恙虫病）等。在东方，积数千年的临床经验，形成了一套对外感热病辨证施治的系统方法，在一定的程度上和一定的范围内有效地指导着临床的治疗实践。在西方，文艺复兴以后，借助于显微镜的开发与应用，加快和加深了对病原微生物的研究，短短几百年中所取得的进步也令人惊异!

瘟疫与人类文明之间有着极其深刻的联系，据考古学家考证，当人类尚在原始的狩猎和采集阶段时，瘟疫几乎是不存在的。大约一万年前进入农耕文明时代后，人们开始过定居生活，砍伐森林，开垦土地，驯养动物，使微生物的生态环境发生变化，导致病毒改变寄主并发生变异，于是瘟疫应运而生，并逐渐蔓延。综观历史，我们还可以发现，瘟疫的爆发性流行在很大程度上与商旅活动、战争、城市化三者有着直接的关联。商旅活动使原先局限于一地的病原微生物扩散至世界各地。战争是瘟疫的潜在开路者和扩大器，病原微生物往往通过军队而远播。城市尤其是中心大都市是细菌的聚集地，传染病病毒的天堂。随工业化进程的不断推进，目前全球45%的人口集中居住在城市，狭小的空间，密集的人群，恶劣的卫生条件，为传染病的滋生及大规模流行提供了温床。疫病的流行一般总是战争、和平、灾荒、经济发展、人口变迁等自然和社会生态诸因素综合作用所产生的结果。疫病与战争相随，与灾荒相随，与人口的过度集中相随（城市化）。战争促成了人口的迅速移动（集中）。灾荒造成了人体抵抗力的下降（水灾造成了水源污染、疫病媒介物的繁殖等），人口的集中造成了疫病的迅速传播，翻看中国或世界历史无不说明这一问题。

（一）历史上传染病的流行

1. 传染病在世界范围的流行

有关传染病在世界上流行的情况，以下的例子可见它的厉害：①公元前430年，雅典爆发瘟疫，城中1/4的人被夺走生命；②公元165～180年，罗马帝国天花流行，约2500万人染疫身亡；③公元1347～1353年，黑死病横扫欧洲，约2400万人罹难，几乎是欧洲总人口的四分之一或三分之一；④公元1520年西班牙殖民者入侵墨西哥，军队带去了天花病毒，使土著印第安人在40年中由3000万人锐减为300万人；

⑤公元1802年拿破仑向海地派遣的一支3300人的大军，因黄热病几乎全军覆灭；⑥公元1812年6月拿破仑亲率数十万大军入侵俄国，当大军到达波兰和俄国西部时，军中爆发了斑疹伤寒，结果使半数士兵死亡或丧失行动能力，到次年法军撤回波兰时只剩了3000人；⑦公元1865～1875年，霍乱肆虐亚、非、欧、美洲，使近千万人丧生；⑧公元1918～1920年，被称为“西班牙女士”的流感，重创美国和世界各地，吞噬了约2100万人的生命，是第一次大战死亡人数的1.5倍；⑨至2003年11月全球死于艾滋病的人数近2000万人，结核病已悄无声息地夺走了全球2亿人的生命。

2. **中国历史上的传染病**

在中国历史上传染病的流行情况，据正史记录的发病次数如下：《汉书》17次，《后汉书》18次，《三国志》16次，《晋书》40次，《宋书》50多次，《南齐书》、《梁书》、《陈书》等20余次，《唐书》16次，《宋史》50余次，《元史》12次，《明史》23次（其他书籍统计则有64次），《清史稿》不下300多地处。四五千年前，黄河流域曾经比较温暖，而在汉魏时期，中原地区较寒冷。在历史上汉末魏晋疫病流行有个高潮，5世纪到10世纪（隋唐到北宋）疫病流行出现低谷，与社会安定，重视医药有关。金元时期疫病的发生又趋上升，明清时期，西方船舰渡海而来，战事不断，贸易频繁，则疫病的发生呈直线上升。总之，疫病流行南方比北方多，沿海比内地多，交通发达处多，在明清时期骤然上升。

（二）中医对传染病的认识和临床治疗

1. 古人对传染病所作的观察和抗争

古人在临床上对传染病所作的观察和抗争，在历代的中医典籍中记载也多，以下试举其要：

《素问·刺法论》："黄帝曰：余闻五疫之至，皆相染易，无问大小，病状相似，不施救疗，如何可得不相移易者？岐伯曰：不相染者，正气存内，邪不可干，避其毒气。"强调对疫病发生是可以预防的。"小金丹……服十粒，无疫干也。"

《伤寒论·伤寒例》引《阴阳大论》："凡时行者，春时应暖而反大寒，夏时应热而反大凉，秋时应凉而反大热，冬时应寒而反大温，此非其时而有其气，是以一岁之中，长幼之病多相似者，此则时行之气也。"时行的提法注意到了传染病的发生与季节的关系。

《肘后方》："其年岁中有疠气兼挟鬼毒相注，名为温病（疫），死后复传之旁人乃至灭门。"该书在治瘴气疫疠温毒诸方一节中收录了疫病防治的20多首方（如黄连解毒汤）。在尸注鬼注方中提到有些病"死后复注易傍人，乃至灭门"。在治时行发斑疮方中有"虏疮"的描述，是世界上对天花的最早记录。

《诸病源候论》："伤寒不染他人，人感乖戾之气而发病者，则多相染易，乃至灭门，延及外人。"在"注病诸候"中描述了疫病注易（传染）的各种途径：如生注、尸注、死注、鬼注、食注、邪注、气注、寒注、蛊注、殃注等。

《千金要方》提出时行疫疠、天行疫气，认为"天行温疫病者，即天地变化之一气也。斯盖造化必然之理，不得无之。故圣人虽有补天立极之德而不能废之”，但“能以道御之”。“天地有斯瘴疠，还以天地所生之物以防备之。”列举了辟温方36首，如治风温的葳蕤汤、热入营血的犀角地黄汤、热入心包的紫雪丹等。

宋代医家通过实践补充了较多方治。《伤寒总病论》在时行寒疫治法中有圣散子方。《活人书》有对阴阳毒的分辨、对阴毒证治的发挥。《三因方》提出：瘟家自生恶气，闻之即上入泥丸，散入百脉，转相传染。金元医家刘完素提倡用凉膈散、天水散、益元散、防风通圣散、双解散等。李东垣用普济消毒饮治大头天行。《阴证略例》对疫病中的阴证有专论，用药多取辛热峻剂，如返阴丹、回阳丹、火焰散、霹雳散、正阳散、附子散、肉桂散，自创神术汤、黄芪汤、洞中丸等方。

明末吴又可在《温疫论》中指出：“瘟疫之为病，非风非寒，非暑非湿。乃天地间别有一种异气所感，其传有九，此瘟疫紧要关节，奈何自古迄今，从未有发明者。仲景虽有伤寒论，然其治法自太阳，或传阳明，或传少阳，或三阳经自传胃。盖为外感风寒而设，故其传法，与瘟疫自是迥别。”“疫者感天地之厉气（杂气）种种不一，无形可求，无象可见，无声复无臭。某气专入某脏腑某经络，专发为某病，故众人之病相同。杂气多于六气。”“杂气为病，一气自成一病。”“至于受无形杂气为病，莫知何物能治矣。惟其不知何物之能治，故勉用汗吐下三法以决之……能知以物制气，一病只有一药，药到病已，不烦君臣佐使品位加减之劳矣。”吴又可用达原饮（疏利）、三甲散（破瘀）、承气汤

（攻下）治疗。

2. **临床经验的总结和医学理论的产生**

在中国的历史上，疫病流行曾经有三次高峰，即汉末两晋、金元和明清时期，在这些时代都产生了划时代的医学典籍，最为明显的是汉末的《伤寒论》和明清的温病学。在古代医家的临证中，热病（发热性疾病）是一个主题，在不明病原，尚无特效药物的前提下如何应对，只能是区别不同的阶段，给予相应的治疗，这就是六经辨证的方法，也就是我们现在习以为常的表里、寒热、虚实的基本辨证纲领。辨证论治是中医临床的基本方法，疫病的证治当然也不能出其外。伤寒六经辨证作为具体方法还是不够，故以后又有卫气营血、三焦辨证来加以补充。随着认识的深入，就是温病学派在具体处理上也各有所长，如以叶天士、吴鞠通为代表的温热派，以薛雪为代表的湿热派，以吴又可、余霖、戴天章为代表的瘟疫派等等，这些都体现了临床医学的不断进步。

中医对外感热病的治疗，特别是对温病和瘟疫的治疗，以下这些方剂大致能够反映主要的脉络：①《伤寒杂病论》：白虎汤、大承气汤、泻心汤、白头翁汤、茵陈蒿汤、升麻鳖甲汤、蜀漆散；②《千金要方》：犀角地黄汤；③《外台秘要》：黄连解毒汤；④《宣明论方》：防风通圣散；⑤《太平惠民和剂局方》：凉膈散、苏合香丸、藿香正气散、至宝丹、紫雪丹；⑥《东垣十书》：普济消毒饮、清暑益气汤；⑦《万病回春》：五瘟丹、普济消毒散；⑧《证治准绳》：通圣消毒散；⑨《伤暑全书》：升降散；⑩《温疫论》：达原饮、三甲散；⑪《伤寒温疫条辨》：升降散、增损双解散、小清凉散；⑫《疫疹一得》：清瘟败毒饮；⑬《温热经纬》：甘露消毒丹、神犀丹；⑭《随息居重订霍乱论》：蚕矢汤、燃照汤；⑮《时病论》：雷氏宣透膜原法等。

（三）人类对病原微生物的研究以及对烈性传染病的控制

吴又可对导致瘟疫发生的一病一气有先见之明，而把这一推测付诸实验，并产生实效的却是西方的人士，因为他们得益于显微镜，他们的背后有工业革命的成果作支撑，有现代科技发展的成果作铺垫，所以近代的西方医学如虎添翼，在短短数百年中突飞猛进。

对病原微生物的征服，一是寻找特效药物（专病专药）将其直接杀死，如后来发明的抗生素、抗疟药、杀虫药等。一是激发或提高人体的抵抗力，靠机体自身的免疫力来战胜病原微生物，如种痘法（以后的疫苗预防接种），有记载中国的人痘接种始于宋真宗时（998～1022）。另外如注入抗毒血清等方法（如破伤风），《肘后方》中有以疯狗之脑涂于被咬伤口处以防狂犬病的记载。其实诸多方法大体都在中医的祛邪扶正之中，中医的认识、思路对头，但具体方法未免笼统，有时针对性不强。

人类对病原微生物的研究

关于人类对病原微生物的研究和征服，我们可以作以下简单举例：①列文虎克（1632～1723），荷兰生物学家，用显微镜观察微生物，1676 年发现滴虫，开创了微生物学（当时能放大 200 倍）；②琴纳（1749～1823），英国医生，1796 年创牛痘接种法；③巴斯德（1822～1895），法国生物学家、化学家，揭开了细菌的奥秘；④科赫（1843～1910），德国细菌学家，用培养基培养分离细菌、染色，1882 年肯定了结核杆菌，1883 年发现霍乱弧菌；⑤吕弗来（1852～1915），德国细菌学家，找到白喉杆菌，1886 年发现肺炎球菌，1887 年发现脑膜炎球菌；⑥贝林（1854～1917），德国细菌学家，发明抗白喉毒素血清；⑦阿方斯拉韦兰（1845～1922），法国寄生虫学家，1880 年发现疟原虫；⑧罗斯，1897 年解剖蚊子，认定了蚊子对疟疾的传播作用；⑨卡默德（1863～1933），法国细菌学家，介兰（1872～1961），法国细菌学家。他们花了十三年，经过 230 多代接种，驯化了结核杆菌，创接种卡介苗法；⑩欧立希（1854～1915）德国医学家和生物学家，1905 年梅毒病原体被发现，试验到 606 种才成功（胂凡纳明），专门杀病原而不伤人（致盲），治梅毒 914；⑪杜马克（1895～1964），法国细菌学家，发明磺胺药，治链球菌感染（用在女儿身上）；⑫弗来明（1881～1955），英国细菌学家，1929 年发明青霉素（但论文竟搁置一边）；⑬秦因（1906～1968），英国化学家，1941 年生产青霉素；⑭华斯曼（列克斯曼）（1888～1974），美国微生物学家，1943 年发明链霉素，将能够抵抗微生物的一类化合物称为“抗生素”；⑮1937 年鲁斯卡使用电镜获得了第一张病毒照片；⑯1977 年天花在全球被基本消灭。

对严重危害人类健康的传染病，东方在临床实践中积累了大量的经验，摸索到了一定的诊治规律，提炼出了不少经典传世的效方，至今在临床上仍然不失为有效的方法之一。而西方借助于现代科技的手段，捷足先登，搞清了东方有识之士早就梦寐以求的细节，从而使预防和治疗措施更加具有针对性，一举扭转了乾坤。当今之世，疾病谱虽然有了根本性的改变，但传染病魔尚未完全退出舞台，如结核、肝炎、爱滋病等仍然猖獗，仍然在纠缠着我们，需要我们认真对付。

（四）从文化背景来加深对临床医学的认识

讲完了以上的事实，我们会沉下心来想一个问题，即在暗中左右和支撑着人们与疾病斗争的是什么。对此，我们不妨从文化的角度略加思考。

东方和西方在医学上走过的路程不一样。灿烂辉煌的中华文化奠定于春秋战国时代，也正是在这样的文化背景下，才催生出了中国的传统医学。以后，这样的一个文化背景一直支撑着中医临床的发展。我认为其中最重要的是对人的生命的珍惜，对实践的重视，对自然规律的敬畏。中医认为疾病是可以认识的，因此注重临床观察、不断摸索、总结经验，反对求神弄鬼，这样的思想在相关的典籍中随处可见。如《史记·扁鹊仓公列传》中已经有如下的看法："使圣人预知微，能使良医得早从事，则疾可已，身可活也。人之所病，病疾多；而医之所病，病道少。"在接着提出的"六不治"中，就将"骄恣不论于理"和"信巫不信医"列入其中。《黄帝内经》中提出"疾虽久，犹可毕也。言不可治者，未得其术也"。即疾病是可以认识的，面对疾病，人是可以作为的。先秦时期已经占据主流的这样的思想，不能不说对以后的临床医学的发展起了保证和促进的作用。

汉末张仲景在《伤寒杂病论·序》中针砭时弊，留有如下的文字："怪当今居世之士，曾不留神医药，精究方术，上以疗君亲之疾，下以救贫贱之厄，中以保身长全，以养其生。但竞逐荣势，企踵权豪，孜孜汲汲，惟名利是务；崇饰其末，忽弃其本，华其外而悴其内。皮之不存，毛将安附焉？卒然遭邪风之气，婴非常之疾，患及祸至，而方震栗；降志屈节，钦望巫祝，告穷归天，束手受败。”“观今之医，不念思求经旨，以演其所知；各承家技，始终顺旧。省疾问病，务在口给，相对斯须，便处汤药。按寸不及尺，握手不及足；人迎、趺阳，三部不参；动数发息，不满五十。短期未知决诊，九候曾无仿佛；明堂阙庭，尽不见察，所谓窥管而已。夫欲视死别生，实为难矣。”一是针对世人世风，一是针对医家医风，可见医学并非仅仅用药治疗的问题。珍惜生命，重视医药，注重实践，有所作为，这是传统文化为中医所作的支撑，据此，张仲景“勤求古训，博采众方”，创立了对付热病的六经辨证的方法和大量有效的方药，绵延近两千年而不衰。中医在这样的文化背景和社会氛围中，虽然爬升比较缓慢，但是却从来不曾中断过。所以，中医对传染病的证治能够由简单到复杂，由少到多，最终能够形成较为完整的论治体系。

西方医学的起始也很灿烂，但西方经历过黑暗的中世纪，医学的进步严重受阻，当一场场瘟疫袭来之时，人们只有求助于鬼神和宗教，医生无所作为，病人束手待毙。譬如那时将鼠疫的爆发归结于上帝对世俗的气愤，归结于星象的不吉利，甚至以为是女巫或犹太人向井里投毒，或者是空气中有毒所致。作为预防措施，荒唐地提出了一些如白天不要睡觉，不要吃肥肉，不要晒太阳，不要洗澡等不着边际的事项，所以死亡率之高令人恐惧。两相对照，可以感觉到我们东方民族的幸运。光明毕竟要战胜黑暗，西方尽管有过明显的低落，但其后的反弹也甚，文艺复兴后，西方文化和社会的变化迅速，由此也带来了医学的进步。

临床的治疗和医学的进步总是在一定的文化背景中进行的，文化是个大范围、大舞台，医学活动必然要受到它的渗透和限制。东方和西方，不同的文化，不同的社会，产生出不同的医学，结出不一样的果实，从传染病的角度看，再清楚不过了吧！东方的注重宏观，注重临床观察，西方的追求局部，追求细节把握。其实二者并不矛盾，二者可以互补。当今的时代，中西碰撞，中西融合，我们正处在一个多元的环境中。多元的文化，多元的医学，也许正是在这样的条件下才能够期待更新更好的东西诞生。但是有一个前提，作为中医人，应该守住自己的本份，守住传统，守住文化，做好自己应该做好的事，只有这样，才能保持住世界的多元吧！

二、中医热病证治的历史步伐

外感热病的流行是威胁人类健康的主要原因，外感热病的治疗一直占据着中医临床的主要地盘。中医对外感热病的证治从秦汉到明清，从《素问·热论》到张仲景的《伤寒杂病论》，再到吴又可的《温疫论》，到杨栗山的《伤寒温疫条辨》，到叶天士的《温热论》，到吴鞠通的《温病条辨》，认识不断加深，治法方药不断完善，最终呈现给我们的是以六经为基础，以卫气营血、三焦为补充的这样一个辨治外感热病的证治体系。在此，重温先人们思索与实践的轨迹，无疑可以感受到中医临床不断充实和发展着的历史脉动。

（一）伤寒与温病的概念

中医学术发展史研究认为，诊治外感热病的理论，主要有伤寒学说和温病学说，这两种学说都能有效地指导临床实践，能够运用伤寒和温病的治疗方法历来是临床的基本功夫。伤寒肇始于秦汉，温病成熟于明清，此二者存在传承关系，伤寒学说为温病学说的创立奠定了基础，温病学说是伤寒学说的继承和发展。但由于诸多因素，历史上对于伤寒与温病两者的概念多有混淆，故首先有必要加以澄清。

1. 伤寒的含义

伤寒一词，首见于《黄帝内经》，《素问》中作为病因学概念提出，《难经》中伤寒开始作为病名。按照目前的理解，广义伤寒当作为一切外感热病之总称。狭义伤寒为人体感受风寒之邪，感而即发的一类病证，目前主要相当于现代医学中感冒、流感之类。《伤寒论》以广义伤寒为研究对象，兼及部分杂病证治。

2. 温病的含义

温病是由温邪引起的以发热为主症、具有热象偏重、易化燥伤阴等特点的一类急性外感热病，相当于现代医学中的大多数急性传染病、急性感染性疾病。

历史上对温病概念的认识有以下不同：①发于春季的伏气温病（《黄帝内经》）；②春季的多种外感热病（宋·郭雍）；③温疫（明·吴又可）；④温热病（《温热经纬》）；⑤许多外感热病的总称（《温病条辨》）。

伤寒概念的广与狭、温病含义认识的变迁等，正是造成所谓寒温之争旷日持久、久而未果的癥结所在。

（二）外感热病学的历史发展

1. 萌芽及奠基时期

毫无疑问，外感热病证治的雏形面世，当推《黄帝内经》。《素问》中有“热论”、“刺热论”、“评热病论”，《灵枢》中有“热病”、“寒热病”等篇章，其中对于外感热病有如下记载：“冬伤于寒，春必病温。”（《素问·六元正纪大论》）；“冬不藏精，春必病温。”“有病温者，汗出辄复热而脉躁疾，不为汗衰，狂言不能食。”（《素问·生气通天论》）；“病温虚甚死。”（《素问·评热病论》）；“热者寒之”、“温者清之”。（《素问·玉版论要篇》）；“今夫热病者，皆伤寒之类也。”（《素问·至真要大论》）；“凡病伤寒而成温者，先夏至日者为病温；后夏至日者为病暑。”（《素问·热论》）等。《素问·热论》是论述热病的专篇，比较全面地提出了热病的病因、表现、传变规律及治疗大法等问题。

《难经》较《黄帝内经》有所发展与创新。它将各种外感热病统称为伤寒。提出“伤寒有五，有中风、有伤寒、有湿温、有热病、有温病，其所苦各不同”。这一提法，影响久远，甚至于引发了后世的寒温之争。

《史记·扁鹊仓公列传》记录名医淳于意验案的“诊籍”中记载了有关热病的医案：齐中御府长信因落水感寒而得病，见“暑汗，脉少衰”等症，淳于意诊为“热病”，用液汤火齐逐热而愈。（“火齐汤”有释为三黄汤者，或谓治温仲景之前已有成法，即宜凉不宜温，主里不主表。）该医案对病因病机、病证的认识与《热论》一致。说明在当时的医籍与临床中对热病已有较深的认识与实践。而在近现代出土的《流沙坠简》、《居延汉简》、《武威汉代医简》中均有“伤寒”作为病名出现。正是这些来源于临床的认识，指导着后世外感热病理论与临床的发展。

《伤寒论》的出现，标志着外感热病的辨治进入了新的阶段，是中医学发展史上的一个里程碑。它总结了汉以前外感热病防治的理论与经验，集当时临床治疗之大成，为不可多得的理论联系实际、理法方药俱全的外感热病的奠基之作。《伤寒论》全面分析了热病发生发展的过程，综合病邪性质、正气强弱、脏腑经络、阴阳气血、宿疾兼夹等因素，将疾病的各个阶段所表现的各种综合症状概括为六个基本类型，即六经病证，并以此作为辨证纲领。其中对温病也有涉及，如："太阳病，发热而渴，不恶寒者为温病"。《伤寒论》阳明病的治法方剂开温病立法用方之先河。

《伤寒例》提出："冬伤于寒……中而即病者，名曰伤寒。不即病者，寒毒藏于肌肤，至春变为温病，至夏变为暑病……非其时而有其气，是以一岁之中，长幼之病多相似者，此则时行之气也"。用广义伤寒来概括多种温热病。

以后的晋唐时期虽长达数百年，但其间的外感热病学，仅相当于刚开始接受、学习、吸收仲景伤寒学说的初始过程。对《伤寒论》的六经辨证体系的认识，经历了一个漫长而曲折的过程。

这一时期的医学典籍中也出现了有关温病内容的记载。如《肘后备急方》认为："岁中有历气，兼挟鬼毒相注，名曰温病。"《诸病源候论》提出："人感乖戾之气而生病。"(时气、温病)。《诸病源候论》把温病分为34候。《肘后方》、《千金方要》、《外台秘要》记载了相关方剂，如：《肘后方》葱豉汤、黑膏方治温毒发斑（生地、豆豉、雄黄、麝香、猪脂）；葳蕤汤治风温（白薇、麻黄、独活、杏仁、川芎、甘草、石膏、青木香）；大青汤治温病热盛伤阴(大青、甘草、阿胶、豆豉)；犀角地黄汤治温病蓄血及出血等。

2. **发展及补充时期**

仲景著作经过晋唐时期若隐若现的流传，到了宋代传播渐广，仲景之说出现明显的振兴，其时名家辈出，学说纷呈，逐渐形成了一代伤寒学派。他们总结和发展了宋以前的伤寒学，而且孕育了元以后的温病学，在中医外感热病学发展史上起到了承先启后的重要作用。

宋代朱肱《类证活人书》提出，使用古方应因人、因地、因时、因病而用。朱氏认为："麻桂二方只适宜于冬令西北方之病人，若江淮间，惟冬令及春初可行。自春末及夏至以前，可加黄芩半两，夏至后可加知母一两、石膏二两，若病人素寒，正用古方，不必加减也。"并具体指出，治湿温不能用白虎汤，而应用苍术白虎汤。在"伤寒十劝"中劝人不要滥用温热药，并提到当时病家已知若患热证、阳证就请善用寒凉药的医家诊治；若患寒证、阴证就请习用温热药的医家诊治。这说明当时医界已有寒热二派。其寒者，即伤寒学派，其热者，实为后世温病学派的先驱。

宋代郭白云《伤寒补亡论》指出"冬伤于寒，至春发者，谓之温病。冬不伤寒，而春自感风温之气而病者，亦谓之温"。后世温病的伏邪新感之说也许起源于此。

至金元，刘河间开温病学派之先河，他主张六经传受皆是热证的见解，倡导治热病当用寒凉药。如在热病初期多用双解散（防风通圣散合六一散）解表通里，这与仲景先表后里，辛温发散相异。他对热病治疗的贡献可归纳为二点：①主张表里双解，打破先表后里的陈规；②对热病的解表倡导辛凉（将解表药与寒凉药相配合应用）。河间之说是温病学发展史上的重大转折，后世推刘河间为温病学说的创始人，有"外感宗仲景，热病用河间"之说，当然疏邪化热诸法，还未能尽合温病病情。

元末王安道（朱丹溪之弟子）则更进一步从温病的病名、概念、发病机理和治疗原则上把温病与伤寒明确区别开来。其《医经溯洄集》云："温病不得混称伤寒。温病是怫热自内达外，郁其腠理，无寒在表”。治法当“清里热为主”。“伤寒三阴经，寒症居十之七八，而温病则只有热而无寒，故必须注意于此，以免误用。”“仲景书中只有中风与伤寒二项，如温暑寒疫、时行温疟等，必另有治法，想已失传。”吴鞠通认为：“至王安道始能脱却伤寒，辨证温病。”明代汪石山明确提出“温病有伏气、新感两种”。

明代吴又可是外感热病发展史上的重要人物。他所著的《温疫论》是第一部温病学专著，在温疫的病因、发病、治疗等方面提出许多独特见解，认为温病与温疫相同，温病是感染了自然界中一种“戾气”所致，伤寒感天地之正气；“伤寒之邪，自毫窍而入。时疫之邪，自口鼻而入”。吴氏深感“守古法不合今病”，创立了疏利透达的方法，后世温病学家无不受其影响。

吴又可在《温疫论》中向世人振臂疾呼：“守古法不合今病，以今病简古书，原无明论，是以投剂不效。”病人“不死于病，乃死于医，不死于医，乃死于圣经之遗忘也。”吴又可在与温病作斗争的长期实践中，亲眼目睹了“时师误以伤寒法治之”而“枉死不可胜计”的现实，并通过仔细观察，对比鉴别，终于揭示了伤寒与温疫的霄壤之别，并分别从病因、传染、传播途径、传变机制、病势缓急、治疗方法等方面作出了大致的归纳。

吴氏的许多论点，现在看来显然是科学的，因为各种传染病的发生并不一定都仅在气候反常的情况下才出现流行。此外，吴氏还对“伏寒化温”之伏气说（即无论邪伏何处，皆以寒邪为患）进行质疑，他说：“风寒所作，轻者感冒，重者伤寒，即感冒一证，风寒所伤最轻者，尚尔头痛身痛……当即为病，不能容隐，今冬时严寒，所伤非细事也，反能伏藏，过时而发耶？所以，思之致切，不能无疑，乃觉前人所论难凭，务求其所以然之故”。

吴氏的杂气论也十分详细十分精彩，限于篇幅此处不作展开。吴氏的这些理论和观点对后世医家启发很大，为温病学说的形成和发展奠定了基础，具有极为重要的理论意义和实践价值。

3. 系统及成熟时期

至清代温病学形成了较为完整的学说，确立了以卫气营血、三焦为核心的辨证论治体系。它以叶、薛、吴、王四大家为中心，其中尤以叶天士影响深远。

叶天士的《温热论》，原名《温证论治》，最先收载于唐大烈主编的《吴医汇讲》中，由其门人顾景文随叶师游洞庭山时，依据口授之语记录而成。在《临证指南医案》中称“叶天士温热篇”，在王孟英《温热经纬》中称“叶香岩外感温热篇”。《温热论》系统阐述了温病的病因、病机、感染途径、侵犯病位、传变规律和治疗大法等，创立了卫气营血辨证施治的理论体系，发展了温病的诊断方法（如辨舌、验齿、辨斑疹等）。但因为是根据讲话记录而成，故整体上显得灵活有余，条理不足；原则性指导较多，而具体方药较少。

使叶氏之说系统化、条理化、完整化的温病学代表性著作，当推吴鞠通的《温病条辨》。该书以三焦为纲，病名为目，逐条分辨温病，一证一法，论述较具体，总结了一整套温病治疗方剂，从而构成了温病辨证论治的完整体系，使之有规律可循。《温病条辨》中的方剂，不少是从《临证指南医案》中筛选出来的，故多为经临床实践验证过的良方。

薛雪与叶天士同时代，薛氏著有《医经原旨》及《湿热病篇》，前者为发挥《黄帝内经》之作。后者对湿热病的病因病机、辨证治疗作了较为全面、系统的论述，充实了温病学的内容。《湿热病篇》被王孟英收载于《温热经纬》中。

王孟英为清末医家，著有《温热经纬》，所以称经纬者，是因其书“以轩岐仲景之文为经，叶薛诸家之辨为纬”。可谓集温病学之大成。

与温病学说持不同意见，并与之公开争辩的代表人物是陆九芝。他认为治温热之法都在治伤寒之中，“在太阳为伤寒，在阳明为温病”。仲景以麻桂治风寒，葛根芩连治温热，《伤寒论》早有明确论述，温病学不必另立门户。其他如雷少逸的《时病论》、俞根初的《通俗伤寒论》及柳宝诒的《温热逢源》（“六经形症，伤寒与温病不殊。”“有随时感受之温邪，有伏气外发之温邪。”）等都有不同见解。

明代吴又可的温疫、清代叶天士的温热、喻嘉言的秋燥、张凤逵的伤暑、陈耕道的疫痧（猩红热）、余师愚的疫疹（斑疹伤寒）、陈平伯的风温、薛生白的湿热等，对于外感热病的治疗而言都有其独到之处。

（三）外感热病学中的重要论著

从汉代到 1949 年的伤寒学专著为 419 种，从明末到 1949 年的温病学专著为 276 种，这些医著是医家们毕生努力的结晶，反映了当时对于外感热病实践和治疗经验的积累，也是我们今天认识中医外感热病史的主要线索和基础。

在数以百计的和热病证治相关的医籍中，以下几大论著不能不提，即《素问·热论》、《伤寒论》、《温疫论》和《温热论》，它们是热病证治发展史上的里程碑，是具有划时代意义的代表性著作，以下试析其大要：

1.《素问·热论》

《黄帝内经》是我国古代医籍中现存最早的一部重要医学文献。全书分两部分，一为《素问》，一为《灵枢》，此书非一人一时之作，其成书年代，历来未能确说，一般推断约在春秋战国时期（公元前770年～前221年）。目前学术界认为中医有关外感热病证治的最早文字记载，当肇始于该书的《素问·热论》篇。该篇文字不多，但内容丰富，涉及面广，提出了热病的病因、表现、传变规律及治疗大法等问题。

《热论》的主要成就在于：①对热病作了较为系统的论述，在理论上已把它与经络脏腑联系起来；②对治疗提出了汗下的原则，所谓“未满三日者可汗而已，已满三日者可泄而已”（前者在表，可用汗法；后者在里，可用泄法，即下其实、泄其热之法）。《热论》的不足之处是：辨证尚不全面，论治也只是提出了原则，还没有具体方药。

2.《伤寒论》

《伤寒杂病论》，约成书于东汉建安五年（200）前后，为张仲景所著。其伤寒部分经晋代王叔和整理编次成《伤寒论》。《伤寒论》论述各种急性热病的发病规律以及辨证论治的法则，以六经辨证为纲，对伤寒各阶段的辨脉审证大法和立方用药规律，以条文形式作了全面论述，它的出现标志着外感热病的临床证治进入了新的阶段。

《伤寒论》的主要成就为：①强调辨证论治，使六经证治的框架更加完善；②治法方药详备，有397法，113方；③既论热病之常，也论热病之变，曲尽临证治疗的变化之妙。当然《伤寒论》的具体治法方药仍嫌不足。值得议论的地方是：①治热病初用麻黄、桂枝诸方，在大多数热病治疗中是不太适宜的；②热病性质毕竟属热，热证、阳证是其常，寒证、阴证则是其变，而其论“变”者殊多（其中有一部分实为杂病），论“常”者反少；③原文明显有亡缺，如厥阴篇的内容就不甚完备。

3. **《温疫论》**

《温疫论》是第一部论述温疫类疾病的专著。全书二卷，明崇祯十五年（1642）成书。全书似随笔札录，分列八十五个论题，书中吴又可提出温病戾气传染而发的创见，认为“守古法不合今病”，提出温病病源、传染、治法等新见解，成为温病学的必读书之一。

《温疫论》的问世，标志着温病学真正从伤寒体系中完全脱胎出来，是外感热病发展史上一次极为重要的学术更新。正如《清史稿》语：“古无温疫专书，自有性书出，始有发明”。《温疫论》的重要价值在于：①提出温疫的感邪途径。吴氏认为，杂气传入与伤寒不同，是“自口鼻而入”，并补充说明“邪之所着，有天受，有传染，所感虽殊，其病则一”。所谓口鼻，从现代医学来看分属消化道和呼吸道；天受，后世医家多释为空气飞沫传播；传染，是指接触传染。②揭示温疫的病变部位。吴氏认为疫邪自口鼻侵入人体后，始伏于膜原，总归于胃腑。③总结温疫的传变规律。吴氏认为，邪离膜原，其传有九，而要之有三，即出表、入里、表里分传，总不出表里之间。④概括温疫的治则治法。吴氏治疫以“通”为本，强调治疗应以逐邪为第一要义。他说“无邪不病，邪去而正气得通”。故具体应用则以汗、吐、下三法为首选，结合他法。⑤阐明温疫的预后转归。吴氏认为温疫的病势进退，不出“从外解者顺，从内陷者逆”两个方面。提示临证时应把好气分关，力求邪在气分从汗顿解，勿使邪陷血分而出现变证。

《温疫论》也不可避免存在着欠缺之处：如：①在病因学说中，对病邪的属性论述较少，由于未与理法方药紧密联系，因而其临床实际价值无法体现；②对温病的传变较拘于形式，虽有九传之说，实际只有表里，也无传变症候特征，故无法直接指导辨证；③膜原的概念过于含糊且临床较难把握，故名方达原饮虽出，却不如下法实在可行；④治疗独重大黄攻导逐邪，而忽视芩连柏栀的苦寒清热，说黄连不能清客热等显然有片面性；⑤过于强调下法，有矫枉过正之嫌，正如吴鞠通所指出的：（吴又可）“初创温病治法，自有矫枉过正不暇详审之处，断不可概施于今日也”，邹滋九亦说“若宗吴氏，又恐邪去正伤”；⑥发斑则疫邪外达之说，值得商榷。

4. **《温热论》**

《温热论》是阐述温病临床证治的专篇，相传由叶天士口授，其弟子顾景文手录而成，刊于清乾隆二十九年（1764），共十卷。篇中分析了温邪的传变规律及温热病的病理、诊断、治法，创立了卫、气、营、血的辨证论治体系。

《温热论》的学术价值主要体现在：①创立了卫气营血

辨证；②继承了前贤的经验，如辛凉解表之法，温邪上受之说，逆传心包之论等；③归纳了丰富的临证经验，如察舌、验齿、辨斑疹等。当然《温热论》也有诸多不到之处，如处方用药畏柴、葛，其失与吴又可之不用黄连同，再如对回阳救逆这一临证大法仅一笔带过，还有文中大多有论无方，尽管以后有吴鞠通的补充，但也未必能尽如人意。

反复阅读以上这些医著，能够体会到中医治疗外感热病一步一个脚印走过来的艰难历程，能够对中医临床的进展有一个大体的把握。

（四）外感热病学中的争议话题

由于外感热病涵盖面较广，流派繁杂，诸多概念含混不清，因此在某些方面出现了认识上的偏差与分歧。其中的焦点问题主要集中在如下方面：

1. 六经的实质

历代医家对《伤寒论》六经实质的认识，议论纷纭，见解不一，概括起来有如下观点：①经络说；②脏腑说；③经界说；④形层说；⑤八纲说；⑥治法说；⑦阶段说等等。有关六经的实质目前尚无定论，但如果孤立或片面地仅仅强调以上一端来解释六经的实质，恐怕均有失之偏颇的感觉。

2. 伤寒与温病

伤寒与温病之争的焦点，在两者是否属同一类疾病。之所以发生争论，有三个关键问题；①含义方面：汉唐时代多倾向于伤寒是热性病的统称；明清时代则多认为，温病是多种热性病的总称，而伤寒大抵只限于感受风寒引起的一些外感疾病；②辨证方面：善用六经辨证者，每谓外感多伤寒；

习以卫气营血或三焦辨证者，总云外感多温病；③用药方面：经方派每非仲景方不用，故而把热性病泛作伤寒治；时方派则多用寒凉之方，因此强调外感病多为温病。经方派拒牛黄丸、至宝丹于门外；时方派视柴胡、葛根劫阴而不用。

伤寒温病之争的最主要的焦点是伤寒含义的广与狭。《伤寒论》就当时而论，是为一切外感病而作，指的是广义的伤寒。但其治法方药合于温病的不若后世温病学说丰富，而较为适用于狭义伤寒，这也是事实。但《伤寒论》方中可用于治温病者亦确实不少。如白虎、承气、葛根芩连汤、黄连阿胶汤，甚至某些以附子为主的伤寒方，都可用于治温病，惟其麻、桂诸方不适宜于治温病初起而已。故有人批评张仲景“详于治寒而略于治温”，亦未必十分妥当。

3. **伏邪与新感**

伏邪与新感之争，是温病学内部的争论。围绕着温病的病因，有人主张伏邪，有人主张新感，有人主张新感引动伏邪，更多的人则主张伏邪、新感两说并存。

所谓伏邪，即是感受外邪、伏于体内，过时而发的温病。如春温，多为今天的斑疹伤寒，病势较重。再如伏暑则与肠伤寒等相似，在未有特效药以前，病程多缠绵。可见伏邪温病，病程较长，病情较重。新感者，如风温，主要指肺炎、上感等呼吸道感染病证，病程一般不长，病情亦相对轻浅。再如暑温，虽有乙脑等重证，但病程多较短，故亦属新感。可见新感温病，比起伏邪，与其说因即时发病而定，倒不如说是依据临床表现的不同而别。

伏邪，又称伏气。《黄帝内经》“冬伤于寒，春必病温”之说，是伏气温病的理论根据。从晋朝王叔和直至元末王安道，都强调“冬伤于寒，即病为伤寒，不即病为温病”。可见是从发病季节来区分伤寒与温病，而温病者，是邪伏体内过时而发所致。至于邪伏何处，历代医家众说纷纭，莫衷一是。最初认为“寒毒藏于肌肤”（见王叔和“伤寒例”）；金元之后，由于受滋阴学派的影响，提出邪伏少阴之论；明末吴又可反对传统的伏气成温说，提出“邪伏膜原”的新观点；清代有“伏暑”之说。查考“伏暑”一名，初见于宋代《和剂局方》。叶天士《临证指南医案》认为，夏伤于暑，过时而发，霜降前发者为轻，霜降后发者为重，冬天发者尤其重，是为伏暑。对于伏暑的病理，吴鞠通认为“内舍于骨髓，外舍于分肉”。俞根初则认为，伏暑“邪伏募原在气分者病浅而轻，邪舍于营在血分者病深而重”。

伏邪与新感之分，实际上是由临床症状决定的。外感疾病初起见表寒者，乃感受寒邪所致。而见表热者，是感受热邪所致，即属新感温病，其病程较短，病情较轻，或表解而病愈，或由表渐趋传里；初有表证，很快即见里热壮盛，且病程较长，变化较多的，属新感引动伏邪；病起无表证，开始即见内热炽盛，自内而发，且很快出现化燥伤阴的，为伏邪温病。有人总结说：“新感无伏邪不张，伏邪无新感不动”，确系经验之谈。

4. **温病与温疫**

温疫，又称时行、天行，亦即指流行性疾病。一般认为伤寒与温病无大流行性，而时行、天行，或温疫则有流行性。吴又可则认为温病即温疫，两者无大区别。主张温病与温疫不同者，认为前者不传染，后者传染，如陆九芝。实际上，“温”字，在古代有双重意义，一为热之意，二为流行之义。以后分开了，示其热者，用“温”字；而言其流行者，改用“瘟”字。从现在的观点看，温病既属多种热性病，当然都有一定的传染性和流行性，从这个意义上说，温病又称温疫也未尝不可。综上所述，是否可以总结为如下三点：①温病与温疫的不同之处在于流行性的大小；②温疫与瘟疫是一回事；③温病一旦发展为瘟疫时，往往病情较重，治疗用药亦应重些。

（五）外感热病的主要治法

对于治法方剂的研究一直是中医临证的主题之一。古代社会生存环境较差，外感热病的流行是威胁人类健康的主要原因，在人类与疾病斗争的漫长历程中，历代医家累积了相当丰富的治疗经验，各种治疗方剂数以万计，层出不穷，经方时方，珠联璧合，交相辉映，编织成中医外感热病绵密的理法方药体系。方从法出，法依证立，善用方者必辨其证而执其法，法有既定之法，如汗、吐、下、和、温、清、消、补，但法又无定法，贵在变通，八法之中百法存。以下对伤寒与温病的治法作一大致的归纳：

1. 伤寒一般治法的归纳

《伤寒论》113 方大致可作如下概括：

（1）解表：解表法是指用发汗、解肌、透疹的方药以祛除病邪的方法，属于八法中的“汗法”。《伤寒论》中用于病初，所谓太阳病。其中辛温发汗法代表方为麻黄汤与桂枝汤；辛凉发越法代表方为大青龙汤与越婢汤；温经散寒法代表方为治疗太少两感的麻黄附子细辛汤。

（2）清热：清热法指运用清热、泻火、凉血、解毒，清解热邪，治疗热性病证的方法，属于八法中的“清法”。主要体现在六经的阳明病中。又可细分为清透郁热法，代表方栀子豉汤；辛寒清热法代表方白虎汤；苦寒泄热法代表方大黄黄连泻心汤；苦寒清利法代表方茵陈蒿汤；苦寒燥湿法代表方白头翁汤；滋阴清热法代表方黄连阿胶汤。

（3）泻下：指祛除胃肠结滞而达到治疗目的的方法，属于八法中的“下法”。《伤寒论》用于热盛期，也用于实邪内聚者。泻下法取效于通便，通便是手段，引邪外泄是目的，故泻下又有不同的变通。如润肠缓下法代表方麻子仁丸；泄热攻下法代表方大承气汤；峻下逐水法代表方十枣汤、大陷胸汤丸；攻逐瘀血法代表方抵当汤、桃核承气汤。

（4）涌吐：涌吐法指采用促使病人呕吐的方法，以祛除中、上焦实邪的治疗方法，属于八法中的“吐法”。《伤寒论杂病论》将吐法应用于临床多种病证，确定了吐法的适应症和禁忌症，创制吐法的代表方瓜蒂散、藜芦甘草汤，记载了盐汤探吐的方法，为后世运用吐法打下了基础。

（5）和解：和解法指通过缓和疏解，寒热并用，补泻兼施，苦辛分消的药物以和解表里，调和气血，调和营卫，使脏腑气血阴阳的偏盛偏衰归于平复的治疗方法，属于八法中的“和法”。《伤寒论》中调和营卫的桂枝汤、和解少阳的小柴胡汤、辛开苦降的半夏泻心汤影响尤为深远，应用甚广。

（6）温里：温里法是指运用具有温中、回阳、散寒等方药，祛除脏腑、经络间寒邪的治疗方法，即八法中的“温法”，适用于里寒证。温法为仲景所擅长，太阴病温中散寒，以理中汤、吴茱萸汤为代表；少阴病回阳救逆，以四逆汤为代表。

（7）利水：利水法指利用渗湿利水类药物祛除停留于体内的痰饮、水湿等病邪的治疗方法，主治各种原因导致的水液代谢障碍类病证，属于八法中的“消法”。仲景利水总以温运见长，同时亦不忘养阴，对于苓桂剂的运用尤为突出。具体可分为温阳利水法代表方真武汤、通阳化气利水法代表方五苓散和苓桂术甘汤、清热育阴利水法代表方猪苓汤等。

（8）补虚：补虚法指运用补养作用的方药，增强体质，补充人体气血阴阳诸不足的治疗方法，即八法中的补法，适用于各种虚证。在外感病中，补法多为善后，仲景开甘温、甘寒两大法门，代表方为小建中汤与炙甘草汤，对此清代医家叶天士有“理阳气当推建中，顾阴液须投复脉”的高度评价。

2. 温病一般治法的归纳

（1）解表：温病中的解表法指疏泄卫气，透邪外出以解除温病初起在卫分病邪的一类治法。其中疏风泄热法即通常所说的“辛凉解表”，又称“辛凉解肌”，是用辛散凉泄之剂以疏散卫表的风热，代表方如桑菊饮、银翘散；透表清暑法指用辛温之品外散表寒，并以清暑化湿之品解在里暑湿，代表方新加香薷饮；宣表化湿是用芳香透邪之品宣化肌表湿邪，代表方藿朴夏苓汤；疏表润燥是用辛凉清润之品以疏解肺卫燥热，代表方桑杏汤。

（2）清热：温病中的清热法是以清泄气分邪热、清营凉血解毒、滋养阴液、通络散血之品以解除气分、营分、血分邪热的一类治法。又可细分为轻清宣气法，即用轻清之品透泄热邪，宣畅气机，代表方为栀豉汤加味；辛寒清气法，即用辛寒之品透热外达，大清气分邪热，代表方如白虎汤；清热泻火法，即用苦寒之品直清里热，泻火解毒，代表方黄芩汤加减；清营泄热法，指用清营、养阴、透邪外达之法以祛除营分邪热的治法，代表方清营汤；凉血散血法，是凉解血热、散瘀通络以清散血分瘀热之邪的治法，代表方犀角地黄汤加味；气营两清法，是用清营或凉血法与清解气热法互相配合应用，以双解气营或气血之邪热，代表方加减玉女煎、化斑汤、清瘟败毒饮等。

（3）通下：通下法在温病中较为常用，是通过攻逐泻下，通导里实邪热外泄之法。可细分为通腑泄热法，即用苦寒攻下之剂泻下肠腑热结之法，代表方如大承气汤；导滞通便法，是通导肠胃湿热积滞之法，有导泄实热积滞，泻下郁热的作用，代表方如枳实导滞汤；增液通下法，是滋养阴液，泻下热结之法，即通下剂配合滋养阴液以泻下热结，代表方如增液承气汤；通瘀破结法，是用通瘀攻下之剂以破散下焦瘀血蓄结，代表方桃仁承气汤。

（4）和解：和解法是通过和解、疏泄、分消，解除在半表半里之病邪的一类治法，适用于温病邪不在卫表，又非完全入里，而是处于少阳、三焦、膜（募）原等半表半里者。具体可分为清泄少阳法，即清泄半表半里邪热，以和降胃中痰湿，代表方蒿芩清胆汤；分消走泄法，是宣展气机、泄化三焦邪热及痰湿的一种治法，如温胆汤加味；开达募原法，指用疏利透达之品以开达盘踞于膜原的湿热秽浊之邪，代表方剂如雷氏宣透募原法；和解截疟法，是和解表里，截疟化痰之法，如柴胡截疟饮。

（5）祛湿：此法是通过祛除湿邪、清解邪热以清除湿热的一种治法，用于湿热性质的温病。细分为宣气化湿法，是用芳化宣散之品以宣通气机，透化在表湿热之邪，代表方如三仁汤；燥湿泄热法，是用辛开苦降之剂以苦燥湿邪，清泄邪热，代表方王氏连朴饮；分利湿邪法，是用淡渗之品利尿渗湿，使湿热之邪从小便下泄，代表方茯苓皮汤。

（6）滋阴：此法是通过滋养阴液来补充人体阴液耗伤的一类治法，适用于温病后期脏腑阴液耗伤的一类治法。具体有滋养肺胃法，是用甘凉濡润之品以滋养肺胃阴液，如沙参麦冬汤、益胃汤；增液润肠法，是用甘寒、咸寒之品滋润肠液以通大便，代表方增液汤；填补真阴法，是用甘寒、咸寒、酸寒之品以填补肝肾阴液之法，代表方加减复脉汤。

（7）固脱：是通过大补元阴、元阳以固敛气阴或阳气，救治气阴欲脱或阳气外脱的一类治法。细分为益气敛阴法，是用益气生津，敛汗固脱之品补益气阴，收敛汗液以救虚脱，代表方生脉散；回阳固脱法，是用辛热、甘温之品峻补阳气，救治厥脱，代表方如参附龙牡汤。

（8）开窍：是开通机窍促使神志苏醒之法。可细分为清心开窍法，即用清解心热、透络开窍之品以促进神志清醒，代表方安宫牛黄丸、至宝丹、紫雪丹；豁痰开窍法，是用清化湿热，涤痰开窍之品以宣通窍闭，促进神志清醒，如菖蒲郁金汤。

（9）息风：是平息肝风而制止痉厥之法。又可分为凉肝息风法，即用清热凉肝之品以息风止痉，代表方羚羊钩藤汤；滋阴息风法，是用育阴潜阳之品以平息肝风，代表方大定风珠。

看伤寒和温病的治法方药，必须有一个先后的感觉，即伤寒奠基在先，温病补充在后，如此则比较容易理解二者的内在联系，如此才能将二者融为一体。

（六）关于寒温论治的统一

寒温统一，是针对伤寒和温病而言。中医对外感热病的证治，从秦汉到明清，经历了一个较为漫长的历史过程，随着温病学派的崛起和温病学说的形成，曾一度出现了温病学和伤寒学之间激烈的学术争鸣。毋庸置疑，任何学术争鸣都必须针对共同的研讨对象，从寒温争鸣来看，一者不管对伤寒和温病给予怎样的概念界定，均属外感病是确信无疑的。次者寒温本是合一的，即统归于广义伤寒，所谓“伤寒为外感百病之总名”（《通俗伤寒论》）。温病学派并未否定外感病，而是认为将伤寒等同于外感有欠确切，更因伤寒六经辨治难以完全适用于温热性外感，故另创新说满足临床需要。正如吴鞠通《温病条辨》所述：“是书虽为温病而设，实可羽翼伤寒。……伤寒自以仲景为祖，参考诸家注述可也；温病当于是书中之辨似处究心焉。”羽翼者，辅佐维护之意也，目的是补充和发展，而非否定和代替。伤寒学产生于前，详寒略温，已成定局；温病学继承于后，详温略寒，理之固然。伤寒是温病的基础，温病是伤寒的发展。因此，由寒温争鸣导致的寒温分立，乃是外感病学中的两种学说的并列，只有汇合起来才能全面准确地认识和处理外感疾病。

1. 六经、卫气营血、三焦辨证相互之关联

外感热病阶段性传变的一般规律，以六经、卫气营血、

三焦来表达，此三种辨证方法是关联与统一的，其相互关系可用以下示意图形象地加以概括（见图1）：

层次：＼阶段：	初期	中期	晚期
上焦	太阳 卫分（肺、心）腠理	太阳	太阳
中焦	太阴	太阴、少阳、阳明 气分（脾胃、胆）膜原	阳明
下焦	少阴	厥阴	少阴、厥阴 营血（肝、肾）命门

图1 六经（卫气营血、三焦）传变中的阶段性和层次性

从六经辨证到卫气营血辨证，再到三焦辨证，形成了中医治疗外感热病的基本框架，六经辨证在先，卫气营血和三焦辨证是它的补充，这样的辨证方法总的可以看作是对疾病阶段性的把握，以上用初中晚、上中下，三段或三层式来归纳表示，可能过于简化，只是表达一个大致的意思而已，即对外感热病的把握，重点在明确阶段性的变化规律，分别采取相应的措施，中医外感病辨证的基本点就落实在此。当然更应注意传变的常与变，而不应胶柱鼓瑟。

2. 以八纲统一寒温证治

万友生的《寒温统一论》以八纲分证，以六经、三焦、卫气营血分目，纲举目张，力主以八纲统寒温。以下将其热病辨证论治的归纳试作罗列：

（1）表寒虚实证治

①太阳表寒实证治：麻黄汤、大青龙汤、小青龙汤、射

干麻黄汤、麻黄加术汤、人参败毒散、参苏饮、香苏散、柴葛解肌汤、九味羌活汤、川芎茶调散、葱豉汤、玉屏风散；

②太阳表寒虚证治：桂枝汤、麻桂各半汤、桂二麻一汤、桂二越一汤、桂枝加桂汤、三附子汤、黄芪桂枝五物汤。

（2）表热虚实证治

①卫分表热实证治：银翘散、桑菊饮、桑杏汤；

②卫分表热虚证治：加减葳蕤汤、七味葱白饮。

（3）半表半里寒热虚实证治

①少阳证治：小柴胡汤、青蒿鳖甲汤、达原饮、蒿芩清胆汤；

②少阳兼太阳证治：柴胡桂枝汤；

③少阳兼阳明证治：大柴胡汤、柴胡陷胸汤；

④少阳兼三阴证治：露姜饮、厚朴草果汤、扶阳汤

（4）里热虚实证治

①里热实证治

A. 温热证治

气分温热证治：白虎汤、承气汤、宣白、导赤、牛黄承气汤；

营分温热证治：清营汤；

血分温热证治：安宫牛黄丸、紫雪丹、至宝丹、化斑汤、犀角地黄汤；

B. 湿热证治

上焦湿热证治：三仁汤、藿朴夏苓汤、栀子豉汤类；

中焦湿热证治：五加减正气散、连朴饮、甘露消毒丹、陷胸汤、泻心汤、茵陈蒿汤；

下焦湿热证治：五苓散、猪苓汤、白头翁汤、加减芩芍汤；

②里热虚证治

上焦虚热证治：生脉散、沙参麦冬汤、清燥救肺汤；

中焦虚热证治：益胃汤、增液汤、新加黄龙汤、护胃承气汤；

下焦虚热证治：加减复脉汤、大小定风珠、黄连阿胶汤、青蒿鳖甲汤。

（5）里寒虚实证治

①里寒实证治

上焦寒实证治：三物白散、桔梗汤、瓜蒂散；

中焦寒实证治：大黄附子汤、三物备急丸；

下焦寒实证治：椒桂汤、天台乌药散；

②里寒虚证治：

太阴虚寒证治：理中丸；

少阴虚寒证治：四逆汤等；

厥阴虚寒证治：乌梅丸。

以上的罗列，可以说是萃集了伤寒和温病的治法方药的精髓。关于寒温的统一，较多主张以六经为基本框架者，尽管于事于理亦未尝不可，但也许八纲较为折中一点，便于大家接受。当然，临证关键也不在于形式上的统一，更加重要的是我们人人都能将前人留下的方药娴熟于胸，灵活地用于实践中而取效。

（七）结语

通过以上对外感热病历史沿革的回顾来看中医的临床，

是否以下几点可以达成共识：

1. 中医的临床辨证论治，《伤寒杂病论》是个开端。《伤寒论》（或六经辨证）就其初衷看，主要是对外感热病证治的归纳总结，所以过去曾有“外感宗仲景”（热病用河间）之说。就其实际效应看，却是对整个中医证治规律的示范，故又有“以六经钤百病”之说（徐灵胎：“医者之学问，全在明伤寒之理。伤寒理明，则万病皆通。”）。但仅用伤寒的具体治法又难以应对所有的外感热病，尤其是温病。经验积累越多，这样的认识就越深刻，越迫切。于是，温病的理法方药应运而生，六经证治的未到之处得以补充。

2. 过去外感热病的治疗占了中医临床的一大半，能够运用伤寒和温病的方法是临床的基本功夫。伤寒肇始于秦汉，温病成熟于明清，二者的治疗有偏温偏寒之异，但温在先而寒在后，二者的传承关系也不容忽视。临床无不变之法，治疗无固定之方。古方不合今病，却完全可以临证化裁应用，故温病学家中不乏对伤寒方运用自如的高手。

3. 医学总是在进步着的，人们对疾病的认识永远不会停止，举伤寒与温病为例，再明显不过的了。先人的经验中包含的精神内核和原则应该是永恒的，但具体的认识或理论却总有局限。伤寒如此，即便温病也如此，大而言之，中医如此，西医也是如此，所以“今日之我不惜与昨日之我战”，后之视今亦犹今之视昔，不足为怪。

4. 中医的临床一直没有止步，哪怕是在一定的局限中仍有不断的进展。温病的成就显著，而零乱散在，尚不起眼者又何其多也！这就是中医工作者学习和研究的对象。我们必须推源溯流，探微索隐，旁搜远绍，以此来保持住中医的广度与深度。

5. “理论是灰色的，生命之树常青。”临床惟实效是求，医学理论常常落后于临床实际，中医要继续生存并谋求进一步的发展，只有认真面对现实，不断提高解决实际问题的能力。

三、宋以前医家对温病的认识

中国古代的经济和文化发展，呈现出由北向南移动的趋势，在西晋之前（包括西晋），经济和文化的中心一直在北方的黄河中下游流域地区，南方相对开化繁荣程度较低，人口也较少，如《史记》中所描述："楚越之地，地广人稀，饭稻羹鱼，或火耕而水溽。"在政治上经历了永嘉之乱、安史之乱和靖康之难以后，迫使经济和文化中心逐步由北向南，最终导致了北衰南盛的局面，出现了人口的南增北减和城市建设的北滞南进，宋金元正好是处在这个变动的关口上。

历史上有关热病的证治，宋代是一个分水岭。宋以前，隋唐是个积累阶段，认识各有所到，温病尚未形成系统。秦汉是个奠基阶段，对温热性疾病的认识尚在萌芽。从疫病流行的角度看，汉末魏晋有一个高潮，张仲景的《伤寒杂病论》的写作如果设定在200年前后的话，那么其后疫病的发生实际上仍然在上升，与此相关的记载主要反映在《肘后方》、《诸病源候论》以及《千金要方》和《外台秘要》中。但是，宋以后开始有很多突破，寒温逐渐分道扬镳。

宋以前是大伤寒，小温病，温病的范围相对狭窄，温病作为名称虽然早就提出来了，但当时还是以伤寒统外感，只有明白了这一事实，才能进一步扩展话题。当然我们又要承认实际中的不统一，因为当时的临床还处在经验探索中。作为相关的病名，王叔和已有罗列，隋唐医书也有展开，说明当时并非《伤寒论》的一统天下。或者也可以说，在临床实际中至少伤寒温病是并行的，这很明显和当时医家的临床经历（和气候、和具体疾病）是相关的。

以下分秦汉、魏晋南北朝、隋唐三个时期叙述，仲景的《伤寒论》大家比较熟悉，在下面的叙述中不再展开。

（一）秦汉时期

外感热病包括了以发热为主要临床表现的一大类疾病，它一直与人类进化的历史相伴，而人类对于外感热病的认识在文明开化以后有了明显的进步。瘟疫的流行不但会造成大多数人的患病，而且会一下子夺去许多人的生命，其残酷的程度不亚于雷电洪水对人类的伤害，有时甚至超过战争的残酷。由于每一场瘟疫的到来与离去几乎都是那么难以捉摸，于是不得已人们最早把疫病的原因归于鬼神的降灾。人们只能通过祈祷、祭祀的活动希望瘟疫的流行早日结束。随着社会的进步，人们对于新出现的病证就产生了推测，在认识无法深入的情况下，也只能通过巫术占测吉凶。当然，这些活动在一定程度上可以反映当时人们的求索和思考，同时也留下了最早时期的医学临床经验积累的痕迹。

1. 关于疫病和热病的早期记载

关于疫病的最早的文字记载可追溯到甲骨文，其中有“疾年”一词的出现。顾名思义，“疾年”是指疾病多发的年份。这里虽未提出疫病之名，但可以推测，导致某年多发的疾病应当是具有传染性的流行性疾病，这在以后的史书记载中往往用一个“疫”字来表达。在周代的典籍中已经出现了“疫”字。《礼记》中多次提到疫病，如：“孟春行秋令，则民大疫”，“季春行夏令，则民多疾疫”，“果实早成，民殃于疫”，“民必大疫，又随以丧”等。从中可以看出，当时已经认识到气候的反常可以导致疫病的发生。

《史记·扁鹊仓公列传》中记载了一例外感热病的治疗案例：齐中御府长信患病，是由于在冬季落入水中，感寒而病“身热如炎”，病名确定为“热病气”。仓公根据古《脉法》“热病阴阳交者死”的理论进行判断，长信的热病不属于“阴阳交”，是可以治愈的热病。他通过使用汤液火剂，服药后使病人出汗的“发汗”方法，驱逐了病人身体里的热气，使病人体温恢复正常，三剂而愈。这说明在汉代初年，中医的外感热病学说，不仅理论上已经有了粗浅的认识，而且在实践中也掌握了一定的治疗方法，人们正在从巫祝祛邪的方法中走出来。

用“烤火发汗”的方法治疗热病，可以追溯到十分久远的时代。因为这类疾病开始的时候，都可以有程度不同的怕冷恶寒、身体发热的现象。恶寒轻微的时候，也许不会有什么特殊的表现，但是当严重恶寒怕冷，或者出现寒战的时候，病人必然会蜷缩成一团，或加厚衣被，或靠近火源，用以减轻恶寒的痛苦。在烤火减轻恶寒痛苦的时候，有的人就会汗出之后发热消退，身体随之轻松舒适，即所谓“体若燔炭，汗出而散。”这种经验口耳相传，流传下来就成为临证的治法之一。在华佗的有关论述和张仲景的《伤寒论》里，火灸发汗的做法还可以见到。但是由于烤火或者火灸发汗较难掌握得恰到好处，所以很容易造成过度发汗，进而导致“变证”、“坏病”（也由于这样的方法难以应对所有的发热性疾患），也正是由于具备了服用汤药发汗的更好的方法以后，张仲景才把这种物理发汗治疗的方法称为“火逆”或“火邪”。

秦汉之前，亦即在现今所见的中医经典出现之前，有关温病的认识如何？我们可以依据零星的分散的资料作一些大体上的推测。如果从临床的最直接的观察出发，那么热病、温病、疫病的概念的出现是十分自然的，进一步推究病因的话，则有伤寒、时行、天行等的认识，当然，伤寒的病名也是出自临证的观察。

2. 伤于寒邪发为热病

《素问》把寒邪作为外感热病的主要原因。“人之伤于寒也，则为病热，热虽甚不死”，“今夫热病者，皆伤寒之类也”，“凡病伤寒而成温”（《素问·热论》），《素问·阴阳应象大论》：“冬伤于寒，春必温病”，为后世温病伏邪之说的发端。指出以发热为主的热病，大都是由于伤于寒邪引起的一类病证。《素问·本病篇》有热疫、火疫、寒疫、暑疫、湿疫、燥疫、风疫、温疫、水疫等记载。《素问·热论》：“巨阳者，诸阳之属也，故为诸阳主气，人之伤于寒也，则为病热”。《素问·热论》首先提出按六经次序传变，揭示了外感热病由表入里、由阳入阴、由轻转重的发展规律，以及正邪交争的不同阶段所出现的各种临床表现。《素问·热论》提出了治疗外感热病的纲领性治法“治之各通其藏脉，病日衰已矣，其未满三日者，可汗而已；其满三日者，可泄而已”。提出了“汗”、“泄”两大基本方法。《素问·至真要大论》所提出的“热者寒之”、“温者清之”等也是必须遵守的基本治疗原则。

3. **《黄帝内经》中的温病和疫病**

《黄帝内经》中"温病"的提法，可以视为现存文献中最早记载。《素问·六元正纪大论》所说的"温病乃起"、"温病乃作"、"有民厉温病"等等。但《黄帝内经》并未对温病病名给出具体特定的定义及规范，其称谓模糊，甚至混乱，它有时称作热病，有时叫作病温，有时简称为疫，甚至与伤寒并立。

《素问·刺法论》又有"五疫之至，皆相染易，无问大小，病状相似"的记载，这里比较明确：疫者，主要指传染病。《素问·评热病论》记载："有病温者，汗出辄复热，而脉躁疾不为汗衰，狂言不能食。"《灵枢·论疾诊尺》说："尺肤热盛，脉盛躁着病温也，其脉盛而滑者病且出也。"《素问·玉版论要篇》说："病温虚甚死"。由此可见，温病症状和脉象均表现出温病热邪尤甚的证候特点。

可见，《黄帝内经》阐述了温病的病因病机，发生发展的一般规律、主要临床表现和治疗等诸多方面的内容，为中医温病学的发展奠定了基础，但是详于论述而略于方药。以后历代医家关于温病的认识，都是在《黄帝内经》的理论基础上，结合各自的临床实践提出的学术观点，这些都充实和丰富了中医温病学的内容。

4. **伤寒有五**

《难经·五十八难》提出："伤寒有五：有中风、有伤寒、有湿温、有热病、有温病"。文中"伤寒有五"的伤寒是指广义伤寒，即一切外感热病的统称，包括了伤寒与温病两大类别。在这5种外感热病中，中风与伤寒属于伤寒太阳病的范畴，即张仲景《伤寒论》中所说的麻黄汤证和桂枝汤证。而湿温、热病、温病当属于现今温病的范畴。《难经》中虽未提及疫病，但湿温、热病、温病如果不是散发而是导致大流行，应当称为“疫”。由此可以认为，《难经》中所说的多种温病应涵盖疫病在内。但文中仍将温病列入广义伤寒范畴之内，说明《难经》仍沿袭了《黄帝内经》之说，认为温病的病因是“冬伤于寒”，同时反映了当时大伤寒小温病的做法。

5. **曹植《说疫气》**

东汉王充在《论衡》中提到：“饥馑之岁，饿者满道，温气疫疠，千户灭门”。文中既指出了灾荒饥馑、人民营养不良、体质虚弱是导致疫病发生的因素之一，又指出了疫病可以造成大流行，而致“千户灭门”。应该注意的是，王充所说的“温气疫疠”从病因学的角度提示了疫病的发生与温邪有关，“疫”与“疠”两字的连用，亦可视为“疫疠”一词之发端。东汉许慎的《说文解字》：“疫，民皆疾也”，说明了发病的广泛性，而且什么病因会有这么强烈的致病性呢？无疑这应当是现今所说的传染性疾病。东汉末年的曹植在《说疫气》中谈到：“建安二十二年，疠气流行，家家有僵尸之痛，室室有号泣之哀，或阖门而殪，或覆族而丧。或以为‘疫者，鬼神所作’。夫罹此者，悉被褐茹藿之子，荆室蓬户之人耳。若夫殿处鼎食之家，重貂累蓐之门，若是者鲜焉。此乃阴阳失位，寒暑错时，是故生疫。而愚民悬符厌之，亦可笑也”。现在我们来推想曹植所说的疫病究竟是什么疾病，仍然是一件很有意义的事情。

尊敬的读者

请您填写以下内容并寄回出版社

首先感谢您的惠顾。我是本书的负责编辑陈辉。为了能够了解您对本书的意见和建议、解答读者咨询，也为了联络广大热心读者，请您在方便的时候填写以下内容，并将其寄给我，我将免费为您寄上一份书目，扩大您的选择范围、及时购得称心图书，同时建立一座编者与读者之间的桥梁。

姓名: ______________________

职业: ______________________

电话/传真: ______________________

E-mail: ______________________

通信地址: ______________________

QQ/MSN ______________________

所购书名: ______________________

我的地址: 北京市丰台区南方庄2号院1号楼 学苑出版社

邮编: 100079　**陈辉**

我的E-mail: chenhui706@sohu.com

读者服务部联系人: 李静文

我社网址: www.book001.com

联系电话: 010-67601101

读者服务部(E-mail): xueyuanyg@sina.com

（二）魏晋南北朝

1. 时气病

王叔和的《伤寒例》，对外感时病理论有独到的认识。关于时气病的概念，王叔和认为有“四时正气为病”与“时行疫气为病”的不同，并指出“皆当按斗历占之。”由此可见，王叔和已十分重视气候与时病的关系，不论四时正气为病，还是时行疫气为病，都与四时气候变化有关，因而统名“时气病”。四时正气导致发病，如冬令的时气病为“伤寒”。这类病的病情大多轻浅。时行之气，乃“非其时而有其气”，“春时应暖而反大寒，夏时应热而反大凉，秋时应凉而反大热，冬时应寒而反大温”，感时行之气而病，“长幼之病，多相似者”，由于具有较强的传染性，故又名“时行疫气”，如冬令非时之暖为病的“冬温”。王叔和在《伤寒例》中对于时行疫气致病，仅举“冬温”与“寒疫”为例。“伤寒”与“冬温”都有发热症状，但病因却截然相反，故王叔和郑重指出“冬温之毒与伤寒大异”，提醒后人必须注意鉴别。

2. 感邪后的即病与不即病

《伤寒例》中已经有了新感与伏邪相关的初步认识的，王叔和指出：“四时之气，皆能为病，但以伤寒为毒。”这是仅举冬季感寒为例，即病者名为伤寒，感而即发，此即后世所谓的“新感”。冬时感寒没有即时发病，“寒毒藏于肌肤，至春变为温病，至夏变为暑病。”此即后世所谓的“伏邪”。可见王叔和充分认识到感邪有即病不即病之异。王叔和的“寒毒藏于肌肤”，只表明为“伏邪”，这与后世的

“邪伏募原”、“邪伏少阴”等具有临床辨证意义的病机概念还不一样。需要指出的是，“变温”、“变暑”这标志着病证的性质已不同于伤寒，不可误作寒治。时病中的春温、夏暑，与伏寒变温、变暑怎样鉴别？王叔和进一步回答了这个问题：“从立春节后，其中无暴大寒，又不冰雪，而有人壮热为病者，此属春时阳气，发于冬时伏寒，变为温病”，其辨证根据当然是该季的气候状况。王氏还体会到辛苦之人，冬时多触冒风寒，以致到春夏多温热病的事例，也为“伏寒变温”提供了佐证，具有临床意义。

3. **伤寒四变**

《伤寒例》中还有“四变”之说，即“重感于寒者，变为温疟”；“更遇于风，变为风温”；“更遇温热，变为温毒”；“更遇温气，变为温疫”。现今看来，“重感”乃指感邪的复杂性，“异气”是指病因的多样性。冬月感受寒邪是春夏病的远因，重感异气是春夏病的近因，病种差异的决定因素是重感异气。王氏的“重感”理论，有似后世的“新感引动伏邪”学说，重感发病的主因是异气，新感引发的主因是伏邪，这在理论上较前人已经有所发展，尽管与后世温病学家的“新感引动伏邪”学说还不能完全等同。这里所提的风温，与后世所说之感受风热之邪引起的外感“风温”病也是名同而实异。

4. **伤寒与时行瘟疫**

陈延之《小品方》对外感热病的认识：“古今相传，称伤寒为难治之疾，时行瘟疫是毒病之气，而论治者不判伤寒与时行瘟疫为异气耳，云伤寒是雅士之辞，天行温疫是田舍间号耳，不说病之异同也。考之众经，其实殊矣，所宜不同，方说宜辨，是以略述其要。”认为外感热病有其不同的分类，因而在《小品方》中将外感热病分为“冬月伤寒”、“春夏温热病”、“秋月中冷”（疟疾）等论治，涉及的病证有伤寒、温病、天行、温疫、暑病、时行、冬温、湿热、热毒、疟疾等。以上在《千金要方卷九·伤寒例》中有引用。

5. **华佗论治伤寒**

华佗关于伤寒有如下说：“夫伤寒一日在皮，当摩膏火灸之即愈。若不解者，二日在肤，可依法针，服解肌散发汗，汗出即愈。若不解，至三日在肌，复一发汗即愈。若不解者，止勿复发汗也。至四日在胸，宜服藜芦丸，微吐之则愈……五日在腹。六日入胃，入胃乃可下也。若热毒在外，未入于胃而先下之者，其热乘虚入胃，即烂胃也。然热入胃要须下去之，不可留于胃中也。胃若实热为病，三死一生皆不愈。胃虚热入，烂胃也。其热微微者赤斑出，此候五死一生。剧者黑斑出者，此候十死一生。”这是华佗对伤寒病发生、发展由表及里、由浅入深过程及其治法的归纳总结。此外，华佗也有治疗伤寒病的各种治法及方剂等。华佗论治伤寒，好像另有一套独特的辨证论治体系，它不同于《素问·热论》的论述，也不同于仲景《伤寒论》的六经病证体系，而是依据人体的大体解剖部位作为病位及辨证纲领，尽管还不够完备，但也应该视为当时临床治疗中的主要流派之一，这些在《千金要方卷九·伤寒例》中有记载。

6. **《肘后备急方》中的温病与疫病**

《肘后备急方》中也有不少关于温病与疫病的记载，如《治伤寒时气温病方第十三》云：“伤寒、时行、温疫三名，同一种耳，而源本小异。其冬月伤于寒，或疾行力作，汗出得风冷，至夏发，名为伤寒。冬月不甚寒，多暖气及西风，使人骨节缓堕受病，至春发，名为时行。其年岁中有疠气兼夹鬼毒相注，名为温病。如此诊候相似，又贵胜雅言，总名伤寒，世俗因号为时行”。葛洪距张仲景年代不远，故仍沿袭仲景之说，在其书中将伤寒、时行、温疫皆称为伤寒。值得一提的还有，在《肘后备急方·治瘴气疫疠温毒诸方第十五》中，列举了数首“辟瘟疫”、“辟天行疫疠”的方剂，这可以说是最早出现的预防与治疗疫病专方，如，以赤散方少许纳鼻中，以药物制成药囊佩带于胸前或挂于门户，烧烟熏居所等防治疫病的方法，对后世的影响很大，流传也广，即便在今天看来仍然不失为有效方法。

（三）隋唐时期

1. 《诸病源候论》中的伤寒、时气、热病、温病和疫疠

《诸病源候论》中除了伤寒以外，还有“时气诸病候凡四十三论”、“热病诸候凡二十八论”、“温病诸候凡三十四论”、“疫疠病诸候凡三论”，这些内容均属温病、疫病范畴。此外，还有“疟病诸候凡十四论”、“黄病诸候凡二十八论”。疟病诸候与黄病诸候中的一部分内容亦可归属于温病、疫病的范畴。可见，该书所述温病与疫病的内容远比前代医籍中广泛得多。在论述伤寒病时认为“冬时严寒，万类深藏，君子固密，则不伤于寒。夫触冒之者，乃为伤寒耳”，“以伤寒为毒者，以其最为杀厉之气也，即病者为伤寒。”伤寒病的“六日候”也见于时气病、热病、温病，但这些病证的概念不同。如“时行病者，是春时应暖而反寒，夏时应热而反冷，秋时应凉而反热，冬时应寒而反温。非其

时而有其气，是以一岁之中，病无长少，率相似者，此则时行之气也。”又认为从春分后至秋分前，天有暴寒者，皆为时行寒疫（一名时行伤寒），为节后有寒伤于人，非如伤寒触冒之过。而“热病者，伤寒之类也。冬伤于寒，至春变为温病。夏变为暑病，暑病者，热重于温也。”也就是说热病是广义伤寒之一，是广义伤寒发于夏季者。与其他病证不同的是，在“热病候”中还阐述了《素问·刺热》篇五脏热病的临床表现、热病的九种死候、预后及烦候、疱疮候、斑疮候、热疮候等。温病是冬伤于寒，至春变为温病之涵义，也就是“冬伤于寒，春必病温”之温病。此外“其冬复有非节之暖，名为冬温之毒”，亦为温病。

《诸病源候论》还论述了疫疠病的内容，指出“其病与时气、温、热等病相类，皆由一岁之内，节气不和，寒暑乖候，或有暴风疾雨，雾露不散，则民多疾疫。病无长少，率皆相似，如有鬼厉之气，故云疫疠病。”还论述了疫疠疱疮候，并认为岭南地区的青草、黄芒瘴也属疫疠病。该书在“温病令人不相染易候”中指出：“此病皆因岁时不和，温凉失节，人感乖戾之气而生病，则病气转相染易，乃至灭门，延及外人，故须预服药及为法术以除之”。文字虽少，却明确点出了具有传染性的温病的发病因素、病因、传染性与预防措施。尤其“乖戾之气”与“转相染易”之说，发前人所未发。《诸病源候论》对后世疫病学与温病学的形成与发展的影响不可低估。

2.《诸病源候论》中的外感热病学术思想

《诸病源候论》可以说是隋以前相关古医籍之大汇，主要收集了《黄帝内经》、《难经》、《阴阳大论》、《伤寒论》、

《脉经》等古医籍及华佗等的学术思想。如对外感热病的分类主要渊源于《伤寒论·伤寒例》，“伤寒例”论述的外感病的种类，如伤寒、温病、暑病、时行、疫气、冬温、寒疫、温疟、风湿、湿毒、温疫等，《诸病源候论》都有涉及，而有关时行病的内容较“伤寒例”更丰富。关于伤寒、时气、热病、温病的主要临床表现，遵循了《素问·热论》及《伤寒论》的学术思想，从经络立论，描述的大多是经络病变的病状。其病理过程与《伤寒论》的六经病不一样。五脏热病的内容渊源于《素问·刺热论》篇，温病的“阴阳交”渊源于《素问·评热病论》，时气病的病理过程来自华佗的“伤寒学说”。关于外感病的病因病机主要渊源于《黄帝内经》、《伤寒论·伤寒例》等。如温病热盛伤阴的病机渊源于《素问·评热病论》及《针灸甲乙经》等。在病邪方面还收载了《难经》的有关内容，如在“风病·风邪候”中指出“病有五邪：一曰中风，二曰伤暑，三曰饮食劳倦，四曰中寒，五曰中湿，其为病不同。”其内容来自《难经·四十九难》。“而夫伤寒病者，起自风寒，入于腠理，与精气交争，荣卫否隔，周行不通”的病机则源于王叔和。值得思考的是，《伤寒论》的有关原文在《诸病源候论》有记载，但《伤寒论》的六经辨证论治体系却并未出现。

《诸病源候论》已经进行了将温热病从伤寒中分别开来的尝试，后世对于外感病基本按《诸病源候论》的分类，尤其是四时病。许多学术思想被后世医家继承并发展。如“其冬复有非节之暖，名为冬温之毒，与伤寒大异也”，有关新感温病的论述，宋代郭雍《伤寒补亡论》在此基础上又提出“冬伤于寒，至春发者，谓之温病。冬不伤寒，而春自感风寒温气而病者，亦谓之温”的新感温病的论述。直到明代汪石山明确提出温病有伏气新感两种。关于温病发斑候的预后判断，“微者赤斑出，五死一生；剧者黑斑出，十死一生”。余师愚《疫病篇》在继承的基础上又提出了“以其形之松浮紧束为凭”的新学说。又如对于“乖戾之气”，“须预服药及为法术以防之”的论述，《千金要方》载录了太一流金散、雄黄散等辟温方，有了进一步的发展。而温病“热毒内攻”，热邪伤阴，治疗注重护津的学术思想，更对后世温病学的诞生产生了重要影响。

3. 《千金要方》中关于外感热病的认识与经验

《千金要方》收集了唐代以前的大量方剂，其中不乏治疗外感热病的方剂以及医家独特的治疗方法。孙思邈十分推崇张仲景的学术思想，指出“伤寒热病，自古有之，名贤俊哲，多所防御。至于仲景，特有神功，寻思旨趣，莫测其致，所以医人未能钻仰。”认为“其方行之以来，未有不验。”“方虽是旧，弘之惟新。”因而《千金要方》卷九、卷十收集了《伤寒杂病论》中的十余首方剂，使仲景方得以保留并发扬光大。《千金要方》中的外感热病内容主要见于卷九、卷十。该书广泛记载了唐以前医家有关治疗外感热病的学术思想与临床经验，内容包括如伤寒、百合、狐惑、黄疸、温疟等，治疗方法涉及汗法、吐法、下法、针法、灸法及各种外治法等，载方剂250余首，剂型有丸、散、膏、酒、汤等，内容十分丰富。

4. 《千金要方》中治疗温病、疫病的方药

《千金要方》中收载“辟疫气”、“辟温气”、“辟温疫气”方剂36首，其中既有预防方剂，又有治疗方剂。《千金翼方》中有“杂方附”6首，亦属防治疫病的方剂。《千金要方·卷第九伤寒上·辟温第二》中有从五脏来论述阴阳毒以及温病的病机及症状的，如果将其中治疗各腑脏温病的方药与这5种温病对应起来，就构成了比较完整的辨证论治系统。此外，书中治疗温风之病的葳蕤汤，后世经过加减奉为滋阴解表的代表方剂。《备急千金要方》中“治伤寒及温病应发汗而不发汗致内蓄血者，以及鼻衄吐血不尽，内余瘀血，面黄，大便黑，消瘀血方——犀角地黄汤”为后世治疗温病、疫病所常用，成为凉血散血的代表方剂。

《千金要方》还收集了唐以前医家的方剂，如华佗的藜芦丸、神丹丸、六物青散、赤散等，葛洪《肘后备急方》的太乙流金散、虎头杀鬼丸等，陈延之《小品方》的诏书发汗白薇散、葳蕤汤、漏芦连翘汤等。以及崔文行解散、雄黄散、青膏、黄膏、白膏、病瘴发汗青散、乌头赤散、水解散、六物解肌汤、解肌升麻汤、葛根龙胆汤、七物黄连汤、三匕汤、五香麻黄汤、雪煎、生地黄汤、水导散、大青汤、苦参汤、凝雪汤、栝蒌汤、芦根饮子、苦参散、蜀漆丸、恒山汤等。这些方剂大多为前人所创，其中也不乏孙氏在前人基础上的发挥与创造。这些方药丰富了中医学对外感热病的治疗方法，可以补张仲景《伤寒杂病论》的不足，对后世医家，尤其是温病学家大量应用清热解毒法治疗外感热病有着重大启示和深远影响。这些方剂在治法方面涉及到了汗、吐、下、清等法，且既有内治法又有外治法，剂型方面有汤剂、丸剂、散剂、膏剂、酒剂等，可谓丰富多彩，并且记载了当时用作外治的摩膏，如青膏、黄膏、白膏等，为今人研究留下了宝贵的资料。《千金要方》还注重收集医家的独特疗法，如《卷十・伤寒下》收载了晋代医家阮炳对外感热病的治疗方法，其载："凡除热解毒，无过苦酢之物，故多用苦参、青葙、艾、栀子、葶苈、苦酒、乌梅之属，是其要也。夫热盛，非苦酢之物不解也。热在身中，既不时治，治之又不用苦酢之药，如救火不以水，必不可得脱免也。"体现了阮氏苦酢清热的用药特点。此法取自《素问・至真要大论》"酸苦涌泄为阴"之意，不失为清热救阴之法，并为后世医家所效仿。

5. **《外台秘要》并立伤寒与温病**

《外台秘要方》的前六卷专论外感热病，在中医临床医学的发展史上，第一次将温病从广义伤寒病的范畴中独立出来，作为外感病的两大类别之一提出。在该书的第三、四两卷的41门收录了22家158条文献，载方264首，对温病的相关概念、病因病机、温病横（由表入里）纵（自上而下）传变规律，以及日期辨治、六经辨治和脏腑辨治思路等相关问题有了较深刻的认识，全面而翔实地记录了唐中期以前临床医家在温病证治中的成就。仲景之后，医家发现温病和伤寒虽都属于外感病范畴，但二者有着明显的差异，于是隋唐时期的医学大家便将温病与伤寒分而论之，巢元方、孙思邈、王焘便是其中的代表。《外台》汇集上自《素问》、《九卷》，包括仲景、华佗之论，下至同朝代的孙思邈、张文仲等共达22家之言，可以说是开了"寒温分论"的先河。

6. **《外台秘要》中温病相关的病名**

《外台》中有很多温病相关的病名，如：①时气病，又叫时令病，或天行病，简称为时病。所谓"有病温者，乃天行之病耳”。《外台》载文首先明确温病也属于外感病，其次记载了时气病有两种：一是人体感受四时之气而病者，无传染性。二是指时疫病，即季节性传染病；②疫疠病，是指某些具有传染性强，能引起大范围流行的疾病。如《外台》曰：“此病皆因岁时不和，温凉失节，人感乖候之气而生病，则病气转相传易，乃至灭门，延及外人，故须预服药及为法术以防之”；③冬温病，指冬季发生的温病。《外台》明确指出：冬天患病并非皆是伤寒，若冬季反温，无论是当即发病或伏而后发，皆为冬温病，后世简称为“冬温”；④新感温病，指冬季感受温邪即刻发病者。故曰：“有冬时伤非节之暖，名为冬温之毒，与伤寒大异也”；⑤伏邪温病，是指邪伏体内至春而发的温病。春季感触温邪即发者为春温。冬季感触温热邪气即发者为冬温。《外台》记载引发伏邪温病有两种情况：其一是冬伤于寒，至春而发温病，此为“伏寒变为温病也”；其二为冬伤温热，邪伏体内，至春发为温病。另外还有关于豌豆疮的记载，豌豆疮即天花，又称天行发疮，或曰虏疮。《外台》详细地记载了天花属于“天行病”，指出“此疮从西域东流于海内”。其病机为“表虚里实，热毒内盛，攻于腑脏，余气流于肌肉，遂于皮肤毛孔之中，结成此疮。重者匝遍其身，状如火疮。若根赤头白，则毒轻；若色紫黑，则毒重。其疮形如豌豆，亦名豌豆疮”。比较明确地记载了该病的流行情况以及病机，尤其难能可贵之处的是对痘疮特征的描述，即具有传染性强，死亡率高的特点。故曰：“此岁有病天行发斑疮，头面及身须臾周匝，状如火疮，皆戴白浆，随决随生。不即疗，剧者数日必死。疗得瘥后，疮斑紫黯，弥岁方灭，此恶毒之气也。世人云："以建武中于南阳击虏所得，乃呼为虏疮"。后世温病学家所重视的热结、热毒、耗阴、动血、发斑、动风、邪入心包等等诸种情况，在《外台》中其实都已经有了不同程度的具体描述以及相关的论断。

7.**《外台秘要》中所述的温病病因**

《外台》所载有关的文献对温病的病因病机也有了较为深刻的见解，如：①感触反常的非时之气；②疫区的疫毒传人；③与病人接触传染；④饮食不洁感染；⑤饮食不节，饮酒过度而致；⑥山岚瘴气所为。关于温病的传变，《外台》提出有横向和纵向两种情况。所谓横向传变是指外邪由表入里传变，即由皮毛肌肤至内脏。所谓纵向传变是指外邪自上而下传变，即由胸到胃肠。《外台》中对温病的辨治思路亦广，有按日期辨治，有按六经辨治，也有按脏腑辨治的。这三种辨治方法源于《外台》对温病三种发展演变规律的认识。由于此时伤寒、温病开始分论但未彻底，故伤寒六经传变观对温病传变观的影响是可以理解的，但《外台》论治温病则极少循此原则。《外台》对温病学的形成与发展有不可忽视的突出贡献，尤其是所载的264首治疗温病之方及其预防温疫流行的主导思想，相关概念及病因病机的认识，不但有其文献学价值，而且有着临床的实用价值。

从先秦至隋唐这一段漫长的历史时期中，临床医家对温病与疫病的认识，散在地记载于各代的医籍中。从病名、病因、病候，到防治方药应用的记载，可以说对温病与疫病的认识在不断深化。但是这一时期并没有形成疫病学与温病学的理论体系，也没有相关的专著出现。而且对温病与疫病的认识仍未脱离伤寒的范围，用药仍以辛温为主。所以在温病学的发展史上这一时期称为萌芽阶段也是比较合适的。

对于宋以前有关温病的认识以及临床的具体证治，如果最为简单地归纳一下的话，以下的一些要点应该加以注意：①《素问·热论》提出六经概念及治法；②《难经》提出伤寒有五；③《伤寒论》进一步充实了六经证治的内容，用六经奠定了临证的基础；④《伤寒例》中热病相关的病名有伤寒、暑病、时行、冬温、温病、寒疫、瘟疫、风温、温毒等；⑤《肘后备急方》中也有不少关于温病与疫病的记载；⑥《小品方》涉及的热病有伤寒、温病、天行、温疫、暑病、时行、冬温、湿热、热毒、疟疾等；⑦《诸病源候论》将热病分为伤寒病、时气病、热病、温病、疫疠病及疟病等；⑧《千金要方》中载有相当的治疗温病、疫病的药方；⑨《外台秘要》将温病从伤寒的范畴中另立出来，作为外感热病的两大类别之一。

四、宋金元医家对温病的认识

宋金元在政治、经济和文化的发展上，是一个不稳定时期。宋初有过一段相对稳定的时期，接着金兵南下在前，元代继起于后。中原大地，战事频繁，百姓流离失所，饥寒交迫，历史上也是一个疫病的高发期。史书上的相关记载不少，当时许多有名的医家都亲身经历了这一场场的灾难，在各自的医著中多多少少都会有所反映。同时通过自己的实践，对前人的经验也会产生怀疑，进而提出补充或修正。在这个时期，中医学对温病与疫病的认识已较唐代以前有了长足的进步，特别是刘完素倡导寒凉清热治疗热病的学术观点，为温病学派的形成奠定了基础。但是，这一时期毕竟还没有疫病学与温病学的专著出现，说明整个理论体系也还是处在继续的酝酿之中，因此，疫病学与温病学仍然处于继续成长发展的阶段。不过，应该注意，在这个时期不少医家已经旗帜鲜明地提出了有关寒温异治的见解，为明清医家推出较为完整的温病证治体系起了鸣锣开道的作用。

在这个时期，有一点不能忽略的是，经北宋校正医书局校定刊行的《伤寒论》已经有了相当的流传和普及，在临床证治中已经起到了一定的指导作用。宋版《伤寒论》刊行后，六经病证的内容相对完整固定，但医家根据自己的经验仍然不断产生出新的见解。所以，《伤寒论》的内容就很自然地成了临证的一个参照，成了医家的一个话题。温病方面的认识逐步成熟，逐渐上升，有的形成定说，甚至于可以和伤寒相抗衡，金元医家如刘完素、王履等在这方面都有建树，值得称道。但反过来，新的学说也容易导致一些偏差，比如对《伤寒论》的理解被刻板化。在这一时期中，不少医家开始重视在热病初期的凉药运用，注意到了随季节而不同的流行疾病。可见温病学的形成在历史上也是经历了漫长的过程，从一开始被包含在伤寒中，然后若即若离，最后卓然成家并且具备了相应的完整体系。

宋金元时期医家对温病的认识可以从以下三个方面加以归纳总结。

（一）对病因病机的认识

1. 阳气内郁成热病

韩祗和在《伤寒微旨论》中对外感热病的病机进行阐发，提出了“伏阳”说，认为伤寒的发病由内伏之阳所致。他在《伤寒源》中指出：伤寒之本源“始阳气内郁结，而后成热病。”认为冬至之后一阳渐生，阳气微弱，如《易》之“潜龙”不能上行，伏而不用。小寒之后立春以前，寒毒杀厉之气大行，中于人则传于脏腑，其内伏之阳被寒毒所折，深伏于骨髓不得宣畅。所感寒气浅者，至春伏阳发泄则其病轻，名曰温病。感寒气重者，至夏至后真阴渐发，伏阳不得停留，或遇风寒、或因饮食沐浴所伤，或遇天气炎热，骨髓郁结之伏阳为外邪所引则病证多变，名曰热病。韩氏在《黄帝内经》论述的基础上，对外感热病病机、病名等理论均有所阐发，其内容属后世新感引动伏邪的“伏气温病”。

2. 以“毒”立论

庞安时的《伤寒总病论》约撰于公元1100年，书中包括了伤寒和温病两方面的内容。书中在论述仲景伤寒病证之后，还提出个人的学术思想，认为温病与伤寒的病因病机有较大的差异，温病的病因病机有寒毒变病说、伏热温毒说、脏腑温毒传变说、异气说的不同，并指出温病有脏腑传变，且说明了传变的途径及时间。书中特立一章论述天行温病，认为其病因为感受异气，病机为“冬月温暖之时，人感乖戾之气，未即发病，至春或被积寒所折，毒气不得泄，至天气喧热，温毒乃发”。庞安时在《伤寒总病论》中，将一切外感热病的病因统称为“毒”，如：寒毒、温毒、阴毒、阳毒。实际上，是强调其“病邪”的传染性，其病变均属“疫”，因其发病季节不同，临床表现各异，故病名有所不同。因其同为疫病，故其治法均收于该书“辟温疫方论”中。其以“毒”立论的学术观点，也为后世治疗外感热病采用解毒的方法奠定了基础。

3. 六经传变皆是热证

刘完素以《素问·热论》“今夫热病者，皆伤寒之类也”，“人之伤于寒也，则为病热，热虽甚不死”，“凡病伤寒而成温者，先夏至日为病温，后夏至日为病暑，暑当与汗皆出，勿止”等理论为依据，探讨伤寒病机。他认为六气为病，虽风、寒、湿、燥、火、热各有主病，但风、寒、燥、湿四者均与火热的关系密切，四者均可化火。刘氏认为六气中，火热为病机中心。这一观点结合了当时流行病盛行的实际情况，对于研究《伤寒论》并灵活使用《伤寒论》方来指导实践是难能可贵的。《素问·玄机原病式·自序》

中说："仲景者，亚圣也，虽仲景之书未备圣人之教，亦几于圣人，文亦玄奥，以致今之学者，尚为难焉，故今人所习，皆近代方论而已，但究其末，而未求其本。"关于"六经传变皆是热证"的说法，尽管后世医家褒贬不一，但这样的认识事实上是补充和发展了仲景热病初期证治偏重于辛温的理论。刘完素强调外感始终属于热病范畴，奠定了热性病证治的理论基础，提高了中医治疗热性病的疗效。当然，也有学者指出，刘氏的观点没有处理好伤寒与温病的关系，容易引起他人对《伤寒论》的误解。总之，刘完素对仲景伤寒学说的阐发，直接影响了后世漫长的寒温之争，同时，促进了后来的医家对整个伤寒学说更为深入的研究。

（二）对临床表现的补充

1. 伏气后发与新感即发

郭雍在《伤寒补亡论》中说："医家论温病多误者，盖以温为别一种病，不思冬伤于寒，至春发者，谓之温病；冬不伤寒，而春自感风寒温气而病者，亦谓之温；及春有非节之气，中人为疫者，亦谓之温。三者之温，自不同也。"郭氏在继承《黄帝内经》与《伤寒论》"伏气"温病学说的基础上，又提出了"冬不伤寒而春自感风寒温气而病者，亦谓之温"，并称其为"春时触冒自感之温"。也就是说，郭氏将温病分为伏气后发与新感即发两类，从而突破了前人认为温病皆因"冬伤于寒"至春而发的伏气学说。后世将温病分为伏气温病与新感温病两大类别，实以郭氏之论发端。郭氏还提出温疫与伤寒、温病不同，其病因是"春天行非节之气中人"，即气候反常而致"温气成疫"。其特点是"长幼病状相似"，其病变规律是"多不传经"，因而治疗上"不拘日数，治之发汗、吐、下随证可施行"。郭氏论温疫的内容虽不多，但将温疫的特点、治法及其与伤寒、温病的区别论述得非常明确，对后世温疫学派亦不无影响。

2. **温病不得混称伤寒**

王履在《医经溯洄集》中明确指出了温病与伤寒发病机理的不同，他说："温病不得混称伤寒"。又进一步阐明"伤寒即发于天令寒冷之时，而寒邪在表，闭其腠理，故非辛甘温之剂，不足以散之。……温病、热病，后发于天令喧热之时，火郁自内而达于外，郁其腠理，无寒在表，故非辛凉或苦寒或酸苦之剂不足以解之"。王氏此论不仅指出温病的病机是"火郁自内而达于外"，并为伏气温病学说张目，而且从病机与治法上将伤寒与温病判为两途，为温病从伤寒的体系中分离出来提供了理论依据。

（三）对治法方药的扩展

1. **处方用药因时而变**

韩祇和在《伤寒微旨论》中指出："治伤寒病发表药，无出仲景桂枝汤，最为古今发表药之精要。于今时之用，即十中五六变成后患。非药之过，乃医流不知其时也……立春以前，天气寒列，用桂枝汤发表，尚有鼻衄、狂躁、咽中生疮之患，甚者至于发斑、吐血、黄生，岂是药之过剂？盖人之肌体阳多，不能任其热药，况乎春之时矣？"认为汗法不宜过用辛温，况且处在宋代盛世之时人们的物质生活富裕，阳气旺盛，"误投发表药服之则多变成阳毒之患"，若用大热发表则必变成坏病。认为投发表药只要消除阴胜之气，不务汗多为法。“故参酌力轻而立方”，将太阳病以有汗恶风、无汗发热等分为三类，据立春后至清明前、清明后至芒种前、芒种后至立秋前节气不同而各立方治之。如属伤寒者，在立春后至清明前用调脉汤（葛根、防风、前胡、甘草、生姜），清明后至芒种前用葛根柴胡汤（葛根、柴胡、芍药、桔梗、甘草），芒种后至立秋前用人参桔梗汤（人参、桔梗、麻黄、石膏、甘草、荆芥）等治疗。而属中风者、属阴盛阳虚者、属阳盛阴虚者等等，都应该根据立春、清明、芒种、立秋等不同节气的三个时段，治法方药必须有所不同。

2. **关于下法和温法**

韩祗和认为世人阳气多，用下药当从至阴药投之，非仲景承气汤莫属。指出凡投下药者，本因胃中有邪热之气，故投大黄芒硝之类以消阳邪。反对用巴豆、水银、粉霜、砒霜、甘遂等温下药，认为温下药虽能逐其胃中浊恶，但又能增其邪热，助阳为毒成坏病。故凡阳盛阴虚者主张用大小承气汤助阴消阳；潮热者，主张以调胃承气汤治之。指出伤寒投下药，本不为取积及取实，只为疏解阳毒之气。邪毒在内，阳气盛者，乃可下之。当审时投下，不得务急为胜。指出“投下药者，量其脉力轻重、证之深浅，不可下之太过，若太过则病证多变。且古人立理无失下之过，但罪其下之太早及太过，”提出了攻下不宜太早太过的观点。此外，韩氏反对下后急投补药，指出下法“本意用大黄等凉药疏导胃中热气”，若“热气才过，乘虚之际却投和气补药，决然变成发黄、斑出、衄血、蓄血、狂走之患”。韩祗和认为仲景之四逆汤，药力太热，服之必发烦躁。故据其临床经验，另立七物理中丸、温中汤、橘皮汤、厚朴汤、白术汤、橘叶汤、二苓汤、羊肉汤等作为温法之方剂，根据不同病证及节气进行区别治疗。并将厚朴、橘皮、人参、白术、藿香、当归、干姜、细辛等作为消阴温中之药。

3. **确立温病的临床治法方药**

庞安时在《伤寒总病论》书中记载以屠苏酒、辟温粉预防温病、伤寒，并给出柴胡地黄汤、石膏地黄汤、石膏杏仁汤、玄参寒水石汤、苦参石膏汤等治疗方剂。庞安时大胆地突破了“温病不越伤寒”的传统观念，在《伤寒总病论》后三卷中，着重阐述了温病的诊治与预防，分别设立《暑病论》、《时疫伤寒论》、《天行温病论》等专章，确立了一套新的临床治疗法则，明辨伤寒与温病的关系，使温病脱离了伤寒的范畴。庞氏在精研《伤寒论》的过程中，结合自己的临床实践，指出伤寒与温病是两种性质不同的疾病，一为寒证，一为热（温）证，并在《伤寒总病论》卷五中专章论述“天行温病”的因、证、脉、治，对急性热病的辨证论治提出了一整套切合临床实际的有效方药。确立四时五种温病的临床治疗法则，创立了五证七方的理、法、方、药体系，以及使用大剂量清热解毒、辛散透发之品治疗温毒五大证，提出了对温热病应治以寒凉，重用石膏的治疗法则。并提出了许多有效的清热解毒方药。

庞安时在《伤寒总病论》中还提出：“四时自受乖气，而成脏腑阴阳温毒者，则春有青筋牵，夏有赤脉攒，秋有白气狸，冬有黑骨温，四季有黄肉随，治亦别有法。……天行之病，大则流毒天下，次则一方，次则一乡，次则偏著一家。……天地有斯害气，还以天地所生之物以防备之”。在这里，庞氏指出了由于季节、气候不同，“乖气”所致的病种也有所不同。接着，又详述了这几种温病的临床表现及治疗方剂。这5种温病的病名、病机、症状及治疗用药虽然取自于《千金要方》，但比原书更系统、更完整。庞氏在治疗急性热病的过程中认识到，只用伤寒之方去通治温病是很难取效的，他颇有见识地创立了伤寒与温病“虽死生不同，形状各异，治别有法”的治疗理念，遵古不泥古，特设专篇研讨温病的发病机制、病程转变，以及治疗原则。他在《伤寒总病论》卷四“暑病论”条中，首先指出“冬伤于寒，夏至后至三伏中，变为暑病，其热重于温也，有如伤寒而三阳三阴传者，有不依次递传”。本条提纲挈领，统论暑病，反映了庞氏对暑病的病机概念、传变、治则等均有了一定的认识。

4. **丰富临证的汗下方药**

刘完素认为六气皆能化火，认为伤寒皆为热病。因此，十分重视火热病的证治。刘氏遵《素问·热论》“其未满三日者，可汗而已；其满三日者，可泄而已”的理论，认为热病的治疗不离汗下两大途径，并在证治上补充丰富了张仲景汗下两法的内容。比如对解表法，刘完素指出：“且如一切怫热郁结者，不必止以辛甘热药能开发也。如石膏、滑石、甘草、葱、豉之类寒药，皆能开发郁结，以其本热，故得寒则散也。……夫辛甘热药，皆能发散者，以力强开冲也。然发之不开者，病热转加也。如桂枝、麻黄类辛甘热药，攻表不中病者，其热转甚也。是故善用之者，须加寒药，不然则恐热甚发黄，惊狂或出矣。”据此刘氏已明确指出，不但辛温药可发散解表，辛凉、辛寒之品，亦能通过开发郁结使表邪得散，并指出，用辛温之品发散，若发之不开，温热诸品必蓄积生热，而主张在辛温发散剂中加入辛凉之品，即于发散中寓以清热，寒温并用而解表。对于表证兼有里证者，刘河间根据伤寒由表及里的传变规律，当表证未解，里热已盛而表现为表里俱病时，切不可以辛甘热药复发其表，也不可但下里热，必须采用表里双解法，宣通表里郁热。对于里证，刘完素提出三种治法：①泄热通腑创三一承气汤。刘完素下法应用广泛，凡有里证皆可下。刘完素提出了“温病下不嫌早”的观点，指出温病用下虽宜早，但下宜轻，应注意频下；②清热解毒善用黄连解毒汤，刘完素主张苦寒直折之法，直清里热火邪，创治热病、里热证之先河；③里虚热盛创清热养阴退阳法，刘完素对热证后期、大下后，或苦寒直折后，热势尚盛不能退者，提出养阴退热法。

5. **倡导用寒凉剂治疗热病疫病**

关于疫病的治法刘河间在《伤寒标本心法类萃》中说：“凡伤寒、疫疠之病，何以别之？盖脉不浮者，传染也。设若以热药解表，不惟不解，其病反甚而危殆矣。其治之法，自汗宜苍术白虎汤，无汗宜滑石凉膈散，散热而愈。其不解者，通其表里，微甚随证治之，而与伤寒之法皆无异也。双解散、益元散皆为神方”。由于刘氏大倡寒凉清热以治热病、疫病，从而使温病、疫病治疗学得到较大发展。他所创制的方剂，如双解散、防风通圣散、天水散（即六一散）等均对后世产生了重大影响。他在《素问病机气宜保命集》中说：“余自制双解、通圣辛凉之剂，不遵仲景法桂枝、麻黄发表之药，非余自炫，理在其中矣。故此一时，彼一时，奈五运六气有所更，世态居民有所变，天以常火，人以常动，动则属阳，静则属阴，内外皆扰，故不可峻用辛温大热之剂，纵获一效，其祸数作。……故善用药者，须知寒凉之味况”。正因为刘河间开寒凉清热治疗温病之先河，故后世有“伤寒宗仲景，热病用河间”之说，他更被推崇为温病学派的奠基人。

6. **以汗下攻逐治疗温病**

张子和在《儒门事亲》中特别强调了治疗外感热病要结合社会因素、气候因素、地理因素、体质因素及脉象等诸方面综合分析，从而决定使用辛温之剂还是辛凉之剂。这种循证以变通的治疗思想对后世因时制宜、因地制宜和因人制宜治则的确立具有很大的指导意义。张子和治疗温病积累有丰富的经验，并有足够科学的认识。“余用此药（双解散）四十余年，解利伤寒温热中暑暍热，莫知其数”。认识到热病的流行与“多故之时，荧惑失常，师旅数兴，饥馑相继，赋役既多，火化大扰”的社会环境密切相关，指出出疹性热病“时与伤寒相兼而行”，并有“惹疮疱传染”的特点。对小儿出疹性热病，拟凉膈、通圣诸方辛凉解散，白虎加人参汤辛寒疏泄，调胃承气、凉膈散等方辛凉清泄；对温毒发斑，“轻者斑红，可用越挑饮子，重者斑紫，毒气胃中盛也，大青四物汤，玄参升麻汤主之，潮热腹满者，谓热邪在胃中也，可以荡涤邪热，流湿润燥，宜急治之。”其清热解毒，凉血化斑，清胃荡涤的治疗步骤，已与后世温病治疗原则几无大异。攻邪之法，对攻逐温热病邪，截断传变途径，顿挫疾病病势也有积极的作用。

张子和的学术观点与治疗方法，对温病学派诸医家亦深有影响。吴有性是深受子和攻邪学说影响的温病学派医家，扩大攻邪三法的内涵以施用于临床骸治百病的思路，也得到《通俗伤寒论》作者俞根初的赞同，他说："余谓发表不但汗法，凡发疹、发斑、发痘，使邪从表出者，皆谓之发表。攻里亦不仅一下法，凡导痰、蠲饮、消食、去积、通瘀、杀虫、利小便、逐败精、使邪从里出者，皆谓之攻里。……邪去乃正安，故逐邪以发表攻里为先"。张子和对外感热病每见"内水涸竭，烦燥转生，前后皆闭，口鼻俱干，……遍身无汗者"主张"听其所欲，冰雪凉水连进数杯，以救其胃津。"若禁饮水，必内竭，内竭则燥热生焉。"主张攻邪之后，西瓜蜜雪冰水时时饮服，使"水入于经，其血乃生。"温病大家叶天士对温邪气分留连，创益胃透汗之说，王孟英释述其治疗机制为"益胃者，在疏瀹其枢机，灌溉汤水，俾邪气松达与汗偕行。"而命名西瓜为"天生白虎汤"，梨汁为"天生甘露饮"，甘蔗为"天生复脉汤"，所以甘濡养胃，应是子和治法的一端。王孟英著《随息居饮食谱》一书，更是子和食疗治病补虚之薪传。

张氏对小儿出疹性热病提出"白虎加人参服之勿辍"，"以寒凉药舍死救之"，后世余师愚用大剂石膏攻泄疫疹的治疗思路与此相仿。张子和收录的"治疫仙方"，可以看作杨栗山《伤寒温疫条辨》升降散十五方之祖。张氏还论述了湿邪为病，变生霍乱、肿蛊、洞泄、注下、䐜胀、肠鸣、脏毒、乳痔、肠风等二十五症，认为"泄亦四时伤寒之一也"，具有"若无湿，终不成疾"的特点，对后来的温病学家论治湿温也有启发。

7. **三焦分治与气血分治**

王好古论治三焦，分为三焦热证与三焦寒证两大独立部分，即“三焦热用药大例”与“三焦寒用药大例”，每一部分均设三方面内容进行讨论，即上、中、下三焦的治疗，气分与血分的治疗，以及通治法，皆附以详备的方剂。王好古首先指出上、中、下三焦热证的治疗方法，如：上焦热，用清神散、连翘防风汤，凉膈散等；中焦热，用小承气汤、调胃承气汤、洗心散等；下焦热，用大承气汤、五苓散、八正散等。其次提出气、血分有热的治方：气分热，用柴胡饮子、白虎汤；血分热，用清凉饮子、桃核承气汤；最后指出通治大热方：三黄丸、黄连解毒汤。与上相仿，王好古论“三焦寒用药大例”，首先指出上、中、下三焦寒证的治方：上焦寒，用桂附丸、铁刷汤、胡椒理中丸；中焦寒，用二气丸、附子理中丸、大建中汤；下焦寒，用还少丹、八味丸、大真丹。之后，提出气、血分有寒的治疗：气分寒，用桂枝加附子汤、桂枝加芍药、人参新加汤；血分寒，用巴戟丸、神珠丹；最后列出通治大寒，用大已寒丸、四逆汤。王好古在秉承张元素脏腑辨证、药物归经等学术思想的同时，以“三焦寒三焦热用药大例”为纲，从上、中、下三焦，气分与血分，以及通治法，三方面内容详加论述。这一三焦分证的观点，对后世医家产生一定的影响，吴鞠通在此基础上加以发展，从而建立了温病学三焦辨证的理论体系。

宋金元时期的寒温之争，是在《伤寒论》研究与外感热病证治这个领域内展开的，争论的重点是伤寒（热病）病机的寒与热。主寒者认为伤寒病证属寒，应治以温。主热者认为伤寒病证属热，应治以寒，从而形成了论治外感热病的寒温两派。刘完素的寒凉学说正是在这种学术背景下继承前人的学术观点，结合临证实践而发展起来。寒凉学说之所以受到学术界的重视，与其论治伤寒不仅仅是以寒祛热，而且进一步创立了辛凉解表、表里双解、苦寒泻下、清热解毒等方法有关，此也为后人论治外感热病增添了新的方法，开辟了新的途径。

宋金元时期的医家在临证中对温病的认识有所深入，以下的事实必须正视：①刘完素倡导“六经传变皆是热证”说，主张对热病当苦寒直折，清除里热火邪；②郭雍将温病分为伏气后发与新感即发两类；③王履明确指出“温病不得混称伤寒”；④李东垣用普济消毒饮子治疗大头天行；⑤张子和用攻邪的方法治疗温病。

五、关于温病病因的思考

审因论治，是临床治疗的原则之一。对病因的认识，直接贯穿在治疗方法和具体的方药之中。因此，了解了病因，就容易找到正确的治法方药，反过来，各种不同的治法方药在一定的程度上也反映了当时医家对病因的认识。在对病因的观察和认识的过程中，六淫无疑应该是个基础。六淫是人体最容易直接感受的因素，六淫体现出季节气候对人体的影响，六淫反映了临床观察的基本归纳，所以六淫一直是论治的前提，六淫成为一般的规律。但是，一般之中又不乏种种特殊，病因的特殊，体现在疫疠之气、戾气、杂气等表述上，这同样离不开临床观察，但是这些现象似乎已经不能完全用六淫来说明。同时，针对特殊的病因，必须用特殊的方法和药物来对付，这就引出了温病的很多专方，以及不同于一般的许多特殊处理，就有必要对一般方治的不到之处进行补充。

对外感热病病因的认识，在历史上基本是一个由寒到温的过程，这个过程能够反映气候和疾病谱的变化。由伤寒到瘟疫、温热、温毒、疫毒等，体现着临床认识的深化，从病因的角度展开作一些分析，有助于我们加深对温病证治的理解，以下对此略加叙述。

（一）从临床的直接观察推测病因

1. 百病皆生于风寒暑湿燥火

古代医家对热病病因的认识，经历了漫长而曲折的过程，大体上也是一个从一般到特殊的演变和发展过程，这都离不开临床上的直接观察。从感受外邪而发病的角度看，毫无疑问，“六淫”学说成为基调。这在最初是“六气”致病说，《左传》谓六气为阴阳风雨晦明。四时五节，过则为灾。此即“淫生六疾”、“过则为灾”之意。在六淫中强调寒邪，则有伤寒之说，如《素问·热论》所谓“今夫热病者，皆伤寒之类也。”《素问·阴阳应象大论》：“冬伤于寒，春必病温。”不仅认为一切外感疾病，都是伤于寒邪所致，而且直接指明温病的致病原因是“冬伤于寒”。《难经》“伤寒有五”之说，更进而将湿温、热病、温病都纳入伤寒范围。然而，气候变化太过，固然能致人病，气候不及或气候正常，也会发生外感疾病。温病为外感疾病，其致病原因，自当由于外感六淫，但外感病有外感风寒和外感温热两大类，疾病类别不同，其致病原因亦当有别，因此，温病致病原因有六淫化热说，六淫之邪从热而化，即为风热、暑热、湿热、燥热诸邪。《素问·至真要大论》：“夫百病之生也，皆生于风寒暑湿燥火，以之化之变也。”另外还有王叔和的“非时之气”的说法，即将温疫的流行归咎于四时之气候反常，如春时应暖而反大寒，夏时应热而反大凉，秋时应凉而反大热，冬时应寒而反大温，即“非其时而有其气”。这也可以看作是对六淫致病认识的补充。

2. **外感不外六淫，民病当分四气**

由于温病的发病具有感受外邪的特征和季节性，因此前人在阐述其病因时，除了以辨证求因为基础外，还联系自然界一年四季的不同气候变化来加以论证，从而形成了“四时六气”的病因理论。后世温病学家陈平伯说：“外感不外六淫，民病当分四气”，实即渊源于此。但须指出，对于外感六淫的概念，在今天来看，不能把它仅看成一种物理性的气象致病因素，而应该认为它包括了致病的微生物在内。由于当时的条件限制，不可能明确地认识到病原微生物的存在，只能把当时明显感觉到的气候因素作为致病的主因而加以论证，并在实践中形成了辨证施治的完整体系，且能够有效地指导临床。

3. **受本难知，发则可辨，因发知受**

钱天来的“受本难知，发则可辨，因发知受”的高论，可以说是对病因学说立论基础和认识方法的最好归纳。因为在已经受邪而尚未发生症状时，按照六淫说，是不可能认识到外邪已经侵袭到机体的，而只有在人体发病后，才能据其症状而推断其为六淫中的何种病邪致病。“受本难知”是指感受外邪，尚未发病时，无论医生或患者本人都无法知晓。只有当外邪与人体正气相互作用，并导致正气的生理功能障碍，出现相应的临床表现时，才有了辨识患者究竟感受了何种邪气的客观依据，即所谓“发则可辨”。“因发知受”则强调了临证对感受病邪的判断，必须通过分析临床所出现的具体表现才能确立。当然，从病原生物学的观点出发，在其受邪而尚未发生症状时，有可能通过现代检测手段得到证实。由此可见，病原生物学与六淫说所认识的病因学内容并不相同，前者重在客观实体，后者重在临床表现。只寻求病因学治疗而忽视辨证施治，固属片面，而只强调辨证施治，轻视病原学研究，亦并非全面。正因为“六淫”病因说所具有的发病学意义，才使该学说仍能有效地指导临床的辨证施治，并成为中医学的基本内容之一。

4. **六淫说的局限**

在肯定六淫致病说的同时，我们又不得不看到六淫说的局限性，主要表现在：①六淫为病的概念比较笼统，局限了对温病病种的认识。六淫中能引起温热病变的只有风、暑、湿、燥四种病邪，而临床所见的温热病种却有数十种之多。六气主病、四时分证之说，不可避免地会使对温病病种的认识受到局限；②六淫病因说对温病病原的防治，缺少有效的指导意义。温病包括了相当一部分的传染病，根据六淫病因说，在其未发生症状时，是不可能知其是感受了风热病邪，抑或是暑热、湿热、燥热病邪的，因而也就很难进行病因学预防。

5. **新感温病说**

宋代郭白云在《伤寒补亡论》中指出发于春天的温病，除了冬寒内伏者外，尚有感受春令之气而病者。这较之把春温的病因仅看作是“冬伤于寒”，显然有了很大进步。明代汪石山在此基础上创立了温病新感说，对后世医家认识到一年四季皆可感受当令之邪而病温者，给予了很大启迪，如春季感受风邪致病者为风温，治宜疏风泄热，夏月感受暑邪致病者为暑温，治宜清暑泄热，夏秋季感受湿热之邪致病者为湿温，治宜化湿清热；秋季感受燥热致病者为秋燥，治宜润燥泄热；冬季感受风热之邪致病者为冬温，治亦宜疏风泄热。这较之治疗伏寒化温，单纯以清里热为主，有了很大进步。由此可见，六淫病因说扩大了对温病病种的认识，并在辨证求因、审因论治方面，都有一定的理论价值，从而体现了温病六淫致病说的一定的先进性，并直至目前仍指导着临床的辨证与治疗。

6. **人感乖戾之气而病**

如果说六淫致病说仅限于一般，那么戾气致病说则为温病所独到。《诸病源候论》中已经提出时气、温病都是“人感乖戾之气而生病”。至明代，吴又可始有专论，将戾气作为温疫病的直接致病原因。戾气亦称异气、杂气、厉气。吴氏认为：“温疫之为病，非风非寒，非暑非湿，乃天地间别有一种异气所感。”这种戾气致病说的主要内容有：①戾气是一种致病物质；②邪自口鼻而入；③戾气致病有种属特异性；④一气自成一病，为病种种是知气之不一；⑤有病位选择性，如某气专入某脏腑经络，专发为某病者。吴氏这些观点，得到后世研究的证实，这样的认识即便放到当时的世界上也是毫不逊色的。

7. **温毒、邪毒、疫毒**

近年也有提出温热病毒、邪毒等说法的，这是近年来有些学者因对原来的温病病因说感到不能满意所提出的新观点。这种观点，为运用清热解毒药治疗温病中绝大多数的传染病和感染性疾病，提供了理论依据，也阐明了构成温病的主要原因，并不是四时的气候变化，其用心和出发点都十分可贵。但这种致病原因的邪毒，与传统认为的邪盛为毒和温病过程中的热盛为毒、热聚成毒以及温毒为患等，在“毒”的概念上未能明确区分，且将所有温热疾病的原因都归之于

“邪毒”，这也很难从根本上阐述清楚各种温病病因的致病特点。总之，六淫皆可化火，在温热病的发展中，一旦转化为“热毒证”，就具有了共同的病机，临床以清热解毒法为核心，结合兼证，有祛风、除湿、凉血、化瘀等治法的配合应用。

在温热病中，有一类传染性强，容易引发大范围流行的疾病，其致病因素称为“疫毒”，或称毒气、疫气、杂气、戾气、大风苛毒等。吴又可提出其中毒力强，危害大者又称为戾气（或疠气）。将温疫致病的主因和毒气互称，谈到攻下法时，多认为是“邪毒”盛，说明了疫与毒的内在关系。

温毒是由于感受温热时毒所引起的外感温病，与单纯的六淫致病有很大区别。临床除一般的温热症状外，多见局部红肿、甚至破溃糜烂等。温病“热毒”的致病特点有五：①发病较急温热毒邪侵犯人体，多发病急骤，来势凶猛，属临床急证；②证情较重如陈平伯《外感温病篇》曰：“风温证，身大热，口大渴，目赤唇肿，气粗烦躁，舌绛齿板，痰咳，甚则神昏谵语，下利黄水者，风温热毒，深入阳明营分，最为危候。……间有生者”；③邪热较盛温毒致病，非同一般，特别是正气奋起抗邪时，热势较高，很快化热化火，劫伤阴液；④传染流行具有毒证特点的疫病，多数具有传染性和流行性，如痄腮、烂喉丹痧等。当然热毒证未必都传染，传染者也未必都是温毒；⑤特殊的证候及发病史毒邪致病多有局部红、肿、热、痛、斑、疹等，且容易出现谵语、神昏、惊厥等危重症状。

总之，随着时代的发展，临床经验的积累，古人对温病病因的认识也有逐步的深入。虽然，目前温病病因学说的内容还不完全整齐化一，既有“六淫致病说”的风、暑、湿、燥诸邪，也有“伏寒化热说”的温热病邪，以及温毒、疠气等认识，但温邪所具有的共同特点都是不可否认的，如：①邪从外受即上述温邪都存在于自然界中，从口鼻或皮毛侵入人体；②性质属热上述诸邪虽致病各有特点，但均温热性质显著，致病后出现发热及相关热象；③发病迅速外邪侵入人体大多来势较急，发病较快，与一般七情内伤起病较缓者有所不同；④疾病的发生与时令季节密切相关故又有称为时令温邪，或称时邪者；⑤病位有别上述诸邪由于各具有不同的特性，因此侵入人体的好犯部位不尽相同，如风热病邪多先犯上焦肺卫，暑热病邪侵犯足阳明胃经，而湿热病邪则好犯中焦脾胃。所谓温热之邪，其实热毒、疫毒亦往往贯穿在其中了；⑥受邪有兼夹故仍然还是离不开六淫，六淫是常，辨证用药离不开它；戾气是变，成为常法用药的补充，或为辨病用药的根据。尽管温病不提寒邪，但实际上在用药中又时常离不开温。

（二）以临床治疗的结果反证病因

关于病因，一个是从临床观察推测，另一个必须的是由治疗结果反证。中医的理法方药浑然一体，它不断地在临床的实践中得到凝炼、提升，以至于相对定形，成为大体上能够指导临证治疗的理论。温病病因学说揭示了各种病邪的发病季节、邪犯的途径和病位、起病缓急、演变趋势等，对此，我们如果从临床的具体治疗来加以认识的话，其实脉因证治、理法方药就贯穿在一起了，以下试作归纳。

1. **风热**

风热以春季为多，起病较急骤，传变甚速，初起病位多在肺卫，但为时短暂，很快即可内传入里，除可顺传阳明外，还可“逆传心包”而致病情发生急剧的变化。叶天士“温邪上受，首先犯肺，逆传心包”之论，即是对风热病邪致病特点的精辟概括。如风热病邪侵袭肺卫后，临床多见发热、微恶风寒、头痛、少汗、咳嗽、口微渴、苔薄白、舌边尖红、脉浮数等肺卫风热证候。如风热病邪犯于卫表，肺卫失于宣肃之证，当用辛散凉泄之剂以疏散卫表之风热，可选桑菊饮或银翘散。

2. **暑热**

暑属火热之邪，其炎热之性较一般温热之邪为甚，其致病有严格的季节性，仅限于炎夏盛暑之季，其侵入人体也与一般温病初起病发于表的规律有所不同，初起时邪即入阳明气分而很少有卫分过程，传变极速，正如邵根仙所说：“暑之伤人也，不拘表里，不以渐次，不论脏腑”。暑热病邪所引起的暑温病初起即见壮热、大汗、头晕面赤、心烦口渴、脉象洪大等热盛阳明气分的证候。暑热燔炽阳明，蒸腾内外，表里俱热之证，当以辛寒之剂，清热保津，透热外达，代表方为白虎汤。

3. **湿热**

湿热虽一年四季均可产生，但发病以长夏季节为多，病位以中焦脾胃为中心，起病较缓，传变较慢，病势缠绵，病程较长。如薛生白说：“湿热之邪从表伤者十之一二，由口鼻入者十之八九。阳明为水谷之海，太阴为湿土之脏，故多阳明、太阴受病。”湿热病邪是具有湿和热两重性质的外感病邪。湿为阴邪，热为阳邪，两者相合，既有湿的特点，又有热的属性，所以湿热病邪引起的湿温病具有与一般温热性质疾病所不同的特点。湿热病邪致病初起除见邪从外受，困遏肌表的恶寒、身重、身热不扬等症状外，并伴有湿困脾胃的脘痞腹胀、恶心、便溏，以及头重如裹、神情呆顿等湿阻清阳的症状。这种内外合邪、卫气同病的证候表现是湿热病邪所致湿温病的重要特点。湿热困遏肌表，郁遏卫阳之证，治当用芳香宣透之品，以疏化肌表之湿邪，可用三仁汤或藿朴夏苓汤，

4. **燥热**

燥热的特点与风热病邪相近，而不同之处在于干燥之性尤为突出。其致病主要限于秋季，病位以肺为主，发病初起即有明显的津液受伤表现。即如《素问·阴阳应象大论》所说“燥盛则干”。燥热病邪致病除有风热发热、微恶寒等卫表类风热表证外，同时还伴有干咳少痰、鼻干咽燥等燥热在肺见症，这是燥热发病的特点，也是与风温初起风热袭于肺卫证的主要区别点。燥热病邪犯于肺卫证，治当用辛凉清润之品疏解肺卫燥热之邪，代表方可选桑杏汤。

5. **温热**

温热是一种致病后即以里热偏盛为主要特点的外感病邪，它是导致春季春温病发生的主要原因。温热病邪致病不仅里热甚，阴伤重，而且病情复杂，变化多而快。王孟英形容其病情变化犹如“抽丝剥茧，层出不穷，”充分体现其邪热深重、复杂多变的特点。温热病邪发病初起即表现出热邪在里的征象，病位较深，且呈现出深伏难透之势。其中有热在气分者，可见高热、烦渴、口苦、溲赤、苔黄等症；热在

营分者，可见身灼热、躁扰，时或谵语、斑疹隐隐等症治当清气凉营，可选清瘟败毒饮。这些不同的证候类型主要见于四时温病发病初起，是临床按时辨病的主要依据。

从现代医学角度而言，风热、燥热病邪所致的温病，多属呼吸系统疾患，湿热病邪所致温病，多为消化系统疾患，而暑热、温热病邪所致温病，则多与中枢神经系统的感染性疾患相关。从临床角度而言，不同的温邪，其所致证候表现不同，因此相应的治法处方也就各异。可见，“六淫”温邪中的风热、暑热、湿热、燥热等邪，不仅各有其特定的证候表现，而且在治疗上也相应有疏散风热、清涤暑热、透化湿热、凉润燥热等一套大法和主方。所以病因学说既是辨证上的理论基础，又是治疗上的指导原则。

（三）中西合璧看病因

从现在看，一个温病，包括了多种传染病和感染性疾病。其致病原因，究竟只是气候因素，还是另有更重要的原因呢？明代吴又可早就指出，是气候因素之外的另一种物质，可以称为戾气，亦称异气、杂气、疠气。由于历史条件的限制，吴又可还不可能认清这种致病物质究竟是什么样的东西，但“戾气”说的先进性、科学性，则得到后来研究和临床的证实。其实西方在用显微镜研究病原微生物之前，也有人提出过致病原是一种“小粒子”的说法。不同的传染病，必由不同的致病原所引起，这在当时已经引起人们的充分注意。六淫致病学说，不能从根本上解释清楚各种疾病的特性。而病原微生物的各具特性，决定了各种传染病、感染性疾病的表现特点，这对掌握疾病发生发展规律和采取相应的预防性措施，都十分有价值。

当我们对事物的认识无法深入的时候，往往就只能停留在表面现象上了，比如1232年发生在汴京的一场疫病（有推断为鼠疫），当时李东垣在《内外伤辨惑论》中有所涉及，他讲到："向者壬辰改元，京师戒严，迨三月下旬，受敌者凡半月，解围之后，都人之不受病者万无一二，既病而死者继踵不绝。都门十有二所，每日各门所送，多者二千，少者不下一千，似此者几三月，此百万人岂俱感风寒外伤者耶？大抵人在围城中，饮食不节，及劳役所伤，不待言而知。由其朝饥暮饱，起居不时，寒温失所，动经三两月，胃气亏之久矣，一旦饱食太过，感而伤人，而又调治失宜，其死也无疑。"虽然否定了风寒外伤，但最后还是归于劳役所伤，现今看来，不能不说是一种历史的局限吧。但在《东垣试效方》中所出的证治倒还是接近于事实，当有一定的疗效，具体的记载为："民多疫疠，初觉憎寒体重，次传头面肿盛，目不能开，上喘，咽喉不利，舌干口燥，俗云大头天行，亲戚不相访问，如染之，多不救。"用药提出了一张普济消毒饮子（黄芩、黄连、连翘、板蓝根、牛蒡子、马勃、僵蚕、升麻、柴胡、橘红、桔梗、人参、玄参、甘草。或加防风、薄荷、川芎、当归），对疫病的防治多少会有一定的疗效。这里我们如果把目光移到西方1348年的鼠疫大流行的话，由于对病因的无知，当时产生过种种荒唐的做法，也是令人不堪回首。

今天，当我们认真考虑温病病因的时候，既应该在继承吴又可"戾气"说的基础上，尊重病原微生物的客观实际，掌握每一疾病的发生发展规律，从而有效地进行病原学的防治，又应该重视中医临床一直遵循的六淫、邪正等相关理论。在病因上承认病原微生物，并不意味着否认气候因素对温病发病的影响，毫无疑问，四时气候变化，无论对病原微生物的滋生、繁殖，还是对人体的受邪发病，都有一定的影响。

通过以上的叙述，有关温病病因方面的认识，是否可以达成如下共识：①六淫学说是基础，“伤于寒邪，发为热病”，强调了六淫特别是寒邪致病，此为早期对发病的常识；②戾气说为温病学的独到，疫毒、疫疠、乖戾、温毒等提示了温病在热病中的特殊及病情的重笃；③时行、天行等提示了疾病的流行性和季节性，可以视为六淫学说的补充；④吴又可的“一病一气”说，有先见之明；⑤有关病原体和传媒的认识对把握不同的疾病必不可少，关于病原体的研究有助于中医加深对疾病的认识，从而提高临床的防治效果。

六、从病名的角度来认识温病

对病名的溯源追流，能够反映出古人对疾病认识的逐步深入，反映出古人的临床观察和在治疗中的摸索过程，反映出临床上辨病辨证的逐渐完善的过程。因为在农业社会经济文化的背景下，对疾病的具体把握有它一定的独特方法，并且总是有着相当的难度，大多只能从整体上认识，从人体反应的角度来加以把握，因而辨证论治成为临证的基础。但这并不妨碍人们在对疾病认识和鉴别上下功夫，临床上除了辨证论治以外，其实也不乏对专病专方的追求。

病名在一定程度上反映了人们认识的进展，有的病名独到，指归明确，而有的病名模糊，涉及的面太宽。病名可以反映临床认识的深入，从一开始抽象的、整体的名称，诸如热病、伤寒、温病、疫病、时行等，到以后具体的、有针对性的名称，的风温、冬温、春温、暑温、湿温、暑湿、秋燥、伏暑等，以及大头瘟、烂喉痧、疟疾、霍乱等，再到现代的病名（根据致病原分类，划分更细。），我们可以看到人类在和疾病斗争中走过的艰辛路程和取得的成果。

（一）对温病及其相关病名的认识

1. 温病的概念

我们先看对温病概念的理解，历代文献的解释会有所不同，对温病范围的划定不尽一致。开始把温病范围规定得比较狭窄，随着认识的深化，温病范围逐渐扩大。《黄帝内经》把温病范围只限定于发生在春季的一种外感病，如《素问·热论》说："凡病伤寒而成温者，先夏至日者为病温，后夏至日者为病暑。"《难经·五十八难》认为："伤寒有五，有中风，有伤寒，有湿温，有热病，有温病。"温病作为广义伤寒的内容之一，与湿温、热病、中风、伤寒并列，范围仍然狭小。可见，对温病范围认识的狭隘及其较长时期的延续，也是有着一定的原因的。

2. 温病的分类

时代不断前进，对温病的认识不断深化，温病病种逐渐分化，温病包容的疾病种类累积增多，温病范围逐渐扩大，特别是到了明清时期温病学说形成之后，温病已扩展得相当广泛，例如《温病条辨》所论述的温病就有：风温、温热、温疫、温毒、暑温、湿温、伏暑、秋燥、冬温，并附有痢疾、黄疸、湿热痹等。全国统编教材《温病学》（五版）论述的温病包括：风温、春温、暑温、湿温、伏暑、秋燥、大头瘟、烂喉痧、疫疹、霍乱、疟疾等，在此基础上还可以加上疫痢、疫黄、中暑等。原来属于温病范围的麻疹、白喉等，习惯上则归属在儿科或喉科。以上从历史沿革看，非常有趣的是，开始的大伤寒小温病，到后来的大温病小伤寒，温病包容的内容逐步增多。

3. 温病的命名

温病的命名方式大致有以下几种：①依据发病季节或结合四时主气命名，例如春温、暑湿、秋燥、冬温等，因为它们分别发生在春、夏、秋、冬不同的季节；②根据四时主气并联系致病因素而命名，例如风温、暑温、湿温等。因为春天的主气是风，风温的致病因素是风热病邪，故命名为风温。夏季的主气是暑，暑温的致病因素是暑热病邪，故命名为暑温。长夏主气是湿，而湿热病邪是湿温的致病因素，故命名为湿温；③根据特殊的临床症状命名，例如大头瘟是依据头面肿大，灼热疼痛而命名；烂喉痧是根据咽喉红肿疼痛、甚至糜烂，肌肤丹痧密布而命名；④突出传染性流行并结合主要临床特点命名，如疫黄的命名，其“疫”是指具有较强的传染性，可引起程度不等流行，其“黄”是指巩膜、皮肤黄染，故称为“疫黄”或“瘟黄”。又如疫疹，其“疫”指具有较强的传染性，能引起程度不等流行，其“疹”是指临床表现以发生斑疹为主，故命名为“疫疹”；⑤根据特殊的临床表现及其对人体的严重危害而命名，如疟疾、霍乱（瘪螺痧）等。

我们可以举一个近年的例子，2003 年肆虐的传染性非典型性肺炎，中医应该如何命名，各地专家的意见有所不同，有认为当属春温，有的认为该称瘟疫，有的提出肺毒疫的名称。用中医的方法命名，一时竟难以统一，于此也可以体会中医病名的命名困难。

4. **现代医学中的相关疾病**

临床上如果联系现代医学的病名来考虑温病的范围，一般说来，以下一些疾病大体属于温病范围：①具有温病特点的急性传染病，如常见的病毒性疾病有流行性感冒、流行性腮腺炎、流行性乙型脑炎、流行性出血热、麻疹、风疹、传染性单核细胞增多症、登革热和登革出血热；常见细菌性疾病有伤寒、副伤寒、沙门氏菌属感染、霍乱、猩红热、流行性脑脊髓膜炎等；立克次体病有流行性斑疹伤寒、地方性斑疹伤寒等；螺旋体病有自然疫源性传染病的钩端螺旋体病；原虫病中的疟疾；②具有温病特点的某些非传染性的急性感染性疾病及常见综合征，如大叶性肺炎、败血症、感染性休克、成人呼吸窘迫综合征等；③具有温病特点的其他发热性疾病，如中暑、亚急性变应性败血症、急性白血病、急性风湿热等。

关于病名，毫无疑问，温病要比伤寒更为具体，或者说，明清时期的认识要比秦汉跨进了一大步。事物总是相比较而存在，通过比较而清楚的，比起六经病名，比起结胸、痞证、蓄血等，毕竟风温、春温、秋燥、伏暑、烂喉痧、大头瘟等要具体得多了。另外我们应该正视的一个问题是，临床治疗中辨病和辨证的并存，所以，虽然温病在对病的认识上有了相当的进展，但仍然离不开辨证的基本框架，于此可以体会卫气营血和三焦辨证的重要，辨病和辨证，相辅相成，二者须臾不可相离。

（二）关于病名的古今变革和古今病名的对应

在现代科学尚未昌明以前，对许多烈性传染病，人们只是恐惧、疑惑而已。如把疟疾称为 malaria（恶气），把鼠疫称为 pest（死亡），把流感称为 influenze（邪魔）；也有以疫病的主症来命名该病，如黑死病（鼠疫）、黄热病等。关于病名，我们必须注意古今的变迁，一般是古代宽泛，现代较严格而狭窄，下面我们可以举几个例子来看。

比如霍乱，从字面上看，是指一下子出现的上吐下泻，挥霍缭乱，临床见症主要是突然发生的腹痛和吐泻，在《伤寒论》中主要指的是急性胃肠炎等，而现代医学中则指由霍乱弧菌引起的烈性传染病。考西医所讲的霍乱，印度恒河三角洲为“霍乱的故乡”，2000多年前已有文字记载，受当时的交通限制（骑着骆驼旅行），该病流传不广，19世纪初，还只限于南亚次大陆。可是在其后的短短100年间竟然暴发了6次大流行，显然，这和西方列强对世界的掠夺和争霸有关。

1820我国沿海首次“天降疠疾，口吐呕、腹痛、肠绞、泻痢、麻木，获此疾者十有七八死，死者速在一、二日间”。从1820年以后，上海有过46次大流行。1932年的流行影响23省、312市，病者达10万，死34000人（上海4166例患者，死318人，死亡率为7.4%，在所有省市中最低。当时的上海人口已达100万，但由于约三分之一的人接种了疫苗，故对疾病的预防有一定的效果。1862年的霍乱流行，上海曾有一天死3000人的记载，上海与浙江之间约有八分之一的人死于此病。）。民间更多用吊脚痧、绞肠痧、瘪螺痧、麻脚瘟等病名来表述现代医学所指的霍乱，当时的医家如王孟英有《霍乱论》传世，由于仅凭症状难以鉴别是否真由霍乱弧菌引起，故作为病名又有真霍乱等表述。

再如伤寒，伤寒在汉代作为一个病证概念，曾经泛指外感热病；作为狭义伤寒，主要指一般的感冒、流感等。而西医传入以后，伤寒被移作由伤寒杆菌引起的特殊传染病的专称。在古代欧洲，很难区别伤寒、副伤寒、斑疹伤寒、钩体病、回归热等。有统计，1938～1942年上海4000多人患斑疹伤寒，700人死亡，死亡率18%，发病以青壮年多。1898年英国医生赖特研制出伤寒疫苗；立克次、尼特尔解明了斑疹伤寒的传播途径。美国芝加哥病理学家霍华德·立克次

（1906～1909）研究证明虱子为伤寒的传播媒介；1913 年，德国汉堡热带病研究所动物研究室主任普洛瓦泽克也证明了这一点，但这两个人都因感染而先后于 1910、1915 年死亡。故斑疹伤寒病原体被命名为“立克次体”。自西医的伤寒病名确立，原来意义上的伤寒逐渐从民众中淡出。

再如疟疾，此病古代早有记载。过去称疟病，临床主要表现为寒热往来。寒热往来涉及的疾病很多，但疟疾是主要的。现在特指由疟原虫所致的传染病。长期以来，东西方都认为此病是吸入了沼泽地所产生的腐败或毒气所引起的，直到 19 世纪才被纠正。1880 年 11 月，法国军医拉弗朗在阿尔及利亚检查一名疟疾患者血液时发现了月牙形的原虫，后来定名疟原虫。疟原虫共有四种，传播途径的研究由英国热带病医生罗斯完成。罗斯在印度（1892）研究，证实饮用污染的水不会染疾，5 年后解剖了吸过患者血的蚊子，发现了几百个虫的卵囊附在蚊胃上，从而认定蚊子的传播作用（现已证实能够传播的蚊子约 400 种）。1820 年法国药学家佩而蒂埃和卡尔托从金鸡纳树皮中分离出了有效的生物碱，根据安第斯高原上印第安凯契瓦族语“树皮之王“的发音，命名为奎宁。但奎宁有副作用（黏附到红细胞上，红细胞即遭免疫系统破坏造成黑尿病），且资源有限。1934 年德国科学家研制出更有效的氯喹，使发病患者急剧减少。

中医根据季节来命名疾病有一定的科学性，这从现代医学的角度也完全可以理解，因为每个季节都有容易发生的流行病，同一个季节又有不同的流行病。如春季的呼吸道感染和流行性脑脊髓膜炎，温病中也分别用风温和春温来表述；同样，夏秋季的传染病如钩体病、乙脑等在中医也有不同的对应。

关于温病的病名，或可以归纳出如下认识：①古病名反映了古人在临床上对疾病的观察和对病因的思考；②古代交流不便，同一疾病在不同时代和不同地域会有不同的称呼，或切入的角度不同也会导致命名不同；③随着临床经验的积累，病名趋细化而且相对地固定下来；④古今病名概念含义的变化是必然的，在古籍的阅读和研究中必须有所了解和把握；⑤古病名一般涵盖比较宽泛，而现代疾病的命名则相对严密（也有难以命名而不得不宽泛者），在当今临床上应该注意古今病名相关的研究。

七、伏邪与新感说的临证意义

伏邪与新感，是对疾病发生发展的过程反复观察以后建立起来的一种认识，其根源在临床实际，所以不能说完全没有道理。这一学说的实质，也是为临证治疗埋好伏笔，并且可以成为预后判断的根据。它提示了热病证治中最为基础的规律性的东西，对疾病证治的整体把握有着一定的指导作用。但是，在现实中如果将伏邪和新感看作纯理论的东西，甚至将二者对立起来，认为非此即彼，非彼即此，则有时会作茧自缚。所以临证时又必须看到二者的关联处，古人有所谓“新感无伏邪不张”，“伏邪无新感不动”等说法，道理也在于此。

伏邪与新感说是温病学理论的亮点之一，必须加以重视，深刻理解。依据这样的认识，临床上看问题才会更加清楚些。今天当我们借用现代的知识来考虑这一问题时，会发现其实古今有些道理暗合，只是对于同样的问题，认识的角度不同而已。本文就此展开话题，作些议论。

（一）伏邪与新感说的主要观点

温病学中有将温病分为新感温病和伏邪温病两大类的做法，主要根据是四时温病初起的证候表现，并考虑到了时令致病之邪的临床特点。现行教材中指出：新感温病又简称“新感”，指感邪后立即发病的一类温病；伏邪温病又称伏气温病，简称“伏邪”，指感邪后未即发病，邪气伏藏，逾时而发的温病。可见新感和伏气相对，以感邪后是否立即发病为概念的内涵。

1. **伏邪温病**

伏邪顾名思义是指病邪的伏藏，伏邪温病的确切含义应是指发病初起以里热证候为主要表现，而与当令时邪的致病特点不相符合的温病。四时伏邪温病的成因、发病季节、临床证候虽各有不同，但从发病初起的临床表现及其病机传变则有其共同特点，即初起证候表现与当令时邪的致病特点不相一致。具体地说，伏邪温病的发病特点是初起必见里热内郁的症状，部分患者初起虽可兼见表证，但必以里热见症为主要表现。对于里热而兼有表证者，古人称之为“新感引动伏邪”。伏邪温病的基本病机及其传变趋向是邪郁伏于里，里热既可由里达外，亦能进而深陷。由于伏邪温病感邪有轻重，患者体质亦有差异，因此里郁之热尚有浅深可分。以卫气营血辨证分析，浅者热在气分，以热郁胆、胸膈、胃、肠等为病变中心；深者热在营分，以热灼心营为主要病机变化。热邪郁于气分者既可外透而解，亦可进而深入营血；热郁营分者既可向外透出气分，亦可深入血分，内陷厥阴。

2. **新感温病**

新感是指感受外邪立即发病的一类温病，因为这类温病是由于新近感邪而发，故称为新感温病。凡是新感温病初起证候均与时令之邪的致病特点，包括邪犯部位、病机变化，证候特点等相一致，亦即是说，病变初起的临床证候正是当令时邪致病的特异表现。由于时令外邪侵犯人体多具有由表入里，由浅入深的规律性，所以新感温病，除暑温、湿温病等少数病种外，初起临床证候皆以卫表见症为主要表现，所以近代文献中常据此而把新感温病的发病类型称为“病发于表”者。即使暑温、湿温初起虽见到阳明气分证、脾湿不化证，但亦因与致病病邪特点一致，且感而即发仍归属为新感温病。新感温病的病机传变基本趋势是由表入里，由浅入深，即由卫入气，再深入营血。就大多数新感温病而言，初起邪从外受，病在卫表；若表邪不得外解，则可内传入里，从而反映出由表入里、由浅入深的发展规律。

3. **伏邪新感说形成的历史脉络**

从文献角度来看伏邪和新感，《素问·生气通天论》“冬伤于寒，春必病温。”《素问·金匮真言论》中说：“冬藏于精者，春不病温。”这就是说寒邪侵袭人体后，如果当时未发病，在冬不藏精的条件下，郁而化热，至春则发为温病。此为后世“伏邪学说”奠定了理论基础。较早王叔和曾在《伤寒例》中说：“冬时严寒……中而即病者，名曰伤寒；不即病者，寒毒藏于肌肤，至春变为温病，至夏变为暑病。”其中虽无新感、伏气之名，但从“中而即病”和“不即病”来看，其中已经含有一定的意思，只不过伤寒即发属新感，温病后发为伏气。也就是说，温病亦由寒邪所致，只有伏气而无新感，所谓“冬时伏寒变为温病”（《伤寒例》）郭雍在《伤寒补亡论·温病六条》中讲得也明确：“冬伤于寒，至春发者，谓之温病；冬不伤寒，而春自感风寒温气而病者，亦谓之温。”

《诸病源候论·温病发斑候》中又提到不独伏寒化温，更存“冬时天时温暖，人感乖戾之气，未即发病，至春又被积寒所折，毒气不得发泄，至夏遇温热，温毒始发出于肌肤，斑烂隐疹，如锦文也。”这就突破了伏寒化温单一因素的局限。宋代朱肱对伏邪的引发因素做了重要补充，指出伏邪为气候引发。他在《活人书》卷五中说：“其不即时而病者，寒毒藏于肌肤之间，至春夏阳气发生，则寒毒与阳气相搏于荣卫之间。”金·刘河间认为伏气温病，四时皆有，扩大了伏气温病的范围。

明代汪石山进而指出：“冬伤于寒，至春而发，不感异气，名曰温病；若更遇温气，变为温毒，亦可名曰温病，此伏气之温病也。又有不同冬月伤寒，而至春病温者，此特春温之气，可名曰春温，如冬之伤寒、秋之伤湿、夏之中暑相同，此新感之温病也。”（《重订广温热论》引汪石山语）自此“新感温病”和“伏气温病”得以正式定名，并且被以后的温病学家所接纳认可。

清代出现了有关伏邪温病学说的专著，如《伏邪新书》、《温热逢源》等，“伏邪学说”在临证中受到不少医家的高度重视。具体而言，伏邪温病学说指发病初期以里热证候为主要表现，而与当令时邪的致病特点不相符合的一类温病。推而广之，当邪气侵犯人体时，邪气不能被消灭或排除，也不能应期发病，而是在一定条件下保持整体的平衡，使毒邪伏藏待机，及至到了内外环境条件有利于毒邪时，邪毒暴张，干扰或破坏了体内正常生理状态而发病。

那么，病邪隐藏于人体哪个部位，又是如何隐藏的呢？根据伏邪温病的证候表现差异，前人提出了伏邪部位的理论，但因个人的观察角度不同以及病种的差异，对邪伏的部位提出了许多不同的看法，如：①邪伏肌骨 《诸病源候论·温病候》提出："寒毒藏于肌骨中。"认为冬季感受的寒毒是藏于人体肌肉骨骼之间。这种认识是根据其所研究病种及发病特点而推论出来的。②邪伏少阴　根据五脏应四时理论，结合临床证候特点，叶天士在《三时伏气外感篇》中说："春温一证，由冬令收藏未固，昔人以冬寒内伏，藏于少阴，以春木内应肝胆也。"③邪伏膜原与少阴　俞根初在《通俗伤寒论》中指出："伏温内发，新寒外束，有实有虚。实邪多发于少阴膜原，虚邪多发于少阴血分、阴分。"④邪伏部位随体质因素不同而异　如肾虚之体邪气伏藏于少阴，劳苦体实之人邪气伏藏于肌肤。关于邪气伏藏的部位，历来没有统一的认识。

4. **对伏邪新感说的质疑**

历史上也有不少医家对新感伏邪说进行质疑，如吴又可在《温疫论·伤寒例正误》指出："风寒所伤，轻则感冒，重则伤寒。即感冒一证，尚尔……当即为病，不能容隐，今冬时严寒所伤，非细事也，反能藏伏过时而发也？更问何等中而即病？何等中而不即病？……何等中而不即病者，感则一毫不觉，既而延至春夏，当其已中之后，未发之前、起居如常，神色声色，纤毫不异，其已发之后，势不减于伤寒？况风寒所伤，未有不由肌表而入，所伤皆营卫，所感皆系风寒，一者何其蒙懵，藏而不知，一者何其灵异，感而即发，同源而异流，天壤之隔，岂无说耶？"再如钱天来在《伤寒溯源集·痉湿暍三证》亦曰："《伤寒论》中并无一字涉及《黄帝内经》者，亦并无即病与不即病之说。乃叔和……云：'不即病者，寒毒藏于肌肤，至春变为温病，至夏变为暑病'。殊不知《玉机真藏论》云：'风寒之客于人，使人毫毛毕直，皮肤闭而为热，当是之时，可汗而发也’。风寒之中人如此之速，岂有寒毒而能安然久处于肌肤之中，半年三月，自冬至春而始变温，自冬至夏方变暑病者乎?”秦伯未在《谦斋医学讲稿·温病一得》中也说：“无论伏气自发，或由新感引起，或者引用现代语言说成是潜伏期，总之伏藏一个季度而又不确定伏藏的部位是很难说通的。”

（二）伏邪与新感说的临证价值

清代是温病学发展的鼎盛时期，新感和伏邪逐渐成为温病发病上的两大基本认识，如叶天士在《温热论》中说：“温邪上受，首先犯肺，逆传心包……”论述了以风温为代表的新感温病的发生发展及传变规律。又在《三时伏气外感篇》中指出：“春温一证，由冬令收藏不固，昔人以冬寒内伏，藏于少阴，入春发于少阳，以春木内应肝胆也。寒邪深伏，已经化热，昔贤以黄芩汤为主方，苦寒宜清里热，热伏少阴，苦味坚阴，乃正治也。”则又指出了伏邪温病的证治。吴鞠通《温病条辨》列出了包括新感、伏邪两大类温病的九种温病，创立了三焦辨证，是对《温热论》有关温邪发病传变规律的阐发和补充，特别是在上、中、下三焦均载有伏暑的论述。如上焦篇：“长夏受暑，过夏而发者名曰伏暑，霜未降而发者少轻，霜既降而发者则重。冬日发者尤重，子、午、丑、未之年为多也。”“头痛微恶寒，面赤烦渴，舌白，脉濡而数者，虽在冬月，犹为太阴伏暑也。”“太阴伏暑，舌白口渴，无汗者，银翘散去牛蒡，玄参加杏仁、滑石主之。”“太阴伏暑，舌赤口渴，无汗者，银翘散加生地、牡丹皮、赤芍、麦门冬主之。”

伏气温病的治疗，一般以直清里热为主，若兼有表邪和表证者，则宜兼以解表。故王安道《医经溯洄集·伤寒温病热病说》说："法当清里热为主，而解表兼之，亦有治里而表自解者。"王孟英《温热经纬·叶香岩外感温热篇》则指出，如"起病之初，……但察其脉软而或弦，或微数，口未渴而心烦恶热，即宜投以清解营阴之药。迨邪从气分而化，……然后再清其气分可也。"叶天士在主张苦寒直清里热的同时又提出"若因外邪先受，引动在里伏热，必先辛凉以解新邪，继进苦寒以清里热。"以上的论述，概括说明了伏气温病初起的几种不同发病情况和治法。

柳宝诒《温热逢源》为论述伏邪温病证治的专著，其中列举了伏气温病的病因、病机、病位、辨治等若干问题。如"伏温从少阴初发"、"伏温由少阴外达三阳"、"伏温热结胃腑"、"伏温上灼肺经"、"伏温内燔营血"等，均是根据当时病变的症状表现来推测病位的。再如"伏气由里而发，治之者以清泄里热为主。其见证至繁且杂，须兼视六经形证，乃可随机立法。"而新感风温与伏气温病的表里出入，路径各殊，其治法之轻重深浅，亦属迥异，对伏邪与新感的治疗，可谓要言不繁。

柳宝诒《温热逢源》："邪已化热，则邪热燎原，最易伤阴液，阴液一伤变症蜂起，故治伏气温病，当步步顾其阴液，……愚意不若用黄芩汤加豆豉、元参为至当不易之法。"从叶天士"黄芩汤为主方，苦寒直清里热"到柳宝诒之"黄芩加豆豉、元参为至当不易之法"是辨治温病方法的提升。伏邪外发，虽只有热郁胆腑证，但病机涉及肝肾。故"加以豆豉为黑豆所造，本入肾经，又蒸罨而成，与伏邪之蒸郁而发相同，且性味和平，无逼汗耗阴之弊，故豆豉为宣发少阴伏邪之药。再加元参以补肾阴，一面泄热，一面透邪，凡温邪初起，邪热未离少阴者，其治法不外是矣。”这样的治法，一方面可因势利导，争取邪气或从外解，或从中焦清泄；另一方面则强调保津液护气阴为第一要义。柳氏认为“伤寒伤人之阳，温病灼人之阴，而正虚邪陷则一也”，今既有“少阴虚弱不能托邪达于阳，又有陷入厥阴之势”，“岂不可用助阴托邪之法以治温乎”。又认为“但助其阴而不鼓动其阴中之阳，恐邪机仍深伏而不出，拟于大剂助阴托邪之中，佐以鼓荡阳气之意”。因此，柳氏在治温时，常在一派滋阴泄热药中，斟加少量麻黄、附子、桂枝等或用麻黄制豆豉，附子汁制生地，以鼓动少阴沉寒，从而达到助阴温阳托邪，使少阴之气得扶助而舒展，已化未化之邪，使肾气鼓动而外达。

虽然“伏邪学说”有其自身的不足，但其临床实用价值却是不容忽视的，它对于指导临床辨证分型以及合理用药有着重要作用。以春温为例，根据“伏邪学说”的认识，其发病初期即有里热征象，且多发于阳明，故在用药时适当加入清解阳明经热和少阳胆热的药，如石膏、黄芩等，治疗效果会更好，其所清者，即是伏寒所化之热。另外根据伏邪温病的引发因素，在养生调摄方面，就应该内养正气，外慎邪气，使邪气无所入。

（三）用今天的认识来审视伏邪与新感说

对伏邪说的认识，历来有两种对立的观点。一种认为伏邪学说在病因、病位、病机、病证及治法方药上都有比较成熟的认识，形成了一种学说，有一定的理论和临床依据，对临床辨证等均有重要的指导意义，应该承认“伏邪”的客观存在，认为该学说应当继承，不能废弃。另一种看法认为，伏邪学说不论其病因、病机或病位皆属一种推测，其临床价值完全可以用“审证求因”、“审因论治”、“辨证论治”的方法取代之，因此，伏邪学说没有继承的价值，应当扬弃。

伏邪和新感所揭示的温病初起的不同发病类型，在临床上确实存在。这两种发病类型的产生，并非决定于感邪后是否及时发病，而是与病邪性质、病情轻重以及机体的反应状态等因素有关。有的病邪本身致病力很强，若人体感受病邪较重，加之机体反应强烈，它就出现亢奋的病理反应，表现出病发于里；有的病邪致病力较弱，发病后出现轻微的表现，就属病发于表，同一种病邪，感受量少，只有在人体抵抗力下降时才发病，往往病发于表，若感受量多，并且适逢人体正气不足，阴液亏损，那么可病发于里。至于邪伏的具体部位和时间，受历史条件和中医固有理论体系的限制，不必也无需刻意探求，可以引申过渡到现代传染病学加以讨论。

“伏邪学说”是来自临床实践的总结，它的发展受众多因素的影响，它最大的不足在于在解释某些伏邪温病病因病机时不够清晰明确。例如，作为伏邪温病的代表，春温病的病因是伏寒化温，那么什么情况下寒邪才伏藏于人体发病？什么情况下能立即发病？又如，寒邪伏藏后，其伏藏时间又是由什么决定的？以及在什么情况下，伏藏的寒邪可以祛除或是自行消退？同时又有认为春温可由新感邪气引发伏邪而发病，那么，伏邪和新感又是如何共同作用的？这些问题还有待“伏邪学说”的进一步完善才能作出解释。

由上述可知，新感和伏气学说滥觞于王叔和对《素问》有关论述的注释，王氏强调伏气而忽略新感。后世既有专门承袭其说者，也有在遵从其说的同时提出亦有新感者，还有独主新感而否定伏气者，由此而引起了持久的学术纷争。也正是在这种不断争鸣的氛围中，创建了疠气和温邪病因学说、卫气营血及三焦辨证纲领，使温病学说形成了一定的体系。我们应该承认新感和伏邪说在温病学说的发展过程中所起的重要作用，也应该看到该学说的确存在着内在的矛盾和混乱。今天，当我们具备了一些现代医学知识以后来看新感伏气说时，可能会觉得问题比较清楚，这完全是由不同的疾病所造成的，由于对疾病仅限于在整体上的把握，所以实际上各种可能性都有，在具体诊治中不能只用一个模式，新感和伏邪说的并立，正是巧妙地解决了这一问题。

如果将伏邪新感说归纳一下，以下的要点应该加以注意：①伏邪说的形成历史悠久，可以追溯到《黄帝内经》；②伏邪与新感是互补的，二者都直接与治疗用药相关联；③伏邪说与西医的潜伏期有一定的相似处，但并非同等的概念；④新感、伏邪以及邪伏何处等一切其实最终还是必须以临床见症为凭据，由于医家的经验各异，疾病的流行不同，所以各种见解都含有一定的合理性，因此在阅读中要注意兼收并蓄，而不能以偏概全。

八、卫气营血、三焦及其辨证规律

为什么有了六经以后还要提出卫气营血和三焦辨证？六经病证是个抽象的概括，是个大框架，但是作为治疗的具体方药，应该说还是远远不够的，特别是对许多重症感染，急性传染病的临床经验和总结是不够的。或者可以说，有关热病的具体治法方药，在仲景以后又有了长足的发展。作为广义伤寒，虽然已经包容了表里寒热虚实等基本方治，但以后温病的相关证治于某些病证针对性更强。可以说，温病是将六经偏于热的证治部分扩大，从而填充进更多的内容。从这一点考虑，就不存在温病可以否定伤寒，或者伤寒可以拒绝温病的理由。

与六经辨证相比，也许卫气营血和三焦的阶段层次的感觉更加明显，对某些疾病径直用卫气营血和三焦辨证更加便捷（如重症感染、急性烈性传染病），这又往往容易造成错觉，使人觉得似乎没有六经也无妨。事实上，卫气营血和三焦辨证也确实能够各自形成体系，并且从表面看好像也形成了卫气营血和三焦辨证与六经辨证并立的局面。其实，从整体看，六经辨证的体系大，完全可以容纳下卫气营血和三焦辨证的内容。本文就卫气营血和三焦辨证提出的时代背景、卫气营血和三焦辨证的临床实际价值，以及卫气营血和三焦辨证和六经的关系等问题展开一些议论。

（一）卫气营血和三焦辨证的出现是临床进步的必然

1. 对卫气营血的基本认识

关于卫气营血的论述应该先看《黄帝内经》，《灵枢·营卫生会篇》说："清者为营，浊者为卫，营在脉中，卫在脉外。"《素问·痹论》说："营者、水谷之精气，和调于五脏，洒陈于六腑。"《灵枢·本脏篇》说："卫气者，所以温分肉，充皮肤，肥腠理，司开阖者也"。《素问·生气通天论》指出："阳气者，若天与日，失其所则折寿而不彰……是故阳因而上，卫外者也"。《灵枢·邪客篇》说："泌其津液，注之于脉，化以为血，……内注五脏六腑"。据此可知，从部位来看，营血在脉中，卫气在脉外；从功能来看，营血营于内，卫气卫于外。四者的部位和功能虽有表里浅深之别，但又相互联系，不可截然分割，张景岳充分注意到了这一点："卫主气而在外，然亦未尝无血，营主血而在内，然亦未尝无气，但行于内者谓之营，行于外者谓之卫"。后世医家在《黄帝内经》营卫气血部位划分理论的启发下，通过临床的观察、分析和归纳，用卫气营血来表述不同的证候、病理变化以及传变，提出了具有辨证论治特色的病从卫气营血分治的学术观点。可见，《黄帝内经》中的基本认识是卫气营血辨证产生的基础。

2. 对三焦的基本认识

《黄帝内经》、《难经》中也已有关于"三焦"的论述，如《灵枢·营卫生会》云："上焦出于胃上口，并咽以上，贯膈而布胸中，走腋，循太阴之分而行，还至阳明，上至舌，下至足阳明，常与营俱行于阳二十五度，行于阴亦二十五度一周也。故五十度而复大会于手太阴矣。……中焦亦并胃中，出上焦之后，此所受气者，泌糟粕，蒸津液，化其精微。……下焦者，别回肠，注于膀胱而渗入焉。……上焦如雾，中焦如沤，下焦如渎。”《难经·三十一难》也明言："上焦者，在胃上口，主纳而不出。……中焦者，在胃中脘不上不下，主腐熟水谷。……下焦者，当膀胱上口，主分别清浊，主出而不纳，以传导也”。《难经·六十六难》云："三焦者，原气之别使也，主通行元气，经历于五脏六腑”。《黄帝内经》、《难经》虽有关于三焦的论述，但主要在于说明三焦的部位、功能及功能特点，并未将三焦用于外感病的辨证。《黄帝内经》对于外感病主要采用六经分证说明其传变规律、证候类型、预后转归、治疗原则等，但其六经证治只论热证、实证，未及寒证与虚证，治疗方法虽有汗、泄两种，而未载方药。

3. 六经辨证体系创立在前

《伤寒杂病论》将《黄帝内经》关于外感病的辨证理论加以引申发挥，正式创立六经辨证体系，详细地论述了六经病证的病因、病机、症状、传变及转归，且理、法、方、药俱备，阴阳、寒热、表里、虚实经纬分明。此后，六经辨证成为历代医家辨治外感病的基本框架而沿用千年。

4. 宋金元时期治疗经验的积累

宋金元时期，《伤寒论》六经辨证虽然居于主导地位，但临证经验的不断积累，对外感热病的具体证治比较仲景时代又有不少长进，新的辨证体系虽未形成，但在某些方面对病机有了更加深刻的认识，如刘河间关于火热病病机的阐述，以及为克服热病初起滥用麻桂的弊端，创制了双解散、防风通圣散等表里双解之剂，首次将解表药与寒凉清热药合用等，为温病学说的形成奠定了基础。元代医家罗天益在《卫生宝鉴》中根据邪热有在气在血的不同而遣方用药，罗氏指出：气分热证多见心胸大烦，渴欲饮水或表里俱热等，治宜清气泻火生津止渴，方用白虎汤等；血分证多表现为热在下焦与血相搏，其人如狂以及一切丹毒积热壅滞等，治宜清热解毒，泻火破瘀，方用桃核承气汤等。这对叶天士亦产生一定的影响，明代温病学理论日益丰富。吴又可著《温疫论》，对温疫进行系统研究。吴氏全面论述了邪自口鼻而入，客于膜原，分表里九传的病机观。提出了著名的“疫邪首尾以通行为治”、“客邪贵乎早逐”的观点，创制了达原饮等名方。并指出“邪结膜原，气并为热，”“凡疫邪留于气分解以战汗，留于血分解以发斑。……邪在气分则易疏透，邪在血分恒多胶滞。”吴氏有关疫邪侵入途径，邪在气分、血分的论述，为叶氏创立卫气营血辨证提供了借鉴。明代另一医家袁体庵在《证治心传》中指出：“时值初春，风木当令，其气升燥，多犯上焦。……清肃肺卫，若失治久延，渐入营分，有逆传顺传之候”。又说“热结旁流，名为顺传胃腑，法宜急下，以存阴液。”吴、袁两医家之说，不仅粗具卫气营血辨证要点，还综合了部分温病从三焦分治的内容。另外，张石顽在《伤寒缵论》中说：“伤寒自气分传入血分，温病由血分发出气分。”此对叶氏卫气营血辨证的形成，或许也具有一定的影响。

5. 卫气营血辨证的形成在后

清代是外感热病的高发期，人们对外感热病的认识更加深入，对临证中所见外感热病的发生发展规律的了解更加具体细致。医家们开始寻求新的治法方药来弥补六经证治的不到之处。在这一特定的历史条件下，叶天士根据《黄帝内经》有关营卫气血部位划分的理论，全面吸收《伤寒论》的精华，在六经辨证的启迪下，汲取相关医家对温病从卫气营血分治的学术观点，结合温病发生发展及传变规律，参以平生治疗温病的丰富经验，创造性地总结出卫气营血辨证。卫气营血辨证适应了外感热病的临床需要，开拓了外感热病证治的新领域，扩展了外感热病证候范围，弥补了六经证治的不足之处。叶氏根据其临床实践，认为温病的病变过程与伤寒有所不同，因而创立了“卫之后方言气，营之后方言血”的理论，将温热病的病期划分为卫分证、气分证、营分证、血分证，提出“在卫汗之可也，到气方可清气，入营犹可透热转气，入血则恐耗血动血，直须凉血散血”的治疗原则。卫气营血辨证理论认为温热病邪入侵人体，其发生发展及变化有一定规律性。叶天士指出温热病邪侵犯人体，多从肺卫开始发病，依次传入气分，再逆传营分和深入血分，病邪由卫入气，由气入营入血，反映了邪毒由表入里、病位由浅入深、病情由轻到重的传变规律。值得注意的是，叶氏虽重卫气营血辨证，然论证也及三焦脏腑。主张“分三焦受邪孰多”而进行治疗，并说“上焦药用辛凉，中焦药用苦辛寒，下焦药用咸寒”。正如华岫云说：“其治温热暑湿诸证，辨邪之在卫在营，或伤气分，或伤血分，更专究三焦。”这又为吴鞠通创立三焦辨证奠定了一定的基础。

6. **三焦辨证的补出**

《伤寒杂病论》在阐述六经辨证体系的过程中，有多处穿插有三焦辨证的论述，但明确以三焦为纲辨治热病者，始自河间。如《素问病机气宜保命集·热论》曰："病有暴热者，病在心肺，有积热者，病在肝肾。……上焦热而烦者，牛黄散。脏腑秘者，大黄牵牛散。上焦热无他证者，桔梗汤。……有实热能食而热者，胃实也，……有病久憔悴发热盗汗，谓五脏齐损，……宜养血益阴。"其后，叶天士创立卫气营血辨证，并明确提出了温病当从河间三焦辨治，但其三焦辨证立论甚简，有方无药，并未形成完整体系。喻嘉言提出"上焦如雾，升而逐之，……中焦如沤，疏而逐之，……下焦如渎，决而逐之"等学术观点。上述不同时期有关三焦及三焦辨证的学术思想，为吴鞠通创立三焦辨证奠定了坚实的基础。

吴鞠通遵《黄帝内经》，宗仲景，师叶天士而汇众长，再加上自己丰富的临床经验，认识到温病的发生、发展、传变及治疗都与三焦所属脏腑的病机变化有密切关系，从而创立了温病三焦辨证理论，形成了以三焦为纲、以九种病名为目、以是否挟湿分类的辨病与辨证相结合、理法方药俱全的辨证论治体系。吴氏在《温病条辨》中云："温病由口鼻而入，鼻气通于肺，口气通于胃。肺病逆传，则为心包。上焦病不治，则传于中焦，胃与脾也。中焦病不治，即传下焦，肝与肾也。始上焦，终下焦。"吴氏认为温病的发生传变按照上、中、下三焦的顺序发展，温病初起由口鼻而入，病位在上焦；若疾病不在上焦缓解，则传入中焦，处于疾病的中期、极期阶段；中焦证候不缓解，则传入下焦，处于疾病的后期或末期阶段。所以吴氏说温病"始上焦，终下焦"。根据吴氏的三焦辨证理论形成了现在一般的通识，即上焦证包括肺、心包病证，为温病之初期；中焦证包括脾、胃、大肠病证，为温病之中期、极期阶段：下焦包括肝、肾病证，为温病之末期。

吴氏对外感热病的传变规律，强调疾病传变具有上焦传中焦，中焦传下焦的由上及下，由浅及深的规律，病在三焦分别涉及不同的脏腑。上焦病多邪轻病浅，见于温病初期，因邪气侵袭脏腑经络之不同，有手太阴肺与手厥阴心包之分；据病位的表里深浅，有卫、气、营、血之别；上焦病阴津多未受伤，或伤而不重。中焦病多邪深病重，见于温病的中后期，因邪之不同，多有足阳明胃与足太阴脾之分，风温、温热、温疫、温毒、冬温阳明病居多，湿温太阴病居多，暑湿则各半。阳明温病、阳明温毒、阳明暑温、太阴脾疟等证多有特点，此外，中焦病还有邪在气分与营血之别。中焦病多以热盛为主要特征，此时津液已伤，病变进入关键之时，若救治不当，则会导致病邪深入，阴津大伤，出现危重之候。下焦病多邪深病笃，见于温病后期，有病在足少阴肾、足厥阴肝、足太阳膀胱、手阳明大肠、妇人血室之分，还有邪在气分、血分之辨。温病一旦发展至下焦，正气已衰，阴精大伤，此时多见邪少虚多的见证。

吴鞠通以三焦统脏腑、定病位、辨传变，因三焦之证病情有别，涉及脏腑功能各异，药物性状气味有轻有重，有厚有薄，有升有降，有浮有沉，故其临证遣药组方，因证定法，以法立方，方证相应。《温病条辨》所倡导的“治上焦如羽，非轻不举；治中焦如衡，非平不安；治下焦如权，非重不沉”治疗原则，符合三焦所属脏腑的生理特点，为临床诊治温病提供了理论依据和规范，在此原则指导下创立的方剂，对外感病、内伤杂病的治疗用药产生了深远的影响。上焦心肺，其位最高，治心肺病证之药当如羽毛般轻轻升浮而达于心肺。吴鞠通治上焦温病立辛凉解表之法，如银翘散方中诸药，多为轻清芳香之花、叶、壳，以其味辛、气薄而能入上焦肺经。且吴氏强调短煎以取其清轻芳香上浮之气，避免过煮味厚气失而入中焦；同时根据病情，随时调整服药次数及间隔时间，这样既可防止病轻药重而药过病所，又可避免病重药轻不及病所。中焦脾胃，升降相因，既不逆上，也不下陷，如衡器之平，治中焦之证当适其所宜，使升者自升，降者自降，而回归平衡。如见热结阳明，大便不通，胃气不降者，则以承气之剂，苦寒攻下，釜底抽薪，通降胃气。中焦温病多以湿热见证，湿热中阻，脾胃升降失司，可见腹胀、便溏、苔腻等症，治之多以清热化湿之法，用五加减正气散、白虎汤加苍术及三石汤等方，苦辛相配，辛开苦降，化湿清热，升降中焦气机，以复中焦之衡。下焦肝肾，精血同源，故热入下焦，必导致肝肾精血阴液耗损和虚风内动之证。治之则非质轻味薄上浮之品所能胜任，常须重用阿胶、鸡子黄、海参、鲍鱼等浓重厚味，或加牡蛎、鳖甲、龟板等贝介镇潜之品，使药力沉下而达肝肾，以填补精血，潜阳熄风。如《温病条辨·下焦篇》所载一甲复脉汤、二甲复脉汤、三甲复脉汤、大定风珠、专翕大生膏等方。

《温病条辨》以三焦统脏腑，吸收六经辨证、卫气营血辨证之精华，与临床实践经验紧密结合，构建了纵横交错的立体辨证体系，使外感温病的辨证更加上下可分，表里可辨。吴鞠通在《温病条辨》中还以纵横两条线详细论述了温邪的传变方式，弥补了由表及里单一传变方式的局限性，使外感热病的辨证能够更加精细而准确到位。

温病学从萌芽状态到形成完整的系统的理论体系，几乎跨越了整个中医临证的历史。卫气营血辨证亦经历了漫长的历史过程，随着温病学的发展而逐渐形成。可以说，温病卫气营血和三焦辨证的产生，是外感热病学发展的必然结果。

（二）卫气营血、三焦辨证与伤寒六经辨证

卫气营血辨证由清代温病学大家叶天士所创立，叶天士根据《黄帝内经》以及前人有关营卫气血的理论，并加以引申发挥，以此来表示温病临床证治的规律性变化，来总结病程进展的阶段性特点。卫气营血辨证在临床上可以说明病变的浅深层次，可以表达不同的证候类型和病机特点，并据此可以确定相应的治疗方法。和伤寒六经辨证不同，卫气营血辨证只提证而不提病，温病中常见的风温、湿温、暑温等，不管什么病都可能出现卫气营血的阶段性变化，因此卫气营血是疾病的共性所在，是我们认识疾病的基础，进而成为决定治法的依据。在反映外感热病的阶段性变化上，卫气营血与伤寒六经同，但在具体的证治上，卫气营血辨证又有它的独到之处，与伤寒六经不同。卫气营血辨证对温热性疾病的治疗指导意义更大，针对性更强。在临床具体运用的过程中，要注意转变的不同方式，如顺传、逆传，结合新感和伏气的不同认识，又有自表入里、或由里及表等临床表现。

三焦辨证由清代温病学家吴鞠通所倡导。三焦辨证和卫气营血辨证一样，在临床上用以判断温病病变的浅深层次，阐明证候的类型及病机的特点，从而指导确立正确的治疗方法。三焦辨证主要用在外感热病治疗中，以反映温热性病证

的发生、发展的规律以及其证候的相互传变，即温病初、中、后期所属脏腑或病变部位的病机变化、发展动态等，此外，还可以预测疾病的发展趋向、预后等。在理论上，温病从发生到痊愈，以上中下三焦和卫气营血为序，这是脏腑和卫气营血在病变的过程中生理机能紊乱的客观反映。因此，在临床上，三焦辨证和卫气营血辨证如经纬交错，相辅相成。二者结合可将温病的病变阶段、浅深层次、所涉部位（脏腑）、证候类型及性质、病情轻重、发展趋势及转归等辨析得更加清楚，为正确的治疗提供可靠的依据。三焦辨证又可看作是对卫气营血辨证的补充。

六经辨证源于《黄帝内经》，在很大程度上又高于《黄帝内经》。张仲景系统地归纳了外感热病错综复杂的证候，分析其演变规律，把《黄帝内经》以来有关的脏腑、经络和病因等方面的学说，以及诊断、治疗等方面的知识融合在一起，提出了较为完整的六经病证的证治规范。后人以此为基础，分析、归纳出六经辨证的规律和体系，从六经中悟出阴阳表里寒热虚实，从六经中悟出病证方药与脏腑经络的联系，并以对《伤寒论》原文的研究为基础，形成了以六经辨证为体系的伤寒论研究的局面。这一辨证体系综合了中医的邪正、阴阳、气血、脏腑、经络、气化等理论，充分体现了疾病发展的阶段性，是对临床证治的高度概括，十分有利于医家在临床上具体掌握应用。

六经辨证以六经病为纲，以汤方证为目，为中医临床证治奠定了基本的原则，并通过原文的叙述对此作了生动的演示。六经辨证是将中医理论应用于临床的最好示范，是我们综合理解中医理法方药的最佳范例。具体而言，六经中有八纲，六经中有四诊，六经中有脏腑经络，六经中有八法。六经辨证对临床的指导是非常具体的。

六经辨证首先从阴阳展开，大体上三阳为表、为实、为热；三阴为里、为虚、为寒。三阳病证在整体上提示着患者正气相对旺盛，抗病力强，同时邪气也处于较强盛的态势，故邪正相争剧烈，表现出的人体反应多呈亢奋状态，表示着疾病的初期或中期阶段。三阴病证则提示了患者的正气或抗病力相对衰弱，表现出人体的机能低落为多，多见于疾病的中期或后期。从表里关系看，严格地说，太阳属表，其余皆为里证。但比较起来，表里又是相对的，临床上疾病的千变万化，六经的三阳和三阴可以演示出表里、寒热、虚实之间的错综复杂的情况。如三阳有太阳之表，又有阳明之里和少阳的半表半里。三阴有太阴的局部虚寒和少阴的全身虚寒，又有厥阴的厥热胜复。太阳之表有伤寒和中风的虚实不同，阳明之里有经证和腑证的表里区别。所以六经病证的千变万化，是八纲的具体演绎，是理解八纲的范本，从临床证治理解六经，首先宜从八纲开始。

六经辨证中有脏腑辨证的体现，六经辨证离不开对脏腑经络病理变化的认识，脏腑理论是六经辨证的基础。一般而言，三阳为腑，三阴为脏，三阳联系着膀胱、胃（肠）、胆等，三阴联系着脾、肾、肝等。如邪犯太阳经络，其症状可循经而见。而膀胱为太阳之腑，太阳表邪不解，传入于腑，则可阻碍膀胱气化，水气内停，可见小便不利，少腹里急，烦渴或渴欲饮水，水入则吐等蓄水或水逆之证。阳明也有经腑的不同表现，稽留于阳明经络的邪热也可能传入胃肠之腑，形成燥热里结，造成腹满痛，便秘，谵语等见证。再如太阴虚寒为脾胃中焦之证，阳虚不能运化，故有腹满痛，呕而自利等寒湿停滞的见证。少阴虚寒为心肾虚衰之表现，除了脉象微细，神疲欲寐外，尚还可见厥、呕、利、肿、悸等全身性的虚寒表现。六经辨证将疾病传变的一般规律和特殊情况演绎得十分明白畅晓、细致入微。如传经，越经传，直中，两感、合病、并病等，疾病的典型和不典型、单纯和复杂、一般和特殊都可以从六经辨证中加以体会。六经辨证确定了临床的基本治疗方法，如太阳表寒证用辛温汗法，阳明里热证用清热或泻下法，太阴虚寒证用温补法，少阴虚寒证用回阳救逆或少阴热化证用清热滋阴法，少阳的和解法，厥阴的寒温并用。总之，汗、吐、下、和、温、清、消、补等各种治法均有具体的应用。

外感热病的治疗有明显的阶段性，外感热病的治疗与病机密切相关，阶段性的变化中体现出病机的不同。显然，一切都可以用六经病证来归纳和表达，六经中有脏腑经络，六经中有寒热虚实，六经中有表里轻重，六经中有升降沉浮，六经中有干湿润燥，……六经是个布局，后世的补充与发展，大体于此都可以找到归宿，发现痕迹。

如果将六经、卫气营血和三焦合在一起考虑，可以用下面的形式来表示（见图2）。

最后把六经、卫气营血、三焦这三种外感热病中的辨证方法总结一下，它们互相的关系可以作如下认识：①三者都是源自热病的临床证治，都能够反映热病的证治规律；②六经辨证在前，卫气营血和三焦辨证在后，六经是基础，卫气营血和三焦是补充；③“六经钤百病”是从广义角度言，而从热病证治看，只有六经、卫气营血及三焦辨证合一，才

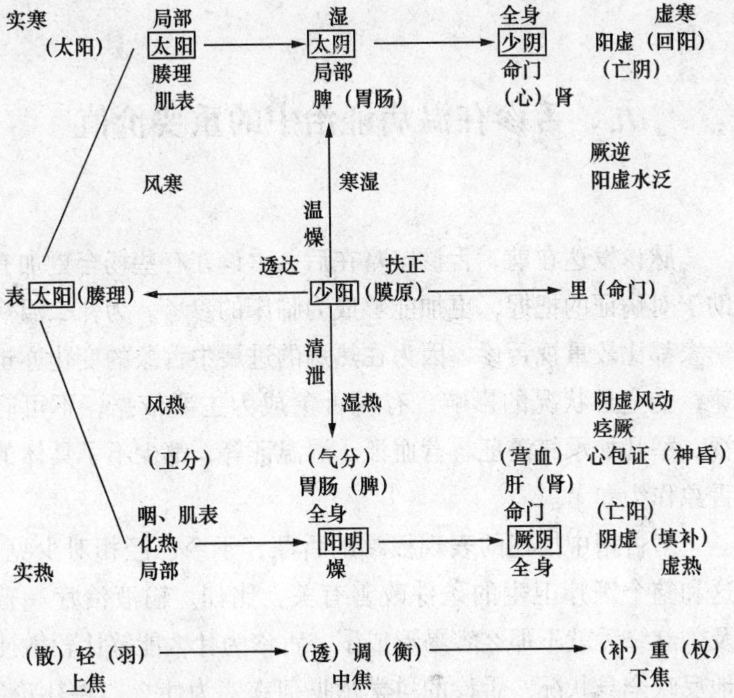

图2　六经与卫气营血、三焦的关联

称得上完整和全面；⑤三者的存在已经是历史事实，我们在具体运用中，必须综合三者作全面考虑，对三者不存在取舍，而只有用哪一种表述才更加合适的问题。

九、舌诊在温病证治中的重要价值

脉诊发达在前，舌诊丰富在后，舌诊在有些场合更加有助于对病证的把握，更加能够成为临床的参考。为什么温病学家都比较重视舌诊，因为在热病的进展中舌象的变化亦迅速，受全身状况的影响，有时舌象成为主要依据，不可轻视，举凡如承气汤证、营血证、湿温证等，都少不了具体的舌象作为参考。

对古籍中描述的表现极端的舌象，于今已经相对少见，这和整个医疗卫生的条件改善有关，比如，输液治疗一普及，红绛舌就不那么容易形成了。舌诊为什么能够比较敏捷地反映全身状况？舌诊的科学依据何在？为什么“温热论”中舌象描述所占的篇幅很大？本文将围绕这些问题作适当展开，同时也结合其他方面的舌诊内容加以介绍。

（一）重视舌诊体现了临床证治的进步

脉诊和舌诊，各有所到。脉诊有时主观随意性大，所谓“心中易了，指下难明”。这就迫使人们在临床实践中进一步寻找客观可靠的方法，而舌诊的兴盛正是顺应了这一点。《黄帝内经》中有舌诊的内容，已经注意到了舌质、舌苔和味觉变化等方面的问题，其中特别重视舌质，因为舌质在诊断上有时比舌苔的变化更为重要。汉唐时代的舌诊，在《黄帝内经》的基础上有了进一步的充实与发展，这一时期，有许多著名医家如华佗、张仲景、王叔和、葛洪、巢元方、孙思邈等，都对舌诊作出过贡献。《伤寒杂病论》中有关舌诊的记载很多，仲景舌诊可以归纳为舌质、舌苔、舌的味觉三类，与《黄帝内经》是一致的，但是它的内容却丰富多了，舌诊运用的范围很为广泛。《伤寒论》中就有不少原文涉及舌诊；《金匮要略》四十多种病种中有七种疾病运用过舌诊来辨证，而且其中有一定的规律可寻。仲景常运用舌诊来作为辨证施治的工具，运用它来确定治则，审察病因，辨识病机，判断预后等。尽管《伤寒论》中已有舌象的描述，但是总的还是过于简单，尚未能形成一定的体系，而相对在脉诊方面所作的努力已经相当可观了。

隋代巢元方《诸病源候论》，则很重视辨舌以察诸病之源，论九候之要。他对于舌体的观察，已提出舌肿、舌强、舌烂、舌不收、舌缩、弄舌、舌胀、舌出血、舌上生疮、重舌等，给后世以一定启发。孙思邈在《千金要方》中对舌诊更有不少新的见解，《千金要方》中有专门论舌的章节，比较明确地提出了舌与脏腑相应，察舌可知脏腑寒热，并据此可以立法处方用药调治的见解，为后世察舌辨脏腑、审病因、定治则提供了宝贵的临证参考。

成无已在《伤寒明理论》中，对仲景的舌诊有过比较全面的专题总结，他写了《舌上胎》一篇专论，这是一篇最早的舌诊论著，已具有中医舌诊学的雏形，他举出了正常的舌象，进而论述了常见的病理舌象及其形成原理，进退变化的机理，然后把分散零碎的仲景舌诊进行了归纳分析，最后还引述其他文献作了补充，让人能够知常达变。

我国第一部整理研究舌诊的专书《敖氏伤寒金镜录》

问世于1341年，这标志着舌诊已成为一个研究的专门领域。该书总结了当时察舌辨证的临床经验，并参阅了以前的文献，具体分为《金镜录》及《点点金》二部，内容主要讨论伤寒的舌诊，前者分列各种舌象为十二图，后经同时代的杜清碧增补二十四图，合成三十六舌，并在图下列出治则与方药，此即为现今所见的《敖氏伤寒金镜录》。该书不仅促进了“舌诊”学的进一步发展，而且对后世温病学说的形成也起到了一定的推动作用。

叶天士的《温热论》中关于温病舌诊的条文有17条之多，论述详尽而有独到之处，叶氏的临证经验对后人的临床有很高的指导价值。

（二）温病中常见舌象的辨析

寒为阴邪，易伤阳气，伤于寒邪，则阳气被遏。人身以元阴、元阳为立命之根本，而以阳气为主导。人体伤于寒，反映在舌象上，舌质或变淡、变青、变暗；舌体或胖大，或有齿痕。随着病变的进展，可出现由薄白苔、白苔向白腻苔、黄苔等的转化。根据六经辨证和脏腑辨证，大体而言，凡三阳经病证、六腑病证，多为外邪侵袭所致，其病位表浅，正气尚未虚衰，邪正相扰，每易抟聚成苔。其重点在于观察舌苔的变化；凡三阴经病证、五脏病证，多属转化而致。病程长，多损伤气津液，易造成舌质舌体的变化，其重点在于观察舌质的形态和色泽变化。温病由温邪引起，如风热病邪、暑热病邪、湿热病邪、燥热病邪、温热病邪等，温热性质显著，致病后热象明显，多为阳证、热证，故舌质全以红为主。温病病程发展具有明显阶段性，而舌象每随病程演变而发生变化，随着病变向深层次发展，舌色相应加深。

邪在卫气分，舌的边尖变为红色，初入营分，全舌变红，苔垢渐退。邪热尽入营分，则全舌变绛。如舌由绛色变为深绛色或紫色，则为邪热深逼血分征象，如邪陷心包，舌质多呈纯绛鲜泽，若病情由内闭发展至外脱，舌色则又可以由绛转淡。

温病舌苔的变化，由白苔变为黄苔或灰苔，进而变为黑苔，表明温邪自表传里，病情由轻增重。不夹湿的温热类温病，其舌苔由薄白转变为黄白相兼，反映病变由卫分渐次传进气分。邪热初传气分，一般热势不甚，舌苔多现薄黄不燥，若进而转变为黄燥苔则表明气分邪热已炽。湿热类温病中湿邪化热过程，亦能反映于舌苔的变化。湿邪郁伏膜原，初一二日，舌苔白厚滑腻如积粉，几乎满布无隙；继则舌根变黄，渐及中心，病变由膜原传人胃腑；进而苔变黑色，则提示邪热入里尤深。病变发展较快者，甚或一日出现三变。湿邪困脾，病邪初入太阴，湿重热轻，舌苔白厚黏腻。湿渐化热，舌苔由白腻转变黄腻或黄浊。湿邪进一步燥化，则舌苔转为黄燥。若湿邪困脾过用寒凉或苦寒攻下，中阳受损，则生寒湿，舌苔可以由白厚黏腻转化为灰滑苔或黑滑苔。

此外，舌苔润燥变化，能够反映温邪伤阴及化燥的动态。温病初起，热势一般不甚，伤阴也不甚，而舌苔不燥但多欠滋润，甚或乏津，热邪渐增，伤阴加重，舌苔逐渐变燥，如气分阳明热盛则见黄燥苔。若病变由胃及肠，形成热结津伤，则苔色变为老黄，焦燥起裂，或生芒刺。此时若失于攻下，邪热进而耗竭肾阴，舌苔则转变为焦燥起刺的黑苔，质地干涩苍老。在临床上一般先看舌质的红与淡，以辨别伤寒与温病。有时当于舌诊中求真假，辨清是阴虚还是阳虚，注意黄苔是真热还是假热等等，证情复杂时应当通过四诊合参来作最后的判断。

在温病的证治过程中，常见的舌诊可作如下的归纳：

白苔：白苔有厚薄之分，薄主表，厚主里。薄者证明邪在卫分，厚者证明邪在气分。其中又有润燥的不同，白薄而润为风寒在表，白薄而干多为温病初起。舌边微红，风热在表，白厚而腻为湿邪内阻中焦。

黄苔：黄苔见于热性病，主里主热，在温病中主要反映热在气分，黄苔中又有厚薄、润燥、腐腻的不同。黄白而润，表邪入里化热，津未伤或见温病初起。黄薄而干，表邪进入气分而津伤。黄厚而干，里热燥盛，邪热伤津。黄厚而腻，湿热内蕴。

灰苔：灰苔在热性病中多由黄苔转化而来，在寒湿病中为白苔的转化，因此灰苔的形成有寒热两个方面，在辨证上属热者多燥，属寒者多润。灰滑苔，苔灰黑而润滑，多为寒证，或痰多内积；灰干苔，舌质深红，苔色灰黑而干燥，多为里热炽盛。

黑苔：温病中见到黑苔，多属热甚病重的危候，一般由黄、灰苔转变而来。黑苔也有滑润、干燥的区别。黑苔滑润，苔呈淡黑色而润滑，多为阳虚阴寒证；黑苔干燥，苔深黑而干，甚则起芒刺，多为热极伤阴。苔由白转黄，由黄转黑，苔黑而干舌质红绛，薄黑而干，而无发热，是肾阴亏虚表现。总之，黑苔多属危重之证，不是热极就是寒极，不是邪实，就是虚极。

在临证观察的过程中，辨舌苔，察舌质，必须认真仔细，以防止被假象所蒙蔽，比如染舌、搔挖和外伤等。临床上遇到证候与舌象不符时，必须仔细询问。正如叶天士所云："舌苔不燥，自觉闷极者，属脾湿盛也。或有伤痕血迹者，必问曾经搔挖否，不可以有血便为枯症，仍从湿治可也。"

（三）对舌象的现代诠释

人体有病时，可以反映于舌，出现各种病理舌象。其中以偏于舌质异常的淡白舌、红绛舌、青紫舌以及偏于舌苔异常的白苔、黄苔、黑苔最为常见。此六种舌象，虽远未能包括临床所有的舌象，但也基本可以概括舌诊的基本内容，掌握了这些内容，也就具备了舌诊的基础。

1. 淡白舌

淡白舌色在临床十分常见，但古代文献却较少提及，直至《舌苔统志》问世，始创用淡白舌之名，并一直沿用至今。淡白舌的舌色，红少白多，按其红、白的比例不同，可分为二类：一类为较正常人的舌色略淡，但仍可见有红色；另一类则舌色枯白，血色全无，连口唇、齿龈也均苍白无华。淡白舌的舌体，一般多较正常肥大，舌面湿润多津，舌的边缘可有明显的齿印。淡白舌的舌苔，一般均为薄白苔或白腻苔。

临床见到淡白舌，必须分辨其舌体的大小，津液之润燥，以此来判断寒热虚实，病情轻重。中医认为，淡白舌主要见于虚证，寒证，气血两亏。一般胖嫩舌体多见于阳虚寒湿患者，瘦小舌体多见于气血两虚患者。

淡白舌多见于贫血及蛋白质缺乏，营养不良的患者。此外，慢性肝病、心力衰竭、肾性水肿、甲状腺功能减退、维生素B族缺乏、席汉氏病、低血压、晚期血吸虫病等也可伴有舌质淡白的表现。现代医学认为，淡白舌的形成机制主要与贫血、红细胞数减少及白蛋白合成障碍、血浆蛋白偏低、组织水肿等有关，其他如内分泌机能低下、基础代谢降低及消化功能紊乱等可为伴随的因素。由于贫血及代谢降低，可使舌黏膜及舌肌呈现淡白；由于蛋白质代谢障碍、蛋白总量不足、白蛋白降低，可使组织水肿，使舌质出现浮胖娇嫩现象，更使舌质变淡，从而共同形成了淡白舌象。

总之，舌见淡白，在一般情况下，表示病情较慢，病程较长，在短期内病死率不高。但是，若淡白舌见到津液干枯时，则不论是外感热病，或是内伤杂病，均属难治，如临床上的晚期癌肿、长期消耗性发热伴有失血、贫血的疾患，均可见到此类舌象。

2. **红绛舌**

淡红为舌之本色，若红而朱赤，或红而带绛，则均为病色。一般而论，绛舌多为红舌的进一步发展，在绛舌出现之前，多经过红舌的阶段，二者的临床意义及形成机制有类似之处，故可合在一起看。一般红绛舌的舌色，基本上可分为鲜红与绛红两种，结合舌质的光泽，则又有光亮与晦暗之分。其舌体一般均较瘦瘪，舌面一般均较干燥，唾液黏稠而少，或多伴见各种形状的裂纹。

舌色鲜红或深红，一般均示营血中有热，只是深红色的热势更甚而已，但热的性质有虚实的不同。实热是阳有余，乃由外感温热之邪，或由风寒燥气传里化火而成，其舌红绛或有红点、芒刺，或兼黄厚苔；虚热（阴虚阳亢）则是由阴液不足，相对呈现阳热有余所致，其舌红绛少苔或无苔，或有裂纹。临床所见，表热、里热、虚热（阴虚所致）、实热，皆有红绛舌，惟寒证则无此舌色。

临床上红绛舌常见于感染性发热性疾病及一些慢性消耗性疾病，如流行性出血热、乙脑、败血症、胆囊炎、细菌性脑膜炎及高热中暑的发热期或热退后，也可见于结核、癌肿等长期消耗性低热的病程中。干燥综合征、脱水、外科手术后水液平衡失调也可出现红绛舌。现代医学认为，红绛舌的形成机制是多方面的。一是由于蕈状乳头增生突出，血管扩张充血，血管襻数目增多，甚至丝状乳头向蕈状乳头转化，而致蕈状乳头的数目明显增多，显露出红绛色。二是在于发热过程中的基础代谢太旺盛，促使舌黏膜固有层中的血管扩张增生，血流量增速，而舌黏膜上的丝状乳头反而萎缩，角化物质脱落，致血色容易透露出来而呈红、绛舌。同时，由于高热、汗出而消耗了大量的体液，致使血液的黏稠度增高，舌色亦相应的增深转为红、绛色。

3. **青紫舌**

根据中医的文献记载和临床经验，青舌、紫舌在寒证、热证中均可见到，在瘀血证患者中也为常见，故也可以合在一起讨论。青紫舌有全青紫舌和部分青紫舌的区别，所谓全青紫舌，就是指全舌分布均匀的青色或紫色，或者是红绛之中泛现青紫色（紫中带青），或者是淡红之中混有青紫色（青多于紫）。所谓部分青紫，则出现在舌的左侧或右侧，或者是左右两侧；也有的仅是青紫瘀点或斑块，而舌质的其他部分则不见青紫。青紫舌上的舌苔，则可随病种及寒热虚实的不同而异，有光剥无苔的，也有呈薄白、白腻等苔的。

苔上大都湿润，但干燥起裂者也可见到。

古代文献一般认为，紫舌主热极、寒证、酒毒或瘀血等不同病证，青舌多主寒邪直中及瘀血内积。青紫舌主要多见于瘀血之症，且青紫舌色时常兼见，单纯之青色舌古书形容如水牛之舌色，甚为少见。临床上全青紫舌主要多见于充血性心力衰竭，先天性青紫型心脏病，真性红细胞增多症，肺源性心脏病等疾患；而部分青紫舌则主要多见于肝病患者(有人称之为肝舌)，并常伴有舌面的水肿。从现代医学的角度来看，青紫舌的形成机理比较复杂，其主要与静脉瘀血，血流缓慢，血黏稠度增高，毛细血管扭曲畸形、脆性增加等因子有关，其他如缺氧、红细胞增多、饮酒、色素沉着、血中寒冷凝集素增高等可为参见因素。另外有一些因素，如瘀血等尚有待于今后进一步研究。

4. **白苔**

白苔是各种舌苔中最常见者，也是最复杂者，其他各种舌苔可以认为是在白苔的基础上转化而成的。白苔有厚薄之分，白苔患者的舌质，多为淡白或淡红，偶也可见青紫或红绛舌质。此外，舌面上由于唾液的多少，干湿的不同等，而有润燥、滑涩、糙腻等的区别。

一般认为白苔属肺，主表、主寒，但临床也有里证、热证而见白苔者。如《舌鉴辨证》所云：“白舌为寒，表证有之，而虚者、热者、实者也有之。”因此，要根据白色舌苔来辨证，必须结合舌苔润燥、舌质的色泽以及全身证候加以辨别，方能得出比较正确的结论。根据古代文献及中医辨证的方法，可把白苔分为表寒型、表热型、寒湿积滞型、湿热型四种类型。

临床上白苔除可见于正常人以外，多见于病轻、表证初起以及疾病的恢复期等，如神经衰弱、上呼吸道感染等。白苔也可出现于体内有水湿停留或痰饮的病人，如某些胸水、腹水、慢性肾炎及哮喘等。另外，白苔也见于各种慢性感染，如慢性盆腔炎、慢性肾盂肾炎、结核性脑膜炎等。总之，凡舌见白苔者一般表示病情较轻，预后较好。现代医学认为白色舌苔的形成，主要为舌的自洁作用受影响所致。

5. **黄苔**

黄苔一般多见于热病过程中。中医认为黄色应胃，候阳明里证之热邪。但在临床所见，杂病中出现黄苔者也有不少。黄苔的颜色，有淡黄、嫩黄、深黄、焦黄等不同，苔多分布于舌根及正中沟部位，有时亦可布满全舌。黄色舌苔有时可与其他苔色（如白色、灰色、黑色等）同时兼见，并且又可以见有厚薄、润燥、腐腻等不同表现，从而呈现各种形态的舌象。黄苔患者的舌质，多见红或绛色，但也可见于正常淡红舌质或胖嫩舌质者。

苔见黄色，一般提示病已入里，邪已化热。黄苔多见于实热或湿热之证，在杂病则可见于痰饮、食滞等证。根据临床辨证，黄苔基本可分为表热入里型、胃家实热型、湿热型三种类型。现代医学认为，黄苔的出现主要与炎症感染（如流脑、乙脑、钩端螺旋体病、伤寒、白喉及菌痢等的严重阶段，以及重症肺炎、重症肝炎、肠道感染、急性肾盂肾炎、盆腔炎、败血证等）、发热以及消化道功能紊乱（如慢性胃炎、溃疡病、慢性肝炎、结肠炎、消化不良等功能紊乱患者）的关系最密切。这些因素可以引起舌局部丝状乳头的增殖，口腔腺体的分泌异常，同时再加上局部的着色作用、舌的局灶炎症渗出以及产色微生物的作用等，从而形成了黄色的舌苔。

6. **黑苔**

黑苔在临床上虽然比较少见，但一般认为当疾病持续一定时日，发展到相当程度后才会出现，故病情多数比较严重。因为黑是肾的主色，寒证和热证发展到极端而出现黑苔，都属肾色上泛，肾气衰败的表现，阴虚和阳虚已到危险的地步。黑苔的形成，主要是舌丝状乳头增殖变黑所致。黑苔的色泽，可有棕黑、灰黑、焦黑以及漆黑等深浅不同。黑苔患者的舌质则视病情而异，多数为红绛舌，但也有淡白舌。黑苔是寒证和热证发展到极端的表现。根据临床辨证所见，黑苔基本上可分为热极耗阴型、阳虚阴寒型、肾亏型三种类型。现代医学认为，黑苔的形成过程可以分为两个阶段：当舌丝状乳头角质突起过长，呈细毛状时，颜色可以仍为淡黄色或灰白色，是为丝状乳头增殖期；以后此过长的细毛逐渐转黑，即为第二阶段，所谓黑色形成期。这种黑色成分的来源，部分是由于血色素、蛋白碎屑、或烟草中的崩解产物，发生化学反应而产生；部分是霉菌或其他微生物的增殖而染成黑色。总之，黑苔应看作是机体内因与外因共同作用的结果，诸如高热、脱水、炎症感染、毒素刺激、中枢神经机能失调等因素，促使丝状乳头过长，像毛发样增殖，再加上肾虚、抗生素应用后的霉菌及耐药微生物的过度繁殖等，引起过长的丝状乳头变成黑色，于是出现了黑苔。

对温病卫气营血不同时相舌象的微观研究，如下的结果可供我们参考。卫分证候是温病初起之证，受邪尚轻，病位较浅，各项舌微观检测值虽与正常值接近，但较之健康人，其舌蕈状乳头横径略大，异形、瘀血微血管丛和流态变异管丛都增多；舌脱落上皮细胞增多，再生加快，渗出白细胞明显；舌面浸润时间稍长。这些微观变化既反映了温邪袭表，卫气被遏，热灼津伤的病理机制，也体现了卫分证邪在表而性偏热的病性。气分证是由于热郁气机，气血壅盛，代谢亢进，致使舌尖蕈、丝乳头增大，微血管丛开放增多，微血管扩张，血流加快；上皮细胞呈弥漫性过度再化，核致密指数增高；试纸浸润时间较其他各组显著延长。这些舌微观改变揭示了本证邪正剧争，热盛伤津的病理本质。营分证是由于邪热蒸腾，营阴受损，其舌乳头横径、微血管长度、管径、流速等值较气分证略低，但异形、瘀血微血管，虚线状或絮状微血流及渗出或出血等异常指标均显著高于气分证病人；舌上皮细胞的再化程度较气分证低，而脱落上皮细胞、中层细胞、白细胞、变性细胞数也显著增多。其形成与本证内热亢盛，气血不畅，凝血紊乱，代谢障碍等因素有关。血分证候的患者舌尖微循环和舌脱落细胞的异常程度最为严重，而以舌微血管袢异形、瘀血，红细胞聚集，舌色暗红尤为明显。其中又以微血管渗出、出血加剧，及舌苔脱落上皮细胞堆积，中层细胞脱落增多，变性坏死细胞严重等为特征。反映了该证血分热炽，气滞血瘀，血络损伤，耗伤阴血的病理变化。

温病的卫气营血四种证型，不仅有与各证型病理改变相符的时相性舌微观变化，而且舌质、舌苔微观检测的异常程度，都呈现出卫分证＜气分证＜营分证＜血分证的连续性递增趋势，舌象的宏、微观异常积分均呈高度正相关。这表明温病舌微观改变与临床舌诊一样，不仅是舌本身局部的微观病理变化，也是全身病理状态的反映；不仅是卫气营血四类证型形成、演变的依据，也体现了叶天士关于温病“卫之后方言气，营之后方言血”的论断的正确。

舌诊，是中医临证的独到之处，是非常实用的部分，温病学家在这方面着力甚多，贡献亦大，所以只要讲到温病学说，舌诊就是一块不可忽略的重要内容。现代有关舌诊的不少研究成果，也都有助于我们加深认识。最后关于舌诊，是否可以用如下简单的表格加以归纳提示（见表1）。

表1　舌诊内容的简单归纳

<table>
<tr><td></td><td colspan="3">舌质（舌体）</td><td colspan="3">舌苔</td></tr>
<tr><td>寒</td><td colspan="2">淡白舌（无实热证）</td><td rowspan="4">僵硬
痿软
颤动
歪斜
卷缩</td><td colspan="2">白苔（燥化热）</td><td rowspan="4">厚薄
润燥
腐腻
剥落</td></tr>
<tr><td>（寒）</td><td>青紫舌</td><td>淡胖润</td><td rowspan="2">黑苔</td><td>（淡胖）润</td></tr>
<tr><td>（热）</td><td></td><td>绛瘦燥</td><td>（瘦老红）燥</td></tr>
<tr><td>热</td><td colspan="2">红绛舌（无虚寒证）</td><td colspan="2">黄苔（润夹湿）</td></tr>
<tr><td></td><td colspan="3">虚</td><td colspan="3">实</td></tr>
</table>

十、温病临证治法方药的归纳

治法方药是温病学中更加实用的部分，卫气营血和三焦辨证也必须落到方证、落到具体的方药才有临床的实际价值。对此，我们今天应该如何掌握和运用呢？目前已有不同的归纳，可以方便记忆和使用。对温病治法方药的把握离不开六经的大局，离不开历史的源头，有必要先在整体上定位，有必要先搞清温病和六经治法方药的关联（此可以参见本篇后面与伤寒相关的文章）。

温病的治法方药有独到之处，不少治法更加丰富，更加细致周到，药物的选择应用也有了相当的扩展。温病的治法方药是中医临床证治逐步进展的反映，也是中医理论不断深化的体现，是对经方用药的补充。从现代医学的角度来认识，从相关方药的研究成果来理解，温病的治法方药的出现完全顺应了临床的证治，而且温病治法方药在今天杂病的证治中大有用武之地。

（一）温病的临床基本治法方药

温病的治法方药用卫气营血和三焦的框架归纳最为简便，也最容易理解和掌握。

1. **卫分证治疗**

应以解表透邪为大法，宜辛凉之剂，以解表泄热、透邪外达。叶天士指出“透风于热外”，主张“在表主用辛凉轻剂”，并列举出薄荷、牛蒡子等具体药物。后世吴鞠通遵《黄帝内经》“风淫于内，治以辛凉，佐以苦，以甘缓之，以辛散之。热淫于内，治以咸寒，佐以甘苦，以酸收之，以苦发之”之旨，并继承和发扬叶天士的临证经验，立辛凉透表法，创制新感温病卫分证的治疗主方银翘散，充分体现了透邪的特点。除了风热之邪在表，主用辛凉透泄剂以疏散卫表之风热外，还有暑湿之邪袭表，当用透散表寒、清暑化湿之品以外解表寒，内清暑湿，代表方如新加香薷饮；湿热之邪初起侵袭卫表，当用芳香宣透之品以疏化肌表湿邪，代表方如藿朴夏苓汤；燥热之邪伤及肺卫，当以辛凉清润之剂以疏解肺卫之燥热，代表方如桑杏汤，方中桑叶、豆豉俱为透邪之品。

2. **气分证治疗**

在清气热的基础上，为了使里热外透而解，故予以辛寒透达之剂。《伤寒论》之白虎汤即为治疗本证的代表方剂，吴鞠通在《温病条辨》所说：“白虎本为达热出表。”再如，叶天士在《温热论》中提到：“若其邪始终在气分流连者，可冀其战汗透邪。”这里是指温邪由卫入气，既不外解，亦不内传营血，且正气尚未虚衰，此时治疗应取助正达邪之法，希望通过战汗促使病邪外解。叶氏提出“法宜益胃”，即以轻清之品，清气生津。宣展气机，并灌溉汤液，以使气机宣通，热达于外，腠开汗出，则邪亦随之外透，常选用清气生津之剂，如王孟英所说：“俾邪气松达，与汗偕行，则一战可以成功也。”除此之外，温邪久羁气分。邪结胃脘，留于三焦，叶氏治以“杏、朴、苓等类，或如温胆汤”等轻苦微辛之品，使气机得以宣化，使入里之邪能透达而出。

3. **营分证治疗**

以清热为主，着重凉营养阴，并佐以清热又具轻透作用的药物，使入营之邪能透出气分而解。因为在病机的层次上，营分证浅于血分证，故邪热虽已入营而未广泛动血者，就有可能透出气分而解，即叶天士所倡导的“入营犹可透热转气”，代表方剂如清营汤及凉开三宝。“营气通于心”，营分之热转盛，心神被扰程度加剧，出现躁扰不宁，时有谵语等；若营热炽盛内陷心包，心窍气机失去灵通之性，则可进一步出现神昏谵语甚或昏愦的危重症状。在清营透热的基础上佐以香窜通灵之品以开窍闭，可选用清营汤及凉营三宝等。

4. **血分证治疗**

当因势利导，采用透斑法，有开门逐盗之功。此即叶天士提出的“急急透斑为要”，具体以犀角、竹叶、花露之品，掺入凉血清热方中，以透络泄热。温病后期出现夜热早凉、热退无汗、形体消瘦、舌红苔少、脉沉细数等症，是由于邪热久羁。深入下焦。邪热归于阴分，此时阴液虽虚而未致欲竭，虽有邪热而不过甚，属余邪留伏营分血络之中。吴鞠通在《温病条辨》中称之为“邪气深伏阴分”，常用青蒿鳖甲汤滋阴凉营、搜邪透络。可见，在温病发展到后期阶段，治疗仍可立足于透热外达。

5. **三焦辨证治疗**

吴鞠通创立三焦辨证，对三焦疾病的治疗，在组方、用药方面有其独特见解。“治上焦如羽”，概括了病在上焦心肺时治疗所遵循的原则。因上焦其位居高，用药多取轻清上浮，如羽毛之轻扬，才能上达上焦，且病属初起，药不宜苦重，只宜用轻清发散之品即可。“治中焦如衡”，概括了病在中焦脾胃肠时治疗所遵循的原则。脾胃居中，纳运协调，升降相因，燥湿相济，因而治疗中焦病证要做到“如衡”，湿热性疾病，多采用苦辛淡配伍。从《温病条辨》所用苦味、辛味药物的归经来看，以肺、脾、胃、大肠最多。《温病条辨》中主要有苦辛寒、苦辛温、苦辛通、苦辛淡四法。“治下焦如权”，概括了病在下焦肝肾时治疗所遵循的原则。下焦肝肾的病变较重，必须重用滋阴养血重镇的药物，在厥脱时重用温肾救逆之品，药多取质重味厚、大剂浓浊之品以补其虚。下焦温病病机在于肾阴耗损，并由此而导致其他脏腑病变，此时邪热不甚，属邪少虚多之候。因此无论病位在肝或在肾，治疗均以扶正为主，药物性味宜甘寒咸法以滋填真阴，加减复脉汤为肝肾阴伤之基本方，为临床所常用。

（二）温病遣方用药的独到之处

治法方药一直是中医临证的主题之一，历代医家累积了相当丰富的治疗经验，各种治疗方剂数以万计，层出不穷，经方时方，珠联璧合，交相辉映，编织成中医外感热病绵密的理法方药体系。方从法出，法依证立，善用方者必辨其证而执其法，法有既定之法，如汗、吐、下、和、温、清、消、补，但法又无定法，贵在变通，八法之中百法存。以下对伤寒与温病的治法作一大致的归纳：《伤寒论》中的治法方药归纳（见28页本篇2外感热病证治的历史步伐），温病的治法方药的归纳（见30页本篇2外感热病证治的历史步伐）。看伤寒和温病的治法方药，必须有一个先后的感觉，即伤寒奠基在先，温病补充在后，如此则比较容易理解二者的内在联系，如此才容易将二者融为一体。

在热病的证治中温病有所独到的地方，值得我们加以重视，以下试举几例。

1. **关于透法**

所谓“透”，即透达、透散、透发、宣透、通透，引邪外出之意，指通过使用轻清宣透（散、发）之品，使邪气由表而解，或由里达外而解的一种治法。清代温病大师叶天士在其《温热论》中论及“透风于热外”，“急急透斑”，“战汗透邪”，“透热转气”，“清热透表”，“泄湿透热”，“养正透邪”，“急急透解”，“清凉透发”，“透汗为要”等。不仅邪在表时当透其邪，即使邪已深入，往往仍须用透，丰富和完善了透法的内容。后世吴鞠通继承前人成就，著《温病条辨》，对透法的内容更有发挥，创制了银翘散、清营汤、安宫牛黄丸、青蒿鳖甲汤等一系列具有透邪作用的代表方剂。透法的目的在于通畅气机、疏通表里，使邪气有外达之机，其作用重心在于一个“透”字，故凡是邪盛壅滞难解之证，不论在表在里，皆可用之，其作用机制主要在于调畅气机，透邪外出。

温病是由温邪引起的一类急性外感热病，温邪的这种特性就决定了在治疗温病时必须顺应邪势，因势利导，透邪外出。另一方面，邪热久羁，会郁遏气机，使气机不畅。故通畅气机，透邪外出，实乃治温大法，此即《黄帝内经》“火郁发之”之义。又《伤寒论》中有火郁于胸中，阻遏气机，导致“心中懊侬，虚烦不得眠”，方用栀子豉汤。方中豆豉的作用即在于解表透邪、疏通气机。此外，温病独特的发病类型，也决定了透法运用的必要性和重要性。前人根据四时温病初起的证候表现，并联系时令之邪致病的临床特点，将温病分为新感温病和伏邪温病两大类型。新感温病病发于表，传变趋向由表入里，故对其治疗初起以解表透邪为大法，使新感之邪透达于外，以截断病邪传里，达到早期治疗的目的。伏气温病由病发于里，热郁化火，以里热证候为基本特点，治疗时除苦寒直折以外，还应当佐以清透，使里郁之邪向外透解，以免进一步内陷为患。透法贯穿于温病卫气营血证治疗的始终，体现了温病治疗的独到。

2. **关于下法**

温邪为阳热之邪，易于耗伤津液，且传变较快。温病下法的运用在《伤寒论》的基础上有所发展和创新，下法非专为肠中燥屎而设，当邪入阳明，热结肠腑，治宜清郁热，导积滞，釜底抽薪，保存津液，并根据病人临床具体表现之不同，随证化裁，灵活运用，补充了仲景的不足。温病不宜迟下，历代温病医家多有阐述。下法的目的就在于祛邪存阴。温病以温邪为患，伤阴最快，传变迅速，阳明热结较为常见，故不宜下之过晚，致邪热燎原，危害无穷。故吴又可在《温疫论》中倡导："大凡客邪贵乎早逐，乘人气血未乱，肌肉未消，津液未耗，病人不至危殆，投剂不至掣肘，愈后亦易平复。"其后之戴北山、杨栗山等也赞同其观点，戴北山在《广瘟疫论》中说："一见舌黄、烦渴诸里证，即宜攻下，不可拘于下不嫌迟之说。""时疫下法，与伤寒不同，伤寒下不厌迟，时疫下不厌早。伤寒在下其燥结，时疫在下其郁热。伤寒里证当下，必待表证全罢；时疫不论表证罢与不罢，但兼里证即下。伤寒上焦有邪不可下，必待结之中下二焦方可下；时疫上焦有邪亦可下，若必待结之中下二焦始下，则有下之不通而死者。伤寒一下即已，张仲景承气诸方，多不过三剂；时疫用下药，至少三剂，多则一二十剂者。”可见津液的存亡常成为温病病机转归的关键所在，故温病不宜迟下，而致土燥津枯不可救治。

对“下不嫌早”也要辨证理解掌握，其意是指温病运用下法的机会较多，而不是倡导盲目早下，尤其是湿热类温病。湿热类温病初起，湿热流连气分而里无结滞者，当在禁下之列。若为湿热与积滞交结胃肠之证，也不可过早用下，须待燥化而里结明显时方可用之，否则反致湿遏难解；若为偏于湿滞而无明显积滞，则更不可妄下，即使用下，亦为轻法频下，如叶天士在《温热论》中所述：“此多湿邪内搏，下之宜轻……湿温病大便溏为邪未尽，必大便硬，慎不可再攻也，以粪燥为无湿矣。”故湿热温病应慎重使用攻下，特别为初起时，不宜强调早下，“下之则洞泄”。《温病条辨·中焦篇》第 5 条“阳明温病，无汗，小便不利，谵语者，先与牛黄丸；不大便，再与调胃承气汤。”阳明温病，本应潮热有汗，今反见“无汗，小便不利”，是津液大伤，此时大便虽秘，但尚未硬结，故其谵语不是燥屎邪热上扰心神所致，而是热陷心包之证。故先用安宫牛黄丸以开窍。安宫牛黄丸虽无承气汤急下之功，但亦有通下大便之功，服后当内窍开，大便下，病情转轻。若此时一味认为“温病下不嫌早”而使用下法，则只会加重病情。正如吴鞠通所说：“邪在心包、阳明两处，不先开心包，徒攻阳明，下后仍然昏然谵语，亦将如之何哉？吾知其必不救矣。”如服安宫牛黄丸大便仍不下，说明里热已结，用安宫牛黄丸力所不及，故再用调胃承气汤下之。再如表证及温病后期，均须慎下，以防损正伤阴。

总之，温病下法，既要得其法，又要得其时，不可失下，亦不可妄下。“温病下不嫌早”是对“伤寒下不嫌迟”的补充。自明清以来，温病证治在《伤寒论》的基础上有了进一步的发展，探索和防治温热病，已成为这一时期的主要特点，因而对“温病下不嫌早”与“伤寒下不嫌迟”的看法，也就成为当时学术争论的问题之一。所谓早与迟是一个相对的概念，而不能绝对区分。我们应在认识“伤寒下不嫌迟”的基础上探索“温病下不嫌早”，二者是互为补充的，而不能各执其偏，顾此失彼。

3. **关于清法**

清法是使用寒凉药物，通过清解热邪的作用，以治疗里热证的一种治疗大法。由于邪热亢盛是温病基本病理变化，所以清法在温病治疗中占有非常重要的地位，是温病治疗的基本大法。在温病治法中，属于清法的治法有清气热法和清营凉血法两大类。《伤寒论》中的清法大多是针对阳明病气热而无燥结证而设。同时在辨证论治的基础上，确立了辛寒清热、清宣郁热、清热育阴、苦寒清热、清血分热等多种不同的清热疗法。温病学家常用《伤寒论》清法的方剂有栀子豉汤、白虎汤、白虎加人参汤、黄芩汤、葛根芩连汤、竹叶石膏汤等。其中上焦气分热盛者主以清宣，用栀子豉汤或黄芩汤；肺胃热盛者主以辛寒，用白虎汤类；胃热津伤主以泻热救津之竹叶石膏汤；热入大肠则清肠止痢，用葛根芩连汤之属。温病医家运用卫气营血及三焦辨证理论，充分运用和发展了《伤寒论》之清热疗法及方药。

《伤寒论》中虽然也有针对阳明病兼变证如湿热发黄

证、血热致衄、蓄血证的治疗，但是对热入营血的认识及其治疗规律尚没有更加深入的展开。温病学家针对热入营血的认识比较深刻，清热凉血的治法是对《伤寒论》清法的发展和创新。常用的清营凉血法有清营泄热法如清营汤，凉血散血法代表方有犀角地黄汤，气营（血）两清法如加减玉女煎、化斑汤、清瘟败毒饮等。此外，热入营血，常伴见伤阴耗液、热扰心神和热极生风等等，所以清营凉血法又常与养阴、开窍、息风等法配合应用。至此，温病学家在伤寒清阳明气热的基础上，创制了不少清热的方剂，使清热法的理法方药更臻完善。

4. **关于和法**

和法是通过和解、疏泄、分消，以解除在半表半里之病邪的一类治疗方法。和解法针对的病邪不在卫表，通过汗法无法祛除，病位也未完全入里，不能通过下、吐等法祛除，所以只能通过和解之法达到外解里和目的。《伤寒论》中的和解法方剂主要治疗少阳证，也称为小柴胡汤证，是以小柴胡汤为主方。温病学家常用《伤寒论》中的和法方剂主要有三：小柴胡汤，大柴胡汤，柴胡桂枝干姜汤。伤寒中半表半里证仅仅限于少阳病证，病邪以寒邪为主。温病学派在此基础上，发展了半表半里的病位，认为半表半里不仅有少阳，还有膜原和三焦。同时还扩大了居于半表半里的病邪范围，除有疟邪之外，还有热邪、痰湿等。并创造了四种和解的方法，分别是清泄少阳法，代表方为蒿芩清胆汤；分消走泄法，代表方为温胆汤；开达膜原法，代表方为雷氏宣透膜原法；以及和解截疟法，可以选用小柴胡汤加减。和法在温病证治中的运用，是对《伤寒论》和法的发挥，使和解之法更加丰富。

5. **关于补法**

补法，是通过滋补药物来补充人体气血阴阳的一类治疗方法。一般在疾病中后期较为多见阴阳虚损，需要通过补法来作适当调整。《伤寒论》强调“扶阳气”和“存阴液”，从而达到邪去正安的目的。《伤寒论》所讨论的狭义伤寒，多因风寒致病。寒为阴邪，易伤人体阳气，所以仲景十分重视顾护阳气。然阳气与阴液相互依存，且寒邪入里可化热伤津，加之汗、吐、下、火、利小便等祛邪之法容易损伤阴液，其病情转归亦与阴液的存亡密切相关。故《伤寒论》除了十分重视扶阳，也十分重视存阴液。温病学家运用《伤寒论》中补法的方剂有三：真武汤、通脉四逆汤和黄连阿胶汤。前两方应用于阳气亏虚证，后一方用于阴虚火旺。这说明了温病学家在论治温病的时候，不仅对于温邪化燥伤阴的治疗，非常重视处处固护阴液，对于阳虚证治疗也继承了《伤寒论》的理论，在温病后期也不忽视扶阳益气。

（三）温病治法方药与六经证治的关联

明白了温病的基本治法方药，明白了温病治法方药的独到之处，还有必要将它和伤寒六经的治法方药作一对照，弄懂了二者之间的联系，才算真正理解了温病。

从临床治疗看，寒温不可分，从对病因的认识角度看，寒温的强调则有先后。但伤寒在先，也不见得没有寒凉药的运用；温病在后，也不可能就一点不用温热药。然而伤寒温病各有所偏也是事实，关键在于后人怎么看，历史上的寒温之争也许出自认识上的偏差，所以对一个问题的认识，用发展的历史的眼光看会更加全面和客观些。这里不妨先用下面粗浅的表格作一个大概的归纳和表示（见图3）。

伤寒			温病	
太阳	风寒	麻桂	→	
	（寒湿）	麻术	芳香化湿散寒	
	（热化）	麻石	辛凉轻清透达	（卫分）
	（暑热）	白虎加参	清暑益气生津	
阳明	热盛	栀子、芩连、白虎	清热	（气分）
			清热凉血开窍熄风	（营血）
	热结	承气	攻下	（气分）
	湿热	茵陈	清热化湿分消	（气分）
	蓄血	桃核承气	凉血散瘀	（营血）
	（寒热错杂）	泻心	辛开苦降走泄	（气分）
少阳	半表半里	柴胡	芳化透达膜原	（气分）
太阴	寒湿（局部）	理中	→	
	（阳虚湿滞）		温燥（补中益气）	（气分）
少阴	虚寒（全身）寒化：	四逆	→	
	热化	黄连阿胶汤	甘寒（咸）养阴	（营血）
厥阴	（阴竭风动）		养阴清热熄风	（营血）

图3　伤寒与温病治法的相互联系

以下我们不妨再从疾病的初中晚和人体的上中下来看看伤寒温病证治的相互关联。

1. 关于辛凉宣散

伤寒的初期要用辛温发散，那么，温热病初期能否使用辛温发散？其实，温热病初期，邪在卫分，见有恶寒、无汗或少汗、头痛身痛，口渴不甚、咳嗽等症者很多，其病机为表寒束其内热。若表寒不散，热邪蕴遏于内而难以外达，则病不愈，故治疗上也不得不先用些许辛温以散其表寒，正如叶天士所说："若有一分恶寒，则当温散。"

常用的方剂有荆防败毒散、桂枝汤、葱豉汤，杏苏散、九味羌活汤、香薷饮等；常用药物有桂枝、麻黄、荆芥、防风、羌活、苏叶、香薷、葱白、白芷，豆豉等，如蒲辅周老中医生前治风温病每用银翘散、桑菊饮、惟初起加入葱白以透邪外出，则见效更捷。也有的医家对温热病初期有明显恶风寒者用桂枝汤辛温发汗，恶寒已解者继进辛凉，对夏季温病而恶风寒明显者则以银翘散加桂枝治之。兼湿则用芳香温化，湿为阴邪，非温不化，非芳不达，故湿病的治疗每多采用芳香温化之品。其实，伤寒中已经有辛凉之用，或者有辛温的变法，如越婢汤、麻杏甘石汤等，有麻黄加术汤，麻杏薏甘汤治湿病，有白虎加参汤治暍等，辛温是汗法之常，而辛凉则为汗法之变。

2. 关于苦辛升降

病在中焦，若偏于太阴虚寒或阳明实热，则相对容易解决，而一旦寒热虚实错杂，则非用苦辛法不可了。苦辛法以半夏泻心汤最为典型，其实是把太阴和阳明的治法混合运用了。温热病兼湿，或湿热相合，胶结难解，若徒清其热则湿不退，徒祛其湿则热愈炽，治疗棘手，难奏速效。清热药只有结合芳香温化之品，俾湿开热化，邪有去路方能向愈。凡温病见身热不扬、肢体沉重、胸痞脘闷、渴不多饮、苔腻脉濡等症时，不论邪在卫分、气分均可适当选用芳香温化之品。常用方剂如藿朴夏苓汤、三仁汤、藿香正气散等，常用药物如藿香、佩兰、厚朴、白蔻仁、草果、苍术等。

正确使用芳香温化之品，首先要辨清湿邪在表或在里，其次当辨湿与热孰轻孰重。一般来说，湿邪外客，蒙蔽清阳，腠理开合失常，多见头目昏重，如蒙如裹，恶寒发热，体痛无汗，口不作渴，苔白而腻者，当芳香化浊，宣表化湿，用藿香正气散之属。若温邪内停，湿重于热而见身热不扬，倦怠嗜卧，胸痞脘闷，口淡不渴，大便稀溏，小便浑浊，苔白腻，脉濡缓者，当以化湿为主，佐以清热，可用藿朴夏苓汤、三仁汤等方。热重于湿而见高热面垢、目赤头眩、口多秽浊、渴喜凉饮、便秘或下利秽臭、小便赤涩，舌苔干黄、脉濡数等症者，则以清热为主，参以化湿，可用王氏连朴饮、白虎加苍术汤等方。湿热参半而见身热脘闷、肢体倦怠、无汗则神烦、有汗则热不解、溲赤便秘或泻而不爽，舌苔黄腻等，治当清热化湿并重，可用甘露消毒丹等方。痰浊食滞内阻常佐辛温开泄，温热病过程中每因痰浊食滞阻遏气机，或热盛气滞出现胸脘痞闷、腹胀腹痛、甚则大便秘结等症，治疗上往往要配合使用辛温开泄。若一味凉润，不但不能清下其热，反易成凉遏而致壅结愈重，痞满益甚。常用的辛开之品有陈皮、青皮、薤白、厚朴、半夏、干姜、木香等。

临床使用时每与苦寒清热药、泄热通腑药（黄芩、黄连、大黄等）配伍，构成辛开苦降之剂或泄热通腑之方。诸药配合泄中有开，通而能降，善解郁聚之热，能使气机畅利，升降恢复正常，分别适用于温热病痰浊食滞内阻之痞证、宿食积滞内停、阳明腑实等证。另外，辛温开泄之品每兼行气之功，温热病后期阴虚气滞而见身热面赤、口燥咽干、胸脘胀闷、舌干红、脉虚细等症者，可将此法配合养阴药使用。

3. 关于回阳与救阴

伤寒少阴有回阳救逆的证治，在温病的治疗，某些阳虚气弱的变证、危重证可采用温阳益气方药治疗。其运用总以肤冷自汗，神疲气短，口不渴或渴不多饮，脉微弱或数大无力，无明显热象等为指征。常用方剂如参附汤、附子理中汤、小建中汤、四逆汤等，常用药物有附子、干姜、鹿角霜、黄芪、白术等。温热病危重证出现阳虚欲脱情况，而见手足厥冷、恶寒倦卧、冷汗淋漓、躁扰不宁、舌淡苔白、脉沉数等症时，往往须大剂辛热以回阳固脱，代表方为四逆汤及其加减方。若热闭心包，瘀塞心窍，表现神昏谵语，甚则昏厥发痉，不语如尸，目闭舌强，气短息促，扬手掷足，躁不得卧，手足厥逆，冷汗自出，舌质紫暗者，则需温阳与化瘀、益阴、固脱同用，可取王清任治疗瘟毒吐泻转筋的急救回阳汤。此外，温热病中后期兼气虚而见神疲气短、脉虚等症者，可配黄芪、白术、甘草、大枣等甘温益气之品，往往能增强疗效。

温热病治疗中运用温热方药是一种变法，因温热最易伤阴，且温热方药又多易损阴助火，所以使用时必须特别谨慎，掌握得恰到好处。温热病凡见有寒象或阳虚表现者，可以酌情使用温热方药，而不必过分拘于“宜凉不宜温”之说。但一般地说，温热方药可以暂用而不便久服。一旦寒象、阳虚情况消除而热势转著者，则仍然要回到苦寒清热法。除单纯阳虚寒盛的变证外，有时又当注意温热药物与清热之品的配伍。寒温药物的比例、用量则当视患者体质强弱、病邪的盛衰等情况而定。温热病后期多阴津受损，不可一见其热减身寒，即妄投温补，以防炉烟虽息，灰中有火。

十一、对历史上寒温之争的再思考

历史上曾经热闹过的寒温之争，现在已经偃旗息鼓，逐渐从人们的视野中淡出，似乎也没有重新再提起的必要了。但是作为历史上曾经出现过的事，有机会重新再认识一下，倒也未必就完全没有益处。它将有助于我们加深对整个外感热病的认识，通过寒温一度的对立，来搞清历史上热病证治的曲折过程，从而使我们进一步认识到寒温的不可分离、寒温统一的必要性，也正是站在了这个层面上，我们才能够更加清楚临床辨病辨证论治的重要性。

寒温之争有时在现实中也能看到它的影子，如现在的扶阳学派兴起等。但是，强调温药的运用可，否定凉药的效用则不可；作为纠偏，对某一方面重点强调可，而否定寒温的一体性则不可。临床用药自有一定的规律存在，中医辨证理法方药的基本规矩必须循蹈，不可背离。医学是科学，科学必须尊重客观实际，客观实际是不以个人的主观意志为转移的，所以在治法方药的运用中可以有自己的经验心得和习惯，但不应该掺杂进过多的个人好恶或偏见。

（一）寒温之争的缘起

中医外感热病学历史上曾有伤寒学派与温病学派长期激烈的争鸣，而发展至今渐渐趋向于寒温的统一，本文试从历史的源流方面展开，作一些归纳、思考和分析。

1. **伤寒的广义和狭义**

《黄帝内经》中对外感热病理论有多篇论述，如《素问·热论》中载："今夫热病者，皆伤寒之类也。""人之伤于寒也，则为病热。"《难经·五十八难》云："伤寒有五，有中风、有伤寒、有湿温、有热病、有温病"。此时已从病名、病因、病机、诊断、治疗、预后等诸多方面对外感热病有了一定认识。但对于"伤寒"这一概念，《黄帝内经》指病因，《难经》指病名，后世发展则是一直承袭《难经》之意。《黄帝内经》用"热病"泛指一切外感热病；而《难经》则以"伤寒"名之，并具广义狭义之分，广义伤寒为一切外感热病总称，包括中风、伤寒、湿温、热病、温病，狭义伤寒则是外感热病中的一种疾病。此期对于外感热病认识尚属寒温合论阶段，但这种概念内涵和外延的认识上的不统一性则是引发后世寒温纷争的主要缘由。

张仲景的《伤寒论》创六经病证的辨治体系，是对外感热病证治的全面总结，使临床诊治外感热病有纲可依、有法可循，以此构建成了统一的外感热病辨证体系。以后大多数医家对外感热病的诊治都是遵循和沿用仲景之法，形成了"法不离伤寒，方必遵仲景"的成规。但该书原则上虽是为广义伤寒而设，而具体内容则"详于寒而略于温"，这一事实也使后世医家进行新的探求及寒温争鸣成为必然。

2. **对时行、瘟疫、温病的强调**

王叔和在《伤寒例》中详细论述了伤寒、温病、暑病等10余种外感热病的病证，指出："中而即病者，名曰伤寒；不即病者，寒毒藏于肌肤，至春变为温病，至夏变为暑病。"葛洪在《肘后方》提出："伤寒、时行、瘟疫，三名同一种耳，而源本小异。”巢元方在《诸病源候论》中将诸多外感病分设“伤寒诸候”、“热病诸候”、“时气诸候”、“温病诸候”以论述，其将外感温热病从伤寒中分开论述的尝试给后世以启示，对后世伤寒说、温疫说、温病说均有很大影响。唐代孙思邈一方面对仲景尤为推崇，《千金翼方》中说：“伤寒热病，自古有之，明贤先哲，多所防御，至于仲景，特有神功。”同时又大量收集和创立许多治疗外感热病的方法，温病学中辛凉解表法、表里双解法、清热解毒法、气营两清法、凉血清热法、甘寒生津法、芳香开窍法多为其所创用。此期对于外感热病的病种认识非常广泛，在临证上已注意将伤寒（狭义）与温热病加以区分对待。

3. **宋代的伤寒学派**

宋代形成了伤寒学派，许叔微《伤寒发微论》说：“论伤寒而不读仲景书，犹为儒而不知有孔子六经也。”此期伤寒著作所论皆指广义伤寒，温病论治隶属于伤寒学说，且多以《伤寒论》方法通治温病，但实践中也逐渐认识到温病与伤寒应区别对待。韩祗和撰《伤寒微旨论》在宏扬仲景思想同时，又倡用辛凉解表之法，制方多用柴胡、薄荷、石膏、知母等辛凉清解之品。庞安时（《伤寒总病论》）与朱肱（《伤寒类证活人书》）均认为应变通仲景辛温解表方剂，应因地因时制宜灵活加减运用经方。陈无择著《三因方》中认为《伤寒论》六经辨治是针对感寒较轻之伤寒，所述中风实即伤风，且是为与伤寒鉴别而设，这使对于伤寒概念的认识有了新的变化。

4. **脱却伤寒辨证温病**

刘完素认为“六经传受，由浅至深，皆是热证”，“拂热郁结”为其主要病机，极力主张变革仲景理法方药，提倡寒凉清热为主治疗外感热病。这促进了温病从伤寒体系中脱离，因此有了“伤寒宗仲景，热病用河间”的说法。王安道《医经溯洄集》中明确指出温病与伤寒发病机理及治疗法则不同：“伤寒即发于天令寒冷之时，而寒邪在表，闭其腠理，故非辛甘温之剂，不足以散之，……温病、热病，后发于天令暄热之时，火郁自内而达于外，郁其腠理，无寒在表，故非辛凉或苦寒或酸苦之剂不足以解之”，认为温病不得混称伤寒。自此温病真正从伤寒的体系中分离出来，吴鞠通称：“至王安道，始能脱却伤寒，辨证温病”。此期医家对外感热病逐步从理法方药等方面进行变革，创立新说，并倡导温病应从伤寒体系中分化出来，寒温的分歧似乎自此而开始明显起来。

5. **温病学专著面世**

吴又可所著第一部温病学专著《温疫论》，提出戾气病因学说，首次从病因、感邪途径、部位等诸多方面对伤寒和温疫作出全面鉴别，在理论体系上将两者区别开，从而使温病的临床证治开始另外摸索独自的规律和体系。叶天士著《温热论》提出“卫之后方言气，营之后方言血”的温病卫气营血辨证纲领，这一纲领的确立成为温病学能够自成体系的标志，也是寒温两者理论体系对垒的开端，寒温之争由此激烈展开。吴鞠通著《温病条辨》提出：“上焦病不治，则传中焦，胃与脾也，中焦病不治，则传下焦，肝与肾也。始上焦，终下焦”的温病三焦辨证体系，这使得温病学理论体系更加完整。此时温病学发展成为与伤寒学派相对的另一重要的外感热病理论体系，从表面上看，伤寒和温病各有自己的天地，而且在治法方药上各有所到，相互抗衡。

6. **温病足以与伤寒相对立**

随着温病学理论体系的确立，出现了历经数百年的温病学与伤寒学派的激烈的学术争鸣。争论焦点集中在两方面：一是伤寒可不可以包括温病；一是《伤寒论》方可不可以治疗温病。伤寒学家虽然承认温病是一类独立疾病，但认为伤寒是一切外感热病总称，温病当包容其中，温病不能另列门户，自成体系。持此观点者首推清代陆九芝，陆氏指出：“凡病之为风为寒为温为热为湿者，古皆谓之伤寒……无人知温热之病本隶属于《伤寒论》中，而温热之方，并不在《伤寒论》外者”。(《世补斋医书·卷二》)“置六经于不问，不知《伤寒论》六经提纲本不独为伤寒而设，废《伤寒论》则六经失传，废六经则百病失传。”（《世补斋医书·论刘河间治温全用仲景伤寒方》）陆氏认为《伤寒论》不独为外感风寒而设，其六经辨证亦同样适用于温病，伤寒阳明病即为温病。陆氏否认卫气营血传变，否认逆传心包证，认为神昏皆属胃家。《伤寒论》中的白虎汤、承气汤、黄连阿胶汤、竹叶石膏汤、麻杏石甘汤、葛根芩连汤等，都是治疗温病的常用方剂。

近人陆渊雷也曾直斥温热学派之非：“晋唐以前，凡流行发热之病，皆谓之伤寒，其范围至广，故《黄帝内经》言热病皆伤寒之类。……凡哆口谈温热，欲与伤寒对峙者，皆谬妄弗可从”（《清代名医医案精华·序》)。恽铁樵在《药盦医学丛书·热病学》中也提出：“伤寒以《伤寒论》为准，温病亦当以《伤寒论》为准，凡《伤寒论》中祖方，用辛凉不参以温药者，皆是治温病之方。”

温热学派认为，伤寒与温病完全不同，在病因上，伤寒为寒邪，温病为热邪；在病机上，伤寒由肌表入，依六经演变，易伤阳；温病由口鼻入，有卫气营血、三焦的病机演变过程，易伤阴；治疗上，伤寒善用辛温，温病善用辛凉。因此有严格区别，概念上不能混淆。并且认为《伤寒论》虽是外感病的专书，但全部内容是为伤寒立，毕竟“详于寒而略于温”。太阳病篇中尽管也提到了温病的概念，但没有明确提出治疗方法，而对伤寒、中风则论述独多，治法详备，阳明病篇中的白虎汤、承气汤等，虽也可用于温病，但还不能适用于温病的全过程，故主张温病必须跳出伤寒圈子，另立新说，以羽翼伤寒。

在伤寒学派与温病学派争鸣的展开过程中，其实双方都会有一些过激的言论，现实中的矫枉过正也是常事，所以我们对那些主要医家的观点应当客观冷静地分析，注意理解和吸取其合理的成分，而不应该继续夸大其辞，以至于不能自拔。如果将寒温的概念作如下简单归纳（见图4），也许有助于思考和理解。

所属（温病包括在广义伤寒中）　　（温病与狭义伤寒平列）并立

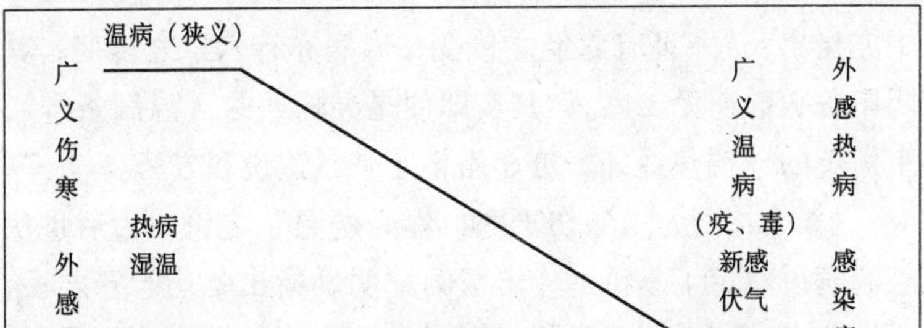

图4　伤寒与温病概念（范围）的古今变化

（二）寒温之争的利弊

寒温之争的弊端在容易将事物过于绝对化，使人陷入片面，寒温之争的好处是在一定程度上促进了思考，促进了寒温治法的进一步发展。

寒温关系复杂化始于晋唐，宋元之时愈加明显，清代温病学成熟之时，寒温关系复杂化导致了旷日持久的论争。其实，仲景时代温病与当今温病概念有很大不同，当时的温病系指仅发于春季，初起无恶寒表证的里热外发型热病，即伏气温病，而现时温病刚指发于四季的温热病，且初起多有恶寒表证，由表入里，与仲景所云伤寒、中风证候难以区别。前者治当清泄里热，后者则应发汗解表。

清代后期一些医家开始了将伤寒与温病两种学说融汇起来的尝试，主要以俞根初、吴坤安、杨栗山等为代表。俞根初与吴坤安均认为伤寒为一切外感热病之总称，在辨证体系上主张以伤寒六经辨证体系为支架，参合温病卫气营血和三焦辨证来认识和概括外感病的发生发展、演变的规律，从而形成兼取寒温的统一辨证体系。杨栗山在《伤寒温病条辨》中亦指出："寒证有六经之传变，温病亦有六经之传变，其阴阳脏腑顺逆无二也。"其实即便是吴鞠通的《温病条辨》，王孟英的《温热经纬》亦多融汇了仲景论说和方药。

《黄帝内经》"冬伤于寒，春必病温"之论，为后世伏气温病说奠定了基础。《伤寒例》明确指出冬伤于寒之后，不即病者，寒毒藏于肌肤，至春变为温病，至夏变为暑病。至此伏寒成温的伏气温病说形成，即认为温病只发于春季，其病因是伤于寒邪。仲景论温病证候云：太阳病，发热而渴，不恶寒者为温病。此处，“太阳病”三字，不是指“脉浮，头项强痛而恶寒”的提纲症，而是发病第一日的代称，因为恶寒是太阳病的必备证候《黄帝内经》有“伤寒一日，巨阳受之”，仲景亦云“伤寒一日，太阳受之”。《伤寒论》对温病初起不恶寒的叙述更为明确：“从立春节后，其中无暴大寒，又不冰雪。而有人壮热为病者，此屆春时阳气发于冬时伏寒，变为温病。”立春节后，冰雪消融，春暖花开，又无突起的风寒，病者不可能在近期内感受寒邪，发病即壮热而渴，卫不恶寒，可知其为里热外发。当时对温病的治疗。因其发病即属里热亢盛，无恶寒表证，故无须发表取汗，治当清泄里热；又因无恶寒表证，非麻黄汤、桂枝汤之证，故知仲景必不以麻桂辛温之剂治无表证之温病；因温病为里热亢盛，其白虎、柴胡、承气诸方势所必用。

晋唐时期，伤寒与温病的界限已有混淆模糊的趋势。《肘后方》中载有：“贵胜雅言总名伤寒，世俗因号为时行，道术符刻言五温，亦复殊，大旧终止是共途”的观点。在治疗上主张“伤寒有数种，人不能别之，令一药尽治之者，若初觉头痛肉热，脉洪起一二日，便作葱豉汤……”。《小品方》的作者对此持不同看法，并据《伤寒例》中的观点，论述了伤寒、温病和时气的不同，但较少言及温病的证候。《诸病源候论》以“日传一经”论述温病诸候，究其实质乃承袭伤寒诸候加以铺张而成，不仅无所创见，而且使本已有所混乱的温病与伤寒的界限更加模糊不清。《诸病源候论》对伤寒表里证在证候与治法上的区别，作了更为详细的论述：“伤寒一日至二日，病在皮肤，名为在表。表者，阳也，法宜发汗。今发汗而不解者，此是阳不受病。阳受病者，其人身体疼痛，发热而恶寒，敇嗇拘急，脉洪大，有此证候则为病在表，发汗则愈，若但烦热，不恶寒，身不疼痛，此为表不受病，故虽强发其汗，而不能解也。”充分说明汗法仅可用于有表证的温热病。

朱肱《类证活人书》云：“夏至已前，发热恶寒，头痛身体痛，其脉浮紧，此名温病也。春月伤寒谓之温病，冬伤于寒，轻者夏至前发为温病。”这是所见温病有恶寒表证的最早记述，寒温关系复杂化约发端于此。朱氏观点被南宋名医郭壅继承并加以阐发，他说：“假令春时有触冒，自感风寒而病发热恶寒，头痛，身体痛者，既非伤寒。又非疫气，不因春时温气而名温病，当何名也？如夏月之疾，由冬感者为热病，不由冬感者为暑、为暍，春时亦如此。”郭氏春时感受风寒而病，有恶寒表证的新感温病说，与后世温病学有着明显的继承关系。王安道继承了仲景关于温病初起不恶寒，治当清热的学术观点。他说：“观此则知温病不当恶寒，而当渴。其恶寒而不渴者，非温病矣。”“温病、热病后发于天令喧热之时，佛热自内而达于外，郁其腠理，无寒在表，故非辛凉或苦寒，或酸苦之剂，不足以解之。”王氏此论说明温病是里热外发，初起便须清泄里热，勿须发汗解表。吴又可著《温疫论》亦宗仲景“发热而渴，不恶寒者为温病”之论。清初汪琥亦云：“此温病由温气而得，故不恶寒。初起便即发热而渴也。”如上所述，诸医学名家均认为温病只发于春季，初起发热而渴，无恶寒表证，属里热外发，故治之勿须发汗解表，而当施清解之法。

叶天士云：“盖伤寒之邪留恋在表，然后化热入里，温邪则热变最速。”温邪既可以热变，说明其为病初期不热，或亦有恶寒表证。“其在卫汗之可也。”用汗法治疗的卫分证，亦属表证无疑。吴鞠通对仲景温病不恶寒之说采取明确的否定态度，他说：“仲景所云不恶风寒者，非全不恶风寒也。其先也恶风寒，适既热之后乃不恶风寒耳。”吴氏不仅明确表示温病初起有恶寒表证，而且所论温病包括冬温、秋燥、暑温、湿温、温毒、温疟等四时温热病。温病学说发展至此，其概念已转化为发于四季，初起有恶寒表证的温热病，治当发汗解表。其与伏气温病说之仅发于春季，无恶寒表证，治当清泄里热的学术观点有了明显的区别。

如前所述，伏气温病说源远流长，影响深广，但至清代温病学成熟之时，温病一词的含义发生了很大变化，即认为温病可发于四季，初起恶寒表证，治当发汗解表，使温病与伤寒的关系陷于复杂化。

自温病概念变迁之后，其与伤寒的界限便由模糊而重叠起来，使伤寒与温病融为一体。温病学认为伤寒与温病初起皆有恶风寒表证，但伤寒多见于冬季，在证候上恶寒重，发热轻，鼻流清涕，口不渴，脉浮紧或浮缓。并以此与温病之发热重，恶寒轻，流浊涕，脉浮数相区别。然而靠这些细微的差别是难以区分伤寒与温病的。因为温病之恶寒轻，不可能轻于伤寒之恶风；发热重也不可能达到壮热烦渴的气分或阳明阶段；桂枝汤证之“鼻鸣干呕”，麻黄汤证之“无汗而喘”症，绝非鼻流清涕之意；脉浮紧或浮缓，不是脉浮迟。况且麻桂方皆可用于脉浮数者，如原文云：“脉浮而数，可发汗，宜麻黄汤。伤寒发汗已解，半日许复烦，脉浮效者可发汗，宜桂枝汤。”“服桂枝汤，大汗出，脉洪大者，与桂枝汤如前法。”所以，温病学的卫分证与仲景所论伤寒表证并无明显区别。入里化热之后，其清解攻下之法亦无二致。故温病学论治的证候，亦不出仲景书外。其所不同者，主要在于对原因的认识和解表方药的温凉差异。中医是通过分析病证来归纳病因的，即审证求因。

温病概念演变之后，其证候已与伤寒难以区别，其病因又何以能截然相反？故外感热病为伤于寒和感于温热的不同病因说，是古今医家在认识上的差别所造成，而非从不同证候中审出或求来，故不是区别伤寒与温病的根据。划分伤寒和温病，应以证候为据，切不可胸中先横一个寒字，或先有一个温字，然后强行割裂。外感热病的辛温发汗和辛凉解表法，被看成是伤寒和温病表证治法不可逾越的界限。但是，仲景对伤寒表证并未言“当辛温解表”、或“当散寒邪”，而只云“当解表”、“当发汗”。而且其对麻桂取汗十分谨慎，除严格限定适应症之外，还嘱以少量多次服用，取微似汗出，中病即止，并要温覆、啜热稀粥以助药力，而不肯多用热药。其慎汗若此，说明辛温解表方药虽可用，而又难于运用，稍有不慎即成误治，变为坏病。仲景对误汗后变证详加论述，达60余条，也说明了这一问题。

辛凉解表虽为温病学治疗外感热病表证的主要方法，但也不可过用寒凉，否则表闭不解，病也不去。正如叶天士所云；“在卫汗之可也，到气才可清气。”说明不到里热亢盛的气分阶段，就不可应用寒凉药物直折其热。章虚谷也云：“邪在卫分，汗之宜辛平表散，不可用凉，清气热不可寒滞，反使邪不外达而内闭，则病重矣。”吴鞠通也将桂枝汤列为第一方，用以治疗有恶寒表证之温病。此虽遭后世讥议，但其立论必有所凭。总之，辛温、辛凉发汗，皆取其辛散透邪，否则过温则有碍病势之热，过凉则闭其腠理，使邪不外达，故均非所宜。

温病概念的演化导致寒温关系的复杂化。寒温关系复杂化的实质是伤寒与温病在初起证候上的差别消失，其治法和病因学说也因之而完全相同。即温病学所述之温病，与仲景所论伤寒、《黄帝内经》之热病、其证候无别，治当同法。

（三）寒温由争鸣而趋向统一

在寒温论争中，不少医家都强调不可以伤寒法治温病，但“伤寒法”非温法之代称。其实汗吐下和温清消补俱备于《伤寒论》中，加减化裁均可用于温病的临床证治。其清下法之于温病正治，尤为不可或缺。仲景虽以辛温之剂发汗解表，但如前所述，其在《伤寒论》反复明示慎汗取效之法则，并未教人滥用温热剂。辛温解表或热药取汗由来已久，亦非仲景所创。在需要解表的情况下，仲景非常谨慎地使用。《肘后方》、《千金》、《外台》之中已收有一些辛凉解表之剂，宋代韩祇和倡“伤寒乃伏阳为热”学说，发汗解表全不用仲景方药，而是按不同时节，自制辛凉清解之剂，开辛凉解表之先河。其后庞安常、朱肱在仲景麻桂方中加入石膏、知母、黄芩、葛根等寒凉之品，变辛温之方为辛凉之剂，使古方得以新用，颇为得法，后世多予遵从。庞安常、郭壅等力辨寒温不同，治有别法，反对以麻桂辛温之剂治一切外感热病，亦为辛温解表难用论之变说。以后刘完素、张子和等对辛凉解表的治法方药也都有发挥。

吴鞠通对王安道的评价甚高，认为王安道“始能脱却伤寒，辨证温病”。但是，王安道不云辛温发汗之难用，也不言不可以麻桂方治温病，却提出："法也，方也，仲景专为即病之伤寒设，不兼为不即病之温暑设"。由此，认为仲景方不可治温病的观点盛行，影响延续至今。但王氏所云温暑之病，系伏寒外发，无恶寒表证。既无麻桂之证候，何有用麻桂之道理！设其证壮热而渴，不恶寒，仲景白虎、承气等汤加减化裁，又何以不能用！故若云不可以麻桂方治温暑则可，若言仲景方不可治温暑则非，因仲景非仅麻桂两方。王氏不仅错误地认为仲景方不能治温病，而且倡导非大剂辛温不足以治伤寒，大悖仲景之旨。致使人们局限于外感病名上的差异，而忽视《伤寒论》辨证论治的基本学术思想。

仲景书中所述的温病，是仅发于春季，初起无恶寒表证的里热外发型热病，与起病就恶寒明显的其他伤寒病在证候和治法上有显著的区别，故分立两名。但其后温病的概念逐渐发生了演化，故其与伤寒在证候上已无区别，治当同法。病因之伤于寒邪和感于温热，仅为古今医家的不同认识而已，并非区别伤寒与温病的主要依据。辛温、辛凉解表，皆取其辛散，过温过凉，均非所宜。但辛凉比辛温易施，少有变证。当然从辛温发汗到辛凉解表，也经过了漫长的历史过程，这体现了外感热病表证治法的进步。

关于历史上的寒温之争，是否可以形成如下共识：①伤寒在前，温病在后，临床对热病病因病机的认识大体有个先后的过程，这个认识是基于临床实际疗效的，因为具体的治疗非此即彼，所以容易对立；②后世医家对伤寒有误解，将伤寒与温药相应，以至于产生了伤寒方不能治温病的看法；③寒温争论的好处是曾经促进了温病学派的发展，不好的地方是医家观点偏激，导致临证治法用药的局限，最终自缚手脚；④只有具备了历史的眼光以及相关的现代医学知识，才能比较全面而且相对正确地看待曾经发生过的寒温之争。

十二、外感热病辨证论治的一体化

只有今天，我们才具备了心平气和地讨论这一问题的前提。从伤寒到温病，中医外感热病的证治应该是一元的，但由于伤寒六经确立以后，又有温病卫气营血的出现，历史上曾经有过的寒温之争，常常给人以寒温对立的二元世界的感觉。时至今日，不少有识之士致力于寒温的统一工作，如何能够将二者完好地结合在一起，既方便运用，又能够为大家所接受，是一个现实问题。以六经统寒温未尝不可，但由于历史上有过寒温之争，现在又有伤寒和温病的课程分割，所以在现实中多少肯定会有抵触，但是作为学术见解可以成立。其他的一些归纳统一方法，如祝味菊的五段说，也是偏重在六经的解说。为了避开伤寒和温病的流派之争，也有提出以八纲统寒温的，如万友生的寒温统一论，也许这样的做法更加符合实际，容易为大多数人所接受。

热病证治体系，比用什么命名更重要的是，应该能够包容寒温论治的主要内容，也就是在这个体系中寒温都有自己恰当的位置，相互和谐而无抵触。伤寒和温病，合则利，分则败，二者在临床上应该是相得益彰。作为我们今人，应该从历史源流上对二者加深理解，加以把握，不能够仅知其一，不知其二，更不能偏执一端，而不及其余。

（一）六经、卫气营血、三焦辨证的相互关联

外感热病阶段性传变的一般规律，以六经、卫气营血、三焦来表达，此三种辨证方法是关联与统一的，其相互关系可用示意图形象地加以概括（见本书111页图2）从六经辨证到卫气营血辨证，再到三焦辨证，形成了中医治疗外感热病的基本框架，六经辨证在先，卫气营血和三焦辨证是它的补充，这样的辨证方法总的可以看作是对疾病阶段性的把握，图示中用初中晚、上中下，三段或三层式来归纳表示，可能过于简化，只是表达一个大致的意思而已，即对外感热病的把握，重点在明确阶段性的变化规律，分别采取相应的措施，

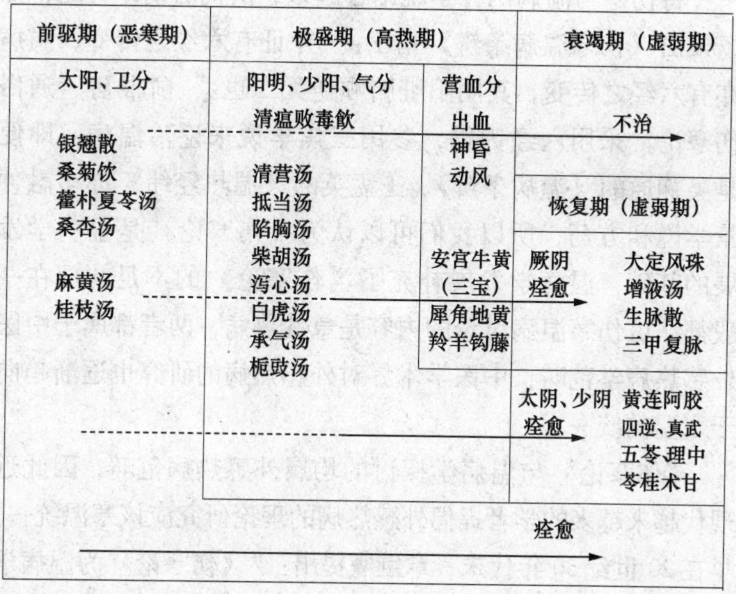

图5　寒温证治的一体化

中医外感病辨证的基本点就落实在此。当然更应注意传变的常与变，而不应胶柱鼓瑟。

如果把热病作为一个整体看，而且本着一切从临床实际出发的原则，那么寒温的认识、寒温的治法方药就可以作如下的归纳了。再结合一点现代医学的认识，其实无论六经，还是卫气营血，都可以找到自己的位置（见图5）。寒温并不对立，寒温缺一不可。在临床的治疗中，任何具体的治法方药都有一定的针对性，一定要在整个体系中找准它的位置。事物有常也有变，一般总是在理解了常以后，才能通达于变。

（二）寒温相悖有违辨证论治的原则

将伤寒与温病两种学说结合起来，清代后期即有之，如杨栗山《伤寒温病条辨》指出："寒证有六经之传变，温病亦有六经之传变，其阴阳脏腑顺逆无二也。"俞根初《通俗伤寒论》采用六经为纲，参用三焦学说来论治温病。即便是吴鞠通的《温病条辨》、王孟英的《温热经纬》亦多融仲景学说和方药，所以我们可以认为《伤寒论》是温病学发展的基础，温病学发展补充了《伤寒论》的不足。现在一般都认可伤寒温病讨论的内容是急性热病，两者都属于中医外感热病学范畴，中医学术界对外感热病的研究也逐渐趋向于寒温的统一。

《伤寒论》与温病学探讨的均属外感热病范畴，因此近现代越来越多的学者提倡外感热病的理论研究应该寒温统一。早在20世纪50年代末，章巨膺提出："《伤寒论》为温病学奠定了基础，而温病学说的成就乃是伤寒论的进一步发展，这是伤寒温病所以有条件统一起来的先决条件。"50～80年代万友生先后发表和出版了《寒温纵横论》、《寒温统一论》、《热病学》等论著，万氏强调："外感伤寒和温病两说，分开来各有缺陷，合起来便成完璧，因而是必须统一的"，主张伤寒和温病的辨证论治可以在八纲的基础上统一起来。裘沛然也力主"伤寒温病一体论"，明确指出"六经与三焦不可分割"，认为"六经本自包括三焦"。张伯讷认为伤寒与温病两者均同属于外感热病，在理论内容上也同属于阐释外感热病的辨证层次和治疗规律，这就构成了伤寒学说与温病学说之间能够统一的基础。方药中指明伤寒学派与温病学派均继承了《黄帝内经》的外感六淫为主的病因学说，温病学派继承了伤寒理论，并将《伤寒论》中许多代表方剂，几乎全部纳入三焦、卫气营血辨证论治体系中。

当然也有学者认为目前还不具备将伤寒与温病融为一体的条件，如周永学认为勉强统一必将影响两种学说的完整性和科学性，目前对于外感热病病因、诊断、辨证等方面还需深入研究，要通过"积累大量的系统的科研新成果、新理论，伤寒温病的统一才会水到渠成。"中医外感热病学发展至今，有秦汉至金元以前的寒温合论，有元末明清寒温的对峙，也有近现代的寒温融合地寒温之间的争鸣有力地促进了学术的发展。伤寒学说与温病学说均是讨论外感热病的理论，两者一脉相承。三种辨证方法各有特点，均阐明了病邪由表入里，由浅入深侵入人体所引起的机体病理变化，反映了疾病发展的动态观、辨证观，从宏观角度讲具有共性，因此寒温统一逐渐为众多医家所共识，目前仍未得到统一公认的方案。无论以六经统温病，还是以卫气营血统六经均容易丢弃原理论体系中的许多精华之处，而分期论治的方案又比较容易陷入僵化状态，显现不出原有三种辨证体系的整体观、动态观的优势。但寒温统一是外感热病发展的必然趋势，这样做能使人们更为全面地把握整个外感热病的辨证发展规律，目前仍需对其理论从多方努力，进行深入研究，以期达到更为满意的认识。

《伤寒论》确立了比较完整的六经辨证论治体系，通过六经来识别、权衡“正”与“邪”之间的关系，即现代医学所称的导致疾病的致病毒力和人体反应的抵抗能力之间的胜负问题。外来致病因子称为“邪”，人体抗病自卫能力称为“正”。三阳证是正气盛、邪气实的病势，是人体自卫抵抗能力强盛的表现。三阴证是正气虚、邪气盛的病势，是人体自卫抗病能力不足或衰竭的表现，因此六经辨证的出发点是在整体观点的基础上，通过全面观察，分析综合而产生的，它的治疗法则也是在这个基础上确立的，所以《伤寒论》六经辨证是仲景对外感疾病病机变化规律所作的理论概括。它详细阐述了六经病证的阴阳、表里、寒热、虚实及理法方药的具体运用。

温病学说则创造性地建立了卫气营血与三焦辨证论治体系，它在本质上也是对热病特别是对传染病的共同规律所作的总结，它为温热病的不同类型（或证候群）确立了处方用药的依据，并且提示了各自的病理机制及其传变规律。由此可见，尽管伤寒温病有着历史上的纷争，但是它们讨论的基本内容都是当时临床最多见的热病，它们立论的基础同样是辨证论治，它们的思想方法同样是从整体观点出发的，所以它们的精神实质应该是一致的。

关于寒温的统一，我用如下的图示（图6）。从整个临证治疗看，寒温不可能也不应该互不相容。图示中实际已经

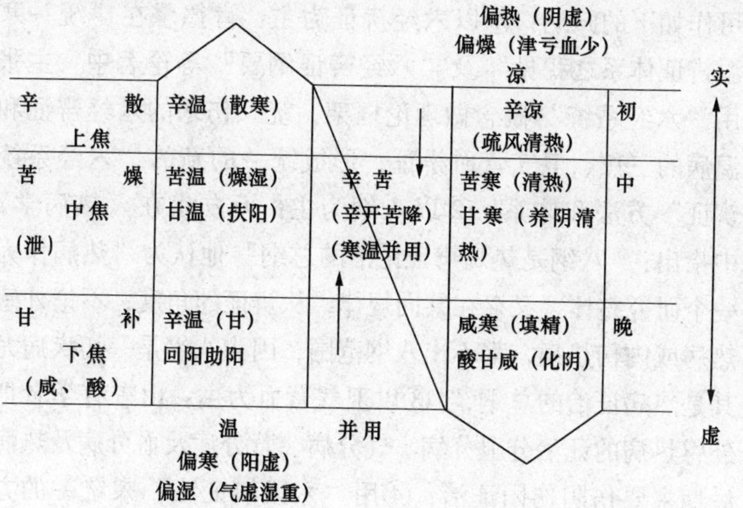

图6　寒温统一治法方位表示

含有六经和卫气营血、三焦的意思，并且将辨证与治法、药物结合了起来。药物的四气五味、升降浮沉是最基本的认识，在治疗时必须重视，几千年方药的积累数以千万计，明于此，可以执简驭繁，因为证的基点也无非是寒热虚实而已。辛温可以散寒，辛温可以助阳，甘温补中也是常法。苦寒可以泄热，甘寒可以养阴，咸寒填精也是常法。走在两边的温升寒降可以纠偏于一时，有立竿见影之效，走在中间的寒温并用则多用于慢性化了的错杂状态，临证无急功近利可图。寒热虚实，润燥升降，也可以说是一张方位图，各种治法方药都可以在这里找到自己的位置。

（三）关于寒温统一的种种方案

寒温如何统一，见仁见智，提出的方案不少，举其要者可作如下的归纳：①以六经辨证为主：肖德馨在“统一寒温辨证体系之我见”及“六经辨证纲要”等论著中，主张用“六经系统”概念做理论框架，统一伤寒的六经辨证和温病的三焦、卫气营血辨证，形成统一的新的“六经系统辨证”方法和体系；②以八纲为主：万友生在《热病学》中指出：“八纲是热病辨证论治的总纲”他认为“热病作为一个研究整体，又存在共同规律，从辨证的角度，不论外感热病或内伤热病，都不出八纲范围，因为八纲是一切疾病尤其是热病证治的总纲，”③以卫气营血为主：山东有学者把外感热病的证治分卫分病、气分病、营分病及血分病及热病后期主要伤阴伤阳证治；④用“六段辨证法”来统一的方案：斐正学把外感热病按太阳病、少阳病、阳明病、营分病、血分病及亡阴亡阳六个病进行辨治；⑤用分期辨证方法来统一的方案：上海有学者提出把外感热病分为实证期和虚证期进行辨证论治。实证期分表证、半表半里证。里证、虚证期分阳虚证、阴虚证；⑥祝味菊的五段说（参见本篇的“17 伤寒的六经病和祝氏的五段说”）。以上的罗列，可以说是萃集了伤寒和温病治法方药的精髓。关于寒温的统一，较多主张以六经为基本框架者，尽管于事理亦未尝不可，但也许八纲较为中性一点，便于大家接受。当然，临证关键也不在于形式上的统一，更加重要的是我们人人都能将前人留下的方药娴熟于胸，灵活地用于实践中而取效。

关于寒温统一采用什么形式，个人认为用六经的表述比较合理，符合历史，也不违背临床，六经的包容大，六经更加传统。当然现在也不必急于马上确立一个大家都能接受的方案，现阶段主要应该着眼于学术的交流和沟通，加深理解伤寒和温病，使大家都能有一个全面而清楚的认识。

下面我们还是重点介绍一下万友生的《寒温统一论》，万氏的观点有一定的代表性，应该说伤寒和温病学派都容易接受，因为他避开了直接用寒温表述，而是以八纲分证，以六经、三焦、卫气营血分目，纲举目张，力主以八纲统寒温。他的具体归纳如下（见表2）：

表2　用八纲对寒温治法方药的归纳

八纲			原称	代表方（参考方）
表寒	实		太阳病	麻黄汤、青龙汤、人参败毒散、川芎茶调散
	虚			桂枝汤、桂枝加桂汤、黄芪桂枝五物汤
表热	实		卫分证	银翘散、桑菊饮、桑杏汤
	虚			七味葱白饮、加减葳蕤汤
半表半里			少阳病	小柴胡汤、蒿芩清胆汤、达原饮
			少阳兼太阳	柴胡桂枝汤
			少阳兼阳明	大柴胡汤、柴胡陷胸汤
			少阳兼三阴	露姜饮、厚朴草果汤、扶阳汤
温热	实	湿热	气分证	白虎汤、（加减）承气汤
			营分证	清营汤
			血分证	犀角地黄汤、化斑汤、三宝
		里热	上焦证	三仁汤、藿朴夏苓汤
			中焦证	正气散、连朴饮、甘露消毒丹
			下焦证	五苓散、猪苓汤、白头翁汤
	虚		上焦证	生脉散、清燥救肺汤
			中焦证	增液汤、益胃汤
			下焦证	黄连阿胶汤、加减复脉汤、大小定风珠
里寒	实		上焦证	瓜蒂散、桔梗汤、三物白散
			中焦证	大黄附子汤、三物备急丸
			下焦证	椒桂汤、天台乌药散
	虚		太阴病	理中丸
			少阴病	四逆汤
			厥阴病	乌梅丸

从治法角度考虑，寒温从来是一体的，但寒温又是对立

的，张景岳所谓“以寒热分阴阳则阴阳不可混”。在外感热病的过程中，寒热容易出现极端的表现，临证必须及时加以纠正，但病程有久暂，病位有深浅，体力有盛衰，邪毒有强弱，决定治法方药之前必须有一个综合性的判断。简单一点，可以用表里寒热虚实来归纳，复杂一些则还是六经和卫气营血等表述比较到位，由于伤寒和温病的证治各有所到，故也许用八纲来展开可以减少些无谓的争执，但八纲又总嫌过于简单和僵硬。

寒温统一，是针对伤寒和温病而言。中医对外感热病的证治，从秦汉到明清，经历了一个较为漫长的历史过程，随着温病学派的崛起和温病学说的形成，曾一度出现了温病和伤寒之间激烈的学术争鸣。从寒温争鸣来看，不管对伤寒和温病给予怎样的概念界定，均属外感病是确信无疑的。另外，寒温本是合一的，即统归于广义伤寒，所谓“伤寒为外感百病之总名”（《通俗伤寒论》）。温病学派并未否定伤寒，而是认为将伤寒等同于外感有欠确切，更因伤寒六经中的具体方治难以完全适用于温热性疾病，故另创新说另立规矩以满足临床的需要。正如吴鞠通《温病条辨》所述：“是书虽为温病而设，实可羽翼伤寒。……伤寒自以仲景为祖，参考诸家注述可也；温病当于是书中之辨似处究心焉。”可见，温病学家也不否定伤寒，目的是补充和发展，而不是代替。伤寒产生于前，详寒略温，已成定局；温病继承于后，详温略寒，亦成体系。伤寒是温病的基础，温病是伤寒的发展。因此，由寒温争鸣导致的寒温分立，乃是外感病证治中的不同经验流派的各有所到，二者只有合一才能全面准确地认识和处理外感疾病。

最后将寒温统一的观点加以总结的话，如下要点必须注意：①六经和卫气营血及三焦辨证其实是共存的，二者相合才使热病的证治更加完整；②只要站在临证的立场上，就容易理解寒温的一统，把寒温的任何一端强调过头都是不合适的；③寒温统一后建立的辨证框架，应该比六经的内容更加细化，比卫气营血的内容也更加全面；④寒温一统的辨证框架，其实提供的是临床辨证的基础，所以它应该持有更大的容量，亦即在辨证中具备更大的普遍适应性。要做到这一点就应该汰尽门派的偏见，站到一个更高的地方。

十三、关于伤寒的广义和狭义

关于伤寒的狭义和广义，是一个历史的话题，也是一个临床的话题。明白伤寒含义的狭和广，将有助于我们对许多问题的认识和讨论。以下试作展开，不当之处，请同道指正。

（一）广义伤寒即热病

在《黄帝内经》中，伤寒作病因解者多，如“伤于寒邪，发为热病。”“今夫热病者，皆伤寒之类也。”“冬伤于寒，春必病温。”等等，不一而足。自《难经》的“伤寒有五”说一出，伤寒作为病名，含义就有了广狭之分。热病也好，伤寒也好，都是在寒热二字上做文章，体现人对寒热的敏感，以及寒热的客观可见。总之，寒是因，热为果；寒先见，热后发；寒要汗，热用泄。所以要理解《伤寒论》，有必要先把眼光移到《黄帝内经》、《难经》的时代，当时对热病已经形成的认识不可不知，因为这是以后发展的基础。《难经》的“伤寒有五”说以后，在历史上将伤寒作广义或狭义解者均多，由于各自的着眼点不同，常常会导致混乱。将伤寒作狭义观者，力倡温热学说，但一直到明清，哪怕是温病学派面世以后仍有坚持广义伤寒者。有一个事实也必须尊重，即温病学派形成后，对伤寒病名的理解已经难以划一，所以仍旧沿用伤寒，就有问题。不得已还是回到

《黄帝内经》所称的“热病”二字为好，或者称外感热病，则大家都容易接受。

（二）狭义伤寒的实际存在

概念的广与狭也是相对的，太阳伤寒为狭义伤寒，《伤寒论》的伤寒则为广义伤寒。若以历史上整个热病为广义，则汉末仲景所经历的“伤寒”就是狭义的了。在汉代末年，张仲景所经历的“伤寒”究竟是什么疾病，这应该属于狭义的范畴。众所周知，仲景所处的年代，气候寒冷，战乱频繁，疫病流行，同时临床的治疗经验积累也达到了一定的水平。不少文章探讨张仲景所经历的伤寒到底是什么病，从当时的政治、经济等方面展开，此在文献学上有极大的意义，应该视为《伤寒论》研究的重要内容之一。最近读到一篇文章，印象非常深刻，这里不妨稍微介绍几句。该文提出了“克罗米亚—刚果出血热”（新疆出血热）的说法，作者认为中国汉代曾流行的这种以虫媒病毒为传播源的疾病，其病程发展经过与伤寒传经过程表现极为相似，特别在疾病的转归方面，二者完全一致。这种疾病当时被称作“伤寒”，这种疾病西域自古即有，由于生态环境与社会历史的变迁，促使该病一度由西域传入中原，隋唐以后消退。文中所讲的道理，值得认真参考，这应该看作是对狭义伤寒的探讨。文章提出，在东汉时期，人们对疾病的认识还只能遵循从个别到一般的过程，尚不具备为多种或全部外感热病做总结的条件，这样的看法同样发人深省。历史在这里开了个玩笑，随着当时流行的出血热消失，伤寒从狭义一跃而为广义。当然坚持将伤寒作狭义解者仍然不乏其人。是耶非耶，各执己见，竟然到了互不相让的地步。

（三）《伤寒论》针对的是广义伤寒

宋以后，对伤寒的理解走向两端，且壁垒分明。作广义解者，提倡执六经而驭百病；作狭义解者，想要废伤寒而立温病。《伤寒论》由汉及宋，开始广为传播，得以提升，成为临证的指导。宋以后对《伤寒论》的学习和研究兴盛，并且形成一定的局面，宋版《伤寒论》所起的作用当予以足够的重视，校正医书局所付出的努力功不可没。这一变化倾向提示了中医临床经验的总结和提高，并且具备了较为普遍的指导意义，也可以视为时代的需要吧！对《伤寒论》广泛的学习和探讨，催生出一代又一代的名医。原来“外感宗仲景，热病用河间”，一变而为“以六经钤百病”，仲景也被尊为医中之孔圣。宋版《伤寒论》可以看作临床经验的大总结，这是伤寒向广义方向的提升。与此同时，我们也不得不正视事物的另一面，即宋元以后温病学派的兴起，既然真伤寒不见，就有必要“脱却伤寒，辨证温病”，于是有刘河间、王安道、吴又可，及至清代温病名家迭出。温病学说的兴起，与广义伤寒形成对峙，又把伤寒挤到了狭义的一边，表面上看，寒温各占一半。其实不管医家的主观意识如何，事实上都是在积累热病治疗的经验，都是在为广义伤寒作补充。《伤寒论》作广义解，可以容纳后世温病的临床证治。尽管宋版《伤寒论》有了脱胎换骨的变化，但是汉代“伤寒”的痕迹依然深刻，另外临床上对热病的经验和认识从来不会停止，所以在理解上不可避免会有两个极端。对历史上的寒温之争从狭义广义去想就容易明白些，即与温病相对的是狭义伤寒，而可以包容温病的是广义伤寒。目前，为了避免产生歧义，用外感热病称呼应该更加合适。伤寒是温病的基础，温病是伤寒的发展，伤寒在前，温病在后，这无疑是站在广义伤寒的立场上的，当然用于整个外感热病也无碍。

（四）六经是广义伤寒的灵魂

讲《伤寒论》的临证指导，是指广义的伤寒，六经辨证正是建立在这一基础上的。六经是《伤寒论》的灵魂，不管广义和狭义。六经源自经络，经络可以区分，经络互有联系，可以区分是因为有相对的独立性，互有联系则产生进一步的传变和重叠。六经作为一个抽象出来的框架，具有普遍的适用性。对每一个具体病证都能够用六经去衡量，六经由经络而气血、脏腑、病邪，成为一个涵盖和包罗甚广的体系，成为一把方便实用的尺度。外感热病的治疗有明显的阶段性，外感热病的治疗与病机密切相关，阶段性的变化中体现出病机的不同。显然，一切都可以用六经病证来归纳和表达，六经中有脏腑经络，六经中有寒热虚实，六经中有表里轻重，六经中有升降沉浮，六经中有干湿润燥，……六经是个布局，后世的补充与发展，大体于此都可以发现痕迹，找到归宿。六经病证给人一个临床证治的框架和方位，最初是用来应对热病的证治，后世医家悟出了百病皆然的道理。也就是说，六经辨证实在是可以应对百病的，这就是《伤寒论》奠定临床辨证论治基础的最好注脚。六经病证的正治是常，是框架；合并病、传变、兼变证是变，是延伸或重叠。六经分看各有一个格局，合看又反映了某些病证的规律。三阳的重合处是合并病，太阴、少阴的重合是程度和范围的表示，少阴、厥阴的重合表达了二者均为最后的极期，都有厥热胜复的问题。狭义伤寒无疑是在广义伤寒的统辖之中，大道理管小道理，一般规律如此。

（五）伤寒六经成为中医临证的基础

搞清楚广义伤寒六经的目的，是为了把握住临证的治法和方药，汗吐下和温清消补，治法以六经来区分，井然有序。六经病证的代表方，把各个板块的证治规定，如麻黄汤、桂枝汤、白虎汤、承气汤、柴胡汤、理中汤、四逆汤、乌梅丸等等，由此再深入，则有青龙汤、陷胸汤、抵当汤、泻心汤、五苓散、茵陈蒿汤、黄连阿胶汤等等，再往深走，则又有更加细微的方药加减变化。用药有太过不及，汗吐下之际尤当注意，所以在六经之外，又有可不可作为补充。六经病证的正治，也即最具有代表性的治疗方法，是六经证治的根干。在充分理解了这样的框架以后，才可以做进一步的延伸，否则就是舍本求末，难以得其要领。从整个外感热病的治疗过程看，太阳为初期的汗法，阳明和少阳为中期的清法，太阴为中期的温法，少阴为末期或应急时而用的回阳救逆法，厥阴理当扶阳顾阴，可惜原文脱漏反映不全。六经传变可以作为参考，但不必过分拘泥，有是证，用是药，此为辨证论治的基本原则。六经方治后面的空白框内，可以用仲景的相关方剂填入，也可以用后世医家的方剂进行补充，当然也可以将现代临床的经验采纳进来。收起来很简单，放开来很复杂，一收一放之中反映出事物的内在规律，这也许正是广义伤寒六经的胜人之处！

(六)应该重视对伤寒六经的理解

时代变迁，西学东渐。近代对《伤寒论》的理解也站到了更广更高的层面，此以民国时期的祝味菊、陆渊雷先生为代表。这里不妨引一点祝味菊先生对六经所作的五段论说：“疾病之来，引起体工之反应，不出五种阶段。于义云何？太阳之为病，正气因受邪激而开始合度之抵抗也；阳明之为病，元气偾张，机能旺盛，而抵抗太过也；少阳之为病，抗能时断时续，机能屡进屡退，抵抗之力，未能长相继也；太阴少阴之为病，正气懦怯，全体或局部之抵抗不足也；厥阴之为病，正邪相搏，存亡危急之秋，体工最后之反抗也。一切时感，其体工抵抗之情形，不出此五段范围，此吾三十年来独有之心得也。”文中“体工”二字，于今用“机体”来表达较合适，这二个字是祝氏五段的立脚之处。祝氏对五段进一步有如下的说明：“伤寒五段者，人为之假定也，制亢扶怯使其合符自然疗能，要言不繁，如是而已。夫疾病之变迁，随自然而发展，消除病原，即可制止病变，把握自然，亦可变更病程，是故良工治病，不能去邪，即当安人，治病若无特效之药，即当维护自然疗能，吾人区分伤寒为五段，欲以明抗力之消长也，利用寒热温凉之药，以调整体力之盛衰，选取辛苦酸甘咸，各种具有特别作用之药物，以解除纷纭之证候，缓和非要之痛苦，开合升降，诱导上下，使其长为适度之抵抗，减少损害，缩短过程，使其早至于康复，此祝氏伤寒心法也。”祝氏的五段说以人体机能的反应来设定，除去一头一尾的开始和结束，大体是抵抗太过、抵抗不及和邪正相持这样三种状态，其实在实际中也是很容易理解和把握的。这可以看作对广义伤寒作出的与时俱进的诠释。回头我们再看对伤寒六经的解释，可以说，每个人、每个时代都会产生独到的见解，一般而言，大都是从广义来理解的，但即便是作广义解，仍然有各种角度的不同，见仁见智，各有所偏，但只要有助于从广义上来理解《伤寒论》的就是好东西，应该认真参考。

（七）对伤寒六经的现代解读

今天，对《伤寒论》原文所描述的一切，不管狭义或广义，如何作出大家都能接受的解释，仍然是个倍受关注的问题。传统的外感热病治疗中积累起来的经验和现代对感染疾病的最新认识，是否可以沟通，以及如何沟通，这是相当一部分人所十分关切的，《伤寒论现代解读》在一定程度上对此作出了肯定的回答，并且做了有益的尝试，我认为书中的不少认识都是独到而精辟的。当代中医认为《伤寒论》与温病学说应当统一为中医外感热病学，现代西医把传染病、寄生虫病与各科的感染病综合在一起形成了现代感染病学。二者研究的对象都是感染—炎症—发热这一主题，所以中西医两大理论体系在一定程度上的融合，将有利于解读《伤寒论》。《伤寒论》及其一脉相承的温病学说把外感热病（感染病）作为一个整体，研究其发生发展的规律，并将其看作一个动态的连续的发展过程，看作一个全身性的反应状态。《伤寒论》以六经传变作为时间结构，以证作为空间结构，构建其理论框架，这种思维方式传承给了温病学说，构建出了卫气营血的时空理论框架。外感热病作为一个整体，六经是一个连续的过程，每一经既是这个过程中的一个阶段，又是独立的某种事物本质的反映。作者在书中提出了证态的概念，也许更加方便大家接受。外感染热病证态体系：外感染热病是中医外感热病与现代医学感染病两个概念融合后暂定的名称，是指外邪与机体相互作用，在机体内产生的变化过程，主要是指病理过程。证、病理状态、证态既是一组最常见、最典型、相对固定的症状、体征组合，又是一个发生发展着的动态变化过程。是非匀速的过程，动态中有停顿，连续中有阶段。证的固定是相对的，证的变化是绝对的。证与证之间是连续的，证与证之间有许多过渡型。对六经病证的现代诠释，应该也是《伤寒论》研究的内容之一，真理都是相对的，认识永无止境，因此，我们不必害怕幼稚和不成熟，重要的是我们必须善于思考，古今和东西总是可以沟通的，在这个过程中自然会有创新。

（八）温病学说是对广义伤寒的发展和补充

局部产生的经验，又回到实践中被反复锤炼，最后形成相对体系化的东西，用以指导整个临床。伤寒从狭义到广义，到整个热病证治，到整个中医临床。温病的卫气营血与三焦辨证基本上沿袭了伤寒六经的方法，即从疾病的阶段和层次上来把握临床的具体证治，只是这部分的内容可以看作是六经病证中偏于热证治疗的补充与扩展。卫气营血和三焦辨证也注重阶段性和层次性的变化，有是证，用是药，章法井然，也强调传变，在治疗中着意于扭转病势，截断传变。伤寒以太阳病篇内容庞杂，温病则以气分证治方法详尽，寒温各有所到，从学术传承发展的先后看，也可以说，温病学说基本上是放大了的阳明证治。除了阳明之外，卫分证可以看作是对太阳病证的补充，而少阳病证在气分证中也有所补充，厥阴病证也可以从营血证治中看出个大概。伤寒不排斥热证，温病也未必就无视寒证，所以六经中的太阳、太阴、少阴，在温病的证治中都可以找到相应的位置，事物有常有变，泥于常则欠变化，乱于变则少规矩，临证的千变万化，六经也好，卫气营血与三焦也好，充其量提供的只是一种方法、工具，就看你在实际中如何去应用而已。同样是一个框架，六经分证在前，涵盖面广，表里寒热虚实尽在其中；卫气营血在后，偏重于热，强调清热养阴开窍熄风。故以六经钤百病可，而用卫气营血包罗万象则难。

（九）理解了伤寒的广义和狭义才能从整体上把握住热病的临床证治

《伤寒论》面世以后，其实就产生了理解上的广狭之别，不清楚这一点会影响到具体问题的进一步讨论。当然，一个在临床上具有普遍指导意义的伤寒六经，本身也需要在实践中接受考验，不断修正和补充。仲景对《素问·热论》六经的承袭和扩展，温病学家对《伤寒论》六经的发展和补充，都是说明了这个问题。对疾病的认识和处理可以有一定的原则，但就具体方法而言，是永无止境的。中医和西医好比是在用不同的语言说明同一件事，二者的翻译和汇通最终有助于认清问题讲清道理。广义伤寒、六经辨证的原则，在临床上始终立于不败之地，后世温病是它的补充，甚至西医的临床各种治疗也可以看作它的补充。中医立框架，西医描细部，从这一点看，西医甚至可以被包容在中医的模式中了，西医是对中医的细化，细化到了对各各相异的疾病的认识和治疗上。从历史沿革来看，小伤寒而大温病，可以迎合后世临床疾病证治的变化；大伤寒而小温病，可以强调基本方法不可变，其实就连温病的概念也是有广狭之分的。今天用外感热病的提法，可以平息寒温之争和统一寒温之说，历史好像还是回归到了“热病”二个字。从《黄帝内经》的热病到今天的热病，有了临证高层次的提升，是螺旋的上升，对外感热病的证治我们应该作出符合时代的解释。热病证治的整体框架，不是一项单一的科技发现，它需要几代几十代人的反复实践，需要历代医家的共同努力，而不可能由一位医家单独完成。

十四、六经的框架位置说

在《伤寒论》的研究中，关于六经的认识，多达几十种，真有点让人摸不着头脑，相互间似乎又很不容易统一。仔细想想，其实也是由于每种认识的出发点（或立场）不同，或许每种认识都有它的合理性，不一定存在正确和错误的问题。但是，如果要说六经对临床证治的绝对的指导意义，说六经可以钤百病，那么这个六经就必须具有一定的高度和广度，即六经是一个居高临下、涵盖甚广的东西，我在这里用框架来表示。用这个框架来衡量，临床的具体治法方药大体都能找到各自所处的位置，这才是可以并且值得称为临床基础的六经，否则就不值得花那么大的力气来反复讨论了。

还有一点必须提及，即不管东汉末年张仲景经历的是一场什么样的具体的疾病，《伤寒论》或六经病证一旦被拔高到用以指导整个临床辨证的高度，那么我们也就应该更多地考虑六经证治中共性的问题，亦即必须考虑对整个热病、甚至对整个中医临床证治起指导作用的六经。本文的目的也是要在这方面作一些归纳和思考，以方便理解。

（一）六经所规定的辨证框架和治法方药的位置

六经内容有提纲原文框定，有具体篇章展开。以后有对提纲原文进行质疑者，可见提纲还是有不到之处，亦可见以六经概括热病证治之难。阅读原文，可以知道，太阳病与太阳病篇在概念上的不同，其实六经皆然。据此，我们必然要发问，六经究竟是什么？六经到底有什么用处？临证为什么非要有个六经不可呢？

现代中医比较习惯用八纲来归纳和表述基本的问题了，古代中医自幼接受的是六经病证的思维方法。古今表述的方式不同，各有利弊，但其目的和实质还是一致的。下面列出的表格，提示出辨证的基本框架，提示出治法方药的基本位置（见表3）。心中有了这个框架，临证遇到再复杂的情况也不至于慌乱。心中有了这个框架，后世的所有补充和发展大体上也就一目了然了。可见六经是临床辨证论治的基础，《伤寒论》奠定了辨证论治的基础，不是一句空话。

表3　六经辨证的基本框架

太阳（寒） 表寒（虚寒）	太阳 营卫不和	太阳（热） 表热（虚热）
太阴 虚寒、寒湿、寒实	少阳 邪正相争	阳明 实热、燥热、热结
少阴（寒化） 虚寒、阳亡	厥阴 厥热胜复	少阴（热化） 虚热、阴竭

六经病证中，太阳为初期，辛温为主法，但实际上也有麻黄石膏相配的辛凉法。阳明、少阳和太阴居中，少阴和厥阴则步入了热病的晚期。最后的阶段，虚固无疑，而且已经不是一般意义上的虚了，应该用阳亡阴竭来表述。少阴尽管有寒化热化的区别，毕竟以虚寒为急，见症以脉微肢厥为主，须用回阳救逆法，投四逆汤急温之。厥阴尽管有寒热错杂的证治，毕竟以虚热为重，见症以神昏风动为主，须滋阴熄风或开窍，后世温病方可参。至于厥热胜复则少阴和厥阴

中都是存在的，有关预后的原文很清楚地记载了这方面的情况。在热病的极期，寒热虚实的真假错杂的判断和把握尤其重要，如对厥逆、腑实等的鉴别、处理，就体现了这一点。这些内容较多地表现在阳明和少阴病中，如发热、脉微、肢冷可用姜附，热厥则用白虎；体虚、热盛、腑实可用承气，津亏则用增液。

六经病证给人一个临床证治的框架和方位，最初用来应对热病的证治，后世医家悟出了百病皆然的道理，也就是说，六经辨证实在是可以应对百病的，这就是《伤寒论》奠定临床辨证论治基础的最好注脚。

六经证治可以作如下示意（见表4），三个阶段，三个层面，可以收，又可以放，可以分，又可以合。临证治疗的千变万化，后世医家的丰富发展，大体都能在这个框架中找到合适的方位。六经的框架和方位具有统领全局的指导意义，临证对表里、寒热、虚实处理的具体方法尽在其中，并且由此可以进一步深入到更加细微的地方。

表4　六经辨证治法方药位置的示意

太阳（寒） 辛温：麻黄、桂枝 甘温：甘草、干姜	太阳 和营卫： 桂枝　　芍药 黄芪	太阳（热） 辛凉：麻黄、石膏 甘寒：百合、地黄
太阴 温补：参、姜、术 温通：苓、桂、术、姜 温下：大黄附子细辛	少阳 调升降： 柴、芩　　姜、夏 参、枣、草	阳明 辛寒：石、知、参 苦寒：芩、连、栀 寒下：大黄芒硝甘遂
少阴（寒化） 回阳：附子 散内寒：附、姜、参	厥阴 调寒热： 姜、附　　芩、连 人参	少阴（热化） 救阴：阿胶 清虚热：芩、连、阿胶

（二）传变体现了疾病进展的动态过程

提出了六经的框架和位置后，接着必须讲传变。传变赋予框架和位置以动感，即事物可以有相对的界限和位置，但事物之间又有着内在的联系，事物循此又处在不断的变动之中。传变有一定的规律，但又没有一成不变的模式可言，所以只能讲个大概，因为百病都有各自的独特之处，需要我们不断去认识和总结。后人在传经方面提出的各种见解，原因也正是出在此处。

伤寒六经病证的传变，过去有祝味菊的五段说，通俗易懂，也符合临证实际，比一般的初、中、晚三期更加细化些。《黄帝内经》的一日一经说，在《伤寒论》原文中仍然留有痕迹，以后对传经的认识趋繁，循经传、越经传、直中、两感等等，也是因为临证时变化太多，规律性的东西实在难以捉摸，这就暴露了循经传变的缺陷，用一个固定的程式，来规范那么多不同的疾病，当然就有问题。所以应该说，六经传变既有顺序，又没有顺序，可以用五段或三段来勾勒，实际上又不必过分拘泥。但是不管怎样，关于传变的基本规律，对于临证把握治疗还是十分必要的。

六经病证的正治是常，是框架，六经分看各成一个格局，合看又反映了某些病证的规律。疾病的病程有初、中、晚，疾病的轻重有上、中、下。传变即进展，由太阳到阳明或少阳，再到少阴或厥阴，这是常。有的疾病始终在太阳，也有的疾病开始于阳明，甚至也有由太阳直入少阴和厥阴者，这是变。关于传变，结合一些后世温病的内容，也许更加有助于理解。吴又可曾经提出过“九传”说，也是流于繁琐而不切实用，未能超越六经。杨栗山在《伤寒温病条辨》中说：“寒证有六经之传变，温病亦有六经之传变，其阴阳脏腑顺逆无二也。”

六经传变的阶段性和层次性见34页图1。

（三）合并病展现了疾病表现的复杂多样

合病与并病，是《伤寒论》六经病证中的重要内容之一。合病是指六经病证中两经或三经同时发病、数经之证同时并见的情况。并病是指六经中一经病证未罢，另一经相继为病，也是数经之证并见的临床表现。

就《伤寒论》而言，仲景将外感热病发病过程中错综复杂的情况，以六经病证加以框定，每一病证均有其主症、主脉及相应的治法和方药，此乃六经病证之常，是对外感热病最简略的概括。但实际中我们看到外感热病的发生、发展千变万化，在现实中的表现也并非都是那么整齐划一，所以用六经又根本不可能囊括全部的内容。而且热病的传变也不可能那么整齐划一地由某一经的表现直接的完全的转变为另一经的表现。因此《伤寒论》中又有合病并病的提出，还有兼变证、类似证的补充，这些都可看作六经病证的变化，这些都是对外感热病非典型性或者是边缘性证候的概括。这些内容作为六经病证的重要部分，和原文所述的典型表现是相辅相成、相得益彰的。

临床实际中往往是典型表现少，而不典型者多见。因此对仲景所提出的六经病证，应当从典型和不典型二个方面加以理解，《伤寒论》的六经并非是对所有外感热病的机械框定，而只是提供一种临床思维的模式、辨证的框架。六经示人以常，也示人以变，只有全面理解了六经病证之后，才能知常达变，举一反三，才能在临证时达到圆机活法、得心应手的境界。因此，对六经辨证的理解，不应该只停留在六经的典型表现上，还应该注意原文中表述的大量不典型的表现，本文仅对合病与并病作些归纳与思考。

张仲景在《伤寒论》中对合病、并病的论述虽然不多，但对合病、并病的提出却非常重要。因为疾病的临床表现变化多端，疾病与疾病之间、脏器与脏器之间，常常是互相影响的，这在临床上是普遍存在的。明清时期的一些医案著作，如《名医类案》、《续名医类案》中就记载着大量有关于合病、并病的医案，可见合病与并病，既是理论问题，又是实践问题。对此张景岳有一段话非常浅显易懂，不妨摘引如下以帮助理解："凡并病者，由浅而深，由此而彼，势使之必然也。此合病并病之义。而不知者皆以此为罕见之证，又岂知今时之病，则皆合病并病耳。何以见之？盖自余临证以来，凡诊伤寒初未见有单经挨次相传者，亦未见有表证悉罢止存里证者，若欲依经如式求证，则未见有如式之病而方治可相符者，所以令人致疑，愈难下手，是不知合病并病之义耳。"柯琴指出："病有定体故立六经而分司之，病有变迁更求合病并病而互参之。""六经之合并与内伤外感之合并，神而明之不可胜极。以阴阳互根之体，见阴阳离合之用，是知六经之准绳，更属定不定法矣，何漫云三阴无合并病也哉。"柯氏所谓的三阴合并病，也是对六经的发挥和补充，是有助于临床证治的。

表5 六经病证之间的重叠相兼示意

太阳（寒）	1	太阳	2	太阳（热）
3	1346	4	2457	5
太阴	6	少阳	7	阳明
8	68911	9	791012	10
少阴（寒）	11	厥阴	12	少阴（热）

表5只能表示一个大概的意思，表中1～12的位置是二者重合的部分，也可以说是不典型的部分，具体可以作如下的说明：①麻黄汤向桂枝汤的转化途中，可以考虑用桂枝麻黄各半汤；②桂枝汤向银翘散的转化途中，可以考虑用桂枝二越婢一汤、栝蒌桂枝汤；③表里同病阳虚湿滞，或温散或温通，可以考虑用桂枝人参汤、五苓散（或藿香正气散）；④太阳向少阳的转化途中，可以考虑用柴胡桂枝汤（或三仁汤）；⑤表邪未尽而里热或里实已现，可以考虑用葛根汤、白虎加桂枝汤、厚朴七物汤（或藿朴夏苓汤）；⑥少阳证偏湿滞，可以考虑用柴平汤；⑦少阳的清法合阳明的攻下，有别于阳明的寒下，可以考虑用柴胡加芒硝汤、大柴胡汤；⑧太阴虚寒原则上可以早用少阴温药，太阴在少阴的包容之中，可以考虑用附子理中汤：⑨寒热往来厥热胜复正气已经有所不支，可以考虑用麻黄升麻汤；⑩阳明的热结，少阴的阴亏（或阳明的里结，少阴的寒甚），可以考虑用大承气汤（或大黄附子汤）；⑪厥热胜复偏于寒胜，可以考虑用白通加猪胆汁汤；⑫厥热胜复偏于热胜，可以考虑用炙甘草汤（复脉汤）。另外，还有跨越式的连接，如发表和温散同用的麻黄附子细辛汤、麻黄附子甘草汤针对太少两感证；苦寒和辛温同用辅以甘补的半夏（生姜、甘草）泻心汤针对

寒热错杂虚实夹杂证，类似太阴阳明相合。最后，除了二者的重合以外，其实还可以有三者、四者的重合，如表中标出的 1346、2457、68911、791012 等，此属于更加复杂的情况。

以上的考虑也许不那么成熟，甚至会引起误解。请大家注意，六经病证的主线条不多，仲景把较多的笔墨花在了重叠和模糊的地方，这就引出了主方的加减变化，对于事物的兼夹错杂，合并病做了最好的注脚，当然还有兼变证的问题，这就是原文叙述的加减方明显多于基础方的道理。

古往今来，注目于六经研究的医家不少，着力于六经阐释的医著相当可观。六经是什么？六经为什么重要？我们固然可以引经据典，洋洋洒洒作出长篇大论，这如果是限于一定范围内的学术讨论，固然是很好，也是十分必要的。但是面向整个中医界，面对尚未入门的中医学子和对中医怀有广泛兴趣的西医人士，我们是不是应该考虑用更加简洁、更加通俗的语言，把复杂的事情讲得明白一些呢？我以为用框架和位置来表述六经，用传变和合并病作为补充来理解六经，基本上可以阐明六经的要点，基本上可以把握住六经的要害。

十五、存在于经方中的诊疗体系

讲到经方，谁都会马上想到麻黄汤、桂枝汤、白虎汤、承气汤等一系列的方剂，一下子涌现出来的起码不下几十张方吧！这些方剂的古今运用及研究，实实在在有医案的记录和相关的报道，读起来引人入胜。毫无疑问，经方是由一张张方剂组成的，我们应该在临床上着力于每一张经方的具体应用和经验积累。但是，这里我想换一个角度，主要谈谈存在于经方中的具有一定体系化的东西。所谓体系化的东西，应该是放下来平稳而无所偏倚的，特别是在寒温的运用上。我认为认识到这一点，在一定的程度上比掌握某些具体方剂的运用更为重要，这也可以认为是经方的灵魂所在。实际上，能够透彻地了解到这一点，也将有助于你用好所有的经方和后世方。同时，这也正是今天我们为什么必须重视经方的最根本的出发点。以下试从三个方面展开加以论述。

（一）六经体系

存在于经方中的六经，必须作为一个整体来对待才有意思，六经病证及其相应的代表方，组成了一个临证辨治的基本框架。以下恕我先用最简单的表示来作一归纳（见表6，方剂前的序号对应框图中数字所示的位置）：

表6　六经框架方药位置

1 太阳寒	2 太阳中	3 太阳热
4 太阴	5 少阳	6 阳明
7 少阴寒	8 厥阴	9 少阴热

1 麻黄汤（温散）麻、桂
2 桂枝汤（调和营卫）桂、芍、姜草枣
3 越婢汤（凉散）麻、石
4 理中汤（温补）参术、姜草
5 柴胡汤（扶正达邪）柴芩、姜夏、参枣草
6 白虎汤（寒泻）知、石
6 承气汤（苦泄）硝黄、枳朴
7 四逆汤（回阳救逆）姜、附
8 乌梅丸（寒热虚实兼顾）柏连、姜附、参
9 黄连阿胶汤（养阴清热）芩连、胶鸡

六经通过基础方起奠基作用，上下左右，缓急轻重，气血阴阳，表里寒热虚实，进行布局，简简单单几张方，撑起了临床证治的基本框架，勾画了辨证论治的主要线条。三段三层六经九分，我将此称为“三三六九法”。三阳三阴，疾病的阶段、层次，病证的气血阴阳、表里寒热虚实尽在其中。如上表所示：1、2、3 为表，4、5、6 是里或里中之表，7、8、9 乃里中之里；1、4、7 用温，3、6、9 用寒，2、5、8 须寒温兼顾而并投；1、2、3 偏于实，7、8、9 偏于虚，2、5、8 或4、5、6 则是虚实的错杂，其中以居中的 5 最为典型。

三阳三阴，用三表达，三生万物，确有深意。如果用二，则容易产生非此即彼的错觉，三能够体现出事物的错综复杂，让人理解表里寒热虚实等事物不能简单划一，所以三用得恰到好处，三值得细细品味。三阳三阴成六经，六经的传变离合，又可以变化出九，由九以至于无穷。然而，万变不离其宗，九九归一，再复杂的治疗，最后都可以回归到六

经，最后又都可以看作是从以上九张基础的方剂出发的。将六经的证治体系稍微展开，则有如下图示（见表7）：

表7 六经证治的细化

<table>
<tr><td>甘温复阳</td><td>辛温发散
太阳寒</td><td rowspan="2">营卫不和
调和营卫(辛散苦降酸收)
太阳中</td><td>辛凉解表
太阳热</td><td>甘寒生津</td></tr>
<tr><td colspan="2">助阳解表</td><td colspan="2">滋阴解表</td></tr>
<tr><td rowspan="3">甘温补中</td><td>表寒里湿
温散和中</td><td rowspan="2">寒热往来
扶正达邪(少阳、膜原)
苦泄辛透甘补</td><td>胸膈肺热
寒降透泄</td><td rowspan="3">甘寒生津</td></tr>
<tr><td>太阴寒湿
温燥通利</td><td>阳明热结
苦泄寒下</td></tr>
<tr><td>寒实内结
温下</td><td>寒热错杂
湿热内蕴(辛开苦降)
太阴阳明相合</td><td>热入营血
苦咸寒凉
泄热散血</td></tr>
<tr><td>温阳散寒
利水(辛温)
少阴寒</td><td>回阳救逆
辛热</td><td>厥热胜复
厥阴(肝、心包)
寒温并用，阴阳互求</td><td>熄风开窍
寒凉</td><td>滋阴清热
安神(咸寒)
少阴热</td></tr>
</table>

六经的阶段和层次，初、中、晚和上、中、下，三三得到九大块的内容，如果坚持用六经表述，则有如上的表格。左寒右热，上实下虚，先表后里。其实六经这个框架里也是能够容纳卫气营血和三焦辨证内容的。若要讲常用的治法，诸如辛温、甘温、辛热、苦温、辛凉、苦寒、甘寒、咸寒、辛苦等都能够找到各自合适的位置，而且都有相应的方药。在九大块中间再作细分的话，一是对仲景方可以把握得更加精确，一是对后世方能够认识得更加具体。执简驭繁，从六经到整个热病，再从热病到杂病，所谓“六经为百病之六经”，“以六经钤百病”。

如果说以上所示的六经方治有所不足的话，那么，太阳表热那个角欠缺，越婢汤的麻黄石膏勉强可以充数；少阴热化以及阴虚欠展开，好在有黄连阿胶汤顶住；厥阴证治欠详，乌梅丸也可以聊补于无，作为治法也算是个提示。六经具体方治的不到，留给后人以很大的空间，特别是温病医家在临证的实际中发展和补充的具体方治，都可以在以上的六经框架中找到恰当的位置。据此，也许更加能够让人体会到伤寒是基础，温病是补充和发展。

六经作为一个体系，不仅要了解它的布局，还必须理解六经相互间的关联。对此，六经的传经和合并病的内容就不可或缺（限于篇幅，此处不展开，有兴趣可以参见本篇十四：六经框架位置说）。

（二）病证体系

明白了六经是个基本证治的框架以后，接着要走进病证（包括症）的体系。尽管六经本来也称病，但现在我们大都习惯用证来表述了。《伤寒论》中有在六经基础上进一步细化的具体病证，如蓄血、结胸、痞证、懊恼、发黄以及或呕、或利、或厥、或悸、或肿、或小便不利、或大便秘结、或咳喘、或腹痛等等，部位相异，证情的缓急轻重又有不同，临证时必须注意各自的特殊之处，以变化加减方药，以求方药更加符合具体病情，然后，才能取得更加理想的效果。将伤寒与杂病对看，更加能够理解仲景着意于病证的苦心，比如太阳病与太阳痉病、湿病、暍病，少阳病与疟病，太阴病与霍乱病等。应该说，辨证辨病相结合的做法，并非今天才有，早在仲景的书中已成诊疗规矩。

《金匮要略》中则更加明确了疾病的鉴别诊断，体现出辨病论治的精神。这从整本书的分篇可以体会，如百合狐惑阴阳毒、中风历节、血痹虚劳、肺痿肺痈咳嗽上气病等等，粗看就不下四五十种，杂病强调病的特殊性，治疗有它的独到，有些甚至已经有了专病专方的意思。杂病证治仅用六经来框，显然很不够，所以必须提脏腑经络的辨证，使认识和治疗能更加精细到位。

《金匮要略》中有着病的辨治系统，如湿病与历节，风水与黄汗，另外痰饮、水气、黄疸等病都自成体系。杂病中有相当一部分方治，针对性更强，如大黄䗪虫丸对虚劳干血、鳖甲煎丸对疟母、薏苡附子散对胸痹缓急、桂枝茯苓丸对妇人癥病下血、蜀漆散对牝疟、蜘蛛散对阴狐疝、旋覆花汤对肝着、乌头赤石脂丸对心痛彻背、甘麦大枣汤对脏躁等，都带有了一定的专病专方的意思。杂病证治可以有相对固定的方药，要求治疗更加具有针对性，所以《金匮要略》把证治重心向病证的方向移动。但即便如此，仍然不能忘记辨证是基础，所以，以上的方剂仍然可以在六经框架中找到自己的位置，并且，在代表方的后面，还可以延伸出许多加减变化方。

症、证、病，是面对临床必然会遇到的问题，也是医生必须要考虑的问题。辨症、辨证、辨病，也是临证必须具备的功夫。伤寒、金匮、温病在这方面构筑了中医临床的基础。用最为简单的线条来勾勒，主要就是辨证，病证，方证，症状鉴别和治法方药这些基本要素，也就是由症状鉴别开始的辨证、辨病，以方证为落点，理法如行影相随，首尾相贯。

关于病、证、症是否可以作如下归纳表述：①病呈线状（有一定的直径），疾病是个过程，其主轴自始至终表现出该疾病的规律与特点，反映出该疾病的根本矛盾。疾病的时相性变化可以用若干阶段区分；②证呈片状（有一定的厚度），证有相对稳定者，也有变化迅速者，证候是疾病阶段性变化的概括，也即是对眼前所见疾病症状表现的概括。证候含有病因、病位、病性和病势的因素在内。证候反映出疾病该阶段病理变化的特征；③症呈点状，是认病识证的基本要素。辨病辨证的第一步就是对症状的收集和分析。症状是认识病和证的线索和依据。症状在诊断上有主次不同，有的症状具特殊意义，对症状必须全面把握。将以上的意思可以用如下的图表示（见图7）：

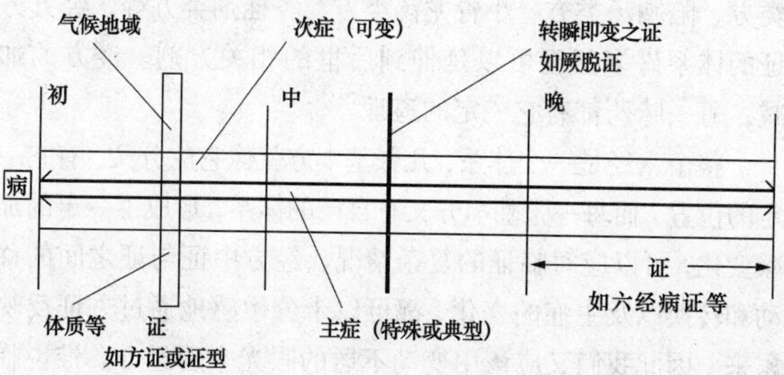

图7 病证症的相互关联

在经方的运用中必须注意对病、证、症的鉴别，病、证、症各有所指，但又互相交织在一起，在具体治疗中有对病、对证以及对症的不同处理，互相并不矛盾，而是相得益彰，经方的运用就是在对病、证、症的认识和把握中展开的。

（三）方证体系

方证体系的根基在六经，六经的主要方证是一个体系。六经的主要方证又形成各自的体系，我们经常习惯于用类方来表述，来描述事物的从简单到复杂、从典型到不典型的变化。《伤寒论》的113方，更多的是某方的加减变化，很多直接用文字表达。这些方剂的重要程度，如果要用几个不同的级别来表示的话，那么是否可以将六经的基础方视为一级方，延伸补充的方剂则为二级，而对前二者的加减变化则可定为三级方。

如果用类方的表述来体系经方，则经方中又有各成一体的系统，如桂枝汤类方、承气汤类方、柴胡汤类方、泻心汤类方、陷胸汤类方、小青龙汤类方、苓桂剂类方等，经方方证的体系许多甚至可以延伸到后世的相关方剂。经方的加减，每一味药都有它一定的道理。

整个六经是一个体系，几张基本方就像它的分叉，有它一定的位置，而每一张基本方又有自己的体系，形成了一定的加减变化，可以应对临证的复杂情况。经方中证与证之间的移动和转换以及主症的变化，都可以十分敏感地通过方证反映出来。因此我们又应该用变动不居的眼光来看经方。谁说临床上经方的应用不能加减或不应该变化呢？桂枝汤的加减变化方在仲景书中不就有二十多张么？其实，《伤寒论》《金匮要略》的大部分原文都是在不厌其繁地教人如何化裁变化、遣方用药，当然，我们也不否认有时会有原方照用的情况。

方证的体系又和病证相关，病证或者有着自己的代表方，或者有着一组方，大体也有着各自的体系。如湿病温经散寒止痛的三附子汤、百合病清热养阴的百合地黄（知母）汤、虚劳病甘温调补的建中汤和肾气丸、咳嗽上气病温肺化饮的小青龙汤加减、胸痹病的栝蒌薤白半夏汤等等，另外如由腹满病的寒下、温补、温下，痰饮和水气病的温通，黄疸病的清利等延伸开来的方治都能形成体系。或者举苓桂剂为例，在《金匮要略》中有猪苓散、五苓散、苓桂术甘汤、苓桂草枣汤、防己茯苓汤、茯苓泽泻汤等等，也成系统。

经方有主次，有开合，有延伸。从这一点来看，可以说经方一直贯穿到了时方。如从三附子汤到桂枝芍药知母汤到补肾祛寒治尪汤，从黄芪桂枝五物汤到补阳还五汤，从大黄附子汤到温脾汤，从当归芍药散到逍遥散等等。经方是临床证治的源头，明白了经方也就大体明白了中医的证治，就如仲景在“伤寒卒病论集”中所说：“虽未能尽愈诸病，庶可以见病知源。若能寻余所集，思过半矣”。经方是无法与《伤寒杂病论》的文字相分离的，仅凭书中所出的方剂难以尽愈诸病，但你只要理解了书中的主要精神和原则，也就基本上掌握了治疗的大体方法，据此应对临床实际，就有事半功倍的效果。如果将方证和六经、病证放在一起考虑，是否可以作如下表示（见图8）：

由点到面（从局部到整体）、由分散（多元）到集中（一元）。
由症状到辨证、病证、方证。

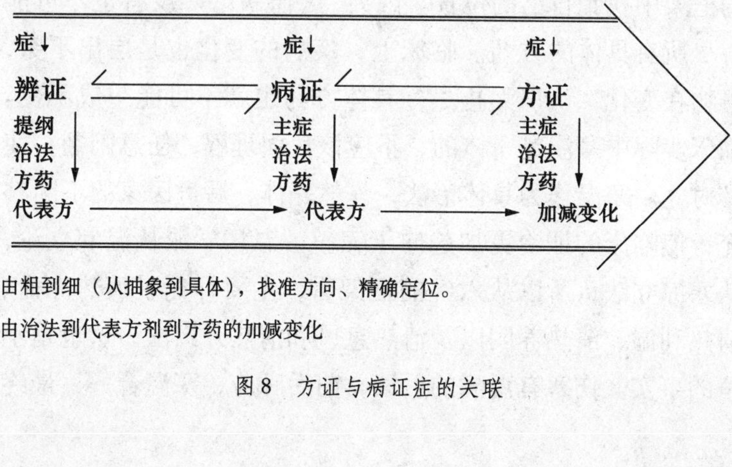

由粗到细（从抽象到具体），找准方向、精确定位。
由治法到代表方剂到方药的加减变化

图8　方证与病证症的关联

进一步可以举例作如下说明：

辨证 ——→	病证、方证 ——→	方证、症状
太阳病证	太阳中风	桂枝加葛根汤证
脉浮，头项强痛，恶寒	有汗，脉缓	项背强几几
辛温发汗	解肌发汗，调和营卫	生津升津，舒缓筋脉
治法 ——→	治法 ——→	治法

（四）结语

以上所举，六经体系是轴心，可见辨证论治的重要，病证和方证是补充，补充六经的不到之处。其实六经、病证和方证又是浑然一体的，从不同的角度体现着中医是如何诊疗疾病的。经方给我们展开的是一个临床证治的世界，经方给我们勾画的是一个辨证论治的框架，经方给我们奠定的是一个遣方用药的基础。后世的临床，循此不断深入和拓展对病证的认知，循此发展和补充方药的运用，经验的不断累积，使六经的内容更加丰满。

进一步想，其实，温病的方证大体也都可以在六经病证的框架中找到自己的位置。因为，《伤寒论》没有也不可能穷尽所有具体的方药。临床上，疾病的变化也是层出不穷，事物在变化，认识无止尽，具体方药也就不可能一成不变。临床实际中寒温是一体的，不应该片面理解，任意割裂，使其对立。寒温作为具体治法，浑然一体，后世医家的不断补充，使临床的证治更加趋向于完整。温病学派从温邪立论，从寒凉立法，所以从六经的框架看，主要补充了清热凉血、清热利湿、清热养阴以及清热息风和清热开窍法，这也是不争的事实。伤寒有温病的后续，前后呼应，寒温合一，最终呈现出一个热病证治的完整体系。

最近又一次展读《伤寒论现代解读》，我被下面这段话打动："尽管张仲景没有给病、证、症下定义，但他把病、证、症区分开来，并以它们之间存在的关系建立起病证结合的理论体系，在疾病分类学的历史上是一次突破，这种分类方法与达尔文进化论、动物分类法、门捷列夫元素周期分类法、人类社会历史进化分类法具有同样的思路与光辉。……《伤寒论》六经分病，六经传变，病与证之间的关系完全符合上述分类方法的共同点，而近代西医对于疾病的分类方法没有反映出疾病由简单到复杂、由轻到重、由表及里的发生发展的动态变化过程，按照病原体分类、按照人体解剖学分类这种传统的分类方法，还没有进化到综合的系统分类方法。"存在于经方中的诊疗体系是一个综合的系统的分类方法，作者提出的是证态系统，我在本文中叙述了六经、病证和方证三合一的经方诊疗系统，其实殊途同归，意思只有一个，即不管你是阅读原文也好，使用经方也好，存在于经方之中的这样的一个体系，你可千万不能轻易放过！

十六、六经病证的治法方药体系

阅读柯琴的《伤寒来苏集》，能够感觉到柯氏是能够从大处把握伤寒六经的人。柯琴在书中指出：“仲景立方精而不杂，其中以六方为主，诸方从而加减焉。凡汗剂皆本桂枝；吐剂皆本栀豉；攻剂皆本承气；和剂皆本柴胡；寒剂皆本泻心；温剂皆本四逆。溷而数之为113方者，未之审也。”“方各有经而用不可拘，是仲景法也。”“仲景制方不拘病之命名，惟求证之切当。知其机得其情，凡中风伤寒杂病，宜主某方，随手拈来，无不活法，此谓医不执方也。”“仲景六经为百病立法，不专为伤寒一种，伤寒杂病治无二理，咸归六经之节制。”“岂知仲景约法能合百病，兼该于六经，而不能逃六经之外，只在六经上求根本，不在诸病名目上寻枝叶。”以上所引，比较集中地反映了柯氏的观点。其实，清代已有不少医家已经看出了六经框架、六经方药的根本所在，进而在临证中循六经框架拓展治法方药的。仲景六经所概者广，凡风寒温热内伤外感，自表及里，有寒有热，或虚或实，无所不包。六经证治体系成为中医临证的基础，这句话其实内涵很深，本文试作展开。

《伤寒论》六经病证的治法方药，是个开合自如的体系，它所展现的是一个经方世界，构成这个体系的主要线条是六经、病证和方证。本文沿着六经的脉络，将治法方药稍作展开。六经的阶段和层次，初、中、晚和上、中、下，三三得到九大块的内容，如果坚持用六经表述，则有如下的表格（见表9，治法方药前的序号与框图中的六经序号对应）。左寒右热，上实下虚，先表后里。其实六经这个框架里也是能够容纳卫气营血和三焦辨证内容的。若要讲常用的治法，诸如辛温、甘温、辛热、苦温、辛凉、苦寒、甘寒、咸寒、辛苦等等，大都也能够找到各自合适的位置，而且都有相应的方药。

表9　六经的治法方药位置

1 温散	2 调和营卫	3 凉散
4 温补	5 扶正达邪	6 寒泻
7 回阳救逆	8 寒热虚实兼顾	9 养阴清热

1 麻黄汤（温散）麻、桂
2 桂枝汤（调和营卫）桂、芍、姜草枣
3 越婢汤（凉散）麻、石
4 理中汤（温补）参术、姜草
5 柴胡汤（扶正达邪）柴芩、姜夏、参枣草
6 白虎汤（寒泻）知、石
6 承气汤（苦泄）硝黄、枳朴
7 四逆汤（回阳救逆）姜、附
8 乌梅丸（寒热虚实兼顾）柏连、姜附、参
9 黄连阿胶汤（养阴清热）芩连、胶鸡

在九大块中间再作细分的话，一是对仲景方可以把握得更加精确，一是对后世方能够认识得更加具体。执简驭繁，从六经到整个热病，再从热病到杂病，所谓“以六经钤百病”、“六经为百病之六经”。如果能够充分理解存在于六经病证中的治法方药体系，所谓“寻余所集”，那么，对中医临床的证治也就能“思过半矣”。以下分九个方面对六经的治法方药作一个大概的叙述。

（一）温散（麻黄汤）

辛入肺。辛以行，温以通，辛以润。辛温宣发，开泄升散，辛温助阳行气，化湿利水。温散所对应的病证，首先当然是太阳病，如果太阳指热病初期，则太阳的范围太大，必须缩小到太阳伤寒麻黄汤证，麻黄八证，一派寒邪遏表的症状。表寒用辛温发散是对的，但是容易让人造成错觉，即辛温只限于表寒证。我们通常所说的辛温发汗，发汗是为了祛除表邪，所以辛温似乎就成了解表剂。其实，辛温的用途甚广，辛温鼓动人体阳气向外、向上，结合《金匮要略》可以清楚，湿病要温散，痰饮、水气要温散，中风也可用温散。辛温通达阳气，辛味行气，促进消化、循环、呼吸系统的功能（温散能化痰祛湿、能通络、能利尿、能平喘止咳）。传统认识温散走表，其实辛温又何尝不走里呢？如果说，温散作为配角，则涉及的面就更广了。辛温发越太过则成弊端（应该重视《伤寒论》原文提出的麻桂的禁忌），所谓过汗伤阳，温燥伤阴，除了临证把握住用药的尺度以外，也要理解有升必有降的道理，如麻黄汤中麻桂宣散，杏仁就是肃降，青龙汤中芍药或石膏也是降下收敛。表证属实，其实虚实是相对的，邪留之处，其气必虚（虚体受邪，其病则实），仲景方中有麻黄附子的同用，后世的温散方中多加入人参黄芪补虚之品，也是提示了发汗散邪的相对性。即外感不避扶正，所以又有扶正解表的说法，可以用附子，用人参，当然临证对主次还是应该有所把握。如果在温散中多用化湿行气之品，则就靠向藿香正气散法了。

辛温散寒也可以作广义解，即解表发汗是散寒，温经发汗也是散寒，此外，辛温还可以散寒止痛，辛温还可以温中补虚，辛温还可以回阳救逆。辛温的主要作用是推动阳气的运行，故辛温可散内外之寒。辛温的代表方药，当推麻桂之配伍，麻黄汤无疑为代表方剂。但辛温并不局限于发汗，他如麻黄附子细辛汤、四逆汤、干姜附子汤、桂枝去芍加麻黄附子细辛汤、乌头赤石脂丸等，也均以辛温见长。发散力量最强者在此，因为发散要靠辛温。

仲景方如甘草麻黄汤、半夏麻黄丸、麻黄加术汤、葛根汤、大小青龙汤、麻黄附子汤、麻黄附子细辛汤等；后世方如小续命汤、荆防败毒散、川芎茶调散、午时茶、加味香苏散、参苏饮、十味香薷饮等。

甘草麻黄汤发越水气，半夏麻黄丸蠲饮定悸，麻黄加术汤温散寒湿，葛根汤发汗散邪舒缓筋脉，小青龙汤散寒温肺化饮，麻黄附子细辛汤助阳散寒，桂枝去芍药加麻辛附汤治疗气分心下坚而内外皆寒者。以上各方温散到底，用药的轻重缓急随病证而异。大青龙汤则明显有兼夹，即辛温当配清热，如麻杏薏甘汤也有些转向，小青龙加石膏汤、射干麻黄汤、厚朴麻黄汤都显示了这一点，到越婢汤、麻杏甘石汤、白虎汤则转向跑到清热剂的阵营中了。《宣明论》的防风通圣散就主要以清热为主（硝黄、栀芩、连翘、膏滑），麻黄、荆防解表，归芎、芍药活血。

《古今录验》的续命汤治疗中风痱，肢体不遂，口不能言等，药用麻桂、参姜、归芎、石膏、杏仁、甘草。《千金》有续命煮散，更加附子、细辛、防风已、苓术、升麻、独活等。这里看来辛温不是散邪而是行气了。后世辛温中注意用川芎止痛，注意用行气化湿和胃药如苍白术、厚朴、陈皮、半夏、茯苓等，以适应夏暑的治疗，特别在南方梅雨或北方的多雨季节，沿这个方向再跨一步就可以进入太阴的领域了，如《局方》的藿香正气散、东垣的清暑益气汤，偏于温散、温燥。

（二）调和营卫（桂枝汤）

调和营卫的讲法稍嫌模糊，但是如果把桂枝汤放在中间的位置，模糊一点也对。营卫、气血、阴阳、寒热、虚实、表里的不和，就必须考虑这样的方法。桂枝汤应对太阳中风，有用表虚证来表述的，也有不完全同意这样说法的。但是不管怎么说，这应该是一张回旋余地很大的处于过渡阶段的方剂。柯琴曾提出："桂枝之自汗，大青龙之烦躁，皆兼里热，仲景于表剂中便用寒药以清里。"若将芍药和石膏看作清热，则很明显，说桂枝汤证表虚自汗，就未必合适。表证分寒热，但临床上不可能非此即彼，划分那么清楚，所以不妨把桂枝汤证看成是一个过渡的证型，可以是寒热间的转换，也可以是虚实间的转换，甚或是由表及里的过渡。这样考虑，很多情况用桂枝汤来应对也就很容易理解了。所谓"外证得之解肌和营卫，内证得之补虚调阴阳。"这样的讲法当不为过，桂枝汤在临床证治中左右逢源，应对范围宽广，也就不足为怪了。桂枝汤或者桂枝和芍药的相配，杂病证治中也到处可以见到如此的用法，痉病、历节、血痹、虚劳、奔豚气、腹满、寒疝、黄汗、黄疸、妊娠等等。桂枝汤在仲景书中成为开首第一方，成为加减变化最多的一张方剂，也是顺理成章。后世方中要举出与桂枝汤相似者，一时竟也想不出哪首方剂合适，真是后不见来者，桂枝汤的调和营卫，真的成了这类治法方药中的绝响。和解力量稍轻者在此，因为桂芍毕竟势单力薄，而姜枣草的配合，使整张方偏向于温散。

桂枝汤加减变化，在仲景书中细数竟有如下之多：①桂枝加桂汤（核起而赤，气上冲心）；②桂枝加附子汤（汗漏不止，恶风，小便难，肢难屈伸）；③桂枝加芍药汤（太阳下后，腹满时痛属太阴）；④桂枝加大黄汤（同上，大实痛）；⑤桂枝加葛根汤（汗出恶风，项背强几几）；⑥桂枝二越婢一汤（热多寒少脉微弱）；⑦桂枝二麻黄一汤（形似疟一日再发）；⑧桂枝麻黄各半汤（如疟状，面有热色）；⑨桂枝新加汤（汗后身痛脉沉迟）；⑩桂枝附子汤（发热身疼烦脉浮虚涩）；⑪桂枝甘草汤（过汗，心下悸欲得按）；⑫桂枝甘草龙骨牡蛎汤（烧针烦躁）；⑬桂枝去芍药汤（下后，脉促胸满）；⑭桂枝去芍药加附子汤（同上微恶寒）；⑮桂枝去芍药加蜀漆龙牡救逆汤（火劫，惊狂不安）；⑯桂枝加龙骨牡蛎汤（虚劳失精）；⑰黄芪桂枝五物汤（血痹肌肤不仁）；⑱桂枝加黄芪汤（黄汗、黄疸）；⑲桂枝加厚朴杏子汤（喘家）；⑳桂枝去芍药加麻黄细辛附子汤（气分，心下坚大如盘）；㉑栝蒌桂枝汤（柔痉）；㉒乌头桂枝汤（寒疝身痛）；㉓桂枝去桂加茯苓白术汤（汗下后，头项强痛，发热无汗，心下满微痛，小便不利），桂枝汤像是搭建了一个可以广泛利用的平台，临证中可以应对的病情亦多。

（三）凉散（越婢汤）

辛以散，凉以清，辛以透达，凉以润下，辛凉宣透而泄热。凉散即辛凉解表，辛胜即为汗药，寒凉是为了清泄热邪。仔细分析，这是一种复合的方法。《伤寒论》中有桂二越一汤，《金匮要略》中有越婢汤，以麻黄和石膏相配最具代表性了。痉病用栝蒌桂枝汤、湿病用麻杏薏甘汤、暍病用白虎加人参汤，也都可以视为凉散的用例。风水用越婢汤是凉散，身黄用麻黄连翘赤小豆汤是凉散，咳喘用麻杏甘石汤也是凉散，其实麻桂中加入石膏即含有凉散的意思，只是大小青龙汤（加石膏或厚朴麻黄汤）散的力量大而凉的意思少，而凉散原则上应该以凉为主，少佐辛散。辛凉，从辛看，是发散，从凉看，是清热。所以有人看作清热法的变化，也不无道理。其实结合一下辨病，将更加有利于对辛温、辛凉的理解和掌握。凉散的做法是中医的独到，在温病证治中又有发挥和补充，在热病治疗的初期，必须防止寒凉抑遏生机，用药须注意宣透轻灵。

风热偏胜，当用辛凉，并佐以苦甘味，或再辅以酸，用辛散其风，用凉清其热，苦以清热，甘以缓急，酸以护阴。也可佐以苦寒、咸寒、甘寒，共同达到清热泻火的作用。仲景麻黄和石膏相配，可视为辛凉的发端，越婢汤是其代表方剂。在《温病条辨》中有辛凉平剂银翘散、辛凉轻剂桑菊饮、辛凉重剂白虎汤等方。如前所述，辛以散风，凉以清热，佐以苦甘者，以苦泄热，甘以缓急，故可用于温热初起。清热和发散联手，整体上偏在寒凉，构成了凉散的用法。

仲景方如麻杏甘石汤、越婢加术（半夏）汤、麻黄连翘赤小豆汤；后世方如柴葛解肌汤、升麻葛根汤、银翘散、桑菊饮、桑杏汤、杏苏散、新加香薷饮、藿朴夏苓汤。

凉散，仲景有此治法，麻黄和石膏，麻黄和连翘，很明显这不是六经治法中的强项。后世温病学家的经验较好地弥补了这方面地不足。用桑菊，用银翘，用升柴，用葛根，头面部症状为主，一般不用芩连之类的苦寒，尽量用叶用花，取升散的意思。用凉，用散，都有个度，不用到位不足以散邪，但一过用即伤正。

（四）温补（理中汤）

甘入脾，甘守中，甘以缓急，温以助阳，甘温建中，温补中焦、温中补虚、温中健脾、温中散寒，温助中焦脾阳，补虚以散内寒，药物走中，选用干姜人参，在六经中针对太阴病证。《伤寒论》中还用治霍乱病，《金匮要略》中治疗腹满病。治病重视中焦是中医的特色，换个角度看也可以说是出于无奈。其实，尽管现在科技如何神奇，一个能够自行饮食的人，和必须靠输液鼻饲而存活的人，应该完全两样。中焦有脾胃，温补针对脾运，而胃腑的苦寒泻下应该在太阴的对面阳明。李东垣有《脾胃论》对温补、温燥作补充发挥，影响亦大，当年战争、灾荒和瘟疫结伴肆虐中原大地，虽然对疫病尚无特效手段，但补中益气仍不失一定的疗效。不管是什么疾病，只要出现中焦虚寒，即消化功能低下，则理中先行是个原则。阳虚内寒湿滞，寒湿的治疗也在这一块。湿阻气滞，甘补稍嫌壅滞，此时用温燥行气即为补，所谓脾以升则健。温补温燥，久用过用，阴液容易耗伤，这在临证中也必须注意。

甘温建中，甘温扶阳，为仲景调治虚劳常用。甘温以恢复阳气，甘温以健脾益气，如甘草干姜汤、桂枝甘草汤、大小建中汤可作为代表方。广而言之，如薯蓣丸、肾气丸等，也可视为用例。补益一般是以脾为抓手，补益的目的首先要使中焦的运化健旺。

仲景方如桂枝人参汤、吴茱萸汤、附子粳米汤、大建中汤、黄土汤、苓桂术甘汤、苓桂草枣汤、茯苓甘草汤、苓桂味甘汤、五苓散等；后世方如异功散、治中汤、四君子汤、附子理中丸、枳实理中丸、理中安蛔丸、温胃饮、补中汤、连理汤、厚朴温中汤、藿香正气散、补中益气汤、升阳顺气汤、益气聪明汤、调中益气汤、益胃升阳汤、升阳益胃汤、清暑益气汤、举元煎等。

姜桂温中，参枣甘补，吴萸是温，蜀椒是温，附子也频频登场，太阴病原文有“宜四逆辈”之说，早用附子，先安未受邪之地。理中益气健脾温中，太阴脾运不健则泻。理中加桂，理中加附，都是加重温的力量。吴萸暖肝温胃，半夏和胃降逆，针对的是呕。苓桂剂成为一个系列，用药有些微不同，或燥湿，或甘补，或辛散，或通利，各有所到，同中有异，异中有同，示人以变通的方法。

后世的健脾燥湿、散寒化湿、温阳燥湿益气等方药，都从这里化出。东垣于此建树亦多，以补中益气著名，参芪归益气养血，白术陈皮行气燥湿，升柴清透邪热。风药燥湿，也是特点之一，辛温升散之品，也能作用于内，升提脾气。

（五）扶正达邪（小柴胡汤）、辛开苦降（半夏泻心汤）

苦入心，苦以泄，辛以通，苦以燥，辛以润，苦寒降下，辛温升散，辛开苦降。小柴胡汤在六经的九分法中居中，清法、温法和补法合用，苦寒、辛温和甘补相配。这里常用“扶正达邪”来表述，后来干脆用“和解”二字来表述，和解与调和，有相近处，即处理必须顾及两端，而不能单向。小柴胡汤用来治疗寒热往来于表里虚实间，半夏泻心汤用来治疗寒热互结于中。后世的达原饮及湿热病证的治法都可以说于此取则。少阳为枢，少阳位置特殊，少阳处在太阴、阳明之间，处在太阳、少阴之间，换言之，少阳在表里、寒热和虚实之间，以小柴胡汤为代表，小柴胡汤证相对偏在里、热、实。后来的医家对用药有简化，即略去了甘补，而仅用温燥和苦寒，此以达原饮为典型，以后又感觉苦寒过重，改用宣透膜原法。对湿热的治法也是在辛苦之间移动，向上是宣，向下是利，向左是温，向右是凉，根据病证的具体表现，最后作出方药的选择。《伤寒论》230 条“上焦得通，津液得下，胃气因和，身濈然汗出而解。”较好地描述了小柴胡汤的实际效果。和解最具代表者在此，因为小柴胡汤上下左右表里移动最为方便。

苦辛法为吴鞠通所常用，共有 66 方（约占总数 1/3 弱）。但追源溯流，还是张仲景开创在先，以半夏泻心汤类为典型，它如半夏厚朴汤等。苦寒与辛温同用，虚实兼顾，寒温并调，用以应对症情错杂者，后世多以和法归纳之。具体药物的相配如：枳实与厚朴、黄连与半夏、黄连与干姜、黄连与吴萸、半夏与厚朴、栀子与生姜、桂枝与枳实、枳实与薤白等。

苦温相合，苦入心，苦以清热护阴，温以助阳运湿，苦以坚以降，温以散以升。苦温行气燥湿，仲景的橘枳姜汤、橘皮汤、枳术汤、枳实薤白桂枝汤等均在此列。

仲景方如柴胡桂枝汤、大柴胡汤、半夏（生姜、甘草）泻心汤、黄连汤、旋覆代赭汤；后世方如蒿芩清胆汤、达原饮、升降散、雷氏宣透膜原法、新定达原饮、刘松峰膜原分治法、俞氏柴胡达原饮、薛氏仿吴氏达原饮法、厚朴草果汤、三仁汤、甘露消毒丹、茯苓皮汤、薏苡竹叶汤、枳实导滞丸。

柴胡黄芩清热，参枣草补中，半夏生姜和胃降逆，用药寒温相配，虚实兼顾，升降有序。小柴胡汤居中，居中者四通八达。柴胡桂枝偏向太阳，柴胡大黄偏向阳明。芩连清热，半夏干姜和胃，则成半夏泻心汤的配伍，同样居中，柴胡偏表实热，泻心偏里虚寒，柴胡治外感，泻心疗内伤。黄连汤减苦寒而增辛温，旋覆代赭汤则加强和降的力量。

以温胆汤的半夏、陈皮、茯苓、枳壳、竹茹，化痰和胃泄热，加上青蒿、黄芩、碧玉散，一变而为蒿芩清胆汤。必须提出的是达原饮，槟榔、草果、厚朴、芍药、黄芩、知母，温燥对苦寒，三比三，又是一个基础，供你临证变化。后世医家嫌苦寒太重，于是用一些轻清流动之品来置换寒药，恐寒凉抑遏内脏生机，投鼠忌器，也是煞费苦心。

（六）辛寒泄热（白虎汤）、苦寒泻下（承气汤）苦寒泄热（大黄黄连泻心汤）

苦以泄，寒以清，苦以降，寒以下，苦以燥，苦寒直折炎上之热。清法，在伤寒六经病中以阳明的白虎汤和承气汤的证治最为典型。其实黄连解毒汤、清瘟败毒饮等也是代表，气分大热、气营两燔者亦非此不能平息。对于一般能够耐受的人，可以放胆用苦寒攻下，不必有太多的顾虑。因为是极端的治法，临证见效即应有所收敛。过用苦寒的弊端为抑遏阳气，所谓苦寒败胃，直接败伤中气，或呕或利或痞，症情转为错杂。邪热炽盛，津液必有亏耗，先不必考虑，以急急撤热为主，若阴虚端倪已见，则养阴生津之品不可少。所以此法细想也是杂和，清热和攻下，清热和升散、清热和生津养阴相配者多，危重者清热和开窍、熄风必须同用。阳明为实热的典型，邪热炽盛于此，能否转危为安，治疗甚为关键。作为清热，不同的程度，选择不同的药物，包括针对不同的病证，又有不同选择，后世温病医家又添不少方剂。苦寒清热泻火，苦寒清热燥湿，仲景以泻心汤、白头翁汤见称。清热力量最强者在此，因为清热必须苦寒泄下。

仲景方如栀子豉汤、白虎加人参（桂枝）汤、葛根芩连汤、黄芩汤、白头翁汤、茵陈蒿汤、桃核承气汤、抵当汤丸、大陷胸汤丸、十枣汤、甘遂半夏汤、大黄甘遂汤；后世方如犀角地黄汤、升降散、凉膈散、清营汤、化斑汤、甘露消毒丹、普济消毒饮、清瘟败毒饮、清宫汤（凉开三宝）、菖蒲郁金汤（苏合香丸）、羚羊钩藤汤、大定风珠等。

一个清法，一个下法，必要时二者并举，相得益彰。从栀子的苦寒泻火，到白虎的辛苦寒泻，到芩连、芩芍苦寒泻火燥湿坚阴，到大黄黄连苦寒直折，到茵陈蒿汤清利，到白头翁汤清热凉血止痢。清热方药，在此不能说不丰富。阳明为成温之薮，后世温病的清热方基本都是从这里出发的。下法用承气，下法有变通，血蓄下腹，攻下逐瘀；结胸腹痛，大黄甘遂同用；也有单独用甘遂以解决水饮停滞胸腹的。阳明之下，除了三承气外，又有厚朴大黄、厚朴三物，仲景示人以变，后世温病学家有五承气之用，曲尽下法之妙。

后世用于热病的清热方药，以苦寒为基础，芩连、石膏、知母、连翘、栀子、甚或大黄、芒硝等。治疗斑疹的清瘟败毒饮要加生地、玄参、赤芍、丹皮等凉血；治疗大头天行的普济消毒饮要加升柴、僵蚕、马勃、牛蒡、板蓝根等透泄；化湿通利的甘露消毒丹则有茵陈、滑石、木通、菖蒲等的通利。热盛多昏厥，所以紧随其后的是开窍和熄风，临证兼用并投者多。

（七）回阳救逆（四逆汤）

温法走到最下最深的一层，《伤寒论》中少阴急温，属回阳救逆，用四逆汤，附子干姜，甚或甘草都不用，药力直达病所。回阳救逆是极端，一般应该是温肾，肾阳为诸阳之本，简单一点说，少阴虚寒，是全身机能的低下。少阴寒化证是虚寒的典型，少阴和太阴，虚寒的性质同，但程度有区别，所以辛温助阳大法虽一，而药物选用有异，说到底，就是如何用附子的问题。如果说，太阳用附子只占整个治疗的10%，太阴用附子就占30%，那么少阴几乎100%要用附子治疗了。温阳可以利水、化饮，所以在痰饮、水气病中成为治本大法。温阳力量最强者在此，因为诸阳的根本在此。

仲景方如真武汤、附子汤、桂枝去芍药加麻附辛汤、四逆加人参汤、茯苓四逆汤、当归四逆汤、白通汤、白通加猪胆汁汤、通脉四逆汤、通脉四逆加猪胆汁汤；后世方如回阳救急汤、六味回阳饮、回阳返本汤、正阳散、急救回阳汤、参附龙牡汤、独参汤。

四逆汤中，姜附辛热，以回欲脱之阳，少阴虚寒，肢冷脉绝，非此莫属。通脉四逆和白通，或加上猪胆汁，是此法的变通，有葱白的升清，有猪胆汁的清降。扩大一点有四逆加人参汤，有茯苓四逆，即四逆加人参、茯苓。然后有温阳利水，温阳通痹，以附子配上苓术芍。当归四逆，有四逆之名，而无姜附之实，用归芍、桂辛，再加通草和姜枣，内有久寒者宜加吴萸生姜。

后世救逆，在参附姜的基础上，或用开窍的麝香、皂角，如正阳散、回阳救急汤；或用熟地、当归、麦冬、五味子养阴敛阳，如回阳返本汤、六味回阳饮。另外收敛固脱的参附龙牡也是临证常用，独参汤也是简便易行，立竿见影。

（八）寒热虚实兼顾（乌梅丸）

在厥阴的位置上，用乌梅丸来表示，有点意思，但不尽如人意。厥阴比少阴复杂，即寒热虚实有时瞬息就变，所谓厥热胜复，热胜者清热，厥胜者回阳，有阳亡阴竭者，则益气养阴，阴阳兼顾。厥阴为热病的最后阶段，厥为肢冷，当回阳救逆，热为邪盛，当清热祛邪。临床多见于休克、心衰、大出血、重度脱水、电解质紊乱、严重中枢神经系统功能障碍等，中医以厥脱证多见。在如此危重阶段，治疗也各有所偏，如：亡阳厥脱者用参附龙牡汤；亡阴虚脱者用生脉散；气随血脱者用独参汤；内闭外脱者用参附麦味或三宝、承气等。这些内容显然是乌梅丸难以表达的，必须结合后世医家的实践经验才能全面。厥阴在理论上居中，是错杂，但实际处理上是向两头靠的，尤其是热病的危重时期。所以尤怡也提到：“厥阴有热虑其伤阴必以法清之，厥阴有寒虑其伤阳必以法温之，一如少阴之例也。”而慢性病中的错杂用药则又是另外一回事。疾病处理最为复杂的阶段，寒温的极端治法或合用、或交替使用。仲景方如乌梅丸、麻黄升麻汤、干姜芩连人参汤。柏连苦寒清热，参归益气养血，椒姜桂辛附，则是一派辛温药了，这是乌梅丸药物的主要配伍，本来用以治疗蛔厥，但在临床上治疗某些慢性疾病也有神效，如慢性痢疾或泄泻等。麻黄升麻汤由麻桂、知母、石膏、升麻、归芍、天冬、玉竹、苓术姜草组成，看上去有点杂乱，有点像《千金要方》中的方子，用以应对比较复杂情况。干姜芩连人参汤则简练得多，辛开苦降，取泻心汤的精华。同样是错杂的病情，厥阴的位置比上面少阳要难治，时间已久，或症情重笃，治疗上或温或凉，要看的准，拿得稳，出手快而狠，才能力挽狂澜。

（九）养阴清热（黄连阿胶汤）

咸入肾，咸以滋润，寒以清降，咸寒养阴清虚热。养阴清热，用甘寒、咸寒、苦寒相合，寒凉不变，但苦寒少用，而甘咸滋补之品多加，用在热病的晚期（恢复期）。肺胃津伤，肝肾阴虚，阴虚的本质一致，而程度有所不同，治疗大体上分出甘寒和咸寒。临床对阴虚分出几个等级，也是中医的经验可贵之处，有生津、养阴、填精的不同处理，用药迥然有异。阴药滋腻，阴药碍阳，所以也必须考虑病人能否接受，有时必须配合益气行气或有助运化的药物。

咸寒清热滋阴，咸寒与甘寒不同之处在于咸味入肾，咸味以动物类药居多，所谓血肉有情之品，用以填精，介类沉潜之品，用以重镇。滋养和清热联手，整体靠在了滋养上。

仲景方如猪苓汤、竹叶石膏汤、百合地黄（知母）汤、麦门冬汤、酸枣仁汤；后世方如五汁饮、七鲜育阴汤、沙参麦冬汤、玉竹麦门冬汤、益胃汤、冬地三黄汤、生脉散、增液汤、清燥救肺汤、清暑益气汤、青蒿鳖甲汤、加减复脉汤、连梅汤、玉液汤。

芩连芍为苦寒清热，苦寒泻实火，阿胶鸡子黄养阴。百合地黄汤清热养阴，地黄用鲜品，凉血清热。麦门冬汤养阴清热利咽，加上竹叶石膏，清热力量增强。猪苓汤利水为主，阿胶养阴亦止血。

邪热耗阴，阴伤在热病后期上升为主要矛盾，轻者以果蔬补充，五汁七鲜即属此类。药以增液汤为典型，甘寒之品为主，少用或不用苦寒。即便余热未尽，也考虑青蒿鳖甲之类了。此时脉象虚软或芤大，则有生脉、复脉之用，用参体现阳气的主导，气机尚存，阴液自能再继，但又忌过温，所以有炙甘草汤到加减复脉汤的变化。肝肾阴亏，与肺胃津伤不同，用药强调咸寒，当选血肉有情之品，但忌操之过急，以虚能受补为度。

以性味言，有一味药即身兼数任者，如芍药之酸苦、桔梗之苦辛、旋覆之苦辛咸，更何况数药相合而成的方剂。一般而言，辛味能散能行，苦味能燥能泄，咸味能润下软坚，酸味能收能涩，甘味能缓能守，淡味能渗利通下。另外，辛甘相合，能发能散，辛酸相合，散中有收，辛淡相合，能宣通渗利，辛咸相合，能散结软坚，辛苦相合，能通能降，辛而芳香，能走窜通达，等等，若再参以寒热温凉，则其变化更难一言而尽。一首方剂，数药相合，职有主次，量有轻重，按君臣佐使，辨析其主要性味，则该方的主要功效和作用方向，大体可以把握。以上治法偏温者，有辛温、苦温、甘温。治法偏凉者，有辛凉、苦寒、甘寒、咸寒。融寒热温凉于一炉者，为苦辛之法。中医的治疗，讲究调整，即利用药物性味所具有的升降沉浮，来纠正体内阴阳气血的偏盛偏衰，其中辛温升散和苦寒降泄是最基本的，所谓“热无沉降，寒无浮散，辛甘无降，酸咸无升。”五味入五脏，作用各相异，但也并非绝对。性味相合，变化无穷，所趋又有不同，正如吴鞠通所说的“治上焦如羽，非轻不举；治中焦如衡，非平不安；治下焦如权，非重不沉。”三焦分治，已经有所提示，所选治法与药物，亦当有异。且“治上不犯中，治中不犯下。”章法井然，不得乱套。临证时若能将六经与三焦合看，治法与方剂的大体轮廓，也许会更加清晰。药物的运用大法，和针灸的循经取穴不同，不必太受经络的影响。以上所举，仅为大端，并不能概括所有的治法和方剂。

有了以上的铺垫，最后我们可以用以下的框图将主要内容收住（见184页表7）。经方给我们展开的是一个临床证治的世界，经方给我们勾画的是一个辨证论治的框架，经方给我们奠定的是一个遣方用药的基础。后世的临床，循此不断深入和拓展对病证的认知，循此发展和补充对方药的运用，经验的不断累积，使六经的内容更加丰满。经方真是一个奇妙的世界，在临证的应对中有着无穷的变化。经方又是一个有一定规律的世界，放开来整个中医的临床证治尽收眼底，收起来三三六九，原来不过这么简简单单。

对于伤寒六经病证中的治法方药，必须从二个方面加以注意。一个是走在高层的，即临床的辨病辨证的规律，临证的思路、原则和基本方法等，这要从原文的阅读中去体悟，要从证与证、病与证、方与方等事物的相互关联中去揣摩，这就要求我们不能把六经、病证和方证看作是静止不动、互不相关的东西。另外一个就是方剂的具体运用，每一张方都有一定的适应范围，加减变化规律，这是走在低层的。高层的东西要用自己的心思去觉悟，低层的东西要在反复的经验中积累，当然高层和低层的东西二者又是相辅相成的，高层的东西起着统领的作用，我们没有丝毫的理由轻视它。

存在于六经病证中的治法方药体系是一个综合的系统，不管你是阅读原文也好，使用经方也好，对这个体系的注意和理解，都将对你有很大的帮助。

十七、伤寒六经病与祝氏五段说

20 世纪 40 年代末，在上海有这样一对师徒，夜深人静时，学生质疑问难，老师排疑释难，互相倾其所知，问者咄咄，答者维维，问答之中不觉春秋数度，内容现于纸端，最终以《伤寒质疑》面世。此二人即祝味菊和陈苏生，祝味菊有“祝附子”之称，治病心狠手辣，一针见血，陈苏生初习时方，后拜在祝氏门下，二人皆以中医鸣世，其实又都是学贯中西的大家。《伤寒质疑》就是围绕祝氏的伤寒六经五段说展开的，其实是以六经为话题对中医临证治疗机理的顺乎时代的阐释，引西说以解中医证治的规律，亦传为当时医界佳话。上海此前有陆渊雷的《伤寒论今释》，以融会新知的方法来发煌古义，代表了当时一代中医人的苦苦追求。今天，时过境迁，重读祝氏的五段说，竟然还是那么新鲜，让人感觉亲切而贴近实际。

众所周知，热病的临床证治是以六经展开的，但是六经究竟是什么，众说纷纭，见仁见智而难有定说。现在对《伤寒论》的六经，有从理论去阐释的，有从临床去理解的，也有从现代医学的角度加以探讨的。六经既然是实用的东西，那么应该站在临床的角度去多想想，这样将有助于把中医比较抽象的概念具体化，也许会对临床有更多的指导意义，本文想要向大家介绍的就是祝味菊对伤寒六经的五段解说。

（一）以五段解六经，重机体之抗能

要了解祝味菊先生对六经所作的五段论说，必须先看他自己所说的这一段话："疾病之来，引起体工之反应，不出五种阶段。于义云何？太阳之为病，正气因受邪激而开始合度之抵抗也；阳明之为病，元气偾张，机能旺盛，而抵抗太过也；少阳之为病，抗能时断时续，机能屡进屡退，抵抗之力，未能长相继也；太阴少阴之为病，正气懦怯，全体或局部之抵抗不足也；厥阴之为病，正邪相搏，存亡危急之秋，体工最后之反抗也。一切时感，其体工抵抗之情形，不出此五段范围，此吾三十年来独有之心得也。"文中"体工"二字，于今用"机体"来表达较合适，这二个字是祝氏五段的立脚之处。

祝氏对五段进一步有如下的说明："伤寒五段者，人为之假定也，制亢扶怯使其合符自然疗能，要言不繁，如是而已。夫疾病之变迁，随自然而发展，消除病原，即可制止病变，把握自然，亦可变更病程，是故良工治病，不能去邪，即当安人，治病若无特效之药，即当维护自然疗能，吾人区分伤寒为五段，欲以明抗力之消长也，利用寒热温凉之药，以调整体力之盛衰，选取辛苦酸甘咸，各种具有特别作用之药物，以解除纷纭之证候，缓和非常之痛苦，开合升降，诱导上下，使其长为适度之抵抗，减少损害，缩短过程，使其早至于康复，此祝氏伤寒心法也。"祝氏的五段说以人体机能的反应来设定，除去一头一尾的开始和结束，大体是抵抗太过、抵抗不及和邪正相持这样三种状态，其实在实际中也是很容易理解和把握的。

祝氏的五段说注重人体在疾病中的反应，特别注重阳气的有余与不足，他提出："夫五段为抗力消长之符号，抗力之消长，阳气实主持之，阳气者，抗力之枢纽也，气实则实，气虚则虚，伤寒为战斗行动，故首当重阳，善理阳气，则五段疗法思过半矣。是以太阳伤寒，重在和阳，少阳有障，重在通阳，阳明太过，重在抑阳，少阴不足，重在扶阳，厥阴逆转，重在潜阳，五段疗法，不外扶抑阳气四性之药，无非调整阳用。"祝氏在此提出的和阳、通阳、抑阳、扶阳、潜阳，无不关注于人体的阳用。当然，阳用太过，于今考虑，不能否认有邪毒太盛的一面，所以抑阳仅为方法之一，另外应当想到的是苦寒清热，更加主要的是祛邪解毒的作用，和抗生素不同，清热解毒药除了杀菌、抑菌作用外，对免疫系统也有一定的调整作用。

如果我们进一步往深里想，那么关于六经和五段，其实都是人为的一种划定，这种设定能够反映一定的规律，但说到底也只是相对的东西，可以为我们所用，而我们又不必太受其拘限。祝氏的下面这段话也很精彩："伤寒六经，乃正气因抗邪而起之六种证候范型也。六经所固定之证候，初不能包含一切抗邪情形，是以后人于伤寒六经之外，又有温病三焦之说。六经证候，既不能包含一切抗邪情形，则六经名称可废也，利用六经名词，以代表各种抗邪程序，则六经名称存之亦可也。一切外感，无论其为何种有机之邪，苟其有激，正气未有不起抵抗者，其抵抗之趋势，不外五种阶段，此吾研究之创获，敢谓前所未有也。"中医过去对外感热病的认识无法深入，所以着眼于证，用辨证论治的方法求临床疗效，而热病中对证的把握，阶段性的节奏变化十分明显，也是必须首先加以重视的。其实关于阶段性的论治，哪怕是对疾病有了一定把握的西医仍然十分重视，临床上多以初、中、晚三期来加以区别和强调。

中医言机体反应表现有八纲，言邪正相争之势则有五段。祝氏提出："原因疗法，推陈出新，往往昨是而今非，反观人体应付反射之机能，则百年如一日也。故曰，病原疗法，仅能适用于狭义之病原，而本体疗法，则应用无穷，历万古而不变者也。""吾人既未能直接去其病原，当扶持体力，协调其自然疗能，此一贯之道，凡病皆然，不独伤寒而已也。"这些话，今天看来，不也都言之成理吗！

（二）由经验寻原理，求证治之规律

祝味菊先生的五段说，是要揭示出中医临证治疗的规律，祝氏坚信："中医能够医好病是事实，事实里面就有真理。我们应当用科学的方法去发掘说明这事实背后的真理，世间没有毫无理由可言的事实。""味菊从事中医垂四十年，实验考察的结果，亦认为'无原理原则可寻之经验，必有原理原则可寻。'""中医愈病的所以然，于药物本身之外，亦必有其足为依据的理论，我们知道，若用单味的药物治愈某一种病，可以复演不爽，只好说是'效在于药'。今用种种不同的复方，配合种种不同的药物，应用到各个不同的人体上去，在不同的方式下，而收到相同的效果，那就是'效在于法'。一般人说，中医愈病，纯是药效，这好像是说，宰牛者是刀，而不是屠夫了。其实中医的理论，不仅有药，而且有法。"看来，祝氏是不满足于一般传统理论的解说的，他认定了一个死理：事实和经验背后必有真理和原理可寻。而追求真理和

原理的目的是为了反过来更加方便实践，祝氏以五段展开的分析和归纳，无不对临证有着实际的指导价值。

以表证的证治为例，祝氏有如下归纳：治表之道，外观表机之开合，内察正气之盛衰，开表以辛，和表以甘，制亢以凉，扶怯以温。表闭里不亢者用麻黄汤辛温，气怯甚者加附子；表亢里怯者用桂枝汤甘温；表闭里气盛者用银翘散，气亢盛者加石膏；表闭里气和者用葱豉荆防辛平宣散；表亢里气盛者用芦豉之甘凉；表亢里气和者用桑菊之甘平；表亢里亦亢者用白虎汤甘寒。这里已经不受伤寒太阳的拘限，将寒温揉合为一。继而提出：风热乃近乎太阳阳明之证，辛散偏清则抑正碍表，若非里气之亢者，不当辛凉。

事物有一般和特殊，有简单和复杂，如太阳，人体有适度之抵抗，调之则自愈；少阳，正气有可胜之潜力，达之则气伸。而如果阳明见其气怯神衰而邪未尽达者，虽有高热，则仍当温宣，桂附在所不辞。所谓可下之体见应下之症宜凉导，而有应下之症无可下之体则宜温通，此为临证变通之例。再如对于虚人躁甚，气怯于内，阳浮于上，表现为虚性之兴奋。甘凉之剂可令小安，缓和之效也。因其小效而频服之，则气愈怯而阳愈浮矣。此非亢阳之有余，乃阳衰不能自秘也。气虚而兴奋特甚者，宜与温潜之药，温以壮其怯，潜以平其逆，引火归源，导龙入海。

祝氏对中医习以为常的一些术语和概念，也有深入的见解，如他提到：凡术语皆不可执着，如温病强调感受温热之邪，并非真有温邪进入了卫气营血。仲景六经分治，叶氏卫气营血，皆病理上逻辑法也，古人以逻辑目光解释病理，纯为私人之主观，故不可盲从，其著述乃临床之记录，纯为客观之描写，故足资借鉴。祝氏认为：伤寒温热，想象之邪，用温而愈者曰寒，用凉而愈者曰温，因汗出而愈者在表，因清下而愈者在里。这样的解说简洁明了，也可以说是点拨到了事物的要害之处，听了让人顿生酣畅淋漓之快感。

对伤寒以后兴起的温病学说，祝氏的分析要言不繁，鞭辟入里，也使人十分容易理解。如他提出：叶氏著温热篇，非另有温热之邪也。夫伤寒温病，二而一，一而二也，言刺激则有伤寒之邪，言反应则有亢盛之体，邪正相搏，其抵抗之趋势，倾向太过者，既是温热之病。叶氏经验，知气盛之人，其反应趋向于亢进，故避用温热；知病变趋向表者多吉，故法取轻扬，以便观察病变之过程。

对于当时的寒温之争以及临证时寒温的用法，祝氏的见解也不乏公允，他提出："医之所宗，求真而已，得其真者，无法不宜。故善理虚者，必能治实，能用热者，必能任寒。余治医三十年，习见可温者十之八九，可清者百无一二。大致未病重阴，既病重阳，壮者滋阴为主，怯者扶阳为本。凉药阴柔，隐害不觉，阳药刚暴，显患立见。热药有毒，易见而可救，寒药有毒，隐匿而难疗，同是药误，晦明隐显各别，与其蒙害而不觉，不如见过而知改，是以少阴伤寒，宁温而远寒。温药为温煦强壮剂，热药乃刺激兴奋用，温以补不足，热以振衰颓，其用殊也。时医见温热之疵而远之，吾见温热之害而终用之。"

当年章次公先生对祝氏的评介是："祝先生个性很强，对于中医，颇有自信心，他既不鄙弃旧的，也不盲从新的，他不做古人的应声虫，也不做新医的留声机。"祝氏掌握了分析和归纳的武器，用来说明中医治疗的方法和原则，哪些是针对人的，哪些是针对病的，作为疾病的表现，哪些是合理的反应，哪些是过分的冲动，治疗中如何去控制机能，如何去诱导气血，从广泛的经验中找出一般的规律，从彼此的关联上去作整体的把握。这些理论和经验之谈都是有其实践价值的。祝氏认为："病原多端，本体唯一，认病识证，以探取病原为贵，故分析不嫌其繁，治病处方，须兼顾本体为是，故归纳在于简要。夫分析与归纳，诊断之二大法门也，非分析不知病原之所在，非归纳无以集诊断之大成。"

伤寒的六经，如何用明白畅晓的语言向今人说清楚，可不是一件容易的事。古义和新知其实并不是不可融会贯通的，当然，我们可以用中西医二个体系难以沟通为理由来加以回避，但时时面对临证实际的人却不能没有思索，即对待同一件事情，中医如此说，从西医的角度又应该如何认识呢？事实上，中西医一旦沟通，反过来对临证的帮助就大了。中西医汇通是谁也无法否定的一种历史的趋向，前人为此曾经付出不少努力，历史上有唐容川式的沟通，有张锡纯式的沟通，也有陆渊雷式的沟通，而祝味菊所作的沟通也许了解的人不多，其实祝氏的沟通令人信服处多，今天仍然不失其参考价值。

五十年间历史狠狠地跨进了一大步，世界变化之快，中医变化之大，也许祝氏不曾料到。但是，祝氏在事物中一以贯之的精神和原理是不变的，所以祝氏的学说常读常新，每能给人以启迪。最后，还是引祝味菊的话作为本文的结束："我们不想空谈中西医的优劣，而想引起彼此间的认识或了解，为了社会，为了学术，我们总该想个办法，使它们接近，使它们得到一个联系的桥梁。"

十八、现实与传统的冲撞和对接

——读《伤寒论现代解读》

作为经常阅读《伤寒论》原文的人，既要重视古代文献的记载，又要面对现代的临床实际，我们可以纯粹地尽量地从传统的角度来认识问题，有时又会不由自主地利用既有的现代知识来思考和分析问题。当我们从现代的角度来审视过去文献中记载的内容时，冲撞和对接就会产生。这其实是一个很自然的、有时又不太容易回避的问题。

不经意间得到《伤寒论现代解读》，捧读再三，不忍释手。本书的好处在于比较系统，着眼于整体，但也不忽略细部，对原文的描述尽可能地作出了现代地诠释。在阅读的过程中，平日里萦绕在脑际的问题，每能释怀，碰到看法相似之处，又会产生同感。本文主要想对书中的主要内容和观点作一些介绍和推荐，以广流传，以利提高。

（一）传统外感病和现代感染病

传统的外感热病治疗中积累起来的经验和现代对感染疾病的既有认识，是否可以沟通，以及如何沟通，这是相当一部分人所十分关切的，《伤寒论现代解读》在一定程度上对此作出了肯定的回答，并且做了有益的尝试，我认为书中的不少认识都是独到而精辟的。当代中医认为，《伤寒论》与温病学说应当统一为中医外感热病学，现代西医把传染病、寄生虫病与各科的感染病综合在一起，形成了现代感染病学。二者研究的对象都是感染—炎症—发热这一主题，所以中西医两大理论体系在一定程度上的融合，将有利于解读《伤寒论》和温病学说。

《伤寒论》及其一脉相承的温病学说，把外感热病（感染病）作为一个整体，看作一个动态的连续的发展过程，看作一个全身性的反应状态，研究其发生发展的规律。《伤寒论》以六经传变作为时间结构，以证作为空间结构，构建其理论框架，这种思维方式传承给了温病学说，构建出了卫气营血的时空理论框架。外感热病作为一个整体，六经是一个连续的过程，每一经既是这个过程中的一个阶段，又是独立的某种事物本质的反映。这样的观点，我想基本上大家都能够认同。

作者在书中提出了证态的概念，也许更加有利于中医和西医的共同接受。所谓外感染热病证态体系，外感染热病是中医外感热病与现代医学感染病两个概念融合后的新名称，证态是指外邪与机体相互作用，在机体内产生的变化过程，主要是指病理过程。证、病理状态、证态既是一组最常见、最典型、相对固定的症状、体征的组合，又是一个发生发展着的动态变化过程，是非匀速的过程，动态中有停顿，连续中有阶段。证的固定是相对的，证的变化是绝对的。证与证之间是连续的，证与证之间有许多过渡型。作者提出的这样的见解，我认为和临床实际大体相符。在对事物探究的过程中，为了达成一定的共识，有必要先确立相应的前提，证、病理状态以及证态的提出，有利于中西医的接近，有利于共同的语言的产生，不失为一种较好的处理方法。

（二）对六经病证的现代诠解

讲到中医外感热病的证治，必然要讲六经和卫气营血，所以用现代医学的知识来思考和认识这方面的问题，也成为一种新的尝试。书中提出的以下的一些基本认识，有助于从临床角度来认识问题，这种经过中西医融汇以后形成的看法，也许更加有助于西医理解中医，抑或有助于西医产生对中医的兴趣，其实也有助于中医认识清楚自己。以下对书中的主要观点稍加勾勒。

太阳病、卫分证与传染病学的前驱期（非特异性的急性期反应）是一个证态，这种类似于感冒的一组以发热为主的非特异性症候群，包括了不同季节、不同表现的感冒、流感及全身各器官系统感染（包括传染病）的初期阶段或某些轻型病例。人体中的非特异性宿主防卫功能是抵抗微生物入侵的第一道防线（包括皮肤、黏膜、消化道、呼吸道、泌尿生殖道等与外界相通的管道系统），在病理学上属于非特异性的急性期反应。从中医临床的具体证治看，至少应该包括：①风寒感冒证态（麻黄汤、桂枝汤）；②风热感冒证态（银翘散）；③湿温感冒证态（藿朴夏苓汤）；④秋燥感冒证态（桑杏汤）。从这些最基本的证态出发，进一步辨别不同的疾病和体质反应，可以求得更有针对性的治疗。

阳明病、少阳病、气（营、血）分证与感染病的急性典型期是一个证态，进一步展开有邪热壅肺证（肺炎）、热实结胸证（急性腹膜炎）、阳明腑实证（肠梗阻）等，营分证与败血症早期、血分证与败血症合并弥漫性血管内凝血相一致。营（血）分证与多器官功能障碍综合症（MODS）

一致，血分证的后期出现内闭外脱与多器官功能衰竭（MOF、MSOF）一致。急性典型期，是病原体侵入不同器官系统引起的各器官系统的局部炎症与炎症的轻度全身反应的表现，临床上多见各器官系统感染的特异症状与发热的相合。

由于这方面的内容在临床上所涉甚广，所以作者此处的归纳，将方证和疾病对应得更加具体。提出各脏腑气分证（包括阳明病、少阳病以及某些变证、坏病）与各器官系统急性感染典型期证态如下：①急性肺感染肺热证态、细菌性肺炎风热犯肺证态、病毒性肺炎表寒肺热证态（大青龙汤）、大叶性肺炎肺热炽盛证态（麻杏石甘汤）；②胸腔积液寒实结胸证态（白散）；③急性腹膜炎热实结胸证态（大陷胸汤丸）；④肝、胆、胰感染柴胡汤证态（大小柴胡汤）；⑤肠梗阻阳明腑实证态（大承气汤）；⑥急性胃肠炎痞证态（三泻心汤）⑦霍乱样综合征水、电解质紊乱证态（五苓散）；⑧急性脑感染热扰心（包）神证态（安宫牛黄丸）；⑨肌肉不自主运动动风证态、实风内动惊厥证态（羚羊钩藤汤）、阴虚动风肌蛋白消耗低钙、低镁血症证态（三甲复脉、大定风珠）、阳虚动风低血钾、低血钠证态（苓桂术甘、真武汤）；⑩痢疾样综合征湿温证态（白头翁汤）；⑪非典型脑炎湿蒙心包证态（菖蒲郁金汤）；⑫急性心肌炎炙甘草汤证态（炙甘草汤）；⑬风湿性关节炎附子汤证态（三附子汤）；⑭盆腔脓肿太阳蓄血证态（抵当汤丸）；⑮急性盆腔炎热入血室证态（小柴胡汤）；⑯胃肠道出血阳明蓄血证态（抵当汤）；⑰盆腔良性包块蓄血证态（包括盆腔脓肿后遗症、慢性盆腔炎、宫外孕后遗症等）（桃核承气汤）；

⑱腹腔恶性肿瘤脏结证态；⑲休克亡阳证态、内毒素休克（冷休克）四逆汤证态、外毒素休克（暖休克）通脉四逆汤证态；⑳肝细胞性黄疸阳明病发黄证态（茵陈蒿汤）；㉑蛔虫梗阻蛔厥证态（乌梅丸、大建中汤）。以上，实际上把六经和卫气营血合在一起加以考虑了，作者的见解有助于我们作整体把握，尤其是方证相对的证态，衷中参西，不无创见，值得参考。西医的病名和中医的证态对应，感觉上难免生硬，也许有些观点会有争议，或者尚不完整和准确，但只要能够启发思路，就不必过于苛求吧。

太阴病与慢性消化功能障碍的表现是一个证态，可以由急性胃肠道感染（泻心汤痞证），或者肠梗阻（阳明病）反复发作，也可以由肝胆胰感染（柴胡汤证）的后遗症（传经），也可以由低毒性的病原体感染所引起（直中），还可以是介于消化功能性疾病与健康之间的中间状态。少阴病由太阴病发展而来，少阴病与全身营养不良、体质衰弱是一个证态，具体表现为倦怠、迟钝、神萎、倦卧、健忘、消瘦、多尿、心衰、血压低、脉微细、肢冷、腹胀、腹泻、贫血等。太阴与少阴，有关联又有区别，以上的把握，简洁明了，可以说是基本到位的。

厥阴病是少阴病的进一步发展，为机体极度虚弱的濒危状态，与外感热病的极期、缓解期的表现相符合。急性感染过程之后，疾病的慢性化、营养代谢障碍、机能障碍、衰竭、慢性感染急性发作、变态反应性疾病等与三阴病证关联密切。太阴转阳明，为慢性感染的急性发作，阳明转太阴，则有可能是急性感染转为慢性。厥阴病的描述，《伤寒论》缺如较多，作者从临床实际出发所作的大体判断，亦符合事物的一般规律。

作者还对多器官功能障碍综合征与营、血分证态的补充如下：①全身炎症反应综合征阳明热盛证态（白虎汤）；②热灼营阴败血症早期证态（清营汤）；③热闭心包轻度中毒性脑病昏迷证态（安宫牛黄丸）；④血热动风中毒性脑病痉挛证态（羚羊钩藤汤）；⑤热盛迫血弥漫性血管内凝血证态（犀角地黄汤）；⑥气血两燔重度中毒性脑病颅内高压证态（清瘟败毒饮）；⑦热结肠腑肠梗阻合并感染证态（大承气汤）；⑧多器官功能衰竭内闭外脱证态（参附龙牡汤）。其他可以提出的还有余邪未尽恢复期证态，三阴经病慢性期证态等。

以上的提法，也许对习惯于中医思维的人一下子是不容易接受的，但相信在西医中对中医怀有兴趣的人则比较容易理解。在具体的认识中，作者作出了较多的联系和假定，这种限定也许狭窄了中医名词术语概念的内涵，但好处是使临床的脉络更加清晰。不管是什么样的认识，只要是立足于临证实际的，我认为就有一定的合理性，也就具备了一定的参考价值，应该予以足够的重视。

（三）对临床见症的具体分析

借助于现代医学的认识，也有利于对具体症状和方证的剖析，书中这方面的论述同样引人入胜，下面不妨举几个例子加以展开。

恶寒为外感热病初期最为常见的症状，为太阳病的主症之一，治以辛温汗法，此为中医的一般常识。书中从现代医学的角度提出，病原微生物及其产物作为发热激活物作用于机体，激活产内生致热原细胞，产生和释放内生致热原（EP），再经一系列后续环节，引起中枢发热介质的释放，由下丘脑发出信息，经交感神经使皮肤血管收缩而致皮肤浅层血管血流量减少，引起皮肤苍白和皮肤温度下降，后者刺激冷觉感受器，把信息传递到感觉中枢而出现恶寒，此为发热的第一期（升温期）。感染初期的应激反应主要表现为交感兴奋、儿茶酚胺分泌增多引起的皮肤毛细血管收缩，从而产生恶寒、寒战等明显表现。浮脉为出汗散热期的表现（心跳快、输出多、血管扩张、外周阻力下降）。而紧脉为发热的升温期表现（肾上腺素、儿茶酚胺分泌增多，引起血管收缩、紧张度升高）。

发热一旦表现为不恶寒反恶热，则提示疾病步入了阳明阶段。书中分析，体温升到一定高度后，下丘脑不再发出冷反应冲动，皮肤血管转为舒张，体温升高也引起血管舒张，皮肤血流增多，皮肤发红，皮肤温度升高，刺激温度感受器，信息传入中枢而产生酷热感，皮温增高，浅表水分蒸发增多，使皮肤、口唇干燥，此为发热的第二期（高温期）。可持续数小时、数天、甚至一周以上。当感染严重，抵抗力差时，病原体未能及时清除，发热激活物、EP、发热介质不停地释放，或者其他原因造成的炎症介质过量释放，形成级联反应，使恶寒、发热、出汗、体温下降这一过程反复或重叠出现，表现为“身热、汗自出，不恶寒反恶热”，这种发热与白虎汤证相符。

再举太阳蓄水证或五苓散证，此亦为伤寒的热门话题之一。作者认为是水电介质紊乱，由于大量出汗，机体失盐、失水，称高渗性缺水或原发性缺水、高钠血症，出现口渴与小便少，当饮用不含盐的水时，出现低钠血症，尿量会增加。五苓散对急慢性水中毒均有效。汗液中的钠比血中低，大量出汗时血钠会相对高，实际上机体既缺水，又缺钠（高渗性缺水或原发性缺水、高钠血症）。血钠高、细胞外液渗透压升高，刺激视丘下的口渴中枢，引起口渴，另外会增加抗利尿激素的分泌，减少尿量。另外，细胞内液移向细胞外，造成细胞内缺水（脑细胞缺水则功能障碍）。机体有二个渴感生理刺激，低血容量时口渴；低血钠、脑水肿时引起厌食、厌水，故出现渴欲饮水，水入则吐。（高渗性缺水时，大量饮水，血液急速稀释，可能出现低血钠、低血容量状态，重者出现脑水肿，颅内压升高，出现神经、精神症状。）中医称水逆，西医称水中毒。故高温作业，大量汗出的情况下，不应大量饮用白开水。原文强调“少少与之饮”，“忍之一日乃愈”。汗后狂饮引起气喘是蓄水证的另一表现。慢性水中毒，症状不明显，有时唾液、泪液增多，一般不出现水肿，此与痰饮病五苓散证一致。低血钠（钙、钾）引起的肌肉痉挛（筋惕肉瞤、脐下悸、脚挛急），中医称阳虚不能温养肌肉，阳虚脱液，西医称肌肉的不由自主运动，此与温病后期的动风不同。

对蓄血证的见解，书中也有独到之处。作者指出太阳蓄血证是盆腔脓肿的急性典型期，而太阳热入血室是急性盆腔炎。太阳蓄血证是盆腔感染及其后遗症。体腔积血时，血液会发生溶解、吸收，引起血氨升高，这是造成如狂、发狂的重要原因。太阳蓄血证的病位在盆腔及盆腔器官，阳明蓄血证的病位在消化道，广义蓄血证则涉及全身。蓄血证的病理学性质：血管破裂出血（如宫外孕破裂），蓄积于体腔内

(身黄证)；局部的感染灶与脓肿（热瘀证）；积血与脓肿吸收或不完全吸收后留下的组织增生、机化包块、粘连等病理状态（痞块证)。子宫及附件的急性感染如没有波及腹膜，则属于热入血室，如已经引起盆腔腹膜感染，则属于太阳蓄血热瘀证。蓄血发黄多见于体腔出血，也叫血管外溶血性黄疸，其色黄晕如油微熏，黄疸轻而没有血红蛋白尿。同样，书中提到的对陷胸汤证、泻心汤证、柴胡汤证等的具体看法，也是非常值得参考的。

病原微生物的感染以及疾病的传染，一直是临床上最常见的问题，尤其是在古代社会中，东西方都一样。在中国积几千年的临床经验，产生出伤寒六经与温病卫气营血的应对方法，文字的记载赫然，临床的疗效卓著。西方借助于先进的仪器设备，有了微观世界的新发现，后来居上，特别是在卫生防疫方面的努力，对此类疾病的防治，贡献也大。过于笼统的东西有必要细化，要找出事物的特殊处，透过现象看到事物的本质，这样的处理才有针对性。而过于细化了的东西，又有必要从整体上考虑他们的相互关联与共性，在处理中才不致于迷失方向。从这一点看，中医西医应对的方向一致，两者应该相互携手，才会有利于临床疗效的提高。

（四）中西医在理论上的冲撞和在实际中的对接

纵观历史，中医在临床上不曾止步不前。从六经病证到卫气营血和三焦辨证，从伤寒病证到温病的风温、春温、暑温、暑湿、伏暑、秋燥等等，总也体现了对疾病认识的不断进取。而西医在短短的百年中，从最初的传染病、寄生虫以及各科的感染等分化，到现今感染病学的整合，也是因为有许多共同的规律贯穿其中，值得重视。时有古今，地有东西，今天这方面的内容在多大程度上能够融会贯通，从而给出一个令人满意的答案呢？或曰：两种体系的医学是永远无法沟通的，一句话即可对现实作轻松回避。其实只要面对临床、正视现实的人，也许总是难以绕过这个问题。尽管由于时代的不同，认识的角度不同，得出的结论也各不相同。但是，既然临床的对象是同一的，其中就必有可沟通之处。沟通的好处在于能加深对问题的认识，也能为临床治疗提供新的方法和思路。

“中西医两大理论体系具有不可通约性”，这句话是指两种截然不同的理论体系难以直接对等相应，但是通过一定的努力，二者在某种程度上达成一定的共识，还是有可能的。历史上也不乏致力于这方面工作的人，近代如祝味菊、陆渊雷等，现在临床上从事这方面努力的人更是不计其数。知其不可而为之，《伤寒论现代解读》的作者也是如此执着的人。事实上只要面对临床实际，我们都会自觉不自觉地对许多问题产生疑问和联想，发生好奇和兴趣，从而出现进一步探究的冲动，将许多已知的事实加以贯通，从而得出一个相对完整的认识。当今的社会，学术要发展，多一些这样的人，多一些不同层面的思考，不也是一件大好事情么！

十九、承前启后　力创新说

——对《温疫论》历史贡献的再认识

医学科学总是在实践中发展着的，实践不断地提出新问题，人类对疾病的认识也永远不会停止在一个水平上，以中医对外感热病的证治为例，是再清楚不过的了。从《伤寒论》到《温热论》，从六经辨证到卫气营血辨证，尽管历史的步伐缓慢而沉重，但步步都浸透着先人的努力，其中特别引人注目的是吴又可的《温疫论》。

吴又可，明末清初江苏吴县人，生平曾亲历多次温疫的流行，面对温疫肆虐，医者束手的现实，深感痛惜，于是他亲临疫区，深入研究，结合个人观察所得及“平日所用历验方法”，“静心穷理”，于公元1642年著成历史上第一部温病学专著——《温疫论》。是书分列85个论题，内容包括温病的病因病机、初起症状、传变诸证、兼证、治法，以及妇人和小儿时疫的特点、温疫用药宜忌、调理方法等，并载有关于温疫质疑正误和疫疠证治的论辩文章，堪称当时最全面、最有新义的疫病专书。

吴又可在《温疫论》中向世人振臂疾呼：“守古法不合今病，以今病简古书，原无明论，是以投剂不效。”病人“不死于病，乃死于医，不死于医，乃死于圣经之遗忘也。”今天，我们展读《温疫论》，重温吴氏的学术见解，感受他注重实际、力创新说的科学精神，这无论对当前或今后的工作，都有相当的启迪。以下从四个方面加以展开。

（一）温疫与伤寒

《伤寒论》相对《素问·热论》是个进步，但《伤寒论》并未穷尽外感热病的证治。宋元时期有“外感用仲景”之说，但不知变通者墨守经方，胶柱鼓瑟，流弊已经不少，明以前的许多医家对此已有痛识。历史已经在酝酿着一场变革，而将温病与伤寒系统而又明确地加以区分的，当推吴又可的《温疫论》。

吴又可在与温病作斗争的长期实践中，亲眼目睹了“时师误以伤寒法治之”而“枉死不可胜计”的现实，并通过仔细观察，对比鉴别，终于揭示了伤寒与温疫的霄壤之别。此在《温疫论》中归纳的十分清楚，以下摘要列举：①在病因上，伤寒是“感天地之正气”，且“必有感冒之因”；时疫是“感天地之疠气”，且多“无感冒之因”，“不因所触无故自发者居多”；②在有无传染性上，伤寒“不传于人”；时疫“能传染于人”。③在传播途径上，伤寒之邪“自毫窍而入”；时疫之邪“自口鼻而入”；④在传变机制上，伤寒“感邪在经，以经传经”；时疫“感邪在内，内溢于经，经不自传”；⑤在病势缓急上，伤寒“感而即发”，“感发暴甚”，“伤寒发斑则病笃”；时疫“感久而发”，“多有淹缠二三日，或渐加重，或淹缠五六日，忽然加重”、“时疫发斑则病衰”；⑥在邪解方式上，伤寒“解以发汗”；时疫“解以战汗”；⑦在治疗方法上，伤寒“投剂，一汗而解，……汗解在前”，“以发表为先”；时疫“发汗，虽汗不解，……汗解在后”，“以疏利为主”；⑧在治疗效果上，伤寒“投剂可使立汗”；时疫“汗解，俟其内溃，汗出自然，不可以期”。以上归纳，细陈温疫与伤寒的不同，力主二者的区别，可见吴氏的工夫所在。中医辨证，也讲辨病，病有大的范围，也有小的概念，病左右着证的变化发展。因此，辨病当先于辨证，于此可见一斑，吴氏的良苦用心也可体会。吴又可对伤寒、温疫的精辟认识，开启了全面论述时疫温病与伤寒鉴别之先河，为提高温病临床诊治效果奠定了基础。正如《四库全书总目提要》所说：“有性因崇祯辛已南北直隶、山东、浙江大疫以伤寒法治之不效，乃推究病源，参稽医案，著成此书，温疫一证如有绳墨之可守，亦可谓有功于世矣。”吴又可无愧于“治温证千古一人”（周澹然语）的赞誉。（引文中的“证”当作大范围的病，即温病来理解为妥。）

（二）杂气与六淫

吴又可所创立的“杂气”致病说，不仅突破了“百病皆生于六气”的传统观点，而且较为准确地揭示了急性传染病的发病原因，成为温病病因学上的一大创见，为整个温病学体系的建立奠定了坚实的基础。

对于温病的病因，在吴氏以前，医家多宗“外感不外六淫”之说，认为温疫是“非其时而有其气”的结果，不敢越雷池一步。吴氏则不以为然，他总结前人经验，结合个人体会，推究病源，认识到温疫的发病是由于天地间别有一种杂气传染，具有“老幼相似”、“合门传染”等特点，他在原序中开宗明义地指出：“夫温疫之为病，非风、非寒、非暑、非湿，乃天地间别有一种异气所感。”他把这种异气，统称为“杂气”，反对“百病皆生于气”的泛论，他说“刘河间作《原病式》，盖祖五运六气，百病皆原于风寒暑湿燥火，无出此六气为病者，实不知杂气为病更多于六气，……专务六气，不言杂气，岂能包括天下之病欤！”又指出“杂气为病最多，举世皆误认为六气”。同时，他还反对王叔和认为时行之病乃“非时之气”的说法，他说“昔以非其时有其气，……得非时之气，长幼之病相似以为疫，余论则不然”。

吴氏的这种论点，现在看来显然是科学的，因为各种传染病的发生并不一定都要在气候反常的情况下出现流行。此外，吴氏还对“伏寒化温”之伏气说（即无论邪伏何处，皆以寒邪为患）进行质疑，他说：“风寒所作，轻者感冒，重者伤寒，即感冒一证，风寒所伤最轻者，尚尔头痛身痛，……当即为病，不能容隐，今冬时严寒，所伤非细事也，反能伏藏，过时而发耶？所以，思之致切，不能无疑，乃觉前人所论难凭，务求其所以然之故”。

吴氏这些源于实践的论点，突破了明以前医家对温病病因所持有的时气说、伏气说以及百病皆生于六气的藩篱，而且还对疫病的病因作了较为明确的阐述。吴氏认为：温疫是由杂气引起的，杂气是多种致病因素的总称，因其气多种多样不同于六气故命曰杂气，因其气各异，又命曰异气，其中致病力最强，为病最重者，称为疠气或戾气。现在，吴氏所言杂气、异气，疫气、戾气（疠气）均有了科学的实证，今人已不难理解。

以下我们再来看看吴氏对杂气性质及致病特点的描述，体会一下吴氏细致而缜密的观察与思索吧：

1. 杂气具有物质性、可征服性，可以采用药物治疗，是一类客观存在于自然界的、人们不能直接感觉到的、微小的致病物质。吴氏指出："万物各有善恶不等，是知杂气之毒亦然。然气无形可求，无象可见，……人恶得而知是气也。……众人有触之者，各随其气而为诸病焉。……夫物者气之化也，气者物之变也，气既是物，物既是气，知气可以制物，则知物可以制气也。夫物之可以制气者药物也"。吴氏这些见解产生在显微镜发明之前，确实难能可贵。

2. 杂气具有多样性，致病各具特点。吴氏指出："杂气无穷，茫然不可测"、"杂气为病最多，然举世皆误认为六气"；又云"为病种种，是知气之不一也"；"究其所伤不同，因其气各异也"。可见，正是由于杂气的多种多样，侵犯人体致病的种类繁多，从而导致了不同的病证，如大头瘟、虾蟆瘟……等。限于时代，吴氏只能从大处着眼，而不同的病原体能引发各种不同的传染病，这已是现代微生物学的一般常识。

3. 杂气具有偏中性，致病具有选择性和特异性。吴氏指出："至于无形之气，偏中动物者，如牛瘟，……然牛病而羊不病，鸡病而鸭不病，人病而禽兽不病，究其所伤不同，因其气各异也"，是言杂气致病具有种属选择性，中人或中动物都有特异性，其发病也有特异性。

4. 杂气具有特适性。吴氏指出："适有某气专入某脏腑经络，专发为某病，故众人之病相同"、"杂气为病，一气自成一病"。从现代微生物学角度来看，这与"病原体的特异性定位"有关。

5. 杂气致病具有流行性、散发性、地区性与时间性的不同表现。吴氏表述为："大约病遍于一方，逐门阖户，众人相同"、"其年疫气盛行，所患者众，最能传染"、"此气之来，无论老少强弱，触之者即病"。"其时村落中偶有一二人，所患者虽不与众人等，然考其证，甚合某年某处众人所患之病"。"或发于城市，或发于村落，他处安然无有，是知气之所着无方也"。"是以知四时皆有，常年不断，但有多寡轻重耳"。

6. 杂气致病急重，变化多端。吴氏指出："疫气者，乃天地之毒气"、"缓者朝发夕死，急者顷刻而亡"，并告戒医者"此一日之间，而有三变，……因其毒甚，传变亦速"。

7. 杂气致病和人体正气有关。吴氏认为人体感染疠气之后，是否发病取决于疠气的量、毒力和人体的抵抗力。他说"本气充满，邪不易人；本气适逢亏欠，呼吸之间，外邪因而承之"、"凡客邪感邪之重者则病甚，其热亦盛；感邪之轻者，则病轻，其热亦微"、"正气稍衰者，触之即病"。又云"元气胜病为易治，病胜元气为难治"。

从外感六淫到杂气致病，是中医对外感病因认识的历史性的跨越。杂气病因说是吴又可学术思想中精彩绝伦的部分，这在十七世纪中叶细菌学尚未出现之时，吴氏已能根据自己的实践经验而提出此说，实在令人惊异而感佩万分！试想如果没有大胆的实践精神和创新意识，这是完全不可能的。

（三）攻下与承气

温疫既然是由杂气所致，其治疗也就应当逐邪除因，早拔病根。关于祛邪之要，吴氏强调以宣通为本，认为只有破其郁滞，决其壅闭，使其气机通畅，才能导邪外出。故他在诸多祛邪治法中，尤推崇下法，认为下法乃逐邪拔根治本之法。他不仅继承了仲景承气攻下、祛邪护正的学术观点，而且还拓展了下法的应用范围。他对承气攻下的发展运用可作如下归结：

1. 客邪早逐　急证急攻

吴氏根据温疫起病急骤、变化迅速，证候凶险的特点，强调治疗用药宜紧宜早，主张"数日之法，一日行之"的急证急攻措施，他说"邪不去则病不愈"、"凡客邪贵乎早逐，乘人气血未乱，肌肉未削，津液未耗，……早拔病根为要"这是贯穿《温疫论》全书的基本观点。祛邪愈早对病情愈有利，治疗要趁疫邪立足未稳，正气尚强之时，速战速决，切"勿拘于下不厌迟"之说而贻误时机。如膜原伏邪若有行动之机，"但见舌黄，心腹痞满，便于达原饮加大黄下之"；若邪已陷胃，则主张用承气辈大剂攻下，导邪外出；若表里分传，内壅不汗，必用承气先通其里，不待发散；若热陷下焦，小便闭塞，"以导赤、五苓、五皮之类分毫不效，得大承气一服，小便如注"，是谓"一窍通诸窍皆通，大关通而百关尽通"之理。由此可见，早拔病根，急证急攻，下之得当，常能收到事半功倍之效果。吴氏这种客邪贵乎早逐，根据证情及时攻下，强调以通为本、以下为治的思想，对急性传染病、急性感染性疾病的治疗具有十分重要的指导意义。

2. 攻下逐邪　勿拘结粪

吴氏以前，医家多受《伤寒论》之影响，认为承气汤的适应症须有大便秘结不通或通而不爽的腑实见证，而对阳明无形热盛无便秘者不敢早投早用。吴氏认为，“承气本为逐邪而设，非专为结粪而设”，温疫病是“邪为本，热为标，结粪又其标也”，而治病必求于本，故通利大便仅是手段，逐邪泄热才是真正目的。并强调指出，是“因邪热而致燥结，非燥结而致邪热”，“燥结不致损人，邪热之为损命也”。由此可见，攻下法不一定专门局限于阳明腑实证，邪居他处，里热证见，亦可用此法，他说“温疫可下者，约三十余证，不必悉具”，即是说只要“有是证，则投是药”，不必拘泥于结粪的多少与有无。吴氏认为应下之证，首在舌苔变化，凡病邪入胃，舌苔必黄，老黄苔、焦黑苔、舌生芒刺等，皆是应下之舌。其次大便秘结是肠腑郁热的重要标志，属下证。尤其重要的是，吴氏还把邪热结滞所致的“溏垢”、“胶闭”、“滞下”亦列为当下之证，认为只要里有邪热，便可议下，只有逐邪祛积，才是治其根本。

3. 逐邪务尽　下不伤正

吴氏应用下法，主张“凡下不以数计”，必要时应根据证情采用“再下”、“更下之”等因证数攻之法，突破了以往“一日一剂”的陈规，体现了吴氏有邪必除，逐邪务尽的治疗思想。另一方面，吴氏虽然重视下法，强调逐邪宜早务尽、勿拘结粪，但也不妄用下法，他说“要量人之虚实，度邪之轻重，察病之缓急，揣邪气离膜原之多寡，然后药不空投，投药无太过不及之弊”、“设独行而增虚证者，宜急峻补”，并明确指出“邪未入胃不可下”、“阴虚甚者不可下”等禁下之证，还创立了承气养荣汤、柴胡清燥汤等攻补兼施的方剂。于此又可见吴氏运用下法善于继承的另一方面。

4. 祛邪清热　首推大黄

吴氏推崇下法，善用大黄，他说“三承气功效俱在大黄，余皆治标之品”，并明确指出“得大黄促之而下，实为开门祛贼之法”。吴氏认为“大黄走而不守”，功专在通下，使邪热有随大便外出之机，故用大黄为主药，逐邪攻下，荡涤肠胃，使邪从表里而出，最能体现吴氏早拔病根、邪贵早逐的思想。大黄的现代药理研究成果也可反证吴氏认识之高明、经验之宝贵。

（四）远见卓识与时代局限

对于外感热病的辨证，吴氏总结前人经验，结合自己临床体会，创造性地提出了不少新见解和新思路，其中许多理论和观点对后世医家启发很大，为温病学说的形成和发展奠定了基础，具有极为重要的理论意义和实践价值。他的历史贡献可简单归纳如下：

1. 提出温疫的感邪途径

吴氏认为杂气传入与伤寒从皮毛而入不同，是“自口鼻而入”，他说“诸窍乃人身之户牖”、“凡人口鼻之气，通乎天气，……呼吸之间，外邪因而承之”；并补充说明“邪之所着，有天受，有传染，所感虽殊，其病则一”。所谓天受，后世医家多释为空气飞沫传播；传染，是指接触传染；口鼻，从现代医学来看分属消化道和呼吸道。

2. 揭示温疫的病变部位

吴氏认为疫邪自口鼻侵入人体后，始伏于膜原，总归于胃腑。他说“邪自口鼻而感，入于膜原，伏而未发，不知不觉”、又云“温疫之邪，伏于膜原，如鸟栖巢，如兽藏穴，营卫所不关，药石所不及，至其发也，邪毒渐张，内侵于腑，营卫受伤，诸证渐显，然后可得治之”。关于膜原，吴氏认为“内不在脏腑，外不在经络，舍于夹脊之内，去表不远，附近于胃，乃表里之分界，……正当经、胃交关之所，故为半表半里”。

3. 总结温疫的传变规律

吴氏认为邪离膜原，其传有九，即：①传表不传里；②表而再表；③传里不传表；④里而再里；⑤表里分传；⑥表里分传再分传；⑦表胜于里；⑧先表后里；⑨先里后表。并指出，传变情况及临床表现，往往因感邪轻重、个体差异等而有所不同。其传虽有九，但要之有三，即出表、入里、表里分传，总不出表里之间。

4. 概括温疫的治则治法

吴氏言：“诸窍乃人身之户牖也。邪自窍而入，未有不由窍而出，……汗、吐、下三法，总是导引其邪从门户而出，可谓治之大纲”，吴氏治疫以“通”为本，强调治疗应以逐邪为第一要义。他说：“无邪不病，邪去而正气得通”。故具体应用则以汗、吐、下三法为首选，结合他法。如温疫初起，邪在膜原，则用疏利透达之法，方选达原饮，以直达膜原、捣戾气之巢穴，使其邪热内溃，汗出自然而解；如疫邪传经出表，则治以汗解、斑解；如疫邪内陷胸膈，则用瓜蒂散催吐，使内陷之邪因吐得以排出；如疫邪内陷胃腑，则用承气辈攻下逐邪等。需要指出的是，在诸多祛邪方法中，吴氏独重下法，认为疫邪传里，多归六腑，下法乃为破滞决壅，逐邪拔根的治本之法。

吴氏应用汗吐下三法的目的，是驱除体内疫邪，这与

“以物制气”的精神是一致的，客观上也能起到改善温疫患者病情的作用。但由于温疫发病急骤、证候凶险、变证百出，故吴氏常感慨三法不能尽善。为此，他在广泛应用汗吐下三法的同时，根据自然界生克制化的规律，辨证地提出了“一病一药”的设想，并为之探讨追求。他说“至于受无形杂气为病，莫知何物能治矣。惟其不知何物之能治，故勉用汗吐下三法以决之……能知以物制气，一病只有一药，药到病已，不烦君臣佐使品位加减之劳矣。”可惜由于时代的局限，科学发明的机会没有垂青于这位创新的先行者。

5. 阐明温疫的预后转归

吴氏认为温疫的病势进退，不出“从外解者顺，从内陷者逆”两个方面。所谓外解者顺，是指膜原伏邪，外淫于经，邪从外解，表现以三阳兼证为主，病势趋表，预后较好；内陷者逆，是指膜原伏邪，内陷于胃，向里发展，表现以热聚胃腑、里气结滞、深逼营血的变证为主，病趋严重，预后较差。至于邪气外解的方式，吴氏认为可通过气分汗解、血分斑解的形式透达于表，故有“但求得汗、得斑为愈”之说。但必须指出，吴氏汗解非指辛温发汗，而是指气机宣通、腠理疏畅、正气驱邪外达的自然汗出而解，其主要特点是不强求发汗，而是注重疏通气道，为邪从汗解创造有利条件。吴氏外解为顺、内陷为逆，气分汗解、血分斑解的理论，在于提示我们临证时应把好气分关，力求邪在气分从汗顿解，勿使邪陷血分而出现变证，即所谓要顺其势而透邪外出，防其逆而杜邪深入，这对于我们掌握温病治疗的主动权有着积极的意义。

综上所述，吴氏的学术思想对温病学说的最终形成，贡献是巨大的。为了更加清楚历史进步的脉络，今天，我们在肯定他的远见卓识的同时，不妨也可剖析一下他所存在的不足，如：①在病因学说中，对病邪的属性论述较少，由于未与理法方药紧密联系，因而其临床实际价值无法体现；②对温病的传变较拘于形式，虽有九传之说，实际只有表里，也无传变症候特征，故无法直接指导辨证；③膜原的概念过于含糊且临床较难把握，故名方达原饮虽出，却不如下法实在可行；④治疗独重大黄攻导逐邪，而忽视芩连柏栀的苦寒清热，说黄连不能清客热也有片面性；⑤强调下法有矫枉过正处，正如吴鞠通所言“初创温病治法，自有矫枉过正不暇详审之处，断不可概施于今日也”、邹滋九亦说“若宗吴氏，又恐邪去正伤”；⑥发斑则疫邪外达之说，值得商榷。吴氏的不足，有他的历史局限，火候未到，温病学的理法方药体系当然不能出台。但是，吴氏的努力犹如拉开了大幕，吹响了前奏，于是众多温病大家的连台好戏紧随其后！

《温疫论》的问世，标志着温病学真正从伤寒体系中完全脱胎出来，是祖国医学发展史上一次极为重要的学术更新。正如《清史稿》语：“古无温疫专书，自有性书出，始有发明”。吴又可的许多理论和观点受到后世温病学家的高度赞赏，如戴北山说“又可之说，贯穿古今，融以心得，真可谓独辟鸿蒙，揭明于中天矣”；吴鞠通亦称其“议论宏阔，实有发前人所未发”；刘奎则更为推崇，他评价曰：“洵堪方驾长沙，而鼎足卢扁，功垂万世，当为又可先生首屈一指也”。在科学尚未昌明，世医墨守成规的年代，吴又可能够提出那么多科学的论断和设想，不能不令我们肃然起敬！他的重实践、创新说的进取精神永远是激励中医工作者前进的力量。

二十、经方与时方　原来不相悖

——重读吴瑭《温病条辨》

医学是在不断发展的，即便是在古代，随着经验的不断积累，认识的不断深入，临床治法方药亦渐趋丰富，中医对外感热病证治的历史，便具有十分的说服力。在平均寿命较短、生存环境较差的古代社会中，外感热病的流行是威胁人们健康的主要原因，人类在与疾病作斗争的过程中，所面对的主要的对手也是热病，所以过去有“百病之急，无急于伤寒。”“不能治伤寒，不可为医。”之说。换个角度来看，由于热病发生的频繁，医生也最容易在此过程中积累经验。所以从《素问·热论》到《伤寒论》、到《医经溯洄集》、到《温疫论》、到《温热论》、再到《温病条辨》，认识是在不断加深，治法方药也是在不断完善，最终提供给我们的是以六经为基础，以卫气营血、三焦为补充的这样一个辨治外感热病的证治体系。不可否认，给这样一个体系最后添上浓墨重彩的当推《温病条辨》。从张仲景到吴瑭，从伤寒到温病，从经方到时方，跨度约一千五百多年，其间中医学的临床诊治有了长足的进步，可以说基础奠定在前，发展补充在后，或者说后来者居上，《温病条辨》在一定的程度上代表了中医临床证治的进步。伤寒与温病，经方与时方，珠联而璧合，交相辉映出中医临床的灿烂光辉。

本文借用历史上一度出现的经方与时方的字眼，以展开对某些问题的讨论。

一

《温病条辨》的作者吴瑭，早年的弃儒从医有其深刻的个人背景，十九岁时，父病年余，竟至于不起。二十三岁时，子病温，终发黄而死，于是有志于医。二十六岁时游京师，得《温疫论》，遂专心学步。又遍考晋唐以来诸贤议论，“进与病谋，退与心谋，十阅春秋，然后有得。”三十五岁时，遇温疫大行，吴瑭起而治之，于此又积累了一定的经验，著成《温病条辨》。历数年，又值瘟疫流行，在同乡的一再催促下，该书终于面世。

《温病条辨》全书计265条，出方208首，以三焦为纲，病名为目（或曰以六淫为目），将三焦与卫气营血融为一炉，完善了温病体系。吴瑭指出《温病条辨》虽为温病设，实可羽翼伤寒。所谓伤寒由表入里，由浅及深，须横看，而三焦由上及下，也是由浅入深，但须竖看，与《伤寒论》有一纵一横之妙，“细心体察，自无难识之证，虽不及内伤，而万病诊法，皆在其中矣。”《温病条辨》较为巧妙地将《黄帝内经》所讲的治法与《伤寒论》的方法，结合当时临床实践，形成一个较为简便易行的框架，其除去繁琐的理论推衍，直接将证方相对，凡用方皆以性味点出方向，便于一般人掌握。《温病条辨》所集方剂，大体来自三个方面，一是运用仲景原方加减而成者，占44首；二是出自《临证指南医案》，冠以相应方名者，占98首；三是采用其他医家的经验方或自创方，占66首。由此观之，吴瑭也确实有“勤求古训，博采众方”的遗风，《温病条辨》所以能够胜出其他医书一筹而风行大江南北，当不难理解。

吴瑭十分清楚医学的继承和发展，所谓“医方之祖，必推仲景，而仲景之方，首重伤寒。”“不知仲景，宁识伤寒；不识伤寒，宁识温病。”吴瑭“近师承于叶氏，而远追踪于仲景。”“其处方也，一遵《黄帝内经》，效法仲祖。”吴瑭师仲景法而不泥于仲景方，所谓羽翼伤寒，即是对仲景方的变化、发展和补充。吴瑭曾批评晋唐以来诸贤皆不能超脱《伤寒论》蓝本，其自以为推戴仲景，不知反晦仲景之法。历史上不少有作为的医家，如王安道能脱却伤寒，辨证温病，但其立论不精，立法未备。吴又可也竭力想卸却伤寒，单论温病，但也是由于立论不精，立法不纯，又不可从。惟叶天士持论平和，立法精细。但叶氏为吴人，所治多南方证，又立论甚简，仅有医案散见于杂证之中，故人多忽之而不深究。吴瑭著《温病条辨》，如他自己所说，前贤好比“木工钻眼，已至九分，瑭特透此一分，作圆满会耳”。这就充分体现了学术的传承，历史的前进。即便如此，吴瑭也深知自己只是示人规矩而已。“使学者有阶可升，至神明变化出乎规矩之外，而仍不离乎规矩之中，所谓从心所欲不逾矩，是所望于后之达士贤人，补其不逮，诚不敢自谓尽善又尽美也。”

从著书年代来看，王安道的《医经溯洄集》成于1368年，吴又可的《温疫论》成于1640年，叶天士的《温热论》成于1740年，吴瑭的《温病条辨》成于1798年。与吴瑭的《温病条辨》年代相近，1784年有杨栗山的《伤寒温疫条辨》问世，杨氏此书“务辨出温病与伤寒另为一门，其根源、脉证、治法、方论，灿然昌明于世，不复搀入伤寒论中，以误后学”。说明当时不仅吴氏，而是有更多的医家已经意识到墨守伤寒方的弊端，意识到温疫、温热病的治法另有规律，必须另辟蹊径。可以说从历史上看，经验积累到一定程度，认识一旦趋于成熟，必然出现飞跃。但杨氏的书不如吴氏那样影响广泛，也有一定的原因，即作为入门书，要有一定的体系，总结出相当的规律，以便掌握，而不能限于一己之见。

张仲景《伤寒杂病论》的内容，经北宋校正医书局校订后，始广为流传。从往昔的“外感法仲景，内伤法东垣，热病用河间，杂病用丹溪。”到以后对仲景书的注释、研讨，以致于将仲景尊为医圣，想必到了吴瑭的年代，仲景的《伤寒论》是相当深入人心了。对仲景的态度，许叔微说得好，“读仲景之书，用仲景之法，未尝执仲景之方，乃为得仲景之心也。”对前人的著作应该有一分为二的历史的辨证的眼光，即从具体事物的叙述中去捉摸事物的普遍规律，以掌握认识和处理事物的基本方法。但作为某种具体方法，总有一定的局限，墨守成规是不可取的，吴瑭所谓“尊信前辈太过，反将一切外感总混入伤寒论中，此近代以来大弊，祸未消失。”后世医家若不能客观冷静地看待这一问题，便会有过激言词，以致于争执不一，互相格拒。

二

吴瑭指出，前人尊信前辈（仲景）太过，遂将一切外感混入伤寒中，以《伤寒论》为方法之祖，遂于伤寒法中求温热。其实伤寒从具体治法讲，还是偏重于为伤于寒邪者开了一大法门，尽管它立的原则为后世辨证所遵循，其中不少方法也可用于温病证治，但讲到具体治法是远远不够，应该加以补充的，这是对《伤寒论》、对仲景一分为二的客观的态度，正是在这样的态度指导下才会有学术的发展。经方作为方剂的始祖，历来受到医家重视，且在临床上一直被广泛应用。经方浓缩了前人的经验，但经方本身也在随着历史的发展而变化，后人对经方的补充，除了药物的加减之外，更多的是对方证的认识。这些，在《温病条辨》中都有充分的体现，现择其要者归纳如下：

吴瑭将白虎汤归入辛凉重剂，叙其证为：脉浮洪，舌黄，渴甚，大汗，面赤恶热。白虎加人参汤则见：脉浮大而芤，汗大出，微喘，甚至鼻孔扇。脉若散大者，急用之，倍人参。对人参的运用，吴瑭认为：阴虚而阳不固，补阴药有鞭长莫及之虞，人参固正阳，使阳能生阴，乃救化源欲绝之妙法也。汗涌、鼻扇、脉散、皆化源欲绝之征兆。同时，对白虎之禁，吴瑭提出看法，认为白虎剽悍，本为达热出表，若见脉浮弦而细，脉沉，不渴，汗不出者，则方证不合。仲景治中暍用白虎加人参汤，吴瑭移用于暑温，见汗不止，烦渴而喘，脉洪大有力者，用白虎汤；洪大而芤者用白虎加人参汤；身重着者，湿也，用白虎加苍术汤；汗多脉散大，喘渴欲脱者，则又当用生脉散。

吴瑭对承气汤证的描述，也比仲景更为具体，凡见面目俱赤，语声重浊，呼吸俱粗，大便闭，小便涩，舌苔老黄，甚则里有芒刺，但恶热，不恶寒，日晡益甚者，即为病传中焦，为阳明温病也。（脉浮洪燥甚者，白虎汤主之。）脉沉数有力甚，则脉体反小而实者，大承气汤主之。吴瑭认为承气通胃结，救胃阴，其中大黄荡涤热结，芒硝入阴软坚，枳实开幽门之不通，厚朴泻中宫之实满，故能承胃腑本来下降之气。

《温病条辨》中对下法的应用，也十分精彩。如增液汤仿效吴又可承气养荣汤法，妙在寓泻于补，以补药之体，作泻药之用，既可攻实，又可防虚。阳明温病下之不通，其证有五，吴瑭分别推出新加黄龙汤、宣白承气汤、导赤承气汤、牛黄承气汤、增液承气汤等。吴瑭指出：阳明燥证，里实而坚，未从热化，下之以苦温；已从热化，下之以苦寒。燥证阳明里实而坚满，经统言以苦下之，以苦泄之，今人用下法，多以苦寒，不知此证当别已化未化，用温下寒下两法，随证施治方为的确，未从热化之脉，必仍短涩，涩即兼紧，面必青黄，苦温下法，如《金匮》大黄附子汤、新方天台乌药散加巴豆霜之类。已从热化之脉必数而坚，面必赤，舌必黄，再以他证参之。苦寒下法，如三承气汤之类。

对于饮病用大小青龙汤，吴瑭也有自己的见解，如小青龙汤用于秋湿内伏，冬寒外加，而见脉紧无汗，恶寒身痛，喘咳稀痰，胸满，舌白滑，恶水不欲饮，甚则倚息不得卧，腹中微胀等。若见脉数有汗，则小青龙汤去麻、辛主之，大汗出者倍桂枝、减干姜，加麻黄根。饮属阴邪，非温不化，故饮病当温者十有八九，然当清者亦有一、二，麻杏石甘汤即大青龙汤去桂、姜、枣者。大青龙汤有石膏、杏仁、生姜、大枣，而无干姜、细辛、五味、半夏、白芍，盖大青龙汤主脉数、面赤、喉哑之热饮，小青龙汤则主脉弦紧不渴之寒饮也。由此类推，苓桂术甘汤为外饮治脾而立，肾气丸为内饮治肾所创。胸痹又何尝不是一通一补。学者能从此类推，方不死于句下，方可与言读书也。吴瑭还提出，饮家反渴，必重用辛。上焦加干姜、桂枝；中焦加枳实、橘皮；下焦加附子、生姜。若知其为饮而渴，用辛何妨，《黄帝内经》所谓辛能润是也。大抵饮病当恶水，不渴者其病犹轻，渴者其病必重，如温热应渴，渴者犹轻，不渴者甚重，反象也。

吴瑭将桂枝汤用于温病解后，脉迟身浮如水，冷汗自出者（此亦阳气素虚之体质，热邪甫退，即露阳虚，以桂枝汤复其阳）。将小建中汤用于温病愈后，面色萎黄，舌淡，不欲饮水，脉迟而弦，不食者（此亦阳虚之质，故以小建中小小建其中焦之阳气，中阳复则能食，能食则诸阳皆可复也）。吴瑭指出：仲景小建中汤治诸虚不足，为一切虚劳之祖方，李东垣又从此化出补中益气、升阳益气、清暑益气等汤，皆甘温除大热法，但终究不如建中之纯，盖建中以德胜，而补中以才胜者也。调以甘药者，由于十二经皆秉气于胃，胃复，则十二经之诸虚不足皆可复也。

关于复脉汤的应用，若邪在阳明久羁，或已下，或未下，身热面赤，口干舌燥，甚则齿黑唇裂，脉沉实者，仍可下之。若脉虚大，手足心热甚于手足背者，则当投加减复脉汤。吴瑭认为以复脉汤复其津液，阴复则阳留，庶可不至于死也。在仲景当日，治伤于寒者之结代，自有取于参、桂、姜、枣，复脉中之阳，今治伤于温者之阳亢阴竭，不得再补其阳也。温病耳聋，病系少阴，宜复脉辈复其精，吴瑭又指出，所谓宜复脉辈者，不过立法如此，临时对证，加减尽善，是所望于当其任者。热邪深入，或在少阴，或在厥阴，均宜复脉。吴瑭把黄连阿胶汤用于少阴温病见真阴欲竭，壮火复炽，心中烦不得卧者，认为芩连外泻壮火而内坚真阴，芍胶内护真阴而外捍亢阳。而邪少虚多者，则不得用黄连阿胶汤。

对于热入血室，吴瑭认为今人不辨热入之轻重、血室之盈亏，一概用小柴胡汤，则贻害必多。他指出，临证凡见热甚而血瘀者，与桃仁承气及山甲、归尾之属；血舍空而热者，用犀角地黄汤加丹参、木通之属；表邪未尽而表证仍兼者，不妨借温通为使；血结胸，有桂枝红花汤，参入海蛤、桃仁之治；昏狂睡，进牛黄膏，调入清气化结之煎。吴瑭认为叶案中还有玉女煎法、复脉法、护阴涤热缓攻法等，先圣后贤，其治条分缕析，学者审证定方，俱毋拘乎柴胡一法也。另外，吴瑭还有从《金匮要略》鳖甲煎丸与回生丹衍化而出的化癥回生丹。

从以上所述来看，仲景方并非不能用于温病，今人有将《伤寒论》中治温病的法与方作如下归纳者，如：①辛凉解表—麻杏石甘汤；②清宣郁热—栀子豉汤；③表里双解—大柴胡汤；④涤热生津—白虎加参汤；⑤苦寒坚阴—黄芩汤；⑥攻下逐邪—大承气汤；⑦泻火养阴—黄连阿胶汤；⑧通瘀破坚—桃核承气汤；⑨清热化湿—栀子柏皮汤；⑩清火消痰—小陷胸汤；⑪清热解毒—甘草汤；⑫清热利湿—猪苓汤；⑬滋肾泄热—猪肤汤；⑭凉血止利—白头翁汤等。可见伤寒与温病、经方与时方并不对立，关键在于临证的化裁变通。

三

《温病条辨》中采摘其他医家的方剂也不少，如从《千金要方》过来的犀角地黄汤；从《伤寒六书》过来的青蒿鳖甲汤、黄龙汤；从《局方》藿香正气散过来的五加减正气散，以及《局方》中的“三宝”；从李东垣过来普济消毒饮去升柴芩连陈皮加银花、荆芥、芦根，以及清暑益气汤、生脉散、补中益气汤等；从张景岳的玉女煎过来的玉女煎去牛地加玄参（化斑汤、白虎加犀角玄参），以及加减理阴煎方（辛淡为阳酸甘化阴复法，凡复法，皆久病未可以一法了事者）；从喻昌过来的清燥救肺汤等等，这些都说明了吴瑭对历代医家的经验并未等闲视之，而是兼收并蓄，作为临证的巧思佳构，编织入书，以广其传。

叶天士的《温热论》和《幼科要略》，均载于华岫云等编纂的《临证指南医案》中，王孟英整理后，将《幼科要略》命名为《叶香岩三时伏气外感篇》，将《温热论》命名为《叶香岩外感温热论》，收入其《温热经纬》中，加以揄扬，引起医界高度重视，特别是《温热论》，《吴医汇讲》刻之，《医门棒喝》刻之，一刻再刻，影响日隆。《温病条辨》中以叶天士的临证经验为基础加减变化而出的方剂，如桑菊饮、桑杏汤、清络饮、安肾汤、参茸汤、清营汤、清宫汤、宣痹汤等，均可从《临证指南医案》中找到出处。叶天士为当时的临床大家，用药集诸家之长，轻灵善变，吴瑭以他的临证经验为素材，并将其加工提炼，定格为具体的治法方药，垂范后世，此当不失为明智之举。《温病条辨》中的方剂，有将近一半出自叶氏的《临证指南医案》，可见吴瑭对叶氏的推崇有加。

四

历史上自《难经》提出“伤寒有五”后，将伤寒作广义解者多，如俞根初《通俗伤寒论》：“伤寒外感，百病之总名也。”何廉臣谓《伤寒论》之寒字，只当邪字看，“古今之病不外寒热两途，古今之治，不外温清两法。”陆九芝更有一比喻，谓：“以五金言，一曰金，二曰银，三曰钢，四曰铁，五曰锡。五金之中，其一曰金，《伤寒论》非五金之统称耶。”陆九芝提出：“《伤寒论》中方，大半皆治温治热方”“凡温热之治，即当求诸伤寒之论者无疑矣。”“凡病之为风为寒为温为热为湿者，古皆谓之伤寒，乃人知风与寒为《伤寒论》中病，而于温与热谓不可用伤寒论中方，其意者同方既出于《伤寒论》，自是治寒方，必非治温方，岂有治温而用治寒方者，于是一遇温热病，无不力辟伤寒方，更无人知温热之病本隶于《伤寒论》中，而温热之方，并不在《伤寒论》外者。……风寒湿温热皆在论中，论中方可治风寒，亦治温热。”陆九芝认为：“故仲景以桂枝麻黄之温，治中风伤寒之病，以葛根芩连白虎柏皮栀豉之清，治温热湿热之病。凡遇温热即用寒凉，其谓仲景但知秋冬，不识春夏者，固不足与论仲景。”雷少逸也认为：“伤寒书统治六气论”“此显明六气统治之书，而今以为专治寒邪，则误甚矣。”王孟英指出：“五气感人，古人皆谓之伤寒，故仲圣著论亦以伤寒统之，而条分中风、伤寒、温病、湿、暍五者之证治，与《黄帝内经》渊源一辙，法虽未尽，名已备焉。”（《温热经纬·自序》）其实，细考《伤寒论》，除了太阳中风、太阳伤寒以外，其实还有太阳温病、太阳痉病、太阳湿病、太阳中暍等，怎么能限定伤寒只见于寒呢！

但是，自王安道脱却伤寒，辨证温病以后，伤寒含义偏窄而温病含义趋广，且二者开始对立，如王氏所说：“夫惟世以温病热病混称伤寒，故每执寒字以求浮紧之脉，以用温热之药，若此者，因名乱实而戕人之生，名其可不正乎？又方书多言四时伤寒，故以春夏之热病与秋冬之伤寒一类视之无所别。夫秋冬之伤寒，真伤寒也，春夏之伤寒，寒疫也，与病温病热病自是两涂，岂可同治。”其后，唱和的医家不少，如程国彭：“仲景论伤寒而温热瘟疫之旨未畅。”柳宝诒论及温病与伤寒病情不同、治法各异时指出：“冬月伤寒，邪由皮毛而入，从表入里，初见三阳经……三阳不能渐次传入三阴……初起悉系寒邪见象，迨发作之后，渐次化热内传，始有热象，故初起治法必以通阳祛寒为主，及化热之后始有泄热之法，此伤寒病之大较也。若夫温病乃冬时寒邪，伏于少阴，待春夏阳气内动，伏邪化而为热，由少阴外出……初起治法，则以清泄里热，导邪外达为主，与伤寒用药，一温一凉……此伤寒温病分证用药之大关键。”（《温热逢源》）

何廉臣曾指出“古今之病，不外寒热两途，古今之治，不外温清两法。”用寒与温是临床治疗的两端，作为医著，为纠时弊，或许强调的重点会有所偏，但作为后人继承前人的经验，则不可偏执。历史上仲景用温也未必就弃寒，同样，温病学家也不见得用寒而弃温。然关键什么情况下用寒，什么情况下用温，各自的规律，倒是值得深究的部分。在这点上可以说伤寒与温病、时方与经方是相得而益彰。

祝味菊集诸家之说，认为寒温俱非致病之原，而外感病都由戾气所引起，如反应激亢，证从热化，即是所谓温热病，反之即是所谓伤寒病。明乎此，则伤寒与温病的发病学说是可以统一起来的。可见，经方与时方，历史上虽一度对立，究其所以对立的焦点，从表面看，似乎一直围绕伤寒可不可以包括温病，《伤寒论》方可不可以治疗温病等，实际上是对伤寒、温病概念宽窄理解上的不一而造成的，只要进入临床，接触实际，矛盾即可化解。

五

后世医家有对《温病条辨》质疑者（甚或对温病学说质疑），如王孟英："鞠通凡引古方，辄乱定其分量，而轻重殊失当也。"甚至认为吴瑭"捏造圣训，诬圣误世（指用桂枝汤治温病是伤寒原文）、排定路经，必欲温热病遵其道而行，岂非梦呓。"而"下焦篇之定风珠，一派腥浊浓溺，无病人胃弱者亦难下咽，如果厥哕欲脱而进此药，是速其危也。"陆九芝也认为："《伤寒论》中方，大半皆治温热方""凡温热之治，即当求诸伤寒之论者无疑矣。"恽铁樵指出："温病亦当以《伤寒论》为准，凡《伤寒论》中祖方，用辛凉不参以温药者，皆是治温病之方。"其实就连对叶天士《温热论》也有提出批评者，如祝味菊："此篇风行一时，深入人心，以盲引盲，贻误滋多。"并指出温邪上受，并非都是首先犯肺，早用血药也并非动手就错等等。时逸人："《温热论》经章虚谷、王孟英捧场，俨然成为谈温病者特出的宗派，吴鞠通编《温病条辨》时，更奉他的理论为最高指导原则。我们应该承继和发扬他的优点，同时也不能忽略他的缺点。"有将叶吴论述中的纰缪归结如下者：①温病不都首先犯肺；②辨卫气营血与伤寒异；③治法只有小异；④温病亦多传变；⑤早用血药亦非动手就错。

对此，我们是否可以这样认识，即真理都是相对的，我们只能接近他，但不能穷尽它，也就是说哪怕温病学说对伤寒作了相当多的补充，但温病的证治并非就此全部完结，况且《温病条辨》是吴瑭的早期作品，类似读书笔记心得。从辩彰学术，考镜源流，有利于学术发展的角度作些批评与争论是有益的，但也不应过于苛求古人。寒温为临床治疗的两端，作为医家经验，医著会有所偏，作为后人继承不可偏执，因为病是在变化的，仲景用温并未弃寒，同样，叶吴亦未必用寒而弃温。医学是发展的，前人的不足，后人补之，仲景补《素问·热论》之不到，叶吴补仲景之不足，而叶吴又有不足矣。“后之视今亦犹今之视昔”，是之谓历史发展。

对经典医著应从两个层面去看，一是对当时临床病证的认识或具体治法的总结，二是据此而反映出来的规律、原则、精神。要理解具体与抽象的关系，抽象的原则是通过具体的事例表现出来，但具体的事例总是处在不断变化中，如若一成不变地以古方对今病，则就有问题，况且人类对具体事物的认识也总是处在不断的深化过程中。但是不管事情如何变，总还有一定的规律可循，以前人的经验为借鉴，变化加减便又是新方。

经方也用寒凉药，时方也用温热药。前人对经方、时方的寒温强调过头，造成偏见，人为地将其对立，今人则应取正确的一分为二的态度。就中医而言，也是在流派争鸣中、在继承中发展的，大可不必以此非彼或厚此薄彼，只要是临床有效的都应得到尊重，海纳百川，有容乃大。《温病条辨》在温病学或在中医临床治疗上都是一本很好的参考书，其总的精神应该肯定，特别是对《黄帝内经》、《伤寒论》

以及叶天士等医家的总结，今人当取其法而不受其局限。从张仲景到吴瑭，中医在实践中走过了一条探索、发展的艰难道路，历代医家的经验，哪怕是点点滴滴的，都弥足珍贵，《温病条辨》的历史功绩不容否定，《温病条辨》所立的理法方药值得重视。

原文阐释篇

对温病学相关原文或原著的阐释，一般是跟着医家和专著走的，这样容易保持个人观点的完整性，叙述起来也比较方便。本书在此作一个尝试，即按照“病因与发病”、“辨证与诊法”、“病证与鉴别”、“治法与方药”四大块来归纳相关的原文。这样处理的目的，是要把温病学说作为一个整体来考虑，也就是说，要超越每个医家的局限性，尽量把温病学说在这些方面的精粹全面地归纳和勾画出来。在原文编排的顺序上，既考虑到著述的年代先后，更考虑到观点的重要价值以及内容的相互关联，希望既能够反映出温病学家认识和经验的独到之处，同时又能够方便阅读，有利于对温病学说的整体把握。

需要注意的是，大多数医家的著述内容并不是那么整齐划一的，理法方药，往往一气呵成。也就是说，有些原文不太好归属。也许加以分割、区别的做法过于勉强，但是，作为一种尝试，未尝不可。目的只有一个，为了在复杂纷繁中理出一些头绪，将复杂的事物简单化，将简单的事物深刻化，从而能够更加便于理解。

我们今天对历史的认识，离不开医家留下的医著。仔细一想，医家的经验都会有限，医著的所述各有所到，也必然有所不到，我们在阅读时对此必须有清醒的认识。有鉴于此，我们应该把比较分散的医家医著放到整个临床、整个中医发展的历史长河中加以思考，作一番由表及里、由此及彼、去粗取精、去伪存真、由近及远的工作，从而得到一个临床理法方药比较完整的构图、比较传神的画面。有了这样的完整的印象和认识以后，再回过头来看各位医家的每一段具体论述和每一部分临证经验，也就十分容易把握局部在整体中的确切位置了。

原文的选择，以明清医著为限，因为历史上明清疫病的流行达到最高峰，毫无疑问，这一时代的医家在临床上积累的经验也多，认识也深刻，治法也丰富，同时在前人的铺垫下，后来者居上。明清的医著，今人在阅读上应该不会有太大的困难，所以原文下所设的“释要”栏目，也是本着有话则长，无话则短的宗旨，尽量避免不必要的重复，而着重于医理方面的阐释，注意将相关的内容作适当的贯通。

本篇将相关的原文加以归纳整理，旨在提供一个阅读的方便，提供一个比教科书稍微广泛一点的视野，以利于我们对热病证治作进一步的思考和理解。本书的附录中有相关医家医著的简介，有兴趣的读者不妨循此作进一步的阅读和思考。

一、病因与发病

尽管古代尚缺乏有效的研究手段，但这并不能阻止人们对疾病原因的深入思索。当然，这种思索离不开对疾病临床表现的仔细观察，并且带有相当程度的主观推测。最初人们习惯于从气候变化的角度看问题，因为人是温血动物，对寒冷的反应甚为敏感，所以在发病上特别强调寒邪所伤，这应该不难理解。尽管伤于寒邪，也会发为热病，但对有些病证毕竟不如用感受温热之邪的表述更加直截了当。注意，温热之邪的强调，实际上为临床上一开始就用凉药治疗奠定了基础。同时，在实践中也会注意到与季节相关的不同疾病的流行，有时直接称为“时行”、“天行”等等。温病学家更加注重于风寒之外的因素，如温热之邪、温毒之邪、暑湿之邪、暑温之邪、秋燥之邪等，并且用病名的表达方式加以固定，将相关的内容整理归纳，以方便区分和利用。

毫无疑问，提到病因，我们不得不佩服活跃在十七世纪的吴又可，他在《温疫论》的“原病”、“杂气论”等处，对病因的考虑确有先见之明，他的认识以后也都被西方的研究成果所证明。这些令世人折服的远见卓识，至今仍然让我们引为自豪。吴又可的见解，决不是凭空想象出来的，而是出自临床的实践。这种由季节气候深入到“一病必有一气”的认识，进而又跨入到“一气必有一药”的临床追求，是否在提示我们，作为医学的临床观察和实验观察有着同样重要的研究价值。

讲到发病，我们又必然会想到温病学说中的新感与伏气，这样的认识应该说也是出自反复的临床经验，它很巧妙地解释和调和了临床上两种差异较大的见症和治法，使不同的证治都能找到各自的根据，或者说，在理论上让不同的证治都站稳了脚跟。

（一）《温疫论·原病》

病疫之由，昔以为非其时有其气，春应温而反大寒，夏应热而反大凉，秋应凉而反大热，冬应寒而反大温，得非时之气，长幼之病相似以为疫。余论则不然。夫寒热温凉，乃四时之常，因风雨阴晴，稍为损益，假令秋热必多晴，春寒因多雨，较之亦天地之常事，未必多疫也。

伤寒与中暑，感天地之常气。疫者感天地之厉气，在岁运有多寡，在方隅有厚薄，在四时有盛衰。此气之来，无论老少强弱，触之者即病。邪自口鼻而入，所客内不在藏府，外不在经络，舍于夹脊之内，去表不远，附近于胃，乃表里之分界，是为半表半里，即《针经》所谓横连膜原是也。胃为十二经之海，十二经皆都会于胃，故胃气能敷布于十二经中，而荣养百骸，毫发之间，靡所不贯。

凡邪在经为表，在胃为里，今邪在膜原者，正当经胃交关之所，故为半表半里。其热淫之气，浮越于某经，即能显某经之证。如浮越于太阳，则有头项痛，腰痛如折；如浮越于阳明，则有目痛，眉棱骨痛，鼻干；如浮越于少阳，则有胁痛，耳聋，寒热，呕而口苦。大概观之，邪越太阳居多，阳明次之，少阳又其次也。邪之所着，有天受，有传染，所感虽殊，其病则一。

凡人口鼻之气，通乎天气，本气充满，邪不易入，本气适逢亏欠，呼吸之气，亦自不及，外邪因而乘之。昔有三人冒雾早行，空腹者死，饮酒者病，饱食者不病，疫邪所着，又何异耶？若其年气来之厉，不论强弱，触之即病，则又不拘于此矣。其感之深者，中而即发，感之浅者，邪不胜正，未能顿发，或遇饥饱劳碌，忧思气怒，正气被伤，邪气张溢，荣卫运行之机，乃为之阻，吾身之阳气，因而屈曲，故为病热。其始也，格阳于内，不及于表，故先凛凛恶寒，甚则四肢厥冷。阳气渐积，郁极而通，故厥回而中外皆热，至是但热而不恶寒者，因其阳气之周也。此际或有汗，或反无汗者，在乎邪结之轻重也，即使有汗，乃肌表之汗，若外感在经之邪，一汗而解。

今邪在半表半里，表虽有汗，徒损真气，邪气深伏，何能得解，必俟其伏邪已溃，表气潜行于内，乃作大战，精气自内，由膜原以达表，振战止而后热，此时表里相通，故大汗淋漓，衣被湿透，邪从汗解，此名战汗。当即脉静身凉，神清气爽，霍然而愈。然有自汗而解者，但出表为顺，即不药亦自愈也。

伏邪未溃，所有之汗，止得卫气暂通，热虽暂减，逾时复热。午后潮热者，至是郁甚，阳气与时消息也，自后加热而不恶寒者，阳气之积也。其恶寒或微或甚，因其人之阳气盛衰也；其发热或短或长，或昼夜纯热，或黎明稍减，因其感邪之轻重也。

疫与疟仿佛，但疟不传胃，惟疫乃传胃。始则皆先凛凛恶寒，既而发热，又非若伤寒发热而兼恶寒也。至于伏邪动作，方有变证，其变或从外解，或从内陷，从外解者顺，从内陷者逆。更有表里先后不同，有先表而后里者，有先里而后表者，有但表而不里者，有但里而不表者，有表里偏胜者，有表里分传者，有表而再表者，有里而再里者。从外解者，或发斑，或战汗、狂汗、自汗、盗汗；从内陷者，胸膈痞闷，心下胀满，或腹中痛，或燥结便秘，或热结旁流，或协热下痢，或呕吐、恶心、谵语、舌黄、舌黑、胎刺等证。因证而知变，因变而知治，此言其大略，详见脉证治法诸条。

【释要】

吴又可《温疫论》中的这段文字，专门讨论发病的问题。原文虽然讲的是疫病，其实对整个温病也适用，所以放在“病因与发病”的开首，也十分合适。文章从病因展开，议论到临床表现，同时强调了温疫与伤寒的不同，归纳起来有以下几个要点：

①疠气与六淫不同　冬寒夏暑，四时气候的变化，风寒暑湿燥火为常，哪怕非其时有其气，寒热温凉稍有损益亦天地常事，未必多疫。疠气，则因时因地而有多寡、厚薄、盛衰，其特点是无论老少强弱，触之即病，在发病上和一般所说的六淫明显不同，所以有必要将病因从气候因素中分离出来考虑。另外，吴氏还提出感邪的途径有天受和感染之殊，要考虑治法的特殊性。西方从病原微生物的发现到临床上有效治疗药物的出现，也经历了相当长的时间。

②邪自口鼻入而伏踞膜原　外邪侵犯人体以后，既不在体表之经，也不在体内之胃，而在半表半里，所谓经胃交关之所，而具体表现可以和经络相关，如太阳、阳明、少阳，

各出现相应的证候。邪从口鼻而入的认识是为治疗开路，即早期可治肺治胃，或直清里热。其实膜原理论也直接与治疗相关，即邪入膜原则一开始不能直接用发汗或攻下之剂，而应该用达原饮，驱使外邪尽快或表或里离开膜原，然后再议汗下攻逐。

③发病当考虑邪正　一方面是疫气，不论强弱，触之即病。一方面是本气，正气充盈，邪不易入。疫气微弱时，可以不药自愈，即便误用发散有时也无碍大局，而误补误泻将成痼疾。对正虚受邪，吴氏曾说"此等已是天真几绝，更加瘟疫，自是难支"，并举三人冒雾早行为例加以说明。以邪正考虑病因病机，这是中医一贯的立场，因而治疗用药也无非是要向这两端讨方法。

④传变有外解和内陷　战汗出表为顺，而入里见阳明腑实为逆，既然定位在半表半里的膜原，则传变再多，也是以表里为基准，故九传也是围绕表里展开的（关于九传还有专门的叙述，此处不作展开）。吴氏从九传立说，其实不外表里两途。病原不一，传变不同，正气有差异，传变亦相异，由此而呈现出临床症情的复杂多变。外解者汗出热退，内陷者热盛病重。

原文中提到的疟不传胃，而疫传胃，这实际上是注意到了疟疾与其他传染病的不同之处，现今看来，疟亦疫病之一。单纯的疟病（疟疾），寒热发作之后常有相对的缓解期，而疫病则寒热持续不解，继而有较为明显的里证出现。如胸膈痞闷，心下胀满，或腹中痛，或燥结便秘，或热结旁流，或协热下痢，或呕恶谵语，苔黄黑起刺等。所以"因证而知变，因变而知治"，最后的落点还是治疗。

(二)《温疫论·杂气论》

日月星辰，天之有象可睹。水火土石，地之有形可求。昆虫草木，动植之物可见。寒热温凉，四时之气往来可觉。至于山岚瘴气，岭南毒雾，咸得地之浊气，犹或可察，而惟天地之杂气，种种不一，亦犹天之有日月星辰，地之有水火土石，气交之中，有昆虫草木之不一也。草木有野葛、巴豆，星辰有罗、计、荧惑，昆虫有毒蛇、猛兽，土石有雄、硫、硇、信，万物各有善恶不等，是知杂气之毒亦然。然此气无形可求，无象可见，况无声复无臭，何能得睹得闻？人恶得而知其气？又恶得而知其气之不一也？

是气也，其来无时，其着无力，众人有触之者，各随其气而为诸病焉。其为病也，或时众人发颐，或时众人头面浮肿，俗名为大头瘟是也；或时众人咽痛，或时声哑，俗名为虾蟆瘟是也；或时众人疟利，或为痹气，或为痘疮，或为斑疹，或为疮疥疔肿，或时众人目赤肿痛，或时众人呕血暴亡，俗名为瓜瓤瘟、探头瘟是也；或时众人瘿核，俗名为疙瘩瘟是也。为病种种，难以枚举。

大约病偏于一方，沿门阖户，众人相同者，皆时行之气，即杂气为病也，为病种种，是知气之不一也。盖当其时，适有某气专入某脏腑某经络，专发为某病，故众人之病相同，是知气之不一，非关脏腑经络或为之证也。夫病不可以年岁四时为拘，盖非五运六气所能定者，是知气之所至无时也。或发于城市，或发于村落，他处截然无有，是知气之所着无方也。

疫气者，亦杂气中之一，但有甚于他气，故为病颇重，因名之“厉气”。虽有多寡不同，然无岁不有，至于瓜瓤瘟、疙瘩瘟，缓者朝发夕死，急者顷刻而亡，此在诸疫之最重者，幸而几百年来罕有之证，不可以常疫并论也。至于发颐、咽痛、目赤、斑疹之类，其时村落中，偶有一二人所患者，虽不与众人等，然考其症，甚合某年某处众人所患之病，纤悉相同，治法无异。此即当年之杂气，但目今所钟不厚，所患者希少耳。

此又不可以众人无有，断为非杂气也。况杂气为病最多，而举世皆误认为六气。假如误认为风者，如大麻风、鹤膝风、痛风、历节风、老人中风、肠风、痫风之类，概用风药，未常一效，实非风也，皆杂气为病耳。至又误认为火者，如疔疮、发背、痈疽、肿毒、流注、流火、丹毒，与夫发斑、痘疹之类，以为诸痛疮疡，皆属心火，投芩、连、栀、柏，未尝一效，实非火也，亦杂气之所为耳。至于误认为暑者，如霍乱吐泻、疟痢暴注，腹痛绞肠痧之类，皆误认为暑，因作暑证治之，未尝一效，与暑何与焉？至于一切杂证，无因而生者，并皆杂气所成，从古未闻者何耶？

盖因诸气来而不知，感而不觉，惟向风寒暑湿所见之气求之，是舍无声无臭，不睹不闻之气推察。既错认病原，未免误投他药。刘河间作原病式，盖祖五运六气，百病皆原于风寒暑湿燥火，谓无出此六气为病，而不知杂气为病，更多于六气为病者百倍，良以六气有限，现在可测，杂气无穷，茫然不可测也，专务六气，不言杂气，焉能包括天下之病欤！

【释要】

吴又可的《杂气论》，是对病因进一步的论述，以杂字表示病原种类之多，厉气也仅为其中之一。文中既强调杂气的无形、无象、无声、无臭的不可知性，又提出为病种种，因感而发，因发知受。我们现在可以理解，仅凭肉眼观察是难以仔细区别病原微生物的，因而古人只能根据临床表现作出大体上的某些推断。

对杂气的认识，以下几点很明确：①客观实在；②种类繁多；③致病专一，不同的杂气所犯的脏腑经络不同，引起的疾病亦不同；④流行不受时间和地域的限制，不因运气而定；⑤疫气（厉、戾）是杂气之一，致病力更强，可以零星散发，也可以广泛流行；⑥杂气致病广泛，六气发病有限。不言杂气，只讲六淫，难以解释临床上所有的热病。

吴又可对杂气的见解，无疑是认识上的一个进步、一个飞跃，但也不能讲过头，所以还有一个把握好杂气与六淫关系的问题。认为杂气更多于六淫为病百倍，认为一切杂证，无因而生者，皆杂气所成，甚至把某些与杂气不相干的病证也网罗进来就成问题了，如历节风、鹤膝风、痛风、老年中风等，显然不能归属于杂气致病。

六气与杂气既有区别，其实又有一定的联系，用现在的话讲，就是病原微生物和气候环境的相关性。另外不可否认的是，对杂气的认识尽管有一定的先进性，但总的还是停留在比较模糊的整体印象上，既没有讲清不同的种类区别，也尚未找到各自相应的特效药物，所以尽管吴氏强调错认病原，未免误投他药，但实际上治法方药还是离不开前人的基础，也就是说外感六淫的用药方式仍然是基础。所以孔毓礼不得不担忧“如指大风等一切诸证尽为杂气，将使学者趋变失常，破律败度，尽废古人绳墨，害岂浅哉”。龚绍林也指出："杂气不一，瘟证亦不一，病名虽殊，而治法无甚大异。"但宜各随其所现之症而施治。治疗还是要回到辨证，所以吴又可自己也不得不说："因证知变，因变而知治。"从这里我们可以体会，吴又可虽有先见之明，但乏先进之术，所以在具体治法上还必须依靠汗下等法，还是要靠扶助正气的方法。可见有了正确的认识，不一定立即会有正确的方法，历史上这样的情况不少，从理论到实际应用，其实还有很长的路程要走，医学进步的道路艰辛而曲折。

关于邪气的盛衰，吴又可还有精彩论断，他在《温疫论·论气盛衰》中提出："其年疫气盛行，所患皆重，最能传染，即童辈皆知为疫。至于微疫，似觉无有，盖毒气所钟有厚薄也。其年疫气衰少，闾里所患者，不过几人，且不能传染。""然则何以知其为疫？盖脉证与盛行之年所患之证，纤悉相同，至于用药取效，毫无差别，是以知瘟疫四时皆有，常年不断，但有多寡轻重耳。"如果有人将疫病误作一般伤风感冒而投用了发散之剂，则"虽不合病，然亦无大害。疫自愈，实非药也，即不药亦自愈。至有稍重者，误投发散，其害尚浅，若误用补剂及寒凉，反成痼疾，不可不辨"。这里讲了传染病的散发和大流行的问题，散发者邪气较衰，故发病后自愈的可能性大，治疗用发散可，而过用补泻则不可。

（三）《温疫论·论气所伤不同》

所谓杂气者，虽曰天地之气，实由方土之气也。盖其气从地而起，有是气则有是病，譬如所言天地生万物，然亦由方土之产也，彼植物藉雨露而滋生，动物藉饮食而颐养，必先有是气，然后有是物。推而广之，有无限之气，因有无限之物也。但二五之精，未免生克制化，是以万物各有宜忌，宜者益而忌者损，损者制也。故万物各有所制，如猫制鼠，如鼠制象之类，既知以物制物，即知以气制物矣。以气制物者，蟹得雾则死，枣得雾则枯之类，此有形之气，动植之物，皆为所制也。至于无形之气，偏中于动物者，如牛瘟、羊瘟、鸡瘟、鸭瘟，岂但人疫而已哉！然牛病而羊不病，鸡病而鸭不病，人病而禽兽不病，究其所伤不同，因其气各异也。知其气各异，故谓之杂气。

夫物者，气之化也。气者，物之变也。气即是物，物即是气，知气可以制物，则知物之可以制气矣。夫物之可以制气者，药物也，如蜒蚰解蜈蚣之毒，猫肉治鼠瘘之溃，此受物气之为病，还以物之气制物之气，犹或可测。至于受无形杂气为病，莫知何物之能制矣。惟其不知何物之能制，故勉用汗、吐、下三法以决之。嗟乎！即三法且不能尽善，况乃知物乎！能知以物制气，一病只有一药，药到病已，不烦君臣佐使、品味加减之劳矣。

【释要】

这段原文是对杂气的进一步论述，气即物，物即气，万物各有所制，自然界中所谓一物降一物，吴又可再一次强调因其气各异，故所伤不同。明确提出药物可以制气，由于尚不知什么药物能制什么气，所以临证只能勉强用汗吐下之法来对付，而如果能够找到针对疾病的特效药，以物制气，药到病已，那就可以省却君臣佐使、品味加减之劳了。这几句话的描述，其实也是一种理想追求，即杂气不同，所伤不同，疾病的见症亦就不同，所以从临证治疗的角度看，就必然存在有针锋相对的有效药物。

吴又可提出这样见解的年代，正是西方开始使用显微镜对微生物进行观察研究之时，从对病原微生物的发现分类区别开始，到研究出针对性的药物，其间也有几百年的历程，吴氏的预见为后世的研究结果所证明。在病原体尚未被认识之前，东西方其实一样，都是以邪气或恶气来推测和判断病因的，有的甚或归咎于老天或神灵对人类的惩罚。

（四）《温疫论·行邪伏邪之别》

凡邪所客，有行邪，有伏邪，故治法有难有易，取效有迟有速。假令行邪者，如正伤寒始自太阳，或传阳明，或传少阳，或自三阳入胃，如行人经由某地，本无根蒂，因其浮游之势，病形虽重，若果在经，一汗而解，若果传胃，一下而愈，药到便能获效。

先伏而后行者，所谓瘟疫之邪，伏于膜原，如鸟栖巢，如兽藏穴，营卫所不关，药石所不及，至其发也，邪毒渐张，内侵于腑，外淫于经，营卫受伤，诸证渐显，然后可得而治之。方其浸淫之际，邪毒尚在膜原，此时但可疏利，使伏邪易出。邪毒既离膜原，乃观其变，或出表，或入里，然后可导邪而出，邪尽方愈。初发之时，毒势渐张，莫之能御，其时不惟不能即瘳其疾，而病证日惟加重，病家见证反增，即欲更医，医家不解，亦自惊骇。竟不知先时感受，邪甚则病甚，邪微则病微，病之轻重，非关于医，人之生死，全赖药石。故谚有云：伤寒莫治头，劳怯莫治尾。

若果止伤寒初受于肌表，不过在经之浮邪，一汗即解，何难治之有？此言盖指瘟疫而设也，所以疫邪方张之际，势不可遏，但使邪毒速离膜原便是，治法全在后段工夫，识得表里虚实，更详轻重缓急，投剂不致差谬，如是可以万举万全，即使感受之最重者，按法治之，必无殒命之理，若夫久病枯极，酒色耗竭，耄耋风烛者，此等已是天真几绝，更加瘟疫，自是难支，又不可同日而语。

【释要】

本段原文继续讲杂气，用行邪、伏邪进一步区别伤寒和温疫。伤寒之邪传变明显，自太阳至阳明或少阳，不在一经久留，称其为行，所谓没有根蒂，有浮游之势，病情虽重，但用汗下也比较容易取效，且治疗后康复亦快。

而疫邪伏而不行，所谓无关营卫，药石难及，只有等它发作时显露出相应的症状才能下手治疗。邪伏膜原时，如鸟栖巢，如兽藏穴，用疏利之剂，目的是使伏邪易出，邪离膜原后，再据证之或表或里，祛邪外出，使病向愈。在邪势鸱张之时，疫邪正盛，势不可遏，由于缺乏有效手段，所以一开始病之轻重，无关于医，而治法全在后段工夫，全在于医者能够识表里虚实，断轻重缓急。

从“伤寒莫治头，劳怯莫治尾”这句话来看，可以理解热病的治疗之难是在初始阶段，因为仅凭发热较难判断到底是何种疾病，尽管可以辨证施治，但还是免不了会出偏差。而热病一般到了中期，各种症状都会充分表现出来，其预后的吉凶，大体上就有了些眉目。杂病中的虚劳多为疾病的最后阶段，治疗棘手，难有速效，也是事实。由于疫病各自的传变难以把握，所以吴又可立“九传”之说，强调临证时当随其表里而用药。

（五）《伤暑全书·辨春夏秋冬温暑凉寒四证病原》

《生气通天论》曰：“夫自古通天者，生之本，本于阴阳天地之间。六合之内，其气九州九窍，五脏十二节，皆通乎天气。其生五，其气三，数犯此者，则邪气伤人，此寿命之本也。”由此论之，人身元气，与天相通，颐养有道，病何从生？然则病生有因，其发有原乎？从其原而治之则易疗。《阴阳应象大论》曰：“天有四时五行，以生长收藏，以生寒暑燥湿风；人有五脏化五气，以生喜怒悲忧恐。”又曰：“因于露风，乃生寒热，是以春伤于风，邪气留连，乃为洞泄；夏伤于暑，秋为痎疟；秋伤于湿，上逆而咳，发为痿厥；冬伤于寒，春必病温。”四时之气，更伤五脏，此四时四气之病原也。黄帝明以春温，根于冬寒，其间气候相近，症恙相同，犹可言者，原未兼及暑也。至汉张长沙仲景著伤寒书，遂演《内经》之说曰：“其伤于四时之气，皆能为病，以寒为毒者，以其最成杀厉之气。中而即病者，名曰伤寒；不即病者，寒毒藏于肌肤，至春变为温病，至夏变为暑病。暑病者，热极重于温也。”自此论出，而后之业岐黄术者皆宗之，果尔是专主一寒气，三病分久近，皆寒为根。故后世医家，有四时伤寒之说，甚至通以麻黄、桂枝汤兼治温热症，误人良多。陶节庵诸名家，亦剖三病若列眉，而根始于寒，不免沿而未能脱，又何怪乎碌碌者。

愚谓道以一气生天地，以二气生五行五气，各司其用，而水火为最要。水火能生物，亦能杀物。若仲景之说，是水专擅其权，而火为虚而无用矣。愚谓冬之寒病，专属寒威，此固然不易者，至春时阳气渐舒，孔窍开张，服御单夹，乃天气变幻，倏暖倏寒，又多荡风，若感寒直入脏腑，故为温病犹可，名曰春寒，已与冬寒不相蒙矣。况夏至后，炎火时流，蒸郁灿人，得病似伤寒者，皆是暑火所感而成，与冬之寒气，毫不相涉，而亦以为冬寒之积久所发者，误矣。即《生气通天论》曰：“是故阳因而上，外卫者也。因于寒，欲如运枢，起居如惊，神气乃浮；因于暑，汗，烦则喘喝，静则多言，体若燔炭，汗出而散。”是寒暑分因，水火别证，明列断案，万世医学之祖也，又何惑乎。然《内经》之温，根于寒者何故？案《山海经》，桂名招摇，叶长二尺；桑名帝女，大围五十尺。桂竹叶大二尺余，高数丈，其草树奇怪类若此。据经想太古时，洪水横流，怀山襄陵，草木闭塞，天地蒙昧，阴霾拂郁，阳明未舒，以故寒气盛行。元和令少，即当大夏，亦无烁金之患。后世文明渐开，五行分布，水火之气各司其权，若斯争烈者，即今春值淫雨，余寒为厉，甚者如隆冬，挟纩不能去。试观晋中暑证寥寥，绝无痎疟，皆阴胜之左券也，何况古洪荒世乎。此《内经》温根于寒所由发也。何仲景遂申演其说，并暑而一类乎，是蛇足也。且古人茹毛衣草，简缘淡薄，无助火之具。后世炙煿之味适口，浓郁之酒充腹，嗜欲灼精，尘劳食气，皆足以嘘焰而煽炽，宜暑火之乘类而善入也。

谓古之寒病多，而暑病少；今之寒暑并重，而暑为尤剧则可。愚故特列论曰：伤寒者，感于冬之严寒；温病者，感于春之轻寒；若暑病，则专感于夏之炎热。若冰炭霄泉之不相及，一水一火，各操其令。治法一热剂一凉剂，各中其窍。而概以为寒因，不几于执一遗二哉。予俯仰踌躇，万不得已，敢于翻千古之案，以开百世之觉，破迷而拔苦，遂自甘于僭窍云耳。

【释要】

张凤逵在原文中指出，病生有因，其发有原，审其原因而治之，则容易取效。医家习惯于引用《黄帝内经》原文以明四时四气之病原，但偏于强调寒，冬寒春温，或寒毒内藏，至夏变为暑病，后世医家有四时伤寒说，以至用麻桂治温热，始终未能摆脱感寒之说。

张氏指出，暑病亦是冬寒积久所发的说法有误，认为夏至以后，炎火时流，都是暑火所感，与冬寒毫不相涉。最后归纳为伤寒感冬之严寒，温病感春之轻寒，而暑病就是专感于夏之炎热了。这样反复辨明冬寒夏暑的目的，还是出于在治法上温凉的不同。对此，张氏又以天时说加以补充，从时令上有伤寒、温病、伤暑、凉病，但时气又有有余和不足，故四月、八月间亦有暑病，所以只知一味使用温热之剂就有问题。张氏论治暑病，尊重临床实际，质疑古训而不偏执。从文辞中可以体会到过去要学术创新也是何等艰难，张氏敢于翻千古之案，醒百世之觉，必须具有相当的勇气。

张氏在《伤暑全书》中另出“天时”之说，他认为：“冬至已后至春分，属伤寒；自春分至夏至，属温病；自夏至至白露，属伤暑；自白露至立冬，属凉病。”而“八月间，晓暮夜气虽凉，而午未之时，秋阳燥烈，日火灼人，反毒于伏。盖伏时气发汗出，阳气在表。此时阳气渐敛，真火内燃，而又以烈日熏之，故毒易中人，热证更剧。当细察之，虽其外证相类，而受气不同，治法迥异，稍有不中，即害人不浅。而概用以寒证剂，其害可胜言哉。治者先数时令，后审时气，随令加减斟酌之，未有不立取效者”。也是强调不可滥用辛温剂。

在《伤暑全书》中，张氏还提到伏寒变温热病的问题，他认为："南阳发变字，大有慧心。至于伏寒之误，南翁亦灼然知其然，而不敢明攻其非，恐起袭闻者议耳。乃亦为非时寒疾，以破其惑。始自东垣，设寒疫一款，皆可羽翼《黄帝内经》，启蒙万世也。"《活人书》中的原文为："阳热未盛，为寒所制。岂有伏寒，既已变而为温，尚可言寒能制其阳热耶。又于热病曰：阳热已盛，寒不能制。亦不当复言其为寒也。盖是春夏阳热，已变其伏寒，即非有寒能制其阳热耳。外有寒邪，能折阳气者，乃是时行寒疫，仲景所谓春分已后，秋分节前，天有暴寒，为时行寒疫是也。三月四月，其时阳气尚弱，为寒所折，病热则轻；五月六月，阳气已盛，为寒所折，病热则重；七月八月，阳气已衰，为寒所折，病热亦微。是知时行寒疫，与温热二病，所论阳气盛衰，时月则同。至于论暴寒之寒，与伏寒已变之寒，自是相违，名不正，则言不顺矣。张仲景又云：其病与温及暑病相似，但治有殊耳。要在辨其病源，寒热温三者之殊，则用药之冷热判然矣。"可见在认识上反复强调寒温的区别，最后的目的还是要在临床治疗中开出另外的用药途径。

（六）《尚论篇·详论温疫以破大惑》

喻昌曰：圣王御世，春无愆阳，夏无伏阴，秋无凄风，冬无苦雨，乃至民无夭扎，物无疵疠，太和之气，弥满乾坤，安有所谓温疫哉！然而《周礼》傩以逐疫方，相氏掌之，则温疫之由来，古有之矣。乡人傩，孔子朝服而致其诚敬，盖以装演巨像为傩神，不过仿佛其形，圣人以正气充塞其间，俾疫气潜消，乃位育之实功耳。古人元旦汲清泉，以饮芳香之药，上巳采兰草，以袭芳香之气，重涤秽也。

后汉张仲景著《伤寒论》，欲明冬寒、春温、夏秋暑热之正，自不能并入疫病，以混常法。然至理已毕具于脉法中，王叔和不为细绎，乃谓重感于寒，变为温疫。又谓春时应暖，而复大寒；夏时应大热，而复大凉；秋时应凉，而反大热；冬时应寒，而反大温。此非其时，而有其气。是以一岁之中，长幼之病多相似者，此则时行之气也。又谓冬温之毒，与伤寒大异，冬温复有先后，更相重沓，亦有轻重，为治不同也。又谓从春分节以后，至秋分节前，天有暴寒者，皆为时行寒疫也。盖以春夏秋为寒疫，冬月为温疫。所以又云：三月四月，或有暴寒，其时阳气尚弱，为寒所折，病热犹轻；五月六月，阳气已盛，为寒所折，病热则重；七月八月，阳气已衰，为寒所折，病热亦微。后人奉此而广其义，谓春感清邪在肝，夏感寒邪在心，秋感热邪在肺，冬感温邪在肾，埙篪递奏，举世若狂矣。

嗟嗟！疫邪之来，果寒折阳气，乘其所胜，而直入精神魂魄之藏，人无噍类久矣。更有谓疫邪无形象、声臭、定时、定方可言，是以一岁之中，长幼莫不病此，至病伤寒者，百无一二。治法，非疏里，则表不透；非战汗，则病不解。愈摹愈远，究竟所指之疫，仍为伤寒、伤温、伤暑热之正病。疏里，则下早可知；战汗，则失表可知。只足自呈败阙耳！

夫四时不正之气，感之者因而致病，初不名疫也，因病致死，病气、尸气，混合不正之气，期为疫矣。以故鸡瘟死鸡，猪瘟死猪，牛马瘟死牛马，推之于人何独不然？所以饥馑兵凶之际，疫病盛行，大率春夏之交为甚。盖温暑热湿之气交结互蒸，人在其中，无隙可避。病者当之，魄汗淋漓。一人病气，足充一室，况于连床并塌，沿门阖境，共酿之气，益以出尸尸虫，载道腐墐，燔柴掩席，委壑投崖，种种恶秽，上混苍天清净之气，下败水土物产之气，人受之者，亲上亲下，病从其类，有必然之势。如世俗所称大头瘟者，头面腮颐，肿如瓜瓠者是也；所称虾蟆瘟者，喉痹失音，颈筋胀大者是也；所称瓜瓤瘟者，胸高胁起，呕汁如血者是也；所称疙瘩瘟者，通身红肿，发块如瘤者是也；所称绞肠瘟者，腹鸣干呕，水泄不通者是也；所称软脚瘟者，便清泄白，足重难移者是也。小儿痘疮尤多。

以上疫证，不明治法，咸委之劫运，良可伤悼！大率瘟疫、痘疹，古昔无传，不得圣言折衷，是以坠落王叔和坑堑，曾不若俗见摸索病状，反可顾名思义也。昌幸微窥仲景一班，其平脉篇中云：寸口脉阴阳俱紧者，法当清邪中于上焦，浊邪中于下焦，清邪中上，名曰洁也，浊邪中下，名曰浑也。阴中于邪，必内栗也。凡二百六十九字，阐发奥理，全非伤寒中所有事。乃论疫邪从入之门，变病之总，所谓赤文绿字，开天辟地之宝符，人自不识耳。

篇中大意，谓人之鼻气通于天，故阳中雾露之邪者为清邪，从鼻息而上入于阳，入则发热、头痛、项强颈挛，正与俗称大头瘟、虾蟆瘟之说符也。人之口气通于地，故阴中水土之邪者，为饮食浊味，从口舌而下入于阴，入则其人必先内栗、足膝逆冷、便溺妄出，清便下重，脐筑湫痛，正与俗称绞肠瘟、软脚瘟之说符也。然从鼻从口所入之邪，必先注中焦，以次分布上下，故中焦受邪，因而不治，中焦不治，则胃中为浊，营卫不通，血凝不流，其酿变即现中焦，俗称瓜瓤瘟、疙瘩瘟等证，则又阳毒痈脓，阴毒遍身青紫之类也。此三焦定位之邪也，若三焦邪混为一，内外不通，藏气熏蒸，上焦怫郁，则口烂食龈，卫气前通者，因热作使，游行经络藏府，则为痈脓；营气前通者，因召客邪，嚏出、声唱、咽塞，热壅不行，则下血如豚肝。然以营卫渐通，故非危候。若上焦之阳，下焦之阴，两不相接，则脾气于中，难以独运，斯五液注下，下焦不阖，而命难全矣。

【释要】

喻昌生活的年代，与吴又可相近，对病原的一些论述与吴氏亦有相近处，也许都是代表了当时的认识水平，如疫邪的无形象无声臭，亦无定时定方可言，病伤寒者百无一二等等，这里作为对举的伤寒，已被狭义限定。非其时有其气，时行之气，造成一岁之中，长幼之病多相似。另外，根据季节可以分出寒疫和温疫。

喻氏强调病气或恶秽之气，上混清净苍天之气，下败水土物产之气，人受之而必然发病，举凡大头瘟、虾蟆瘟、瓜瓤瘟、疙瘩瘟、绞肠瘟、软脚瘟等皆为此类疾病。感四时不正之气而致病，初不言疫。因病致死后，病气、尸气混合不正之气，才能为疫。

喻氏立言仍然不忘从古圣处找根据，所以举出《伤寒论·平脉篇》中的清邪浊邪说，清邪从鼻息上入于阳，浊邪从口舌下入于阴。邪入中焦以次分布上下，三焦辨证，三焦定位，在此已露端倪。治法非疏里则表不透，非战汗则病不解，疏里则下早可知，战汗则失表可知，总的都是要让邪有出路。

（七）《疫疹一得·疫疹穷源》

上古无疫疹，亦无痘，有之自汉始，何也？盖因天地开辟于子丑，人生于寅，斯时人禀清轻无为之性，茹毛饮血之品，内少七情六欲之戕，外无饮食厚味之嗜，浑然一小天地，是以无疫亦无疹。及汉始有者，亦由天地大运主之。自汉迄今，天地大运，正行少阳，即如仲夏，一日十二时论之，自子而丑、而寅、而卯、而辰，虽在暑天，人犹清爽，待交巳午，炎炎之势，如火炽热。由此推之，疫疹之有于汉后者，可悟运气之使然也。但未经岐黄断论，后人纷纷，但仿伤寒类推其治。即仲景所谓至春变温，夏变热，秋变湿，亦略而不察，且立言附和。有云瘟疫伤寒、瘟疹伤寒、斑疹伤寒，甚至热病伤寒，抑知既曰伤寒，何以有瘟、有斑、有疹、有热？认症既讹，故立言也谬，是以肆行发表攻里，多至不救。至河间清热解毒之论出，有高人之见，异人之识，其旨既微，其意甚远。后人未广其说，而反以为偏。《冯氏锦囊》亦云：斑疹不可妄为发表，此所谓大中至正之论，惜未畅明其旨，后人何所适从？吴又可著《温疫论》，辨伤寒温疫甚晰，如头痛、发热、恶寒，不可认为伤寒表证，强发其汗，徒伤表气，热不退，又不可下，徒伤胃气。斯语已得其奥妙。奈何以瘟毒从鼻口而入，不传于胃而传于膜原，此论似有语病。至用达原、三消、诸承气，犹有附会表里之意。惟熊恁昭热疫之验，首用败毒散去其爪牙，继用桔梗汤，同为舟楫之剂，治胸膈、手六经邪热。以手、足少阳俱下膈络胸中，三焦之气为火，同相火游行一身之表，膈与六经，乃至高之分，此药浮载，亦至高之剂，施于无形之中，随高下而退胸膈及六经之热，确系妙法。予今采用其法，减去硝、黄，以疫乃无形之毒，难以当其猛烈，重用石膏，直入戊己，先捣其窝巢之害，而十二经之患自易平矣，无不屡试屡验，故于平日所用方法治验，详述于下，以俟高明者正之。

【释要】

“古无疫疹亦无痘”，这种说法也许主要是从文字记载来看的。余霖在原文开始提出上古无疫疹、无痘，其原因是从运气方面领悟。针对瘟疫伤寒、瘟疹伤寒、斑疹伤寒、温病伤寒等诸多提法，余氏指出有必要作出明确鉴别，如果对二者不加区分，容易导致治法上的混乱，从而滥用发表攻里剂，过用汗下只会伤正，而对疫邪却丝毫无妨。

原文对前人的治法有肯定，如刘河间的清热解毒，吴又可的不可遽用汗下等，熊氏另辟蹊径，先用败毒散，继用桔梗汤。余氏提出，疫乃无形之毒，难当硝黄之猛烈，故重用石膏，十二经之患，用十二经之药。清瘟败毒饮是余氏的独创，也为后世的临床所认可。

原文的叙述对疫疹作了历史性的梳理，最后提到熊恁昭治疗热疫的经验，首用败毒散，继用桔梗汤，由高处而下，退治胸膈及六经之热，也有临证的参考价值。

（八）《疫疹一得·疫疹案》

疹出于胃，古人言热毒未入于胃而下之，热乘虚入胃，故发斑；热毒已入于胃，不即下之，热不得泄，亦发斑。此指误下、失下而言。夫时行疫疹，未经表下，有热不一日而即发者，有迟至四、五日而仍不透者。其发愈迟，其毒愈重。一病即发，以其胃本不虚，偶染邪气，不能入胃，犹之墙垣高大，门户紧密，虽有小人，无从而入，此又可所谓达于募原者也。至于迟至四、五日而仍不透者，非胃虚受毒已深，即发表攻里过当。胃为十二经之海，上下十二经都朝宗于胃，胃能敷布十二经，荣养百骸，毫发之间，靡所不贯。毒既入胃，势必亦敷布于十二经，戕害百骸。使不有以杀其炎炎之势，则百骸受其煎熬，不危何待？瘟既曰毒，其为火也明矣。且五行各一其性，惟火有二：曰君，曰相。内阴外阳，主乎动者也。火之为病，其害甚大，土遇之而赤，金遇之而熔，木遇之而燃，水不胜火则涸，故《易》曰：燥万物者，莫熯乎火。古人所谓元气之贼也。以是知火者疹之根，疹者火之苗也。如欲苗之外透，非滋润其根，何能畅茂？一经表散，燔灼火焰，如火得风，其焰不愈炽乎？焰愈炽，苗愈遏矣，疹之因表而死者，比比然也。其有表而不死者，乃麻疹、风疹、暑疹之类。有谓疹可治而斑难医，人或即以疫疹为斑耳。夫疹亦何不可治之有？但人不敢用此法耳！

【释要】

余霖在原文中强调瘟为毒邪，为火也明。火之为病，其害甚大。火为疹之根，疹为火之苗，所以治疗忌表散，亦即应该慎用辛温发散剂。但临证中也有麻疹、风疹等表而不死者，所以忌表也不可一概而论。疹出于胃，胃为十二经之海，亦是强调病势影响到全身。火与元气不两立，一胜则一负，火为元气之贼，金元医家的论述，和瘟毒之火当有区别。文中提到的疹与斑的区别，难治与可治其实都不是绝对的，现今我们了解到发斑疹的传染病并不限于一种，但中医的临床治疗相通之处多，而不应该墨守成规，束缚住了自己的手脚。

（九）《伤寒温疫条辨·温病与伤寒根源辨》

西汉张仲景著《卒病伤寒论》十六卷，当世兆民赖以生全。至晋代不过两朝相隔，其《卒病论》六卷已不可复睹，即《伤寒论》十卷，想亦劫火之余，仅得之读者之口授，其中不无残阙失次。赖有三百九十七法，一百一十三方之名目，可为校正。而温病失传，王叔和搜讨成书附以己意，指为伏寒，插入异气，似近理而弥乱真。其序例有曰：冬时严寒杀厉之气，中而即病者为伤寒；而不即病，寒毒藏于肌肤，至春变为温病，至夏变为暑病。成无己注云：先夏至为病温，后夏至为暑病，温暑之病本于伤寒而得之。由斯以谈，温病与伤寒同一根源也，又何怪乎？后人治温病，皆以伤寒方论治之也。殊不知温病另为一种，非寒毒藏至春夏变也。自王叔和即病不即病之论定，而后世名家方附会之不暇，谁敢辩之乎！余为拨片云之翳，以著白昼之光。

夫严寒中人顷刻即变，轻则感冒，重则伤寒，非若春夏秋风暑湿燥所伤之可缓也。即感冒一证之最轻者，尚尔头痛身痛，发热恶寒，四肢拘急，鼻塞痰喘，当即为病，不能容隐。今为严寒杀厉所中，反能藏伏过时而变，谁其信之？更问何等中而即病？何等中而不即病？何等中而即病者，头痛如破，身痛如杖，恶寒项强，发热如炙，或喘或呕，烦躁不宁，甚则发痉，六脉如弦，浮紧洪数，传变不可胜言，失治乃至伤生。何等中而不即病者，感则一毫不觉，既而挨至春夏，当其已中之后，未发之前，神气声色不变，饮食起居如常。其已发之证，势更烈于伤寒，况风寒侵人，未有不由肌表而入，所伤皆同荣卫，所中均系严寒。一者何其灵敏，感而遂通，一者何其痴呆，寂然不动。一本而枝殊，同源而流异，此必无之事，历来名家无不奉之为祖，所谓千古疑城，莫此难破。然而孰得孰失，何去何从，芸夫牧竖亦能辨之。再问何等寒毒藏于肌肤？夫肌为肌表，肤为皮之浅者，其间一毫一窍，无非荣卫经行所摄之地，即偶尔脱衣换帽所冒些小风寒，当时而嚏，尚不能稽留，何况严寒杀厉之气，且藏于皮肤最浅之处，反能容忍至春，更历春至夏发耶？此固不待辩而自诎矣。乃又曰：须知毒烈之气，留在何经而发何病，前后不答，非故自相矛盾，其意实欲为异气四变，作开山祖师也。后人孰知其为一场懵懂乎？予岂好辩哉，予不得已也。

凡治伤寒大法，要在表里分明，未入于府者，邪在表也，可汗而已；已入于府者，邪在里也，可下而已。若夫温病，果系寒毒藏于肌肤，延至春夏犹发于表，用药不离辛温，邪气还从汗解，令后世治温病者，仍执肌肤在表之寒毒，一投发散，非徒无益而又害之。且夫世之凶厉大病，死生人在反掌间者，尽属温病，发于冬月正伤寒者，千百一二，而方书混同立论，毫无分别。总由王叔和序《伤寒论》于散亡之余，将温病一门失于编入，指为伏寒异气，妄立温疟、风温、温毒、温疫四变，插入《伤寒论》中混而为一，其证治非徒大坏而将泯焉，后之学者，殆自是而无所寻逐也已。

余于此道中，已三折其肱矣，兼以阅历之久，实见得根源所出。伤寒得天地之常气，风寒外感，自气分而传入血分；温病得天地之杂气，邪毒内入，由血分而发出气分。一彼一此，乃风马牛不相及也。何以言之？常气者，风寒暑湿燥火，天地四时错行之六气也；杂气者，非风非寒非暑非湿非燥非火，天地间另为一种，偶荒旱潦疵疠烟瘴之毒气也。故常气受病，在表浅而易；杂气受病，在里深而难。就令如序例所云，寒毒藏于肌肤，至春夏变为温病暑病，亦寒毒之自变为温，自变为暑耳。还是冬来常气，亦犹冬伤于寒，春必病温之说，于杂气何与？千古流弊，祇缘人不知疵疠旱潦之杂气而为温病，遂与伤寒视而为一病，不分两治。余固不辞谫陋，条分缕晰，将温病与伤寒辨明，各有病原，各有脉息，各有证候，各有治法，各有方论。令医家早为曲突徙薪之计，庶不至焦头烂额耳。

或问《黄帝内经》曰：冬伤于寒，春必病温。余曰：冬伤于寒，谓人当冬时受寒气也。春必病温，谓人到来春必病热也。亦犹经曰：人之伤于寒也，则为病热云尔。东垣云：其所以不病于冬，而病于春者，以寒水居卯之分，方得其权，大寒之令复行于春，开发腠理，少阴不藏，辛苦之人，阳气外泄，谁为鼓舞，阴精内枯，谁为滋养。生化之源已绝，身之所存者热也。故《黄帝内经》又云：冬不藏精，春必病温。此水衰火旺，来春其病未有不发热者，于温病何与？温病者，疵疠之杂气，非冬来之常气也。肾虚人易为杂气所侵则有之，非谓伤于寒则为温病也。经何以不曰温病，而必曰病温？盖温者热之始，热者温之终也，岂诸家所谓温病者乎？特辩以正前人注释之谬。

【释要】

杨栗山敢于质疑古训，大胆提出：严重杀厉之气，反能藏伏过时而变，谁能相信？千古疑惑，莫此难破。甚至连《黄帝内经》的“冬不藏精，春必病温”，亦指为水衰火旺之热，而认为与温病无涉。即温病的发生必有其特殊之处，所谓疵疠之杂气，非冬来之常气。肾虚人易感杂气有之，感冬寒则必然春病温就不一定了。

原文从根源上辨，也是从常气（六气）、杂气着手，因为不了解导致温病的疵疠旱潦之杂气，所以把它与伤寒看作一病，故而不能分别对待。杨氏根据自己的经验和阅历，从病因上进行辨析，以伤寒和温病对举，一为常气，一为杂气；一为由气分入血分，一为由血分出气分，这样的辨析也是为温病另立门户鸣锣开道。之所以必须辨明伤寒和温病，是因为二者各有不同的病原、脉息、证候、治法、方药，作为临床医家应该了然于胸，早为曲突徙薪之计，庶不至于焦头烂额之境地，说到底，还是关系到用什么治法方药的问题。

（十）《时病论·温瘟不同论》

温者，温热也；瘟者，瘟疫也；其音同而其病实属不同。又可《瘟疫论》中，谓后人省氵加疒为瘟，瘟即温也。鞠通《温病条辨》，统风温、温热、温疫、温毒、冬温为一例。两家皆以温瘟为一病。殊不知温热本四时之常气，瘟疫乃天地之厉气，岂可同年而语哉！夫四时有温热，非瘟疫之可比。如春令之毒温、风温，夏令之温病、热病，长夏之暑温，夏末秋初之湿温，冬令之冬温，以上诸温，是书皆已备述，可弗重赘。而鞠通先生之书，其实为治诸温病而设也。至于瘟疫之病，自唐宋以来，皆未详细辨论。迨至明末年间，正值凶荒交迫，处处瘟疫，惨不堪言，吴又可先生所以著《瘟疫论》一书。所谓邪从口鼻而入，则其所客，内不在脏腑，外不在经络，舍于伏脊之内，去表不远，附近于胃，乃表里之分界，是半表半里，即《针经》所谓横连膜原是也。其初起先憎寒而后发热，日后但热而无憎寒。初得之二三日，其脉不浮不沉而数，头痛身疼，昼夜发热，日晡益甚者，宜达原饮治之。咸丰八载，至同治纪元，吾衢大兵之后，继以凶年，沿门合境，尽患瘟疫。其时丰父子诊治用方，皆宗又可之法也。更有头面颈项，颊腮并肿者，为大头瘟。发块如瘤，遍身流走者，为疙瘩瘟。胸高胁起，呕汁如血者。为瓜瓤瘟。喉痛颈大，寒热便秘者，为虾蟆瘟（一名捻颈瘟）。两腮肿胀，憎寒恶热者，为鸬鹚瘟。遍身紫块，发出徽疮者，为杨梅瘟。小儿邪郁皮肤，结成大小青紫斑点者，为葡萄瘟。此皆瘟疫之证，与温病因时之证之药，相去径庭，决不能温、瘟混同而论也。因忆又可著书，正崇祯离乱之凶年；鞠通立论，际乾嘉升平之盛世；一为瘟疫，一为温热，时不同而病亦异。由是观之，温病之书，不能治瘟疫；瘟疫之书，不能治温病。故凡春温、风温、温病、暑温、湿温、冬温，字必从氵。瘟疫、大头、疙瘩、瓜瓤、虾蟆、鸬鹚、杨梅、葡萄等瘟，字又从疒。温、瘟两字，判然不同，而况病乎！知我者，幸弗以丰言为河汉也。

【释要】

雷丰在这段原文中强调温与瘟的不同，从病因、发病的角度是有意义的，所谓温热为四时之常气，瘟疫乃天地之厉气。文中将《温病条辨》与《温疫论》对举，一为温病，与季节关系大，如风温、春温、暑温、冬温等；一为瘟疫，如大头瘟、疙瘩瘟、瓜瓤瘟、虾蟆瘟等。瘟疫多见于离乱之凶年，而温热多见于升平之盛世。雷氏强调，之所以温与瘟不能相混，是因为温病之书不能治瘟疫，瘟疫之书不能治温病，从临证看，有必要，但要注意也并非绝对。

从临床考虑，温病中传染性强、影响面大、来势较猛的，毫无疑问当从瘟疫角度考虑，在治疗上和一般的感染症不同，也是不难理解的。辨别温与瘟的不同有一定的临床意义，从治疗上讲，瘟疫的用药出手相对要重，用方亦相对固定，所以文中提到宗又可之法，用达原饮先撬动伏邪，使其或出表或入里，然后再考虑汗下之施，使机体得汗得斑而使疾病向愈。温与瘟应当区别，但二者又有关联，方药有异，而辨证规律相仿。

（十一）《温病明理·热病论》

温病伤寒，《黄帝内经》统称谓之热病，西医书统谓之急性传染病。急性传染病而发热，病状近似伤寒者，细别之可二十余种，曰伤寒，曰副伤寒，曰流行性感冒，此三种殆完全相似，其不同之处，在病前之潜伏期与既病之热型。而西人初不据潜伏期与热型为辨别，其所以分定病名者在微菌。伤寒之菌形如杆棒，副伤寒之菌形亦如杆棒，惟用伤寒血清试验，则其反应凝集力甚薄弱，此两种病在临床诊病时，不能区别，即取其血中微菌于显微镜下观之，亦不能区别，惟统观此病之热型，及试验两种菌之凝集力则迥然不同，故不得谓是一种病。流行性感冒之菌，则较短，两端钝圆，其感染亦与伤寒菌不同，至病状即俗名重伤风者是，菌既不同，病状又不同，故是别一种病，不能与伤寒混而为一。

就以上三者言之，假使不验微菌，几不能区别其病，或谓伤寒为热型有定之病，副伤寒为热型不定之病，流行性感冒是重伤风，则三者显然判别。岂知热型有定云者，指不服药而言，若服药则有定者可以变为无定。重伤风指鼻塞、咳嗽、发热者而言，此种类似之热病正多，如粟粒热、猩红热，其初一步皆与流行性感冒同也。是故就微菌定名可谓比较真确。然中国医学向来不讲微菌，只能于病型注意，抑就微菌定名，不过比较真确，并非绝对真确。例如起病鼻塞头痛，继而发热形寒，此所谓重伤风也。然同是重伤风，却有三种不同，曰气管支炎性，曰肠胃性，曰神经性。其咳嗽非常剧烈，咳甚至于气急鼻煽者，是气管支发炎也；其舌苔厚不欲食，腹满或痛者，胃肠有积，则所谓肠胃性也；其遍身疼痛，眩晕不寐，后脑疼痛者，则所谓神经性也。大约咳甚者其末路则为急性肺病，有积者其末路则为伤寒、肠炎，神经痛者其末路多为脊髓膜炎。伤寒为杆菌，脊髓膜炎及急性肺病属连锁状球菌，是病不同，菌不同也。

而此种急性病证，通常变动不居，初一步为重伤风，继一步转属而为伤寒，而为急性肺病，甚或变为脑脊髓炎症，皆甚习见之事。而病之变动不居，有自然传变者，有因药而传变者。既变之后，今病非昔病，则微菌当然随之而变，此固但凭理想，未曾实验，然谓既成肺病伤寒之后，而其微菌仍是通常流行之伤风菌，于理论不可通，此种大都以当时之病症为准。其初一步之伤风则指为本病之诱因，然则泥定微菌而名病，不免有时失之不确，故曰不过比较真确，非绝对真确。

抑中医无验病菌之必要，验病菌云者，不过学理研究上之事，非临床诊病时事。假如诊一热病，必须验菌，则每一医师，每日不能诊五个以上热病，此为事实上所办不到者。况验菌非解决热病之惟一方法，故中医于此事，为当知之常识，至于采用，尚可缓图。惟就微菌以定名，虽非绝对真确，尚是比较真确，若吾中医于各种热病，胥名为伤寒温病，而复以极颟顸之头脑当之，并伤寒温病之界限，亦划分不清，纷纭聚讼，只是人云亦云，而无独到之见解辟除旧说，无精密之计划说明范围，委实是绝对糊涂，不可终日者也。

【释要】

恽铁樵以上的认识，出自20世纪20年代。那时西学东渐，人们对西方医学也已经多少有了接触，如热病与急性传染病，而细别之，有二十多种（其实不止），当时抗生素尚未发明和使用，虽然已有病菌的分析，到实际应用还有距离，故恽氏所谓的检验病菌还只是学理研究上的事情，而并非临床诊疗中的应用。但恽氏还是承认给病原微生物定名是比较正确的，而中医将各种热病都称为伤寒温病，甚至寒温的界限亦不清，自己内部纷纭聚讼而不可终日，也实在是个让人尴尬难堪的局面。

恽氏对寒热有一段论述也十分精彩，对感寒何以发热，冬伤于寒而病热，热是机体的反应，体温集中于肌表而为热，所谓热病皆伤寒。反过来夏日伤暑也未必就没有病寒者，寒热在临床上是必须要认真考虑的问题，有感寒而寒，感热则热，也有感寒而热，感热而寒，或有先寒后热，先热后寒者，其实都必须以临床见证为依据，这样也就可以理解伤寒中有热证，而温病中也有寒证，不会把问题看得过于简单而绝对化了。

恽氏在书中专设“寒热”论述，强调温热病也是伤于寒的道理。“寒伤躯体最外层，太阳受病，体温起反应则发热，是为热病。”一年四季的热病皆为伤于寒邪而发，“故曰凡热病皆伤寒之类也。是故谓春之热病伤于风，夏之热病伤于热，秋之热病伤于燥，长夏之热病伤于湿，无有是处。何以故？凡热之而热，寒之而寒，惟死体为然，生物则否。验之于各种生物，此例尚不甚明了，于人体，则灼然可见。以手搏雪，寒也，然须臾之间反应起则灼热。夏日拥炉，热也，汗出多，毛窍开，则振寒。故冬日伤寒可以病热，夏日伤热则起痧气，而为霍乱、吐泻，服十滴水辄愈，是其病寒也。故谓受热而病热，无有是处。须知受热竟不病热，《黄帝内经》说明此理，谓夏至一阴生，热在外，寒在内，故其病多洞泄寒中。霍乱有转属而为热病者，则因其初病时亦感寒也。乃若伤湿，则为脚肿为皮肤病，而患疮疡，亦不发热，其长夏而病发热者，依然是伤寒也”。可见，对寒热的认识不可过于刻板，寒热尽管是对立的，但是互相间又有着转化的关系。

（十二）《温病明理·伤寒与温病》

同是伤寒，何以不胥名伤寒？热病即温病，同是伤寒而病热，何以不胥名曰温病，而或名温病，或名伤寒？曰：此时令之关系也。春夏秋冬，有生长化收藏之作用，人体应之，其在不病时已迥然不同。春夏秋冬之不同作用，于何验之？曰：验之于地面上之动植万有。人体应生长收藏之作用于何验之？曰：验之于饮食嗜欲意志。其平时之不同者，生理之形能也。其病时之不同者，因生理之形能不同，疾病之形能随之不同也。其不同奈何？曰：冬之伤于寒也，起初振寒不适，既而发热，其发热也，毛窍闭，汗不出。春之伤于寒也，初起亦洒淅恶寒，而为时较短，毛窍开，汗自出。夏之伤于寒也，壮热喘渴，无汗则体若燔炭，有汗者则初起即热，纵有形寒，只须臾耳。长夏之伤于寒也，壮热多汗，其舌质必绛，口味恒甜。不同之点，此其大略。又感寒而病，当热未发，先感不适，此即躯体之忍耐力。……西人谓此为前驱症。冬日伤寒前驱症长，春夏伤寒前驱症短，此亦不同之点。其次为既病，冬日伤寒往往三候，热最高时在第七日乃至第十五日，十五日以后，则日轻夜重，弛张颇甚。此在仲景《伤寒论》谓之传经，西人则谓之病型。春夏伤寒则不如冬月伤寒之有规则。又其次为兼证，冬月伤寒发热之外必兼见头痛、项强、体痛；春月伤寒常兼咳嗽、骨楚；夏月伤寒常兼泄泻，此其大较也。同是伤寒，何以前驱不同、病型不同、兼症不同？是可知四时之生长化收藏，影响于躯体生理之形能，因而变更疾病之形能，其事至确。春为风，故春病热者曰风温；夏为暑，故夏病热者为暑温；长夏为湿，故长夏病热者为湿温。其病本是伤寒，因时令之异而兼六气之化，故命名如此。然而，冬有非时之暖，春夏有非时之寒，气有未至而至，至而不至之时，于是冬日之热病，有与春日同者，夏日之热病，有与冬日同者。则就前驱症辨之而定名，于是冬日有风温，夏日有伤寒矣。

【释要】

原文对热病何以有伤寒、温病的不同，从季节的角度加以考虑，时令不同，见症不同，故春曰风温，夏曰暑温，长夏曰湿温，从前驱症辨别，则冬日有风温，夏日有伤寒。这里的伤寒是从广义上立脚，即感伤于时邪，因季节气候变化而异。所谓同是伤寒（热病），前驱症不同，病型不同，兼症不同，风温、暑温、湿温，病本是伤寒，因时令之异而兼六气之化，故命名如此。恽氏的这段议论，也有助于我们理解热病中各不同的病名。

恽氏在书中还有“冬不藏精论”，提出伤寒从皮毛入，必其人内部有弱点，然后外邪得以乘之，否则虽感寒也难以伤正。恽氏认为：“冬者闭藏之令也，冬不藏精，是逆冬气，逆冬气则春无以奉生，故至春当病。冬之凛寒为阴胜，春之和煦为阳复。阴胜者阳无不复。当凛寒之顷生物所以不死者，赖有抵抗力，而其所以有抵抗力者，在于能藏精，至于阳复之时，盎然有生气者，亦即此所藏之精为之，是为生理之形能上事。若冬不藏精，则在冬时无抵抗力，而寒胜太过，至春复无以应发扬之气候，则生理之能力绌矣。然未至于死。有胜必有复，且胜之甚者，其复亦甚，惟生理之能力既绌，例无不病，故冬不藏精，春必病，而所病者必是温。”从人体正气的角度对温病的发生加以理解也是必不可少的。

（十三）《温病明理·口鼻论》

假使有精当之学理，真确之经验，原不妨于古人所言者之外，别树一帜，然必其所言者，与古人相发而后可。如其与古人所言相背，则必古人所说之理论不圆满，吾能证明其误处而后可。若表面崇古里面反古，用以欺世敛钱，原滔滔皆是，不足深责，著书垂后，则其罪不胜诛矣。今《温病条辨》上焦篇曰：“凡温病者，始于上焦，在手太阴。”鞠通自为注曰：“古来但言膀胱主表，殆未尽其义。肺者，毛皮之合也，独不主表乎？……温病由口鼻而入，自上而下，鼻通于肺，始手太阴。”此语实费解之至。愚按：古人言藏府与言经气有别。盖藏府是实体，经气是气化。六淫之邪，中人而为病，言气化不言实体。《黄帝内经》言：“邪风之至，疾如风雨（此邪风不问从西北来，从东南来），故善治者治皮毛，其次治肌肤，其次治筋脉，其次治六府，其次治五藏。治五藏者，半死半生也。故天之邪气，感则害人五藏；水谷之寒热，感则害于六府；地之湿气，感则害皮肉筋脉。”此节经文与上文阴阳及东南西北各节息息相通。所谓：“阴阳更胜之变，病之形能也。”治皮毛谓病在皮毛也，不是言肺之合，是言躯体之外层。其次在肌肤，言稍进，非言脾之合。其次在筋脉，言更进，非言肝之合。其次在六府，言入里。其次在五藏，言里之无可再里。假使指皮毛为肺之合，肌肤为脾之合，筋脉为肝之合，则六府为何者之合乎？是不可通。又认皮毛为肺之合。是必邪风之害人，初一步肺受之，继一步传之脾，继一步传之肝，继一步偏传于六府而后可。证之实际，无论伤寒、温病，皆不尔，是更不可通。是故自来释《伤寒论》者，开口即言太阳是膀胱，鄙人绝对不敢苟同。

故本讲义解释太阳病，直曰太阳者，躯体之最外层。今曰：凡病温者，始于上焦，在手太阴。此何说也？其次不可解者，为伤寒从毛窍入，温病从口鼻入。大约鞠通创温病自口鼻入，为其最得意之语，不知此说，绝不可通。试逐层推敲之：(一)《黄帝内经》言：凡热病皆伤寒之类，凡邪风之害人，皆始于皮毛。今言从口鼻入，由里出外，是必温病在《黄帝内经》凡热病三字范围之外而后可。(二) 既言从口鼻入，鼻通于肺，故在手太阴。甚则口通于脾，不在足太阴乎！(三) 经言：天之邪气，感人则害人五藏。此言不治皮毛，即有害五藏之可能，所谓病能也。曰水谷之寒热，感则害于六府，此真从口入者。更证之于实验，饮冰而洞泄，触秽而为霍乱，空气中微菌传染为各种疫病，此真从口鼻入者。若云天之邪气，感亦有从口鼻入者，于《黄帝内经》无征。(四) 鞠通谓：伤寒言中风，是西北方之寒风，彼所言之温病，风为火母，乃从东南方来解冻之温风。寒风从毛窍入，温风从口鼻入，不知出何典记？有何理由？诚咄咄怪事！

【释要】

恽氏在原文中对邪从口鼻入提出质疑。其实，寒邪从毛窍入，温邪从口鼻入，还是有一定临床基础的。讨论这个问题有一个前提，即医家的目光必须移向临证的观察，而不必太在意古圣是否已经有垂训。邪犯肌表皮毛，是指病初的恶寒明显，而邪从口鼻入，则强调呼吸消化系统的症状多见。因此，吴鞠通论温病始于上焦，在手太阴，可以认为是临证的进步，是对伤寒六经中太阳病的补充。中医的认识直通治疗，这一点也必须了解，在皮毛肌表者，当用辛温发散，而从口鼻入里者，可以早施清泄。此处的议论，尽管可以体现出恽氏不拘于定说的求实精神，但是不可否认，由皮毛到口鼻是历史的进步，由太阳到太阴也是进步。但任何真理都是相对的，可以作进一步的推敲，但不应该把它绝对化或扩大化。

结 语

对传染性疾病的病因与发病，借助于现代科技的进步和相关研究的成果，人们在认识上越发深入细致，临床诊疗也有了长足的进步，这些比较多的集中于19世纪的最后30年以及20世纪的初期，距今也不过一百多年。众所周知，传染病的病因和发病，有三个环节必须予以重视。一是病原体(传染源)，二是易感者，三是传播途径。将这样的认识直接运用到临床实践中，就提示我们在预防和治疗中要注意消灭和抑制病原体，切断传播途径，同时对易感者要增强体质，减少接触和暴露。古人对以上所述的三个方面，通过临床实际的观察，多少都已经有所察觉，并且留下了不少记载，本章节所举的原文均有一定的代表性，也大体能够说明这方面的道理。

现在我们对病因的认识，除了直接相关的细菌、病毒等病原微生物学说之外，其实还可以把视野扩大到政治（战争)、经济（商旅)、文化（生活习惯)、人口（过度的集中或增加)、季节气候等诸多方面，这将更加有利于我们作进一步的思考。纵观东西方的历史，概莫能外，所谓战争是疫病的扩大器，人口的增加和集中、商旅活动的频繁也成为疫病流行的有利条件。中医既往对热病的认识主要停留在大的方面，而西医借助于现代科技的先进手段，率先认识了疾病发生和发展的细部。在了解了病原体和传播途径以后，哪怕一时还没有有效的抵抗病原体的手段，但只要及时采取隔离、消灭传媒等方法，也有相当的效果。

古代医家了不起的地方，是在原来六淫的基础上又提出了乖戾之气说，这样的认识可以追溯到较早的年代，但比较系统而集中的论述当推17世纪的吴又可，他着重强调了病原体的特殊性。直观的推断有时不一定正确，如将热病的原因全部归咎于寒，这将导致临证时误用或过用发汗。有时甚至将次要的因素考虑为主要的病因，未能抓到事物的要害，则治疗的针对性与有效性也必然成为问题。

外邪自皮毛入，还是从口鼻入，看来似乎也是和感染的途径相关。温病学家很明显是强调邪从口鼻入，口鼻是对皮毛的补充，因为中医的认识都是从临床观察中得到的，如果发病初仅是肌表的症状，如太阳病以恶风恶寒、发热头痛、肢体酸痛等为主症，当然是邪犯体表，邪从皮毛而入了。但是，如果起病即有呼吸道或消化道症状，那也就很自然地会联想到邪从口鼻入了。更加重要的是，这样的认识直接贯通到了临证的具体遣方用药之中。

历史上医家对病因的认识，有进步，但也总有局限，进步表现在对前人定说的怀疑，局限表现在认识的相对正确。举清代医家王清任对痘疹所发的议论为例，他在《医林改错》中写到："夫小儿痘疹，自汉至今，著书立方者不可胜数。大抵不过分顺险逆，辨别轻重死生，并无一人说明痘之本源。……出花正盛时，非止一人出花，少则一方，多则数省，……再见世上种痘之医，所种之痘，无论多少，无一不顺，……由此思之，如何胎毒二字牢不可破，殊不知痘非胎毒，乃胎胞内血中之浊气也。……胎胞内血中之浊气，降生后仍藏荣血之中，遇天行，触浊气之瘟疫，由口鼻而入气管，由气管达于血管，将血中浊气逐之自皮肤而出。色红如花，故名天花。形圆如痘，故名曰痘。……治痘之紧要，全在治温毒之方法（温毒巢穴在血），若辨明温毒轻重，血之通滞，气之虚实，立救逆痘于反掌之间，此所谓知其要者，一言而终耳。”这段话确实发人深省。有什么样的认识，就有什么样的治疗，王清任创立通经逐瘀汤、会厌逐瘀汤、止泻调中汤、保元化滞汤、助阳止痒汤、足卫和荣汤等方药，应对疾病过程中所出现的各种情况，总的体现了他血中浊气和温疫浊气的观点。

对易感者的认识，一般都会想到“冬不藏精，春必病温”这句话。其实，这也为临证的个体化治疗埋下了伏笔，但这并不意味着治疗非用扶正之品不可，而且发病与否，其实还必须考虑其他的诸多因素。再说，这样的认识，在当时也还没有达到非常实用的阶段，因为热病的主要矛盾是外邪的侵入，所以治疗主要还是应该着眼于祛邪。对病因的错误认识，必然会导致错误的治法，如西方过去对急性传染病也采用放血疗法（当时认为是邪气进入了血液），结果往往会加速病人的死亡。

在对发病的认识上，新感与伏气说也有一定价值。这种区分虽然还是比较粗浅，但却有着相当的积极意义。这种认识是临证仔细观察、反复经验以后的一种感悟和升华，它十分明确地将热病的治疗在一开始就分为二途，即有汗法和清法的不同选择。同时又认识到不可将二者绝对化，所以作为补充，又有“新感引动伏邪”、“伏邪无新感不张”等说法。古人对病原的思考，其实都是以临床所见的事实为依据的，而不是现代意义上单纯对病原的研究。对病因和发病的思考，直接就贯穿到了治法方药之中，所以我们在阅读中也必须站在临证的立场上，才容易理解古人的论述。

二、辨证与诊法

辨证是从纷繁的症状中寻找规律性的东西，找到正确、有效、简便的处理事物的方法。一旦总结出来了的规律，又将回到实践中再次接受考验，并得到修正或补充，这是一个漫长甚至可以说是永无止境的过程，对伤寒六经和卫气营血都应该作如是观，所以叶天士有“辨卫气营血与伤寒同”的说法。

温病的卫气营血和三焦辨证为大家所熟知，并且作为辨治温病的基础而被大家所接受，叶天士和吴鞠通也就理所当然地成为温病学家的主要代表。不可否认，卫气营血和三焦辨证给我们的临床提供了一定的规矩准绳，使人们在理法方药上，可以有一定的遵循和凭借。但是，如同任何事情都有两面性一样，辨证的框架虽然能够给人以方便，但是弄得不好又会给人以束缚，对此必须具备清醒的认识。换句话说，温病的临床辨证，并非用卫气营血和三焦就可以全部包罗。和六经辨证中疾病有始自太阳、也有发自阳明一样，如果我们不能理解温病的卫气营血或三焦传变既有一般又有特殊的情况，只知道循既定的常规来处理临证中变化多端的病情，那就无异于画地为牢，胶柱鼓瑟，治疗也就难以取得满意的疗效了。

辨证的正确，仍然离不开细致的临床观察。温病学家的可贵之处，还体现在对诊法所下的功夫，这里特别值得一提的是舌诊。舌诊之所以在《温热论》中占有相当的篇幅，不是没有原因的，这提示了临床诊断更加追求客观化的倾向，这也确实有助于临证中对表里寒热虚实的把握，通过温病学家的努力，舌诊甚至对《伤寒论》的有关方证也作出了许多相当有价值的补充。

为了方便阅读，部分原文（如《温热论》等）后面仍然附有序号。

（一）《温热论·卫气营血辨证》

1. 温病大纲

温邪上受，首先犯肺，逆传心包。肺主气属卫，心主血属营，辨营卫气血虽与伤寒同，若论治法则与伤寒大异也。(1)

大凡看法，卫之后方言气，营之后方言血。在卫汗之可也，到气方可清气，入营犹可透热转气，如犀角、玄参、羚羊角等物，入血就恐耗血动血，直须凉血散血，如生地、丹皮、阿胶、赤芍等物。否则前后不循缓急之法，虑其动手便错，反致慌张矣。(8)

【释要】

叶天士的《温热论》传诵已久，这里将主要原文选录。原文强调温邪是由上感受，肺位于上，邪由口鼻入，影响到肺，从临床考虑，以呼吸道症状为主。逆传心包，心肺同在上，由肺到心包为逆传，逆传提示病邪内陷而病变较重，心包证为意识障碍，一般由热势较重所致。这里没有提顺传，如果是顺传的话，病邪由表卫到气分，经过治疗以后热退而诸证缓解。心肺主气血而属营卫，原文提出辨营卫气血与伤寒同，即营卫气血与六经一样有着纲领的作用，能够反映温病不同阶段的证治，但是谈到具体的治法则与伤寒大异，是说伤寒初期用温药多，而在温病的治疗中始终贯穿着寒凉的意思。

温邪上受，上可以理解为口鼻，上也可以理解为肺，口鼻与皮毛相对，肺与膀胱经络相对，这些似乎都提示了温病与伤寒的不同。逆传与顺传相对，顺传走卫气营血，或在卫气阶段告愈。逆传为热入营血，邪犯心包，出现高热神昏等症，治当清热开窍。

邪仅在肺，是卫分和气分的问题，邪传入心，就是营血的问题了，叶氏据此提出营卫气血的概念，以明确温病不同阶段的治法方药。辨别营卫气血的基本方法与伤寒相同，这里的伤寒是指六经病证的区分和传变，温病学家接过了这一通过阶段、层次来把握疾病的方法，但是对具体的治法方药进行了变革，补充了很多《伤寒论》的不到之处。从表里分，卫属表，其余均为里，叶氏的可贵，在于将里热又分出三个区域，又有不同的应对，从而奠定了基本的治法方药。

这一段话作为“温热论”的开场白，明明白白，温病同样有传变问题，需认真对待，因治法与伤寒大异，故立营卫气血，以示区别。一般而言，按照卫气营血的传变顺序，不同阶段有不同的治法，邪在卫表用汗法，邪在气分用清热法，邪热入营仍有转机，这里用一个透字，含有逆转的意思，尽管前提还是清热。邪入血分则有耗血动血之虞，应该马上考虑凉血散血，如果不了解这样先后缓急的一般方法，就容易造成误治。原文中卫分气分只提治法，而营血则讲到药物，如犀角、玄参、羚羊角、生地、丹皮、阿胶、赤芍等，也是卫气的治法较为常用，较易理解，而营血的治法用药则是温病的更加独到之处。

就像六经的框架十分重要一样，卫气营血对温热病证治也建立了框架，使人临证有所凭借，如果心中没有这样的一个谱，则前后不循缓急之法（顺传为缓，逆传为急），一动手便错，进一步更加茫然不知所措了。立个规矩，使临证有所遵循，有这个必要。尤其在古代，当人们对各种具体疾病尚缺乏深入了解和把握时，有胜于无。即便如此，原文所述仍然有它的局限。有人认为从整体看，叶氏这里所提出的主要是针对新感温病，因为伏气温病的话，就不一定按部就班顺着卫气营血的路径走了，这样的意见也对。

2. 邪在肺卫

盖伤寒之邪留恋在表，然后化热入里，温邪则热变最速，未传心包，邪尚在肺，肺主气，其合皮毛，故云在表。在表初用辛凉轻剂，挟风则加入薄荷、牛蒡之属，挟湿加芦根、滑石之流。或透风于热外，或渗湿于热下，不与热相搏，势必孤矣。(2)

不尔，风挟温热而燥生，清窍必干，谓水主之气不能上荣，两阳相劫也。湿与温合，蒸郁而蒙蔽于上，清窍为之壅塞，浊邪害清也。其病有类伤寒，其验之之法，伤寒多有变证，温热虽久，在一经不移，以此为辨。(3)

【释要】

文中采用对比的方法，伤寒作为比较的对象，也是为了方便理解。伤寒乃邪犯肌表，然后入里化热，是太阳到阳明的传变。而温邪本为热邪，所谓热变最速，即转为热盛的状态极快。未出现心包证时，邪只在肺，此处未言具体见证，其实也是临床常见的风热表象，所以提皮毛表卫，也是强调见症，如发热，恶风，汗出，头痛，肢体酸楚等。

温邪在卫表，治用辛凉轻剂，此处未出方，吴鞠通补出桑菊饮之类。温热之邪有兼挟，所以用药必须随证加减，用薄荷、牛蒡、防风祛风，用芦根、滑石利湿，透风利湿，围绕着最终要解决的一个热字。从临证角度考虑，风为上部症状，常见的是咽喉痛，湿为下部症状，常见为尿短赤。此处的治法用药体现了叶氏重视各个击破，强调先后有序，这是一种经验，一种具体处理的技巧，也可以看作一种思路，和仲景原文所提到的治病“当随其所得而攻之”暗合。

原文第二段，语气一转，如果不明了上述的情况，风挟温热而燥生，为风煽热甚，热甚津耗，则咽干口燥，津液一时难以上荣润窍，风温二阳相合而劫夺阴液，成为关键。如果湿与温合，湿被热蒸郁于上，清窍壅塞，则主要见证为耳聋、神倦、目光滞涩。湿热相合的病变有类伤寒，但伤寒多变证，即阶段性进展或变生他证的节奏较快，而湿热缠绵在一经不移，在少阳或太阴阳明相合处。伤寒多变证，是由于伤寒所涉的病证范围亦大。温热虽久，在一经不移，这里可理解为温热之邪与湿相合，同时也提示与此对应的具体病证范围较小，故变化亦少。

总而言之，卫分的治疗相对简单，辛凉作为主法，用药宜轻，同时应该注意风和湿的兼夹，具体证治宜和伤寒相对照。

3. **流连气分**

若其邪始终在气分流连者，可冀其战汗透邪，法宜益胃，令邪与汗并，热达腠开，邪从汗出。解后胃气空虚，当肤冷一昼夜，待气还自温暖如常矣，盖战汗而解，邪退正虚，阳从汗泄，故渐肤冷，未必即成脱证。此时宜令病者，安舒静卧，以养阳气来复，旁人切勿惊惶，频频呼唤，扰其元神，使其烦躁，但诊其脉，若虚软和缓，虽倦卧不语，汗出肤冷，却非脱证；若脉急疾，躁扰不卧，肤冷汗出，便为气脱之证矣。更有邪盛正虚，不能一战而解，停一二日再战汗而愈者，不可不知。(6)

再论气病有不传血分，而邪留三焦，亦如伤寒中少阳病也。彼则和解表里之半，此则分消上下之势，随证变法，如近时杏、朴、苓等类，或如温胆汤之走泄。因其仍在气分，犹可望其战汗之门户，转疟之机括。(7)

【释要】

气分是个大范围，气分也是治疗的关键时刻，邪正相争于气分阶段，有战汗透邪之说，亦即药后战栗汗出热退，此为邪气透出表卫，所谓邪与汗并，热达腠开，邪从汗出，这样的认识也是出自临证观察。这里还应该特别注意原文提出的“益胃”这一点，所谓益胃，即保住胃气，使胃能受纳水液。此处言胃，其实脾也在包括在其中。中焦健运，饮食有所摄入，汗源得以资生，才有战汗透邪的可能。战汗以后，邪去正虚，阳气一时难以回复，当见肤冷，为时一昼夜。原文的叙述通俗易懂，这是由于战汗时阳从汗泄，待阳气自行回复，即可温暖如常，此时的肤冷，未必就是脱证。阳气暴脱的厥冷之证，当用伤寒四逆汤或参附剂。这里反复用意于战汗后的肤冷与脱证的鉴别，伤寒少阴病提出脉微细，但欲寐，此处强调脉虚较和缓，可见，关键时刻脉象成为鉴别的重要依据。原文提脉急疾，躁扰不卧，也是对伤寒的补充，临床上应该是个连续观察，有了前后的对照，才更加清楚。对战汗以后的体虚肤冷，静养为主，不必惊慌。最后提醒战汗既有一战而解的，也有再战而愈的。

邪留三焦，与伤寒少阳病相仿，伤寒少阳为半在表半在里，用小柴胡汤和解，而温病则应分消上下之势，注意随证变法。具体方药，一为当时常用的杏仁、厚朴、茯苓等药，一为温胆汤类走泄之品。分消和走泄，成为温病证治的常用方法之一。

流连气分，邪留三焦，多少都与湿相关，多少都提示了邪正的相持，这一点同少阳，但热型上还是有区别，即少阳的寒热往来明显，而温病以身热不扬显著，病因也以湿滞为主，治疗用流通走泄之品，分别调整和促进脏腑的机能，来谋求疗效。宣畅上焦，健运中焦，通利下焦，换言之，全身气机通达，内脏机能正常，则温邪就没有藏身之处了。方药如果讲得再具体一些，则如藿朴夏苓汤、三仁汤等都可以仿照。因为这时的病变还是属于气分阶段，故仍然可以通过战汗而使疾病向愈。

4. 里结阳明

再论三焦不得从外解，必致成里结。里结于何，在阳明胃与肠也。亦须用下法，不可以气血之分，就不可下也。但伤寒邪热在里，劫烁津液，下之宜猛；此多湿邪内搏，下之宜轻。伤寒大便溏为邪已尽，不可再下；湿温病大便溏为邪未尽，必大便硬，慎不可再攻也，以粪燥为无湿矣。(10)

再人之体，脘在腹上，其地位处于中，按之痛，或自痛，或痞胀，当用苦泄，以其入腹近也。必验之于舌：或黄或浊，可与小陷胸汤或泻心汤，随证治之；或白不燥，或黄白相兼，或灰白不渴，慎不可乱投苦泄。其中有外邪未解，里先结者，或邪郁未伸，或素属中冷者，虽有脘中痞闷，宜从开泄，宣通气滞，以达归于肺，如近俗之杏、蔻、橘、桔等，是轻苦微辛，具流动之品可耳。(11)

再前云舌黄或浊，须要有地之黄。若光滑者，乃无形湿热中有虚象，大忌前法。其脐以上为大腹，或满或胀或痛，此必邪已入里矣，表证必无，或十只存一。亦要验之于舌，或黄甚，或如沉香色，或如灰黄色，或老黄色，或中有断纹，皆当下之，如小承气汤，用槟榔、青皮、枳实、元明粉、生首乌等。若未见此等舌，不宜用此等法，恐其中有湿聚太阴为满，或寒湿错杂为痛，或气壅为胀，又当以别法治之。(12)

【释要】

三焦气分之证，如果不能通过战汗而解，必然造成里结。里结阳明，当用伤寒承气汤一类的方剂。叶氏告诫，不能够因为有了卫气营血的辨证，就完全排斥伤寒六经病证的治法方药，这完全正确，而且叶氏对经方的运用也是身体力行的。同样用下法，原文道出寒温的区别，伤寒属燥结热甚，津液劫烁在顷刻间，所以下之宜猛，典型如承气的三急下。而温病为湿邪内滞，决非一下就能解决，而应轻法频下。另外对药后病情的判断上，伤寒下后燥矢出而便转溏，为邪去则不可再下。温病则恰恰相反，便溏为邪滞，如果大便转硬则提示湿邪已去，就不必再用下法。以现今的目光看，伤寒的阳明热结和湿温也许是二种不同的疾病，故下法的运用和大便的情况会有如此大的反差。过去有“伤寒下不厌迟，温病下不厌早”的说法，迟是怕伤正，早是为逐邪，迟和早都反映了治法要掌握时机，适时而施，其实该迟该早也还是要根据具体的疾病或证情来决定。

和阳明里结一样，温病过程中亦见腹痛，脘腹自痛，触痛或痞胀。所谓苦寒泄热法，苦泄者降下，药物直接作用于胃肠，使邪由下泄而出，这时可用小陷胸汤或泻心汤。小陷胸汤证偏上，病在痰热互结于胸膈。泻心汤若指芩连大黄，则苦寒泄热的力量较强，叶氏在此补出舌苔的观察，黄腻秽浊，为痰热或湿热无疑，成为苦泄法的得当之证。如果苔白而润，或灰白不渴，则偏向于寒湿，黄白相兼也提示病情尚未完全转化为热证，此时投用苦寒泄下之品应当谨慎。临证又有外邪未解里先结，为表里同病，邪郁未伸是湿滞气郁，素体中冷为体质虚寒，此时见到脘中痞闷，治法当用开泄。一个苦泄，一个开泄，开用辛，辛味升散，苦味降下，解决有形结滞用寒下法，解决无形郁滞用开泄法，开泄是从上走，所谓达归于肺，药用轻苦微辛、化湿行气流动之品，加入杏仁、蔻仁、橘皮、桔梗等。同样是泄，用苦用辛，所选药物不同，针对症情也不同，这里体现出叶氏临床辨证用药的精细周到。开泄宣通的方法，仲景除了陷胸和泻心之外，还有以栝蒌薤白半夏或枳实薤白桂枝汤为基础，治疗胸痹胸背疼痛为主杂病的，而叶氏用药更显轻灵，此处也可以体会叶氏对仲景治法方药的继承和发展。

原文最后从舌诊的角度作进一步展开，黄腻秽浊之苔须要有地，有地为有根，即擦之不去，提示正气充实，实者耐攻，用苦泄则无碍。若苔见光滑则为湿热之中已经暗伏虚象，一为无形，一为虚象，运用苦泄必有所顾忌。大腹胀满胀痛，舌苔黄甚，或沉香色，或灰黄色，或老黄色，或中见裂纹，皆在下法之列，方如小承气汤，药如槟榔、青皮、枳实、元明粉、生首乌等，也是强调行气攻下。舌象的观察于此甚为关键，成为决定治法方药的主要依据。阳明和太阴皆处中焦，都有腹部症状，但一为燥结，一为寒湿。太阴当用温燥，若投寒下则为误治，这些其实在伤寒六经证治中已经十分明确了。

5. **论湿**

且吾吴湿邪害人最广，如面色白者，须要顾其阳气，湿盛则阳微也，法应清凉，然到十分之六七，既不可过于寒凉，恐成功反弃，何以故耶？湿热一去，阳亦衰微也；面色苍者，须要顾其津液，清凉到十分之六七，往往热减身寒者，不可就云虚寒而投补剂，恐炉烟虽熄，灰中有火也，须细察精详，方少少与之，慎不可直率而往也。又有酒客里湿素盛，外邪入里，里湿为合。在阳旺之躯，胃湿恒多；在阴盛之体，脾湿亦不少，然其化热则一。热病救阴犹易，通阳最难，救阴不在血，而在津与汗，通阳不在温，而在利小便，然较之杂证，则有不同矣。(9)

【释要】

温热挟湿，前面的原文已有论及，此处追加出一段文字，作为专论。吴地卑湿，水网密布，气候温暖。人们的体质相对北人比较孱弱，故外湿易犯，内湿易停。面白湿胜，湿偏胜者阳气必弱，即便临证时当用寒凉清热，但在用药上必须注意留有一定的余地。即苦寒不可太过，太过则成凉遏（甚者寒凝、冰伏），此即寒凉太过的弊端，在体虚者身上易见。面苍，苍者暗滞，津液难以外润。寒药尚未用足，已经热减身寒，身寒为热退且肤冷，此时不可误为虚寒而径投补剂，所谓炉烟虽熄，灰中有火，比喻十分恰当。换言之，余邪未尽，如死灰仍有复燃之虞，即便临证时有用补剂的必要，也只能少少与之。原文举酒客湿盛，阳旺湿多，阴盛脾湿之体，尽管湿多，但一旦感染温病，最后化热则一，即湿热之体受邪以后的热化是一般规律。

原文最后讲的是临证经验，热病救阴容易，在于不要过汗，在于顾护津液。过去无输液，高热病人津液易耗，完全可以理解。通达阳气则往往要用温药，温药行气化湿，但有助长热势之虞，所以药物选用不必过于求温，亦即不可温之太过。临床上要注意观察小便，小便稍有通利即可。通阳不在温，而在利小便，平时我们一直挂在嘴边的话，出处在这里，我们可以细细琢磨个中的道理。这里主要针对热病的证治，如果是杂病，治疗中通阳用温就较少顾忌了。可见，任何道理都有它一定的前提，真理跨出一步即为谬误。

6. **邪入营血**

前言辛凉散风，甘淡驱湿，若病仍不解，是渐欲入营也。营分受热，则血液受劫，心神不安，夜甚无寐，或斑点隐隐，即撤去气药。如从风热陷入者，用犀角、竹叶之属；如从湿热陷入者，犀角、花露之品，参入凉血清热方中。若加烦躁，大便不通，金汁亦可加入，老年或平素有寒者，以人中黄代之，急急透斑为要。(4)

若斑出热不解者，胃津亡也。主以甘寒，重则如玉女煎，轻则如梨皮、蔗浆之类。或其人肾水素亏，虽未及下焦，先自彷徨矣，必验之于舌，如甘寒之中加入咸寒，务在先安未受邪之地，恐其陷入易易耳。(5)

【释要】

辛凉散风，甘淡驱湿，主要是针对卫分和气分的不同治疗。病情不解再往深入，即出现营分证。邪入营分，阴血被耗（注意在卫气是津液），心神失养，同时邪热扰动心神，二者相合则心神不安，表现为烦躁夜间加重而难以入寐，另斑疹隐现亦为营血证表现之一。此时的治疗要撤去气药，即苦寒或温燥皆不合适了，而应当选用凉血清热的方剂，如清营汤，犀角地黄汤。犀角、竹叶、花露为治疗必用之品，犀角为凉血要品，竹叶、花露之用，也有怕寒凉太过抑遏生机的意思，因为入营尤有透热转气而向愈的可能。烦躁便秘是兼见阳明里结，不提承气而用金汁或人中黄，也是主次分明，不忘清热凉血、透发斑疹为当务之急。

一般而言，斑出热退为临床常见。如果斑出而热仍不解，此处的热也可作低热解，病入晚期，胃津亡失尚未恢复，邪热尚存，当改用甘寒清热剂，或用玉女煎，或用梨皮、蔗浆之类，这也体现了对病情轻重不同的处理。如果病人肾阴素有不足，尽管肾阴不足之症尚未十分明显，临证时也容易感到困惑，此时还是要凭借舌诊，若舌光红少苔干且有短缩，则咸寒滋补肾之品宜及时加入，使肾水充足，则邪气难再陷入。“先安未受邪之地”一句，堪称点睛之笔，在温病的治疗中重在掌握病证的传变规律，然后才能及时采取措施，仲景在《金匮要略》中有“见肝之病，知肝传脾，当先实脾”之诫，叶氏讲的是热病，仲景指的是杂病，其实意思是一致的。

（二）《温病条辨·三焦辨证》

1. 温病起病

凡病温者，始于上焦，在手太阴。（上焦篇2）

【释要】

吴鞠通的《温病条辨》属于温病学的殿后之作，三焦辨证贯穿始终，以下只能稍加选录，挂一漏万，欲窥其全，必须潜心阅读原著。卫气营血要横看，三焦则应竖看。卫气营血偏重于阶段性变化，三焦则强调层次性变化，事实上卫气营血也有层次感，三焦也有阶段感，将二者合看才全面，但医家切入的角度不同，也是可以理解的，我们在考虑具体问题时则必须统一。

温病始于上焦，与温邪上受同，在手太阴，与首先犯肺同，所以起病之初，邪在肺卫，立点只有一处，这一句看似平淡的话，其实在临床证治上却是非常不容易的一大进步。这种体会，只有与伤寒对照才能产生。伤寒强调太阳膀胱，强调经络，温病强调口鼻，强调肺胃，这样的认识实际上是为临床治法找依据，即温病不必过用发表药，尤其要区别于麻桂的辛温发散，这种在具体治法上的变化，显示了临床经验的逐渐丰富，辨证论治的更趋成熟。

2. **邪犯肺卫**

太阴风温、温热、温疫、冬温，初起恶风寒者，桂枝汤主之；但热不恶寒而渴者，辛凉平剂银翘散主之。温毒、暑温、湿温，温疟不在此例。(上焦篇4)

【释要】

太阴为上焦，主肺卫，原文将病名与太阴结合，风温、冬温为冬春季常见的呼吸道感染，温热、温疫则当另有他指，但从季节考虑应当也是冬春多发之病。另有一句从症状上限定，即初起恶风寒，此与伤寒太阳病相类似，没有进一步描述症状，却出了一张桂枝汤。

既然是温病，为什么出桂枝汤？由此吴氏招来了非议。究其原因，也是人们囿于成规，似乎伤寒用麻桂，温病用银翘，壁垒分明，不可变易。其实，中医既然是讲辨证论治的，那么方药的应用就应当是十分灵活的。还有，如果了解了桂枝汤的本质也容易明白，桂枝汤桂芍同用不是麻桂相配，决不是辛温发汗猛剂，尽可以放心用，所以在仲景书中不管外感内伤，用桂枝汤应对的面甚宽。吴氏深谙此理，在温病初起，恶风寒较明显时，先出桂枝汤应对也未尚不可，而且冬春之际，一般感冒的发热恶寒，初起之时，见证相同，还不容易鉴别，很难说桂枝汤绝对不可应用。对方药的应用不必先入为主，甚或心存偏见，吴氏的这一招反倒可以视为高人之处，选方用药，信手拈来，为我所用。只不过今天临证有了更加清楚的诊断，用药也应该更加有针对性。

原文接着话锋一转，但热不恶寒而渴者，用辛凉平剂银翘散。临床上较重的感染证，急性传染病当在此例。原文最后告诫，温毒、暑温、湿温、温疟不在此例，十分要紧，体现临床的辨病辨证，夏秋之际的烈性传染病，严重的感染症，不要说桂枝汤，可能就连银翘散都不那么合适了，当另谋治法。

3. **邪入阳明**

面目俱赤，语声重浊，呼吸俱粗，大便闭，小便涩，舌苔老黄，甚则黑有芒刺，但恶热不恶寒，日晡益甚者，传至中焦，阳明温病也。脉浮洪躁甚者，白虎汤主之；脉沉数有力，甚者脉体反小而实者，大承气汤主之，暑温、湿温、温疟不在此例。（中焦篇1）

【释要】

阳明温病，乃温病热甚期。吴氏通过原文叙证较全面，高热患者，所见为颜面部充血，语声重浊，呼吸俱粗，大便闭结，小便亦涩，恶热不恶寒，日晡益甚，苔老黄甚则黑而起芒刺。此为病传阳明，邪入中焦，中焦的概念是胃肠，阳明的概念则可涉及到全身，那么，此时该如何用药？伤寒的白虎与承气，明白无误，但吴氏在此据脉论治，所谓脉浮洪躁甚者用白虎，浮洪之脉偏表，热势弥漫于全身，以白虎撤热为先。脉沉数有力，甚者脉体反小而实者用大承气，沉小而实之脉，表明热势已经不张，而里结明显，当以承气攻下为治。这里既有对伤寒阳明证治的袭用，也有吴氏自己经验的独到。最后还要补出一句，暑温、湿温、温疟不在此例，为什么？暑温、湿温偏湿热蕴结，阳明是燥热里结，一是湿蕴，一是燥结，治法方药当判然有别，不容混淆。温疟则更是特殊病证，另有治法，不在一般的常规治法之中。

4. **热结阴亏**

阳明温病，无上焦证，数日不大便，当下之。若其人阴素虚，不可行承气者，增液汤主之。服增液汤已，周十二时观之，若大便不下者，合调胃承气汤微和之。(中焦篇11)

【释要】

阳明温病，前有描述，无表卫之证，便秘数日当下，此为承气之用，但是患者若阴液素虚或已亏，直接用承气则又有顾忌。此时不妨先出增液汤，增水行舟，所谓以补药之体作泻药之用，甘寒之品，甘以润，寒以下，体虚患者也可收通下之效。用药之后再予观察，如果大便仍不下者，可以合调胃承气汤共用，微和胃气，使腑行通畅。这里体现了吴氏对承气汤运用的谨慎，先增液，后承气，这一变法不仅适合于阴虚之人，也更适合温病的证治。

5. **腑实兼证**

阳明温病，下之不通，其证有五：应下失下，正虚不能运药，不运药者死，新加黄龙汤主之；喘促不宁，痰涎壅滞，右寸实大，肺气不降者，宣白承气汤主之；左尺牢坚，小便赤痛，时烦渴甚。导赤承气汤主之；邪闭心包，神昏舌短，内窍不通，饮不解渴者，牛黄承气汤主之；津液不足，无水舟停者，间服增液，再不下者，增液承气汤主之。（中焦篇17）

【释要】

温病处于阳明的阶段，一样当用下法。但下后有大便仍不通者，原文在此分析了五种情况：①错失应下的时机，邪盛伤正，所谓正虚不能运药，亦即机体对下药已毫无反应，不运药者死，治疗从正虚着眼，用新加黄龙汤，助正气而求药效；②喘促不安，痰涎壅滞，痰热壅盛于肺，宣白承气，宣白者宣肺，用杏仁、瓜蒌皮，化痰宣肃肺气，再以石膏、大黄泻热通腑；③有小便赤痛者，烦渴明显，此为热偏注小肠，此时在导赤散中去淡渗之品，加黄连、黄柏苦寒泄下，再用大黄芒硝通腑；④邪热入闭心包，所谓心包症，神昏，舌短难以言语，内窍者心窍，牛黄承气、牛黄丸的清凉开窍也在所必投；⑤津亏肠燥而无水行舟者，以增液承气汤增水行舟。以上承气五变，用吴氏自已的话说，为邪正合治法，脏腑合治法，二肠同治法，两少阴合治法，气血合治法。此为吴氏的苦心所在，也是临证的功夫所在。

吴氏在此将承气汤的运用作了充分的演绎，主题是阳明温病，将经方巧手化裁，以应对更多的情况。回看仲景原文，如果将承气理解为大黄、芒硝、枳实、厚朴这些药物的话，《伤寒论》、《金匮要略》中的变化亦多，运用亦广。

6. **邪入心包**

邪入心包，舌蹇肢厥，牛黄丸主之，紫雪丹亦主之。(上焦篇17)

【释要】

心包症以神昏为主，亦见舌蹇，肢厥，治疗以开窍为先，牛黄丸、紫雪丹的运用是温病的独到，清热凉血为基础，开窍可以看作是对症的处理，原文叙述过简，临床上也有见肢厥脉微、精神萎靡者，治当用仲景四逆汤类，这又常常容易被温病医家忽略。

7. **邪入血分**

阳明温病，舌黄，肉色绛，不渴者，邪在血分，清营汤主之。若滑者不可与也，当于湿温中求之。(中焦篇20)

【释要】

阳明温病，苔黄舌绛，口不渴者，病变由气分入血分，此处舌绛不渴作了提示，治疗用清营汤。此处又出鉴别，苔黄而润滑者，此为湿热相合，用药不能过于寒凉，而应该清热利湿和温燥通利之品合用。

8. **真阴耗伤**

风温、温热、温疫、温毒、冬温，邪在阳明久羁，或已下，或未下，身热面赤，口干舌燥，甚者齿黑唇裂，脉沉实者，仍可下之；脉虚大，手足心热甚于手足背者，加减复脉汤主之。(下焦篇1)

【释要】

温热之邪久羁阳明，即高热有所持续，不管已经攻下与否，只要见到身热面赤，口干舌燥，严重者齿黑唇裂，此为热盛津耗明显，脉沉实提示正气未虚而耐攻，故仍可攻下，《金匮要略》中有“舌黄未下者，下之黄自去”。此处的用法也可以理解为急下存阴之举。而脉虚大，手足心热甚于手足背者，此热偏于虚，故用加减复脉汤。阳明实热，真阴耗伤，一实一虚，治法方药完全不同。

（三）《伤暑全书·辨寒暑证各异》

伤寒伤暑二证，流毒天地，沿袭古今，人率习而不察。据其外证头痛身痛，发热恶寒等证相同，皆混于象而不审内景，不观乎时因，一名之曰寒，而不知其歧多端，甚不可一律论者。寒之伤人也，一二日在肤宜汗，三四日在胸宜吐，五六日在脏宜下，确有定期可据者。若暑则变幻无常，入发难测，不可寻想。彼暴中之激烈，扁鹊不及攦指而投咀；久伏之深毒，长桑隔肤而见脏，最为难察而难救已。即寻常之感，亦难觉知，非若伤寒有定期定证，可据可疗者。不拘表里，不以渐次，不论脏腑，冒暑蒸毒，从口鼻直入者，直中心胞络经，先烦闷后身热，行坐近日，熏烁皮肤肢体者，即时潮热烦，入肝则眩晕顽麻；入脾则昏睡不觉；入肺则喘咳痿躄；入肾则消渴。非专心主，而别脏无传入也。中暑归心，神昏卒倒；暑伤肉分，周身烦躁，或如针刺，或有赤肿。盖天气浮于地表，故人气亦浮于肌表也。冒暑入肠胃，腹痛恶心呕泻。伏暑即冒暑，久而藏伏三焦肠胃之间，热伤气而不伤形，旬日莫觉，变出寒热不定，霍乱吐泻，膨胀中满，疟痢烦渴，腹痛下血等（自入肝至此，采《医学入门》。）并主治法，皆以清内火为主，而解表兼之。

寒之中人乘其虚，暑则虚实并中，而实更剧。盖气血强盛之人，内已有伏火，加之外火。炎炎相合，故焦灼为甚。经虚处寒栖之，经实处暑栖之，寒凌其习，而暑亲其类也。又藜藿常被寒，惟膏粱独能御。若暑则不问膏粱藜藿，而咸能胜之侮之。虽广厦垒冰，蕙质生粟，经罗纨绮，冷泠玉树，一犯其烈焰，讵能却之乎。是以知暑气之毒甚于寒，乃古人专以寒为杀厉之气，而不及暑何也。试观寒病，至七八日方危，暑病则有危在二三日间者，甚至朝发暮殆，暮发朝殆，尤有顷刻忽作，拯救不及者，如暑风、干霍乱之类。

然则暑之杀厉之气，视寒尤甚，彰明较著矣。寒病止一途，察脉审候，执古方以疗之易为力；暑证多歧，中热中暍，中内中外，甚者为厥，为风，为癫痫。即发则泄泻、霍乱、干霍乱，积久后发则疟痢疮疡。种种病名，约有十余科，皆暑为厉。则暑杀厉之气，视寒不几倍哉！除暴中暴发，久伏后发，不可度量，其余受发亦有渐次焉。盖盛夏之时，热毒郁蒸，无论动得静得，其初入人也，不识不知，外之流火，与内之阳气，骤遇而争，阳气不服，先昏愦倦疲，乃火与气合，气不能胜火力，渐虽散为外热，烧灼不已，气耗而血枯，故燥渴痞塞腹痛，诸恶证作焉。此其变化，或乍或久，人莫自觉，医家亦不能辨。至病深而后施治，故难速愈，宜早辨而早治之，则易愈而效速。

【释要】

尽管《伤寒论》、《金匮要略》中皆有暍病证治的记载，但秦汉时期，详于寒而略于暑，寒暑的详略不一也是事实。《伤暑全书》为暑病专论，从临床证治看，后世医家对暑病作出相应的补充也是十分自然的事情。

原文开首就指出了当时的弊端，由于伤寒伤暑初起的临床表现相仿，故容易停留于表面现象，不审内景，不观时因，一概以寒称，进而又不知暑病临床证治的变化多端。作为与伤暑对举的伤寒，所谓确有定期可据，顺序依证可用汗吐下法解决，也是反映了秦汉时期的治法，未必确指伤寒六经的方法。

原文强调暑病变化难测，实在是由于夏暑之时容易感染的疾病太多，有的暴中激烈，有的邪毒深伏，发病不拘表里，不以渐次，不论脏腑，从口鼻直入，或直中心包，入肝入脾，入肺入肠胃。暑证多歧，种种病名约有十余种，强调范围的宽广，临证为厥、为风、为癫痫，见症为泄泻、霍乱、干霍乱，或为疟、为痢、为疮疡，有不可度量捉摸者，也有渐次传变者，由表入里，热盛耗气伤阴，宜早辨早治，以防病深难愈。文中以伏暑、冒暑的病名，描述了腹痛呕泻，治疗皆以清内火为主，兼而表之。暑气之毒甚于寒，也是出于临证观察的结果。暑病有危在二三日间者，有朝发暮殆，暮发朝殆者，有顷刻忽作，不及救治者。这里举了暑风、干霍乱，强调暑病的严重程度。

原文只是讲个大概，作寒暑相异辨，提出暑病的特殊之处，不可等闲视之。

（四）《伤暑全书·温病辩》

《难经》曰：温病之脉，行在诸经，不知何经之动，随其经之所在而取之。如太阳证，头疼恶寒，汗下后，过经不愈，诊得尺寸俱浮者，太阳病温也。过时而发，不在表也，已经汗下，亦不在表也。《经》曰：不恶寒而反渴者，温病也。明其热自内达，外无表证明矣。

按：伤寒传经，由腑入脏，由阳入阴；温病不传经，止中一二经，或乘某经火，或乘某经虚，被春时寒气所中，自内发外，而作寒热等证。或中腑则腑病，或中脏则脏病，不论日期，始终惟此一二经。《黄帝内经》言惟经所动，随经而取，自是明明断案。节庵分经良是，而以过太阳经，不传别经，定为温病，此辨别寒温之口诀，所当佩服者。

【释要】

原文强调温病与伤寒不同，所谓温病不传经是指伤寒的六经传变。《难经》所谓太阳温病，不恶寒反渴者。热自内外达，故无表证恶寒可见，此偏于伏气温病，强调温病直中一二经，是看到了热病的复杂性，也是补充了对六经传变的看法，提醒我们对六经传变不可作机械观，有常必有变，有一般亦有特殊。

（五）《温疫论·辨明伤寒时疫》

或曰：子言伤寒与时疫，有霄壤之隔，今用三承气及桃仁承气、抵当、茵陈诸汤，皆伤寒方也，既用其方，必同其症，子何言之异也？

曰：夫伤寒必有感冒之因，或单衣风露，或强力入水，或临风脱衣，或当檐出浴，常觉肌肉粟起，既而四肢拘急，恶风恶寒，然后头疼身痛，发热恶寒，脉浮而数，脉紧无汗为伤寒，脉缓有汗为伤风。若时疫初起，原无感冒之因，忽觉凛凛，以后但热而不恶寒，然亦有所触因而发者，或饥饱劳碌，或焦思气郁，皆能触动其邪，是促其发也，不因所触，无故自发者居多，促而发者，十中之一二耳。

且伤寒投剂，一汗而解，时疫发散，虽汗不解。伤寒不传染于人，时疫能传染于人。伤寒之邪，自毫窍而入，时疫之邪，自口鼻入。伤寒感而即发，时疫感久后发。伤寒汗解在前，时疫汗解在后。伤寒投剂，可使立汗，时疫汗解，俟其内溃，汗出自然，不可以期。伤寒解以发汗，时疫解以战汗。伤寒发斑病笃，时疫发斑病衰。伤寒感邪在经，以经传经，时疫感邪在内，内溢于经，经不自传。伤寒感发甚暴，时疫多有淹缠二三日，或渐加重，或淹缠五六日，忽然加重。伤寒初起，以发表为先，时疫初起，以疏利为主，种种不同。

其所同者，伤寒时疫，皆能传胃，至是同归于一，故用承气汤辈，导邪而出。要之伤寒时疫，始异而终同也。夫伤寒之邪，自肌肤而径传里，如浮云之过太虚，原无根蒂，惟其传法，始终有进而无退，故下后皆能脱然而愈。若时疫之邪，始则匿于膜原，根深蒂固，发时与荣卫交并，客邪经由之处，荣卫未有不被其所伤者，因其伤，故名曰溃，然不溃则不能传，不传邪不能出，邪不出而疾不瘳。

然时疫下后，多有未能顿解者何耶？盖疫邪每有表里分传者，因有一半向外传，邪留于肌肉，一半向内传，邪留于胃家，邪留于胃，故里气结滞，里气结，表气因而不通，于是肌肉之邪，不能即达于肌表，下后里气一通，表气亦顺，向者郁于肌肉之邪，方能尽发于肌表，或斑或汗，然后脱然而愈。伤寒下后，无有此法。虽曰终同，及细较之，而终又有不同者。

或曰：伤寒感天地之正气，时疫感天地之戾气，气既不同，俱用承气，又何药之相同也？曰：风寒疫邪，与吾身之真气，势不两立，一有所着，气壅火积，气也，火也，邪也，三者混一，与之俱化，失其本然之面目，至是均谓之邪矣，但是以驱逐为功，何论邪之同异也。假如初得伤寒为阴邪，主闭藏而无汗，伤风为阳邪，主开发而多汗，始有桂枝、麻黄之分，原其感而未化也，传至少阳，并用柴胡，传至胃家，并用承气，至是亦无复有风寒之分矣，推而广之，是知疫邪传胃，治法无异也。

【释要】

吴又可在此采用自问自答的形式展开话题，辨别伤寒与时疫的不同。伤寒有明显的感冒受寒的经历，单衣风露，强力入水，临风脱衣，当檐出浴，尽管只是举例，但因果明确，继而肌肉粟起，恶风寒，头痛身疼，脉浮数等，据此又有中风伤寒的区别。疫病初起，则不一定有明显的感触外邪之因，突然起病，怕冷，以后但热不寒，有所触而发，即有诱因者所占比例不高，十之一二。

接下来历数十一端种种不同，将伤寒与时疫对举对照，从汗解与否、传染与否、邪入途径、发病的先后、汗解的前后以及战汗、斑出、传经、病程、治法等方面进行辨析，显示了吴氏临证观察的细致。伤寒有《伤寒论》原文记载的内容为据，已为大家所熟知，而疫病方面的归纳总结明显不足，吴氏拾遗补缺，功不可没。

吴氏举了伤寒瘟疫的相异之处以后，又提示了二者相同的地方。提出二者皆能传胃，等到病情同归于一处时，就有承气之用，用以导邪外出。这就回答了一开始的问题，即为什么伤寒方也可以治时疫？当然，对这样的问题，我们今天也容易回答，异病同证，故当同治。伤寒和时疫从疾病角度考虑，有区别，都有一定的涵盖面。但从用方角度，有是证用是方，故疫病不必完全排斥伤寒方，这是出于临床实际证治的客观态度。

原文从下后的情况又引出话题，即伤寒一下脱然而愈，疫病下后多未能顿解，此处吴氏有独到见解，所谓疫邪有表里分传，由于邪伏募原，故邪半向外传，半向里传，表里有相互关联，下后里气一通，表气亦顺，然后郁于肌表之邪或斑或汗而外达，病情向愈。

最后话题还是回到治法上，为什么感邪不同，而用相同的承气汤方，吴氏立足于驱逐邪气为主，风寒也好，疫邪也好，入里俱化为热邪，所以不必过虑是来自伤寒抑或来自疫病。但在入里之前，如太阳的麻桂、少阳的柴胡，这些区分还是必要的，而疫邪一旦传胃入里，则用承气，伤寒和疫病的治法无异，可见承气在疫病证治中的效用也是举足轻重。

（六）《疫疹一得·论疫与伤寒似同而异》

伤寒初起，先发热而后恶寒；疫症初起，先恶寒而后发热，一两日后，但热而不恶寒。此寒热同而先后异也。有似太阳、阳明者，然太阳、阳明，头痛不至如破，而疫则头痛如劈，沉不能举。伤寒无汗，而疫则下身无汗，上身有汗，惟头汗更盛。头为诸阳之首，火性炎上，毒火盘踞于内，五液受其煎熬，热气上腾，如笼上熏蒸之露，故头汗独多。此又痛虽同，而汗独异也。有似少阳呕者，有似太阴自利者。少阳而呕，胁必痛，耳必聋；疫症之呕，胁不痛，耳不聋，因内有伏毒，邪火干胃，毒气上冲，频频而作。太阴自利者，腹必满；疫症自利者，腹不满。大肠为传送之官，热注大肠，有下恶垢者，有傍流清水者，有日及数十度者。此又症异而病同也。种种分别是疫，奈何犹执伤寒治哉？

【释要】

余霖从寒热、头痛、出汗、呕利等见症的相异处，来区别疫病与伤寒的不同处。二者所见的某些症状虽有相似处，但症状出现的先后、表现程度的轻重以及伴随症状的有无等等，都足以成为诊断的重要参考。症状的观察、鉴别关系到疾病的诊断，是临床医生的功夫所在，也直接关系到治法方药，所以原文最后提出反问，种种迹象，明明是疫，“奈何犹执伤寒治哉？”这从另一方面提示，伤寒具体的治法方药，对于疫病的治疗有所不到。由于治疗不一，所以正确的诊断十分重要。

（七）《广温疫论·论温热五种辨法》

一辨气　风寒之气从外收敛入内，病无蒸气触人。间有作蒸气者，必待数日后，转入阳明腑症之时。温热及湿温症，其气从中蒸达于外，病即有蒸气触人，轻则盈于床帐，重则蒸然一室，以人身脏腑气血津液，得寒气则内敛，得火气则上炎。温热，火气也，人受之，自脏腑蒸出于肌表，气血津液，逢蒸而败，因败而溢。溢出有盛衰，充达有远近，非鼻观精者不能辨之。辨之既明，治之毋惑。知为温热而非伤寒，则凡于头痛、发热诸表证，不得误用辛温发散，于诸里证，当清当下者，亦不得迟回瞻顾矣。

二辨色　风寒主收敛，敛则结，面色多绷结光而洁。温热主蒸散，散则缓，面色多松缓而垢晦。人受蒸气，则津液上溢于面，头目之间多垢滞，或如油腻，或如烟熏，望之可憎者，皆温热之色也。一见此色，虽头痛发热，即不得用辛热发散，一见舌黄烦渴诸里证，即宜攻下，不可拘于下不厌迟之说。

三辨舌　风寒在表，舌多无苔，即有白苔，亦薄而滑，渐传入里，方由白而黄，转燥而黑。温热一见头痛发热，舌上便有白苔，且厚而不滑，或色兼淡黄，或粗如积粉，或兼二三色，或白苔即燥。又有至黑不燥，则以兼湿挟痰之故。然必按之粗涩，或兼有朱点、有罅纹，不可误认为里寒阴结也。治温热者，能先于表证辨之，不用辛温发散，一见里证即用清凉攻下，斯得之矣。

四辨神　风寒之中人，令人心知所苦而神自清，如头痛寒热之类，皆自知之。至传里入胃，始或有神昏谵语之时。缘风寒为病，其气不昏而神清；温热初起，便令人神情异常而不知所苦。大概烦躁者居多，甚或如痴如醉，扰乱惊悸，及问其何所苦，则不自知，即间有神清而能自知者，亦多梦寐不安，闭目若有所见。此即谵语之根也。或亦以始初不急从凉散，迁延时日，故使然耳。

五辨脉　温热之脉，传变后与风寒颇同，初起时与风寒迥别。风寒从皮毛而入，一二日脉多浮，或兼紧、兼缓、兼洪，无不浮者，传里始不见浮脉，然其至数亦清楚而不模糊。温热从中道而出，一二日脉多沉，迨自里出表，脉始不沉而数，或兼弦，或兼大，然总不浮，其至数则模糊而不清楚。凡初起脉沉迟，勿认作阴证，沉者邪在里，迟者邪在脏也。脉象同于阴寒，而气、色、舌、苔、神情，依前诸法辨之，自有不同者，或数而无力，亦勿作虚视。因其热蒸气散，脉自不能鼓指，但当解热，不当补气。受病之因各殊，故同脉而异断。

【释要】

戴天章在原文中提出辨温五法，从气、色、舌、神、脉等五个方面来仔细辨别寒温的不同之处。

一者辨气，气者邪气。风寒之气使人内敛，相对清冷，故与患者接触时并无邪气蒸人的感觉，而温热之邪外达，病气盈床蒸室，所谓温热邪气自脏腑蒸出肌表，气血津液逢蒸败溢，医者必须明辨，从临床上，这里当指发热病人的秽浊之气充斥于室内，一闻便知，非一般感冒伤风，所以原文告诫不可误用温散，而应该一见里证，即投清下，不必犹豫。

二者辨色，色为面色。风寒感冒，轻浅之证，面色变化不大，而温病患者，发热持续，面色垢晦、垢滞、油腻如被烟熏状，临床上又见身热不扬，此为湿热蒸郁使然。对于此种情况也是温散难用，一旦热化明显，出现苔黄、烦渴等，就应该抓住机会投用寒下，而不必局限于（伤寒）下不厌迟的定说。

三者辨舌，舌象的变化，风寒感冒多不明显，传变亦渐，而温热舌象变化甚快，始见白厚，继而转黄，或如积粉，或白燥，或黑润。按之粗涩，或兼有米点，裂纹，此不可误为里寒阴结。原文告诫一开始就要把握住，不可误用温散，而应该看准时机，清热攻下。

四者辨神，神为神志。风寒必入阳明，才有高热、神昏、谵语等见症。温病初起便有神志被扰的表现，一般以烦躁多见，甚者如痴如醉，扰乱惊悸。也有见到神志时蒙时清，梦寐亦不安稳，进一步发展即可见谵语，此等状况多由初始失治，温邪未得凉散，则入里迁延，蒙闭心神。

五者辨脉，脉象之辨，风寒浮紧、浮缓、浮洪，入里则不浮，至数清楚。温热病由内而外，初起脉沉，自里出表后，脉才不沉而数，或弦或大，然不浮而至数模糊而不清，此乃湿热蕴遏，脉道被阻。原文谓热蒸气散，脉不能鼓指，不可当阴寒症治，不可作虚证治，但当解热。这里亦提示沉迟为温热之脉，即寒热虚实的辨别，脉象并非唯一的依据。

以上五者，原文是分别叙述的，其实临证时，当作统一观。我们在此也可以注意到，风寒已成狭义伤寒，而温病已走向广义。

（八）《广温疫论·论温热与风寒各异》

一辨其气之异　风主疏泄，寒主凝涩，二气虽有不同，然初皆冷而不热，其中人也郁而不宣。方其初受在表，自宜温散，麻黄汤、桂枝汤、葛根汤、苏羌饮等方，皆散寒之剂，非解热之剂也。温热由伏气而成，热而不冷，其伤人也，立蒸而腐败，初起即宜凉解，栀豉汤、葛根芩连汤、麻杏石甘汤、黄芩汤、萎蕤汤、六神通解散等方，皆解热之剂，非散寒之剂也。以解热之剂治风寒，轻则寒中呕利，重则阳陷厥逆；以散寒之剂治温热，轻则衄渴谵妄，重则枯竭亡阴，此气之不可不辨也。

二辨其受之异　风寒从表入里，自皮毛而肌腠，而筋骨，而胸膈胃肠，一层渐深一层，不能越此入彼。故汗不厌早，下不厌迟，为散、为和，浅深毫不可紊。以其气皆属冷，必待寒化为热，邪敛入内，方可攻下凉解，否则虚其里气，反引表邪内陷，而成结胸痞利诸症。湿温从膜原而发，温热从血络而发，先踞膜络之中，必内溃而后变九传，由里出表，虽出表而里未必全无邪恋，经过之半表，亦未必不为邪伤。故下不厌早，汗不厌迟，为和、为解，浅深必不可拘。以其气皆属热，热能作蒸，不必郁变，而此蒸即带彼热。未出表而误温之，始则引热毒燎原，而为斑衄狂喘，末传则伤真阴，为枯槁、沉昏、厥逆诸危候矣。

三辨其传经之异　温热传经与风寒不同。风寒从表入里，故必从太阳而阳明、而少阳、而入胃。若温热则邪从中道而或表、或里，惟视入何经之强弱为传变。故伏邪之发，有先表后里者，有先里后表者，有但里不表者，有表而再表者，有里而再里者，有表里偏胜者，有表里分传者，有表里分传而再分传者，有表里三焦齐发者，此为九传。医必先明九传之理由，而后能治伏邪。试言其要。风寒从表入里，必待渐次闭郁而传变，故在表时不必兼见里证，入里后不必复见表证；温热本从里出表，故见表证时，未有不兼见一二里证者，亦未有不兼见一二半表半里证者。且温热属蒸气，表而里，里而表，原是不常，有里证下之而其邪不尽，仍可出表者；有谵妄昏沉之后，病愈数日，复见头痛发热，复从汗解者。此所谓表而再表，风寒必无是也。更有下症全具，用下药后，里气通而表亦达，头痛发热，得汗而解，胸闷心烦，暂从疹斑而解，移时复见舌黑心闷，腹痛谵妄，仍待大下而后愈者，此所谓里而再里，风寒必无是也。若夫表里分传，三焦齐发之症，风寒十无一二，温热十有六七，但据传经之专杂为辨。初起专见一经症者属风寒；初起杂见二三经症者属温热。日久而渐传者属风寒；一日骤传一二经、或二三经者属温热。则虽病有变态，而风寒不混于温热，温热不混于风寒，施治自无误矣。

【释要】

前文已出五辨，然意犹未尽，故于此再追加三辨。

一辨邪气，风寒之邪要温散，温热伏气当凉解。原文反复申明寒温不可不辨，也是直接关系到治疗。风寒初起，冷而不热，郁而不宣，用温散之剂，顺理成章。温热邪气内伏，热而不冷，蒸而腐败，所以初起即宜凉解，原文提出了寒热误施的严重后果。

二辨邪入途径，风寒由皮毛层层入里，顺序井然，故治疗亦章法森严，应早施温散，晚用寒下，有着一定的道理。若寒下过早，表邪内陷，则成结胸痞利诸症，此见伤寒太阳病篇的内容。湿温自募原而发，温热从血络而出，先踞膜络之中，内溃以后传变有九，且无浅深规矩可循，所以治当和解，反而有下不厌早，汗不厌迟之说。未出表而早用温，亦为误治，可以导致热毒燎原，斑衄，狂喘，枯槁，沉昏，厥逆等诸危立至。

三辨传经，伤寒由表入里，先太阳而阳明，而少阳，而入胃。温热为邪从中道出表或入里，此处强调吴又可的九传之说。由于温热之邪是由里出表，故表证为主，可以兼有里，邪在表里之间游移，往往缺少规律可循。甚至有下法攻里之后，仍见表证汗解者，所谓表而再表，里而再里，病情缠绵反复，和一般风寒感冒完全不同。温热更有表里分传，三焦齐发之证，一般风寒传经较简单、缓慢，而温热者传变快，且杂见二三经证。

应该注意，伤寒六经本身亦有合病并病的概念，用来指示临床见症危重或症情复杂者，伤寒本来也是可以作广义理解的，只是温病学说兴起后，伤寒作为比较对象，偏于狭窄。将伤寒定格在狭义处，此有违六经本义，可以说是后人的误解，也可以说是一种历史的无奈，这又导致了以后的将错就错。

（九）《通俗伤寒论·表热证·里热证·表里皆热证》

凡温暑证，始虽微恶风寒，一发热即不恶寒，反恶热，汗自出，口大渴，目痛鼻干，齿板燥，心烦不得眠者，虽皆为阳明表热，但要辨身干热而无汗者，尚须辛凉解肌，使热从外达，葱豉桔梗汤为主，随证加减。身大热而自汗者，只宜甘寒存津，使热不劫阴，新加白虎汤主之。

凡伤寒邪传入里，温热病热结于里，皆属阳明腑证。手足汗，发潮热，不大便，小便不利，腹胀满，绕脐痛，心烦恶热，喘冒不得卧，腹中转矢气，甚则谵语发狂，昏不知人，大便胶闭，或自利纯青水，仲景所谓急下之，而用三承气汤者是也。

凡伏气温热，至春感温气而发，至夏感暑气而发。一发即渴不恶寒，反潮热恶热，心烦谵语，咽干舌燥，皮肤隐隐见斑，甚则手足瘛疭，状如惊痫，仲景所谓热结在里，表里俱热，白虎加人参汤主之是也。但要辨其便通者，但须外透肌腠，内清脏腑，新加白虎汤为主，柴芩清膈煎亦可酌用。便闭者，急以攻里泻火为首要，白虎承气、犀连承气二汤为主。夹痰者，陷胸承气汤、加味凉膈煎选用。夹食者，枳实导滞汤选用。夹血瘀者，桃仁承气汤选用。夹温毒者，解毒承气汤选用。

凡温病伏暑将发，适受风寒搏束者，此为外寒束内热，一名客寒包火。但要辨表急里急，寒重热重。外寒重而表证急者，先解其表，葱豉桔梗汤加减。伏热重而里证急者，先清其里，柴芩清膈煎加减。

【释要】

温暑证，原文提阳明表热，其实也就是阳明经证。这里又细分出身干热无汗一证，强调辛凉解肌，使热从外达，亦是表气郁滞，应该注意通达，用葱豉桔梗汤加减。若身大热自汗，此乃白虎汤证，这里亦已经作了变通，取名新加，是在清热中加甘寒存津之品，清热而护阴守津。温热病热结于里，则与伤寒邪入里化热同，亦即阳明腑证，从描述的见症来看与《伤寒论》原文所述基本相同，急下存阴以大承气汤为代表。

原文接着提出春感温气，夏感暑气的伏气温热，所谓一发即见热盛之象。原文提出热结在里，表里俱热，仲景当谓三阳合病，用白虎加参汤可能都嫌力量有所不逮。原文提出新加白虎汤、柴芩清膈煎，外透肌腠，内清脏腑。若便闭者，攻里泄火，白虎承气、犀连承气，应该也是的当之治，然后再分别兼夹痰、食、瘀、毒之不同而加减用药。

另外又有伏暑将发，适被外寒束伏者，所谓客寒包火，临证施治，又有表里缓急，寒热轻重之辨，寒重表急者先解外，热重里急者先清里，可以分别选用葱豉桔梗汤，或柴芩清膈煎等，临证仍然有一定的规矩可循。

（十）《伤寒温疫条辨·证候辨》

或曰：子辨温病与伤寒，有云壤之别，今用白虎、泻心、承气、抵当，皆伤寒方也，既同其方，必同其证，子何言之异也？余曰：伤寒初起必有感冒之因，冬月烈风严寒，虽属天地之常气，但人或单衣风露，或强力入水，或临风脱衣，或当檐沐浴，或道路冲寒，自觉肌肉粟起，既而四肢拘急，头痛发热，恶寒恶风，脉缓有汗为中风，脉紧无汗为伤寒，或失治，或误治，以致变证蜂起。温病初起，原无感冒之因，天地之杂气，无形无声，气交流行，由口鼻入三焦，人自不觉耳。不比风寒感人，一着即病，及其郁久而发也，忽觉凛凛，以后但热而不恶寒，或因饥饱劳碌，焦思气郁，触动其邪，是促其发也。不因所触，内之郁热自发者居多。伤寒之邪，自外传内；温病之邪，由内达外。伤寒多表证，初病发热头痛，末即口燥咽干；温病皆里证，一发即口燥咽干，未尝不发热头痛。伤寒外邪，一汗而解；温病伏邪，虽汗不解，病且加重。伤寒解以发汗，温病解以战汗；伤寒汗解在前，温病汗解在后。伤寒投剂，可使立汗，温病下后，里清表透，不汗自愈，终有得汗而解者。伤寒感邪在经，以经传经；温病伏邪在内，内溢于经。伤寒感发甚暴，温病多有淹缠，三五七日忽然加重，亦有发之甚暴者。伤寒不传染于人，温病多传染于人。伤寒多感太阳，温病多起阳明。伤寒以发表为先，温病以清里为主。各有证候，种种不同。其所同者，伤寒温病皆致胃实，故用白虎、承气等方清热导滞，后一节治法亦无大异，不得谓里证同而表证亦同耳。

【释要】

杨栗山的这一段话，从病因发病、表现特点以及治则治法将伤寒和温病对举，表述得再清楚不过了。值得注意的是，文中的伤寒已被限定为狭义，而温病则涵盖较广。原文用问答的形式强调，同样是热病，同样都会出现胃实，但不同的是在病初，寒温有天壤之别。“伤寒外邪，一汗而解；

温病伏邪，虽汗不解，病且加重。伤寒解以发汗，温病解以战汗；伤寒汗解在前，温病汗解在后。”“伤寒不传染于人，温病多传染于人。伤寒多感太阳，温病多起阳明。伤寒以发表为先，温病以清里为主。”这些论断精辟，让人过目不忘。等到里热胃实，白虎、泻心、承气、抵当等的运用就大致相同，寒温又走到一起来了。寒温有别，寒温又有同，这是我们应该注意的一件事情的两个方面。

（十一）《温热逢源·论伏邪外发须辨六经形证》

《伤寒绪论》曰：初发病时，头项痛，腰脊强，恶寒，足太阳也；发热面赤恶风，手太阳也；目疼鼻干，不得卧，足阳明也；蒸热而渴，手阳明也，胸胁满痛，口苦，足少阳也；耳聋，及病寒热往来，手少阳也；腹满自利而吐，足太阴也；口干，津不到咽，手太阴也；脉沉细，口燥渴，足少阴也；舌干不得卧，手少阴也；耳聋囊缩，不知人事，足厥阴也；烦满厥逆，手厥阴也。

《医略》曰：太阳之脉，上连风府，循腰脊，故头项痛，腰脊强；阳明之脉，挟鼻络于目，故身热，目疼鼻干，不得卧；少阳之脉，循胁，络于耳，故胸胁痛而耳聋；太阴脉布胃中，络于嗌，故腹满而嗌干；少阴脉贯肾，络于肺，系舌本，故口燥舌干而渴；厥阴脉循阴器，而络于肝，故烦满而囊缩。

凡外感病，无论暴感伏气，或由外而入内，则由三阳而传三阴，或由内而达外，则由三阴而外出三阳，六经各有见证，即各有界限可凭，治病者指其见证，即可知其病之浅深，问其前见何证，今见何证，即可知病之传变，伤寒如此，温病何独不然。《素问·热病论》、仲景《伤寒论》，均以此立法，圣人复起，莫此易也。近贤叶氏，始有伤寒分六经，温病分三焦之论，谓出河间，其实温热病之法，至河间始详。至温病分三焦之论，河间并无此说，其书具在，可覆按也。厥后吴鞠通著《温病条辨》，遂专主三焦，废六经而不论，殊不知人身经络，有内外浅深之别，而不欲使上下之截然不通也。其上焦篇提纲云：凡温病者，始于上焦，在手太阴。试观温邪初发者，其果悉见上焦肺经之见证乎？即或见上焦之证，其果中下焦能丝毫无病乎？鞠通苟虚心诊视，应亦自知其说之不可通矣。况伤寒温热，为病不同，而六经之见证则同，用药不同，而六经之立法则同，治温病者，乌可舍六经而不讲者哉！

【释要】

伤寒的六经病证，源于经络，似成定论，一般认为以足经为主。原文先引《伤寒绪论》，再引《医略》，然后作具体说明。文中强调六经的种种见症，无论暴感伏气，或由外而内，或由内而外，三阳三阴的见症可以作为判断的基准，可以用来了解和把握疾病的深浅与传变，伤寒与温病在这一点上应该是一致的。

六经的分证治法，自《素问·热论》，到仲景的《伤寒论》，均以此立法。文中所述近贤叶氏温病分三焦，应该是卫气营血，指出吴鞠通的《温病条辨》专主三焦，废六经而不论。原文对此发难，认为上中下三焦的划分过于刻板，人体上中下本来应该是贯通关联的，临床见症也未必那么整齐划一。温病学家强调六经见症，并以此为立法依据者并不少见，可见六经在明清医家中已经深入人心，用六经来表述有很多方便之处。这段文字体现了温病学家向六经的回归，寒温尽管可以展开争辩，但六经不可轻易舍弃。

（十二）《温热逢源·论温病初发脉象舌苔本无一定》

温病之脉，前人谓右脉反大于左，此指邪热之达于肺胃者言也。尝有伏温初发，其邪热郁于少阴，或连及厥阴，而弦数之脉，遂见于左手关尺两部者甚多。更有邪机深伏，郁湮不达，病象颇深，而脉象转见细弱不鼓之象，逮托邪化热，脉始渐见浮硬，此由肾气先亏，不能鼓邪外达，故脉象如此，其证必非轻浅。

总之，伏温外发，必从经气之虚处而出。初无一定路径，所谓邪之所凑，其气必虚也。《难经》云：温邪行在诸经，不知何经之动。此语空灵活泼，最合病情。盖其行动，初无一定之径，外见无一定之证，故其脉亦无一定之脉。至舌苔之色，必邪在胃中蒸郁，其浊气乃上熏而生苔。若邪伏阴经，不涉胃腑，则虽邪热已剧，仍不见有舌苔也。舌本为心脾营气所结，故营分有热，舌底必绛，心火亢盛，舌尖必红。然邪深伏下焦，而舌底不见紫绛者，间亦有之，迨邪热郁极而发，脉之细弱者，忽变而浮大弦数，舌之淡白者，倏变而灰黑干绛，则势已燎原，不可向迩。至此而始图挽救，恐热邪炽盛，藏府枯烂，虽有焦头烂额之客，而已无及矣。

故视病者，必细察见证，再合之色脉，乃有把握，若徒执脉象舌苔，而求病之寒热浅深，则误者多矣。诒阅历多年，确知伏温初起，凡病邪极深者，脉与证较多不合，其故皆由邪气深伏，不易表见于外，视病者为其所惑，必多误治，故特表而出之，庶学者知所审择焉。

周禹载曰：温病热病之脉，或见浮紧者，乃重感不正之暴寒，寒邪束于外，热邪蕴于内，故其脉外则绷急，内则洪盛也。又或不识脉形，但见弦脉，便呼为紧，而妄治之。盖脉之盛而有力者，每每兼弦，岂可错认为紧，而断以为寒乎！夫温病热病之脉，多在肌肉之分，而不甚浮，且右手反盛于左手，诚由怫郁在内故也，其左手盛或浮者，必有重感风寒，否则非温病热病，自是非时暴寒耳。

【释要】

原文中提到，温病初发时的脉象和舌苔并无一定的规律，一是由于疾病的种种不同，一是由于患者的各各相异，但舌脉毕竟还是临床的重要参考。掌握了疾病的规律，可以鉴别，可以预见，而缺乏这一前提时，功夫必须花在辨证上，应该更加重视眼前所见的证象。

原文提到邪热达于肺胃，见右脉大于左，但亦有伏温初发，邪热郁于少阴（或连及厥阴），弦数之脉见于左手关尺两部多，这是用左右来区别脏腑及病情的深浅，比左右更加重要的，是脉象本身的问题。原文提出的细弱不鼓的脉象，提示邪机深伏，郁湮不达，病象颇深，而要等到伏邪化热，脉始见浮硬，这样的脉象不管见于左右，都能说明患者的肾气先亏，不能鼓邪外达。

原文的议论涉及经络，所谓温邪行在诸经，不知循何经而出。既然没有一定的路径，那么外亦无一定之证可见，所以脉象的表现亦无规律。苔为胃气蒸郁上熏而成，舌质为心脾营气所濡养，所以邪不涉胃腑，则苔一时欠变化，而热入营分，则舌色必绛，心火亢盛，舌尖亦必红。作为异常的情况，邪深伏而舌不见紫绛。脉舌的动态观察十分重要，如细弱之脉突然变为浮大弦数，淡白之舌倏忽变得灰黑干绛，恐怕是邪热炽盛，脏腑枯烂，临证恐怕也是回天乏术了。

（十三）《温热论·辨舌验齿及其他》

1. 黄苔

再黄苔不甚厚而滑者，热未伤津，犹可清热透表，若虽薄而干者，邪虽去而津受伤也，苦重之药当禁，宜甘寒轻剂可也。(13)

2. 白苔

再舌苔白厚而干燥者，此胃燥气伤也，滋润药中加甘草，令甘守津还之意。舌白而薄者，外感风寒也，当疏散之。若白干薄者，肺津伤也，加麦冬、花露、芦根汁等轻清之品，为上者上之也。若白苔绛底者，湿遏热伏也，当先泄湿透热，防其就干也。勿忧之，再从里透于外，则变润也。初病舌就干，神不昏者，急加养正透邪之药；若神已昏，此内匮矣，不可救药。(19)

舌苔不燥，自觉闷极者，属脾湿盛也。或有伤痕血迹者，必问曾经搔挖否？不可以有血便为枯证，仍从湿治可也。再有神情清爽，舌胀大不能出口者，此脾湿胃热，郁极化风而毒延口也。用大黄磨入当用剂内，则舌胀自消矣。(21)

再舌上白苔黏腻，吐出浊厚涎沫，口必甜味也，为脾瘅病。乃湿热气聚与谷气相搏，土有余也，盈满则上泛。当用省头草芳香辛散以逐之则退。若舌上苔如碱者，胃中宿滞挟浊秽郁伏，当急急开泄，否则闭结中焦，不能从膜原达出矣。(22)

若舌白如粉而滑，四边色紫绛者，温疫病初入膜原，未归胃腑，急急透解，莫待传陷而入，为险恶之病，且见此舌

者，病必见凶，须要小心。(26)

4. **黑苔**

若舌无苔而有如烟煤隐隐者，不渴肢寒，知挟阴病。如口渴烦热，平时胃燥舌也，不可攻之。若燥者，甘寒益胃；若润者，甘温扶中。此何故？外露而里无也。(23)

若舌黑而滑者，水来克火，为阴证，当温之。若见短缩，此肾气竭也，为难治。欲救之，加人参、五味子勉希万一。舌黑而干者，津枯火炽，急急泻南补北。若燥而中心厚者，土燥水竭，急以咸苦下之。(24)

5. **芒刺**

又不拘何色，舌上生芒刺者，皆是上焦热极也，当用青布拭冷薄荷水揩之，即去者轻，旋即生者险矣。(20)

6. **红绛舌**

再论其热传营，舌色必绛。绛，深红色也。初传绛色中兼黄白色，此气分之邪未尽也，泄卫透营，两和可也。纯绛鲜泽者，包络受病也，宜犀角、鲜生地、连翘、郁金、石菖蒲等。延之数日，或平素心虚有痰，外热一陷，里络就闭，非菖蒲、郁金等所能开，须用牛黄丸、至宝丹之类以开其闭，恐其昏厥为痉也。(14)

再色绛而舌中心干者，乃心胃火燔，劫烁津液，即黄连、石膏亦可加入。若烦渴烦热，舌心干，四边色红，中心或黄或白者，此非血分也，乃上焦气热烁津，急用凉膈散，散其无形之热，再看其后转变可也。慎勿用血药，以滋腻难散。至舌绛望之若干，手扪之原有津液，此津亏湿热熏蒸，将成浊痰蒙蔽心包也。(15)

舌色绛而上有黏腻似苔非苔者，中挟秽浊之气，急加芳香逐之。舌绛欲伸出口。而抵齿难骤伸者，痰阻舌根，有内风也。舌绛而光亮，胃阴亡也，急用干凉濡润之品。若舌绛而干燥者，火邪劫营，凉血清火为要。舌绛而有碎点白黄者，当生疳也，大红点者，热毒乘心也，用黄连、金汁。其有虽绛而不鲜，干枯而萎者，肾阴涸也，急以阿胶、鸡子黄、地黄、天冬等救之，缓则恐涸极而无救也。(17)

其有舌独中心绛干者，此胃热心营受灼也，当于清胃方中，加入清心之品，否则延及于尖，为津干火盛也。舌尖绛独干，此心火上炎，用导赤散泻其腑。(18)

7. **紫舌**

再有热传营血，其人素有瘀伤宿血在胸膈中，挟热而搏，其舌色必紫而暗，扪之湿，当加入散血之品，如琥珀、丹参、桃仁、丹皮等。不尔，瘀血与热为伍，阻遏正气，遂变如狂发狂之证。若紫而肿大者，乃酒毒冲心。若紫而干晦者，肾肝色泛也，难治。(16)

8. **淡红舌**

舌淡红无色者，或干而色不荣者，当是胃津伤而气无化液也，当用炙甘草汤，不可用寒凉药。(25)

9. **斑疹**

凡斑疹初见，须用纸捻照见胸背两胁。点大而在皮肤之上者为斑，或云头隐隐，或琐碎小粒者为疹，又宜见而不宜多见。按方书谓斑色红者属胃热，紫者热极，黑者胃烂，然亦必看外证所合，方可断之。(27)

若斑色紫，小点者，心包热也；点大而紫，胃中热也。黑斑而光亮者，热胜毒盛，虽属不治，若其人气血充者，或依法治之，尚可救；若黑而晦者必死；若黑而隐隐，四旁赤色，火郁内伏，大用清凉透发，间有转红成可救者。若夹斑带疹，皆是邪之不一，各随其部而泄。然斑属血者恒多，疹属气者不少。斑疹皆是邪气外露之象，发出宜神情清爽，为外解里和之意；如斑疹出而昏者，正不胜邪，内陷为患，或胃津内涸之故。(29)

然春夏之间，湿病俱发疹为甚，且其色要辨。如淡红色，四肢清，口不甚渴，脉不洪数，非虚斑即阴斑。或胸微见数点，面赤足冷，或下利清谷，此阴盛格阳于上而见，当温之。(28)

10. **白痦**

再有一种白痦，小粒如水晶色者，此湿热伤肺，邪虽出而气液枯也，必得甘药补之。或未至久延，伤及气液，乃湿郁卫分，汗出不彻之故，当理气分之邪，或白如枯骨者多凶，为气液竭也。(30)

11. **验齿**

再温热之病，看舌之后亦须验齿。齿为肾之余，龈为胃之络。热邪不燥胃津必耗肾液，且二经之血皆走其地，病深动血，结瓣于上。阳血者色必紫，紫如干漆；阴血者色必黄，黄如酱瓣。阳血若见，安胃为主；阴血若见，救肾为要。然豆瓣色者多险，若证还不逆者尚可治，否则难治矣。何以故耶？盖阴下竭阳上厥也。(31)

齿若光燥如石者，胃热甚也。若无汗恶寒，卫偏胜也，辛凉泄卫，透汗为要。若如枯骨色者，肾液枯也，为难治。若上半截润，水不上承，心火上炎也，急急清心救水，俟枯处转润为妥。(32)

若咬牙啮齿者，湿热化风，痉病；但咬牙者，胃热气走其路也。若咬牙而脉证皆衰者，胃虚无谷以内荣，亦咬牙也。何以故耶？虚则喜实也。舌本不缩而硬，而牙关咬定难开者，此非风痰阻络，即欲作痉证，用酸物擦之即开，木来泄土故也。(33)

若齿垢如灰糕样者，胃气无权，津亡湿浊用事，多死。而初病齿缝流清血，痛者，胃火冲激也；不痛者，龙火内燔也。齿焦无垢者，死；齿焦有垢者，肾热胃劫也，当微下之，或玉女煎清胃救肾可也。(34)

【释要】

这里集中的原文，主要是叶天士在《温热论》中有关舌诊的论述。后世医家在临证中注意到舌象的明显或细微的变化，积累了相当的经验，察舌有助于决断病情，而且直接与治法方药相联系，此与脉诊相映成趣，成为中医诊断的独到之处。舌诊的内容在《温热论》中占有相当的篇幅，叶氏的经验所到，度人金针。叶氏论舌，重在白苔和红绛舌，白苔见于初期多，疑似之间，容易忽略处多，须仔细辨别。而红绛舌多见于极期或晚期，临证时不容再三犹豫，须当机立断，及时作出处理。

在《温热论》的第11条里，叶氏已经列举了4种舌苔，提出见到黄浊苔，可用“苦泄法”，药用小陷胸汤或泻心汤类方。而见白苔、黄白苔或灰白苔，虽有脘腹痞胀的见症，用苦寒药物必须审慎。温病临证多见黄苔，如黄甚，黄如沉香色或灰黄色或老黄色，或中有裂纹，可用承气的下法，苔黄不厚而滑，津未伤而仍可用清热透表，薄黄而干，邪减而津已伤，忌苦寒大剂而投甘寒轻剂即可。感受温热之邪，舌苔见黄，热盛于里当清当下，也是常规，但热邪的轻重浅深根据苔的厚薄润燥可以作出大体的判断。

关于白苔，外感风寒者薄（润），温邪上犯者薄而干，据其厚薄有在胃在肺的不同，湿遏热伏者苔白舌绛，苔白腻而不燥者温邪挟脾湿，苔白黏腻者为脾瘅，白苔如碱者，胃中有宿滞浊秽，苔白如积粉且滑，舌色见紫绛者为疫邪初入膜原。临证具体的表现和治法如：①舌苔白而薄者，为邪在肺卫的表现，病邪有寒热之分，若舌苔薄而白润，舌质正常的是外感风寒，治宜辛温疏散。若舌苔薄白而欠润，舌边尖红的，则为外感风热，风温、冬温初起经常见到，此种舌苔治宜辛凉透解，若是薄白而干，则为表邪未解而肺津已伤，治疗宜在辛凉轻清透解剂中，佐以养肺生津之品。②舌苔白厚干燥，舌苔白厚是肺湿未化，阻遏气机，肺气亦伤，干燥是胃津已伤，治疗宜用滋润之品，以生津润燥，并加入甘草，取甘守津还之意。③白苔绛底，白苔厚腻为湿阻之象，绛底为热邪深伏营分。治疗当先开泻湿邪，湿邪开达，则热邪亦可外透，否则湿与热结，如油裹面，缠绵难愈。④初病舌就干，初病即舌现干燥，则是禀素津气亏损，如神不昏者，尚可救之，急加养正透邪之药。如果病初舌即干燥，而同时神志昏迷的，则系本元大亏，正不胜邪，邪毒内陷，正气衰败之危重证候。预后多不良，

黑苔可以分为二端，或润或燥，润滑者属阴证，治当用温，干燥者为阳证，泻热所在必行，适当参入护阴之品。关于黑苔概括起来有3种不同的情况：①舌苔黑而润滑：舌苔虽黑，但润滑不燥，并非热证实证，而是阴寒内盛，真阳衰微所致，治法当温补肾阳。如若舌苔黑润滑而兼舌体短缩，为肾气已竭，病情凶险，预后不良。②舌苔黑而干：此为肾

阴枯竭于下，而心火亢炽于上的舌象，治疗为清心泻火，滋补肾水。③舌苔黑干燥而中心厚：此为燥屎内结的阳明腑实证，由于燥热内盛且劫烁下焦肾液，治疗以苦寒攻下为急务，即“急下存阴”之意。

叶氏对“红绛舌”的阐述较为具体，并且涉及到具体的治疗方药。舌见红绛，提示了温热之邪已入营血，有舌中心绛干者，有舌尖独绛干者，以此断热邪所及的脏腑，有舌绛而光亮，有舌绛而干燥，有绛而不鲜且枯痿，提示阴伤的不同程度，另有绛而见黏腻似苔者，有绛而舌难伸出者，有绛而见碎点黄白者，又从不同角度提示了伴随和兼挟的情况。红绛再进一步成紫舌，紫而暗者当活血散血，而紫而干晦者为肝肾之色上泛，一般都属病情重笃而难有转机。当舌质淡白欠红润或干，则是胃津伤而阳气鼓动无力，治疗忌用寒凉抑遏，而可以投用仲景的炙甘草汤，气血阴阳兼顾。

叶氏所述验齿的种种情况，于今一般少见，但临证辨析入微，经验所到仍然值得重视。如以阳血阴血辨胃和肾，从而了解逆顺，明确治法；以齿的润燥辨热甚和液枯，来了解胃肾和心火；以牙的动作来判断痉病与否；以有无齿垢来判生死等，都是临证时积累起来的宝贵经验。

斑疹有一般的判断方式，但也必须与外证相合，才能使判断更加准确。斑疹为邪气外露之象，伴见神情清爽者为顺，表明邪能向外透解，且里气和畅。若伴见神昏者为逆，提示邪陷正衰，须急急救治。发斑发疹，是疾病特殊性的体现，对此尚无把握之前，通过斑疹分肺胃，来区分寒热虚实深浅等等，同样也必须结合全身情况，还是要辨证方能施治。

(十四)《通俗伤寒论·六经舌苔》

少阳主半表半里,偏于半表者,舌多苔色白滑,或舌尖苔白,或单边白,或两边白;偏于里者,舌多红而苔白,间现杂色,或尖白中红,或边白中红,或尖红中白,或尖白根黑,或尖白根灰,或白苔多而滑。黄灰苔少者,半表证多,红舌多而白苔少,或杂黄色灰色者,半里证多。如边白滑润,虽中心黄黑,仍属半表半里,惟白苔粗如积粉,两边色红或紫者,温疫伏于膜原也。苔白如碱者,膜原伏有浊秽也。

阳明居里,舌苔正黄,多主里实。黄白相兼,邪犹在经。微黄而薄,邪浅中虚。黄而粗糙,邪已入腑。浅黄薄腻,胃热尚微。深黄厚腻,胃热大盛。老黄焦黄,或夹灰黑,或起芒刺,胃热已极。黄滑痰火,黄腻湿热,黄而垢腻,湿热食滞。黄起黑点,温毒夹秽。黄厚不燥,舌色青紫,多夹冷酒,或挟冷食。黄而晦黯,多夹痰饮。或夹寒瘀。

少阴主热,中藏君火,多属血虚,舌色多红。淡红浅红,血亏本色。深红紫红,血热已极。鲜红灼红,阴虚火剧。嫩红干红,阴虚水涸。舌红转绛,血液虚极。绛润虚热,绛干燥热。绛而起刺,血热火烈。绛而燥裂,阴伤液竭。

厥阴气化主风,风从火化,舌多焦紫,亦有寒化,舌多青滑。舌见青紫,其病必凶。深紫而赤,肝热络瘀,或阳热酒毒。淡紫而青,寒中肝肾,或酒后作冷。

【释要】

《伤寒论》原文对脉象描述多,而对舌象注意少,俞根初的这段文字从舌诊角度补充了伤寒六经证治,且归纳得条理井然,可以作为《伤寒论》学习和研究的重要参考,从某种角度也可以视为伤寒六经与温病的对应和贯通之处。总的提示：初起以舌苔变化多见，所谓少阳的半表半里，有偏于表里的不同，阳明的里热也有轻重或兼挟可辨，舌质红绛、青紫，也是阴液耗伤，络脉瘀阻，提示病情的重笃，不可轻视。

（十五）《疫疹一得·论伤寒无斑疹》

仲景论冬至后为正伤寒，可见非冬至后，不过以类推其治耳！其言伤寒重在"冬至后"三字。世人论仲景书，究心七十二症，至于"冬至后"三字，全不体贴，是以无论春、夏、秋、冬，俱以伤寒治之。要之四时之气，寒特一耳。以冬月因寒受病，故曰伤寒。至春而夏，由温而热，亦曰伤寒，不知寒从何伤？予每论热疫不是伤寒，伤寒不发斑疹。有人问曰：子言热疫不是伤寒固已，至云伤寒不发斑疹，古人何以谓伤寒热未入胃，下之太早，热乘虚入胃，故发斑；热已入胃，不即下之，热不得泄，亦发斑。斯何谓也？曰：此古人立言之误也。即"热"之一字以证其非，热与寒相反而不相并者。既云伤寒，何以有热入胃？又曰热已入胃，何以谓之伤寒？即用白虎、三黄、化斑、解毒等汤，俱从热治，未作寒医，何今人不悟古人之误，而因以自误而误人也？至论大者为斑，小者为疹，赤者胃热极，五死一生，紫黑者胃烂，九死一生，予断生死，则又不在斑之大、小、紫、黑，总以其形之松浮、紧束为凭耳。如斑一出，松活浮于皮面，红如朱点纸，黑如墨涂肤，此毒之松活外现者，虽紫黑成片可生；一出虽小如粟，紧束有根，如履底透针，如矢贯的，此毒之有根锢结者，纵不紫黑亦死，苟能细心审量，神明于松浮紧束之间，决生死于临症之顷，始信予言之不谬也。

【释要】

原文首先在“冬至后”三字着眼，将伤寒限定，冬月受寒发病，故曰伤寒。然后提出古人立言亦有误，所谓热已入胃，治用白虎、三黄、化斑、解毒等汤，则不能仍看作伤寒了，“何今人不悟古人之误，而因以自误而误人也?”其实这里有个伤寒狭义、广义的问题，概念不清，所指不同，意见难免分歧。余氏提出斑疹的松浮紧束，辨顺逆吉凶的方法在临床上有一定的参考价值。

（十六）《温疫论·统论疫有九传治法》

夫疫之传有九，然亦不出乎表里之间而已矣。所谓九传者，病人各得其一，非谓一病而有九传也。盖瘟疫之来，邪自口鼻而入，感于膜原，伏而未发者，不知不觉。已发之后，渐加发热，脉洪而数，此众人相同，宜达原饮疏之。继而邪气一离膜原，察其传变，众人不同者，以其表里各异耳。有但表而不里者，有但里而不表者，有表而再表者，有里而再里者，有表里分传者，有表里分传而再分传者，有表胜于里者，有里胜于表者，有先表而后里者，有先里而后表者，识此九传，其去病一也。医者不知九传之法，不知邪之所在，如盲者之不任杖，聋者之听宫商，无音可求，无路可适。未免当汗不汗，当下不下，或颠倒误用，或寻枝摘叶，但治其证，不治其邪，同归于误一也。

所言但表而不里者，其证头疼身痛，发热而复凛凛，内无胸满腹胀等证，谷食不绝，不烦不渴，此邪气之传，由肌表而出，或自斑消，或从汗解。斑者，有斑疹、桃花斑、紫云斑。汗者，有自汗、盗汗、狂汗、战汗之异。此病气之使然，不必较论，但求得斑、得汗为愈耳。凡自外传者为顺，勿药亦能自愈，间有汗出不彻而热不退者，宜白虎汤。斑出不透而热不退者，宜举斑汤。有斑汗并行而愈者，若斑出不透，汗出不彻而热不除者，宜白虎合举斑汤。

间有表而再表者，所发未尽，膜原尚有隐伏之邪，或二三日后，四五日后，依前发热，脉洪而数，及其解也，斑者仍斑，汗者仍汗而愈。未愈者，仍如前法治之，然亦稀有。至于三表者，更稀有也。

若但里而不表者，外无头疼身痛，向后亦无三斑四汗，惟胸膈痞闷，欲吐不吐，虽得少吐而不快，此邪传里之上者，宜瓜蒂散吐之，邪从吐减，邪尽病已。邪传里之中下者，心腹胀满，不呕不吐，或燥结便闭，或热结旁流，或协热下利，或大肠胶闭，并宜承气辈，导去其邪，邪减病减，邪尽病已。上中下皆病者，不可吐，吐之为逆，但宜承气导之，则在上之邪，顺流而下，呕吐立止，胀满渐除矣。

有里而再里者，愈后二三日，或四五日，依前之证复发，在上者仍吐之，在下者仍下之，再里者常事，甚至三里者亦有也，虽有上中下之分，皆为里证。

若表里分传者，始则邪气伏于膜原，膜原者，即半表半里也。此传法以邪气平分，半入于里，则现里证，半出于表，则现表证，此疫家之常事。然表里俱病，内外壅闭，既不得汗，而复不得下，此不可汗，强求其汗，必不可得，宜承气先通其里，里邪先去，邪去则里气通，中气方能达表，向者郁于肌肉之邪，乘势尽发于肌表矣，或斑或汗，盖随其性而升泄之也。诸证悉去，既无表里证，而热不退者，膜原尚有已发之邪未尽也，宜三消饮调之。

若表里分传而再分传者，照前表里得病，宜三消饮，复下复汗，如前而愈，此亦常事，至于三发者，亦偶有之。

若表胜于里者，膜原伏邪发时，传表之邪多，传里之邪少，何以知之？表证多而里证少，当治其表，里证兼之，若里证多而表证少者，但治其里，表证自愈。

若先表而后里者，始则但有表证，而无里证，宜达原饮。有经证者，当用三阳加法，经证不显，但发热者，不用加法。继而脉洪大而数，自汗而渴，邪离膜原，未能出表耳，宜白虎汤，辛凉解散邪从汗解，脉静身凉而愈。愈后二三日后，或四五日后，依前发热，用达原饮，至后反加胸满腹胀，不思谷食，烦渴，舌生胎刺等证，加大黄微利之，久而不去，在上者宜瓜蒂散吐之，在中下者，宜承气汤导之。

若先里而后表者，始则发热，渐加里证，下之里证悉除，二三日内复发热，反加头疼身痛脉浮者，宜白虎汤。若下后热减不甚，三四日后，精神不慧，脉浮者，宜白虎汤汗之。服汤后不得汗者，因津液枯竭也，加人参覆杯则汗解，此近表里分传之证，不在此例。

若大下后，大汗后，表里之证悉去，继而一身尽痛，身如被杖，甚则不可转反侧，脉迟细者，此汗出太过，阳气不周，骨寒而痛，非表证也。此不必治，二三日内，阳气自回，身痛自愈。凡疫邪再表再里，或再表里分传者，医家不解，反责病家不善调理，以致反复，病家不解，每责医家用药有误，致病复起，彼此归咎，胥失之矣。殊不知病势之所当然，绝非医家病家之过也，但得病者精神完固，虽再三反复，随复随治随愈。

间有延挨失治，或治之不得其法，日久不除，精神耗竭，嗣后更医，投药故当，现在之邪拔去，因而得效。殊不知膜原尚有伏邪，一二日内，前证复起，反加循衣摸床，神思昏愦，目中不了了等证，且脉气渐萎，大凶之兆也。譬如行人，日间趱行，未晚投宿，何等从容，今则日间绕道，日暮途长，急无及矣。病家不咎于前医耽误时日，反咎于后医既生之而后杀之，良可叹也！当此之际，攻之则元气几微，是求速死。补之则邪火愈炽，精气枯燥。守之则正不胜邪，必无生理矣。三路俱亡，虽有卢扁之技，亦无所施矣。

【释要】

吴又可在《温疫论》中提出疫有九传，读起来有点繁琐，其实落点无非表里。所谓九传，其实是九变，九种情况，临证时总可见其一二，即九者之中总有一种大体与病人的情况相符合，并非温病的九步传变规律。显然，这和六经以及后来的卫气营血的传变应该不是同一概念。

瘟疫之邪，自口鼻而入膜原，伏而未发之时，尚不得而知。等到发热脉洪等症状出现以后，吴氏创立达原饮，以疏利散邪。膜原相当于半表半里的处所，邪离膜原以后，则或表或里或表里分传，治法各各相异，临证可以采用相应的祛邪之法。原文细述九传的不同证治可以归纳如下：

①表而不里，即只见表证，发热恶寒，头疼身痛，无胸腹部症状，无烦渴里证，吴氏重汗和斑，所谓得汗得斑为愈，由于病气不同，故汗斑也有异，只求外达为顺，或有不能得汗得斑者，则有白虎汤和举斑汤之用。表而再表，表解之后再见表证发热，脉洪数等，治疗仍当得斑得汗而解，治法方药同前。

②但里不表，即只见里证，所谓里证见胸膈痞闷，欲吐不吐，里证再分上和中下，上用瓜蒂散，中下用承气，着眼于祛邪。里而再里，前证复出，治法同前。

③表里分传，即表里俱病，内外壅闭治法先通其里用承气，里邪先去，中气达表，则郁于肌表之邪才可或斑或汗发泄于外，热还不退者，用三消饮清膜原未尽之邪。表里分传再分传，则应据表里之证的多少治疗有偏重。

④先表后里和先里后表，原则上表证用清法，里证用下法或吐法，汗下之后诸表里证悉去，而见阳气一时未能恢复，身痛脉迟，只要静养二三日自愈。

最后的议论，涉及医患间关系，吴氏更加强调医者的立场，尽量减少误治。九传说在一定的程度上也是临床证治的实际反映，强调了表里、半表半里（膜原）。但仔细考虑，却欠精细，即对临床的证治规律反映不够，因而在治法方药上也就难以到位，它虽然也反映了一定的治疗规律，但难以应对全部，仅仅据此也较难把握主动。吴氏虽然归纳证治为九，其实还是停留在表里分治上，所以仍有相当的局限，而卫气营血的辨治方法能后来居上，叶氏要比吴氏胜出一筹。

结　语

辨证与诊法相关，通过一定的诊察方法来了解和把握病情，最后得出辨证的结果，然后确定治法方药。既然伤寒在先，温病在后，温病的辨证就有了一个对照。寒温对比，不少医家着重辨证（区别）伤寒与暑病、伤寒与时疫、伤寒与温病等，目的都是为了突出暑病、时疫、温病的特殊性。但是，在强调寒温不同的时候，也往往容易走向极端，这是我们在阅读和理解中时时应该注意到的。因为寒温一旦对立，就容易出现偏向，事实上临床证治并非如此绝对化。伤寒本来是广义的，温病只是在具体认识方法上的发展和补充。奇怪的是，为什么补充到了一定的时候，竟然和原来的东西对立起来了呢？可见寒温对比强调过头，就容易产生弊端。所以对这方面的内容，应该沿着历史的脉络思考才会比较清晰。

本章节所选的原文，与辨证规律关联的，主要是叶天士的卫气营血和吴鞠通的三焦辨证。其他医家的有些论述，其实也都是很好的参考。本章节中对吴又可的“九传”也作了介绍，吴又可在前，而叶天士的卫气营血在后，吴又可针对的是时疫病，叶天士针对的是温热病。无疑疫病的特殊性更明显，更具有病的含义在内。九传的说法，无非表里，而一分为九，表面上似乎过于繁琐，而最终的治法又很简单，只是一个服用达原饮以后的表里不同的处理。相对而言，叶天士的归纳更加普遍宽泛，适应的面亦广，故卫气营血得到后人的认可。其后又由吴鞠通作进一步的加工雕琢，形成相应的治法方药，再补出三焦，以助辨证，让人在临证时有所凭借和依靠。

诊法也是临床十分实际的问题，中医有传统的望闻问切，西医有现代的视触叩听以及各种检验设备，其实医学离不开床边观察，即便现在有了先进仪器设备相助，医生的直接观察仍然十分重要，而仪器的检验只不过是人的感官能力的延长。现在的医生有过分依赖检验的倾向，过度相信数字，而忽略了用自己的头脑去分析。当然从另一个角度看，中医也不应该排斥西医的检验手段，要注意在实践中摸索经验，做到西为中用。譬如对发热的观察，中医有发热恶寒、发热不恶寒但恶热、寒热往来、寒热如疟状、身热不扬等许多具体的观察和描述，而西医用体温计记录，则有稽留热、间歇热、弛张热、高热、低热等的客观表述。无论古今，热型对于疾病的诊断都是举足轻重的。再如斑疹，中医根据所见要辨明顺逆，而西医则根据发热以后出现的天数作出大概的判断，记得大学时代有人归纳为“水（痘）、（猩）红（热）、（天）花、麻（疹）、斑（疹伤寒）、（肠）伤（寒）”这样的顺口溜，在诊断疾病时简便易记，可以作为参考。诊法作为一种手段，总是服务于一定的目的的，通过对症状的深入细致的观察和整体把握，最终将有助于辨证、辨病，有助于治法方药的确定。

原文中有关舌诊的部分以及其他医家的诊断经验都弥足珍贵，在阅读过程中，如果注意与《伤寒论》原文相互对照，应当会有所收获感悟。舌诊方面，通过解剖等现代知识，也有助于我们加深认识，有助于我们对古人的经验作出进一步的整理。

中医的诊法，加上辨证的规律，形成了临床证治的一个基本框架。西医的诊法，加上对疾病治疗的规范，形成的是西医的一个诊疗体系。中医和西医都没有一成不变的东西，从伤寒到温病，中医的诊法以及辨证方法都有不断的补充和发展，西医也是处在不断的变化和进步的过程中，诊疗手段越来越先进。但不管手段如何进步，最终还是要人脑进行分析判断，所以临床医生的临证思维就显得特别重要，而温病的医家在这方面就有很多积累，温病学说在这方面就有许多值得重视的地方。

三、病证与鉴别

如果说《伤寒论》的六经病证主要还是偏重在证的表述上，那么，温病中所出现的病名，则是向着病的方向迈进了一大步。《温病条辨》中举出的病名有风温、温热、温疫、温毒、暑温、湿温、秋燥、冬温、温疟等九种，现在如教科书所举的风温、春温、暑温、湿温、秋燥、伏暑、烂喉痧、大头瘟等，或者还有疟疾、霍乱、疫疹、疫痢、疫黄等，屈指可以数到十几种，这也无非是要努力地从病的角度对证治加以把握，当然如果提到霍乱、疟疾等，则针对性就更强了，认识也更加到位了。尽管有些病名的出现，可以追溯到很远，但真正形成较为完整的证治体系，还是在明清时代。

辨证是一种鉴别的方法，病证的鉴别又是一种具体的临床诊断方法，二者应该并行不悖，并且有着内在的密切联系。我们现在习惯上所称辨病与辨证相结合，辨病已经有了崭新的现代的内容。其实对疾病深入认识的追求，古人也从来没有懈怠过，临证时病证鉴别与辨证相合，治疗用药才能更加到位，温病的证治就有这方面的说服力。

古代社会乏于交流，一定会存在很多不统一的情况，病名是临床认识的反映，同一病名，时代不同，含义也会不同，我们要注意名实相符的问题，要思考病名的由来，要了解病证各自的表现，还有必要了解相关病名的俗称，注意病名的重叠，从而掌握病证的鉴别。

病证鉴别，体现出古代医家们在实践中对疾病规律的摸索和总结。当然今天有现代医学相助，我们对疾病的认识和把握更加深入和准确了，从病原体的角度分类，病毒、细菌、立克次体、螺旋体、寄生虫等，不同的病种竟然也细化到了四五十种之多，这就进一步又给我们提出了古今病名的对应和相关的问题，这也是值得我们在阅读中经常加以注意和深入思考的。

（一）病名泛论

1.《温病条辨·温病概念》

温病者，有风温、有温热、有温疫、有温毒、有暑温、有湿温、有秋燥、有冬温、有温疟。（上焦篇1）

【释要】

从病名角度看，无疑温病学比伤寒论有了很大的进步，伤寒六经称病，从现在看其实是证。伤寒六经提供了对热病整体把握的方法，但具体到每一个疾病显然不够，甚至给后人以伤寒不能治温病的错觉，同时也缺乏具体证治的延伸，如太阳温病只有记载，竟无方药，另外如太阳暍病也仅出白虎加人参汤、瓜蒂散等。后世不少医家只把伤寒看作一个病证，而忽略了六经作为框架的存在。吴鞠通在原文提出一系列温病病名，大部分为现在所沿用，但也还是有比较抽象处，如温热、温疫、温毒，应该还可以细分。

病名的确定，或被广泛认可和应用，也代表了临床证治的逐步成熟，代表了对一定规律性东西的把握。从文字上我们可以发现，除了温和热之外，温病的病名带有浓厚的季节、气候的色彩，每个季节都有相对容易发生的外感热病，这应该不难理解，当然更加重要的是，治疗时要参考六淫之邪的因素遣方用药。

2. **《伏邪新书·伏邪病名解》**

感六淫而即发病者，轻者谓之伤，重者谓之中；感六淫而不即病，过后方发者，总谓之曰伏邪。已发者而治不得法，病情隐伏，亦谓之曰伏邪。有初感治不得法，正气内伤，邪气内陷，暂时假愈，后仍复作者，亦谓之曰伏邪。有已发治愈，而未能除尽病根，遗邪内伏，后又复发，亦谓之曰伏邪。夫伏邪有伏燥、有伏寒、有伏风、有伏湿、有伏暑、有伏热。

【释要】

从伏邪的角度考虑，风寒暑湿燥热各有所伏。感而即发者，一般病情轻浅，向愈亦快，感而后发者，相对病情较重。温病学说中的新感、伏气说有一定的道理。此处对伏邪的解释把范围相应扩大了，治疗不当造成的病情隐伏，正虚邪陷以后再发，或除邪未尽，遗邪内伏而又复发者，均谓之伏邪，这样的认识，用文字表述容易理解，但在实际中恐怕会造成混乱。最终这种认识能否成立，要看它对临床实际有否指导价值。

这里我们应该注意，伏邪作为病名，也是一个大的概念、大的范围，另外，把伏邪强调过头，什么都是伏邪了，事情也会走向反面。

3. **《温病明理·病名论》**

凡热病之定名，从病形不从病能。病形者，病初起之三日所见之病状；病能者，既病之传变与转属。例如温病可以变疟，疟为后起病，乃由温病转属者。因温病有变疟之可能，故曰病能，病无定，自不可以命名。命名既从病形，自皆在初起之时。六气中之燥气，为热病病能上事，非病形上事，盖有热病而化燥，无初起兼见燥化者也。又燥属秋令，秋季前半，长夏暑湿未退，秋季之后半，新凉感冒，已与冬月为邻，故无燥温之名。

【释要】

原文分析热病的病名，提出命名的规律，从病形而不从病能（机），病形为疾病初起见症，病能为既病后的传变与转归。从疾病一开始的症状进行把握，容易辨认，所以温病的病名离不开六淫，及其变化则不足为凭。当然病后的传变与转属中出现的一些规律，仍然有助于对病名的认识。

中医注重临证观察，故病名多从临床表现决定，这是事实。但病名复杂，未必全部如此，如秋燥、伏暑等。

4. **《温病明理·伤寒温病辨》**

温病自温病，伤寒自伤寒，伤寒法不可治温病。戴北山取伤寒方剪去热药，兼采刘河间双解、凉膈等方，陶节庵三一承气、黄龙汤等方，吴又可达原、三消、清燥、养营等方。其议论谓伤寒病在太阳，常恶寒，传入阳明之后，始恶寒罢而恶热，若温病初起即发热，渴，不恶寒，故伤寒有麻桂证，温病绝少麻桂证。“太阳病，身热而渴，不恶寒者，为温病。”本是仲景之言，仲景如此说，谁则敢反对者，故其议论有挟天子以令诸侯意味，后之人无有敢反驳者。然用其法以治温病，有时不能取效，于是创为种种调和之说，有真温病假温病之分。真假温病之名不见经传，特于朋辈论议时习闻之。所谓真温病即指吴鞠通、王孟英之所谓温病；所谓假温病，即指《伤寒论》中仲景之所谓温病。此不过谈议时敢为此言，若偶然为医杂志中论说，不敢形之于笔墨，盖不敢质言仲景所说温病是假温病也。昔人用麻桂治热病不效，刘河间专用凉药，遂享盛名。于是有创为调和口吻者，谓江南无真伤寒。不识南阳、长沙，皆非北地，其语遂成笑柄。此与现在真假温病之说，今古为一丘之貉也。鄙意则以为此所谓温病者，仍是伤寒：不过冬日伤寒，无论已发热未发热，必恶寒，春日伤寒有开始即发热而渴不恶寒者，无所谓真假，即此便是真温病。

【释要】

伤寒与温病这二个名称，似乎界限清楚，不易混淆，但是仲景提出的太阳温病，难用麻桂剂，所谓伤寒法不可治温病，故有医家对伤寒方进行变通，采用刘河间、陶节庵、吴又可的方治。作为私下议论甚至有真假温病说、江南无真伤寒说等。恽氏提出自己的见解，认为原文提到的温病仍是伤寒。这样理解的话，冬日温病仍是伤寒，春日伤寒便是温病。伤寒、温病以季节分。伤寒温病一旦对立，伤寒就成了比较局限的病名（狭义伤寒），而温病的涵盖则变得相对广泛了。试看《伤寒论》中的太阳温病，与后世所提的温病也完全不是同一概念了。

5. **《温病明理·暑温暑湿辨》**

温病有两种，一种是暑温，一种是湿温，两种皆夏秋间习见之病，今人名之为温病，古人却不名之为温病。《伤寒论》痉、湿、暍与伤寒相滥，湿即湿温，暍即暑温也。何以知之？六气之中湿气浸淫于皮肤，则为湿疮，若从下受，则为脚肿。此两种病岂能与伤寒相滥？滥如滥竽之滥，谓其病相似，猝然不易辨别，而实际则迥然不同者之谓，与伤寒相似，则其病必发热。其与伤寒实际不同，因其病是中湿，而非感风寒，则非今日所谓湿温，更有何病以湿名而发热者乎？今人所以名湿温，为其病喜燥而恶湿，而又发热，此其定名，本自不误。《伤寒论》文字简古，既云与伤寒相滥，发热已在言外，无须更著温字。暍字文义本是伤暑，伤暑伤寒相滥，非暑温而何？此两种病与伤寒迥然不同，限于夏秋间有之。平时而有湿病者必有意外湿邪而后有，如冒雨、溺水等事；平时而有暍病者，亦必意外触热而后有，如炭晕等。

【释要】

原文提出暑温和湿温二种夏秋多见的温病，联系仲景的痉湿暍病篇，认为湿病即湿温，暍病即暑温。二者皆有发热，又容易与伤寒相混，故另外立出以示鉴别。这里我们必须注意病名的历史沿革，注意既定病名的概念内涵。仲景的湿病与湿相关，但不是温病中的湿温，主要指发热而关节肿痛的病证。暍病为中受暑邪而发热，但与后世讲的暑温也还是有区别。这些都有具体的方治在，经得起反推。古今病名不同若此，也是难以一一对应。痉湿暍另立，提示热病中有难以用六经证治归纳者，也是临床中的特殊之处，此为后世温病学说的崛起埋下了伏笔，留出了空间。

6.《温病明理·伤寒湿暍辨》

湿暍病之与中风、伤寒本是两种病，第差别甚微，而同是伤寒，同是中风，其间复有更微之差别，故有麻桂、青龙、葛根、白虎等治法。然此等差别，虽各不同，而其治法之第一步，不外解肌解表。若湿暍两种病，则与伤寒绝对不同者有两点：所感受者为暑为湿，而非风寒，绝对不能解肌解表，此其一；伤寒传至阳明当清当下，忌用香药，湿暍为病，凡伤寒清下之剂皆不适用，而必须香药，此其二。

【释要】

此处从具体的治法方药上再申湿病暍病与伤寒不同的理由，太阳伤寒、中风第一步不外解肌解表，而湿病、暍病感受的并非单纯的风寒，故绝对不能解肌解表（初起）。另外湿病和暍病一旦传变入里，就须用香药（芳香化湿），而慎用寒下。这里进一步从具体证治上作出区别。仲景湿病用汗法，暍病用清法，而恽氏提出用香药，则完全变换了一个角度。

7.《温病明理·伤寒暑温辨》

伤寒之病理，为风寒侵入肌腠，体温集表以事驱逐，则为壮热。其中风证之有汗者，因玄府倾向于开，体温反射以祛外感，因玄府之开，反不得力，祛之无效，体温继续奔集表层，遂成有汗、壮热之局。……若湿、暍病之病理，则与此不同，盖纯属空气与血之关系。中暑之病因，外界空气热度太高，体工方以排泄为事，若复猝然遇更高热之空气，则排泄之力增加，液体锐减，血乃渐干，复因所吸空气酸素不足，故体内存积之酸素悉数自燃以为救济，则呈壮热。同时，高热空气中之少数酸素既不足补偿血中之所损失，复不足如量供给肺藏之呼吸，于是病者乃感窒息。故凡中暑之病，无有不汗多、胸闷、舌干质绛者。此病若以伤寒之发表解肌当之，是液体涸竭之时，复从而涸竭之也。故暑温症误投汗药，往往见齿衄、舌衄，是即血液既干，复强责其汗之故。盖微丝血管，必得血中液汁濡润，然后能弛张伸缩，以调节血之流行。今一方因排泄汗液过多而血干，一方因血中存积之酸素燃烧而血愈干，若更强责其汗，则微丝血管不得濡润，不能弛张伸缩，斯破裂矣。丈许之绳引而绝之，其断绝处必其纤维最弱处。今血管破裂，必先见于龈与舌，必此两处之血管为最薄弱。然则齿衄、舌衄乃遍体血液破坏之见端，故温病而见齿衄、舌衄，乃败征也。

【释要】

原文又进一层，将伤寒与暑温作对比。在对暑温的诠释中，参入现代医学的知识，高温汗多，津液涸竭，出现胸闷、舌绛、卒倒，再强责其汗，则有动血之虞，此和一般的暑温有别，可见病名的不规范统一，会影响到进一步的交流切磋。

8.《温病明理·伤寒湿温辨》

湿温之发热，与伤寒同，亦因风寒侵袭外层，体温起反射而热，所不同者是湿。此病必自汗，即因血中酸素少，血行迟，复因长夏溽暑，汗腺皆开，以事疏泄之故。故病此者，肌肤皆津润。空气中养气成分少，淡气成分多，则在在皆觉湿润，此为湿病之一原因。而自汗太多，病者不敢易衣，往往多反汗，此亦湿之副因，于是与伤寒有两异点。其一苦于不得化燥。九芝先生尝谓：阳明无死证。愚则以为伤寒由太阳传阳明，非由轻而重，乃是由重而轻。何以言之？太阳从寒化，变化最多；阳明从燥化，清之即愈故也。今湿温之为病，详其发热之由，亦是体温反射，则与伤寒略同，惟因湿重不得化燥，则病型与伤寒全异。往往初病三五日，谓是太阳证既非是，谓是阳明证亦似是而非也。其二苦于胸脘痞闷。空气中养气约得十之二而强，淡气可得十之八，若将养气除去，其纯粹之淡气，可以令人窒息，故淡气亦称窒素。长夏患湿病，血中养气既少，空气中养气又少，则安得不闷？闷甚，脾胃之升降失司，至于呕泻交作，与霍乱相滥者有之，此则与伤寒之心下温温欲吐者迥然不同，伤寒与香药无与，此则非紫雪不可也。

【释要】

将伤寒与湿温作进一步辨析，文中提出湿温苦于不得化燥，苦于胸脘痞闷，一从病机传变，一从临床见症。太阳寒化，变化多端，而难以预测。阳明燥化，清之即愈，仅此而已。但湿温缠绵，难以速愈，成为显著的临床特征。在治疗上，湿温甚至要考虑用紫雪丹之类开窍之品。

（二）风温

1.《外感温病篇》

（1）风温提纲

风温为病，春月与冬季居多。或恶风，或不恶风，必身热、咳嗽、烦渴，此风温证之提纲也。

自注：春月风邪用事，冬初气暖多风，故风温之病，多见于此。但风邪属阳，阳邪从阳，必伤卫气。人身之中，肺主卫，又胃为卫之本，是以风温外薄，肺胃内应，风温内袭，肺胃受病。其温邪之内外有异形，而肺胃之专司无二致，故恶风为或有之证，而热渴咳嗽为必有之证也。三复仲景书，言温病者再，一则曰：太阳病，发热而渴，不恶寒者为温病。此不过以不恶寒而渴之证，辨伤寒与温病之异，而非专为风温叙证也。再则曰：发汗已，身灼热者名曰风温。夫灼热因于发汗，其误用辛热发汗可知。仲景复申之曰：风温为病，脉阴阳俱浮，自汗出，身重、多眠睡，鼻息必鼾，语言难出。凡此皆误汗劫液后变见之证，非温病固有之证也。续云：若被下者，直视失溲；若被火者，发黄色。剧则如惊痫状，时瘈疭；若火熏之，一逆尚引日，再逆促命期。亦止详用下用火之变证，而未言风温之本来见证也。然从此细参，则知风温为燥热之邪。燥令从金化，燥热归阳明，故肺胃为温邪必犯之地。且可悟风温为燥热之病，燥则伤阴，热则伤津。泄热和阴，又为风温病一定之治法也，反此即为逆矣。用是不辞僭越，而于仲景之无文处求文。无治处索治。叙证施治，列为条例，知我罪我，其在斯乎。

【释要】

风温，数陈平伯的《外感温病篇》论述最详，所以以下选录较多。风温之发，春冬居多，主症为发热烦渴，咳嗽，或恶风或不恶风，恶风与否已经不重要。陈氏在自注中对风温病因病机展开分析，认为春冬偏暖多风之际，风温为外邪，而肺胃为内应，热渴甚为阳明胃，而咳嗽为肺，从症状上当不难理解。作为病名出处，引仲景原文，以不恶寒而渴辨伤寒与温病之异，以身灼热判明风温，辨用汗之误，然后再详用下用火所致的变症。陈氏指出，仲景原文并未明言风温本来见症，但可以悟出风温为燥热之病，燥热耗伤阴津，故泄热和阴为风温的基本治法。

风温病名首见于《伤寒论》，作为误汗坏证提出：“若发汗已，身灼热者，名曰风温。”以后叶天士明确为春季的新感温病，陈平伯归纳为：“风温为病，春月与冬季居多，或恶风，或不恶风，必身热，咳嗽，烦渴。”春天乍暖还寒，呼吸道感染常见，所谓“风温吸入，先伤太阴肺分。”

本病以发热、咳嗽、口渴、烦躁为临床主要表现，治疗初用肺卫辛凉，继用气分清泄，末用清养肺胃阴液法善后。若见高热神昏，则为热入心包，清热开窍也在所必用。从现代医学的角度，急性支气管炎、流感、大叶性肺炎等大致在风温的范围中。

（2）风温犯肺

风温证，身热畏风，头痛咳嗽，口渴，脉浮数，舌苔白者，邪在表也。当用薄荷、前胡、杏仁、桔梗、桑叶、川贝之属，凉解表邪。

自注：风属阳邪，不挟寒者为风温。阳邪必伤阳络，是以头痛畏风；邪郁肌表，肺胃内应，故咳嗽口渴，苔白；邪留于表，故脉浮数。表未解者，当先解表，但不同于伤寒之用麻、桂耳。

风温证，身热咳嗽，自汗口渴，烦闷脉数，舌苔微黄者，热在肺胃也。当用川贝、牛蒡、桑皮、连翘、橘皮、竹叶之属，凉泄里热。

自注：此温邪之内袭者。肺热则咳嗽汗泄，胃热则口渴烦闷，苔白转黄，风从火化，故以清泄肺胃为主。

【释要】

风温犯肺，此处所出证治有二。一者仅在肺卫，表证明显，凉散为主，发热恶风，头痛咳嗽，口渴，脉浮数，苔白，用药辛凉而较轻，与桑菊饮相仿。二者热象较为明显，苔色微黄，身热汗出烦渴，邪热由肺及胃，牛蒡、桑皮、连翘、竹叶，清热的力量加重。辛凉剂有轻重之分，风温初起忌苦寒重剂，法宜辛透、疏泄，选用什么药物有相当的讲究。

(3) 肺胃热盛

风温证，身灼热，口大渴，咳嗽烦闷，谵语如梦语，脉弦数，干呕者，此热灼肺胃，风火内旋。当用羚羊角、川贝、连翘、麦冬、石斛、青蒿、知母、花粉之属，以泄热和阴。

自注：此温邪袭入肺胃之络，灼烁阴津，引动木火，故有烦渴呕逆等证。急宜泄去络中之热，庶无风火相煽走窜包络之虞。

风温证，身热自汗，面赤神迷，身重难转侧，多眠睡，鼻鼾，语难出，脉数者，温邪内逼阳明，精液劫夺，神机不运。用石膏、知母、麦冬、半夏、竹叶、甘草之属，泄热救津。

自注：鼻鼾面赤，胃热极盛。人之阴气，依胃为养，热邪内灼，胃液干枯，阴气复有何资，而能渗诸阳灌诸络，是以筋骨懈怠，机关失运。急用甘凉之品，以清热濡津，或有济也。

【释要】

肺胃热盛，此二证为典型热盛之证，身灼热，口大渴，以至于谵语如梦呓。肺胃热盛，风火相煽，直逼肝木，故清热为急，用连翘、青蒿、知母，护阴为辅，药有麦冬、石斛、花粉，用羚羊角防热极而风动。身热自汗，面赤神迷，身重难转侧，鼻鼾眠睡语难出，此为邪热内炽，阴液被劫，而心神之机被扰且失养，此时亟须撤热救阴，清热用白虎，再加甘寒之品如麦冬、竹叶等顾护津液。

(4) 肺胃热盛

风温证，身热咳嗽，口渴下利，苔黄，谵语，胸痞，脉数，此温邪由肺胃下注大肠。当用黄芩、桔梗、煨葛、豆卷、甘草、橘皮之属，以升泄温邪。

自注：大肠与胃相连属，与肺相表里，温邪内逼，下注大肠则下利，治之者，宜清泄温邪，不必专于治利。按：《伤寒论》下利谵语者，有燥矢也，宜大承气汤。是实热内结，逼液下趋，必有舌燥苔黄刺，及腹满痛证兼见，故可下以逐热。若温邪下利，是风热内迫，虽有谵语一证，仍是无形之热，蕴蓄于中，而非实满之邪盘结于内，故用葛根之升提，不任硝、黄之下逐也。

风温证，身大热，口大渴，目赤唇肿，气粗烦躁，舌绛齿板，痰咳，甚至神昏谵语，下利黄水者，风温热毒深入阳明营分，最为危候。用犀角、连翘、葛根、元参、赤芍、丹皮、麦冬、紫草、川贝、人中黄解毒提斑，间有生者。

自注：此风温热毒，内壅肺胃，侵入营分，上下内外，充斥肆逆。若其毒不甚重，或气体壮实者，犹可挽回，否则必坏。

【释要】

此处所述二证，皆见下利。温邪由肺胃下及大肠，治法依旧，清泄为主，但药仿葛根芩连之意，所谓葛根升提，升泄温邪。陈氏在自注中将此证与伤寒大承气汤证的下利谵语、燥矢内停的实热互结、逼液下趋的情况作出区别，此处下利虽有谵语，但只是风热内迫的无形之热，故不用芒硝和大黄的攻逐。

如果风温热毒深入阳明营分，见到一派热象，且伴有神昏谵语，则必须大队清热解毒凉血之品，承气的通腑泻热也当在考虑之中。

(5) 热灼营阴

风温证，身热痰咳，口渴神迷，手足瘛疭，状若惊痫，脉弦数者，此热劫津液，金囚木旺。当用羚羊、川贝、青蒿、连翘、知母、麦冬、钩藤之属，以息风清热。

自注：肺属金而畏火，赖胃津之濡养，以肃降令而溉百脉者也。热邪内盛，胃津被劫，肺失所资。木为火之母，子能令母实。火旺金囚，木无所畏，反侮所不胜，是以筋脉失养，风火内旋，瘛疭惊痫，在所不免，即俗云发痉是也，故以息风清热为主治。

风温证，热渴烦闷，昏愦不知人，不语如尸厥，脉数者，此热邪内蕴，走窜心包络，当用犀角、连翘、焦远志、鲜石菖蒲、麦冬、川贝、牛黄、至宝之属，泄热通络。

自注：热邪极盛，与三焦相火相煽，最易内窜心包，逼乱神明。闭塞络脉，以致昏迷不语，其状如尸，俗谓发厥是也。闭者宜开，故以香开辛散为务。

【释要】

热毒深入营分，但邪仍在阳明，所述之证，其实当属气营两燔。邪毒内壅肺胃，侵入营分，充斥于上下内外，见症除了气分大热证外，舌绛、神昏、谵语是为危候，凉血之品如犀角、玄参、赤芍、丹皮、紫草等均已参入。

热灼营阴，身热依旧，神迷，瘛疭，惊痫，为风火内旋，即将引发痉病，故改用息风清热，在前药中加入羚羊角、钩藤之类。

若热盛，昏愦如尸厥，此为邪热内入心包，开窍之品必用，诸如菖蒲、远志、牛黄、至宝，清热以通心包之络，是属开窍法的运用。

叶天士所谓“温邪上受，首先犯肺，逆传心包。”于此也可体会。逆传并非必然，临证以顺传多见，但是逆传的证治不可不知。

（6）兼变证

风温证，热久不愈，咳嗽唇肿，口渴，胸闷，不知饥，身发白疹，如寒粟状，自汗，脉数者，此风邪挟太阴脾湿，发为风疹。用牛蒡、荆芥、防风、连翘、橘皮、甘草之属，凉解之。

自注：风温本留肺胃，若太阴旧有伏湿者，风热之邪与湿热相合，流连不解，日数虽多，仍留气分，由肌肉而外达皮毛，发为白疹。盖风邪与阳明营热相并则发斑，与太阴湿邪合则发疹也。又有病久中虚，气分大亏，而发白疹者，必脉微弱而气倦怯，多成死候，不可不知。

风温证，身热咳嗽。口渴胸痞，头目胀大，面发泡疮者，风毒上壅阳络。当用荆芥、薄荷、连翘、元参、牛蒡、马勃、青黛、银花之属，以清热散邪。

自注：此即世俗所谓大头病也，古人用三黄汤主治，然风热壅遏，致络气不宣，头肿如斗，终不若仿普济消毒饮之宣络涤热为佳。

风温毒邪，始得之便身热口渴，目赤咽痛，卧起不安，手足厥冷，泄泻，脉伏者，热毒内壅，络气阻遏。当用升麻、黄芩、犀角、银花、甘草、豆卷之属，升散热毒。

自注：此风温毒之壅于阳明气分者，即仲景所云阳毒病是也。五日可治，七日不可治。乘其邪犯气分，未入营阴，故可升散而愈。

【释要】

此处兼变举出三证，虽然名曰兼变，其实也是借题发挥，同样都是春季的流行病，必须进一步作出临床的鉴别诊断，因为不同的病证，治疗用药还是有所不同。

第一、在风温见症的基础上，见白疹如寒粟状，所谓风邪挟脾湿才能发为白疹，凉解不变，但荆防疏风之品不可少。从阳明、太阴的角度来纲领斑疹，是说消斑宜大剂寒凉，而透疹则应当略带温散。

第二、伴见头目胀大，面发泡疮，风毒上壅，为温毒太盛。如果是大头病（瘟）一类，那么应该注意尽早运用苦寒泻火之剂，成方如普济消毒饮，当有确切疗效。

第三、目赤咽痛，未言发斑，但自注中提到仲景所说的阳毒（阳毒当有面赤斑斑如锦纹），五日可治，七日不可治，亦当及早投用清热解毒升散之品，仲景用升麻鳖甲汤，而此处以黄芩、犀角、银花与升麻同用。

2. **《通俗伤寒论·风温伤寒》**

因：伏气温病，感冷风搏引而发，或天时温暖，感风寒郁而暴发，一为伏气，一为新感，病因不同，病势亦轻重迥异。

证：冷风引发伏温者，初起必头疼身热，微恶风寒，继则灼热自汗，渴不恶寒，咳嗽心烦，尺肤热甚，剧则鼻鼾多眠，语言难出，状如惊痫，手足瘛疭，面若火熏，舌苔初则白薄，边尖红燥，继则舌赤苔黄，甚或深红无苔。风寒搏束温邪者，初起头痛怕风，恶寒无汗，继则身热咳嗽，烦渴自汗，咽痛喉肿，舌苔白燥边红，甚则白燥起刺，或由白而转黄。

治：冷风引发伏热，先与葱豉桔梗汤，轻清疏风以解表。继与新加白虎汤，辛凉泄热以清里。里热大盛，已见风动瘛疭者，速与羚角钩藤汤，甘咸静镇以熄风。终与人参白虎汤，加鲜石斛、梨汁、蔗浆等，甘寒救液以善后。若风寒搏束内热，先与新加三拗汤，减轻麻黄，重加牛蒡，微散风寒以解表。继与连翘栀豉汤加嫩桑芽、鲜竹叶，轻泄温邪以清里。……总以肃清肺胃为要法。

【释要】

俞根初对风温从伏气、新感立论，病因、证治、治法方药对举，眉目清楚。俞氏将寒温融于一炉，从临床证治讲，应该比较全面。若见发则热盛而证情危重者，认定为冷风引发的伏温，而初起恶寒无汗头痛明显者，认为是风寒搏束温邪，其后才入里出现热象，在治疗上前者用新加白虎汤，辛凉清泄里热，而后者用新加三拗汤，微用温散以疏解表邪。

以上论述，与其他医家稍有不同，但风温为肺胃热盛，以清泄法为主则一。

3.《三时伏气外感篇·风温》

风温者，春月受风，其气已温。经谓“春气病在头”，治在上焦，肺位最高，邪必先伤。此手太阴气分先病，失治则入手厥阴心胞络，血分亦伤。盖足经顺传，如太阳传阳明，人皆知之；肺病失治，逆传心胞络，幼科多不知者。俗医见身热咳喘，不知肺病在上之旨，妄投荆、防、柴、葛，加入枳、朴、杏、苏、蔔子、楂、麦、广皮之属，辄云解肌消食。有见痰喘便用大黄礞石滚痰丸，大便数行，上热愈结。幼稚谷少胃薄，表里苦辛化燥，胃汁已伤，复用大黄大苦沉降丸药，致脾胃阳和伤极，陡变惊痫，莫救者多矣。

春季温暖，风温极多，温变热最速，若发散风寒、消食，劫伤津液，变症尤速。初起咳嗽喘促，通行用薄荷（汗多不用）、连翘、象贝、牛蒡、花粉、桔梗、沙参、木通、枳壳、橘红、桑皮、甘草、山栀（泄泻不用）、苏子（泻不用，降气）。表解，热不清，用黄芩、连翘、桑皮、花粉、地骨皮、川贝、知母、山栀。里热不清，早上凉，晚暮热，即当清解血分，久则滋清养阴。若热陷神昏，痰升喘促，急用牛黄丸、至宝丹之属。

【释要】

叶天士论风温，强调春月气温，强调上焦，强调手太阴肺。和伤寒作对照，太阳阳明足经顺传，而风温在肺，失治则逆传心包（手厥阴），所谓俗医不知，妄投药石，初用苦燥辛散之品，复投苦寒降下丸药，引发诸多变端。

叶氏的经验，风温多见而化热最速，故解表用薄荷、连翘、象贝等轻清宣泄之品，表解热不清，才考虑黄芩、地骨皮、知母、山栀等，若里热不清，朝凉暮热，又当清解血分。最后的阶段，当滋阴清热。一旦热入心包，神昏痰喘，则牛黄丸，至宝丹必用。

4. **《时病论·风温》**

风温之病，发于当春厥阴风木行令之时，少阴君火初交之际。陈平伯谓春月冬季居多，春月风邪用事，冬初气暖多风，风温之病，多见于此。其实大为不然。不知冬月有热渴咳嗽等证，便是冬温，岂可以风温名之！即按六气而论，冬令如有风温，亦在大寒一节，冬初二字，大为不妥。惟风温为病之原，与春温彷佛，亦由冬令受寒，当时未发，肾虚之体，其气伏藏于少阴，劳苦之人，伏藏于肌腠，必待来春感受乎风，触动伏气而发也。其证头痛恶风，身热自汗，咳嗽口渴，舌苔微白，脉浮而数者，当用辛凉解表法。倘或舌绛苔黄，神昏谵语，以及手足瘛疭等证之变，皆可仿春温变证之法治之。

或问曰：因寒触动伏气为春温，初起恶寒无汗；因风触动为风温，初起恶风有汗。二病自是两途，岂可仿前治法？答曰：新感之邪虽殊，伏藏之气则一。是故种种变证，可同一治。必须辨其孰为劳苦之辈，孰为冬不藏精之人，最为切要。试观病势由渐而加，其因于劳苦者可知；一病津液即伤，变证迭出，其因于冬不藏精者又可知。凡有一切温热，总宜刻刻顾其津液，在阴虚者，更兼滋补为要耳。又问：风温之病，曷不遵仲景之训为圭臬？今观是论，并未有脉阴阳俱浮、自汗出、身重多眠睡、鼻息必鼾、语言难出等证，岂非悖仲景之言以为医乎？曰：此仲景论风温误治之变证也，非常证也。曰：常证何？曰：太阳病发热而渴，不恶寒者为温病，此常证也。又问：平伯论风温一十二条，总称暴感时气，肺胃为病。鞠通杂于诸温条中，分治三焦。试问以平伯为然，抑亦以鞠通为然？曰：总宜遵《黄帝内经》“冬伤于寒，春必病温”之论，庶乎宜古宜今。见肺胃之证，即为肺胃之病；见三焦之证，即为三焦之病，弗宜印定可也。

又问：春温、风温，皆有伏气为病。今时医每逢春令见有寒热咳嗽，并无口渴之证，便言风温，可乎？曰：可。盖春令之风，从东方而来，乃解冻之温风也，谓风温者，未尚不可耳。其初起治法，仍不出辛凉解表之范围也。

【释要】

风温的热渴、咳嗽等证若见于冬月，便称作冬温，原文认为不必限于春月，也有一定的道理。另外提出风温为病原，冬令感受，伏藏于少阴，来春受风，触动伏气而发，而证见表热者用辛凉，证见气营两燔甚或有动风之兆者，则又当仿春温变证之法治之。

文中以问答的形式讨论了春温、风温的异同，发病不同，温邪伏藏则一，故临证治疗有相通处，所谓一切温热总宜刻刻顾其津液。另外须辨别体质，阴虚之辈应当不忘滋补。风温病名与仲景原文有涉，又有陈平伯、吴鞠通的论治，文中提出要遵《黄帝内经》的古训“冬伤于寒，春必病温”，而治疗则不拘成规，只要见寒热、咳嗽便可断为风温，初起治法总不出辛凉解表。

5.《伤寒指掌·风温》

凡天时晴燥，温风过暖，感其气者即是风温之邪，阳气熏灼，先伤上焦。其为病也，身热汗出，头胀咳嗽，喉痛声浊，治宜辛凉轻剂解之，大忌辛温汗散……风温吸入，先伤太阴肺分，右寸脉独大，肺气不舒，身痛胸闷，头胀咳嗽，发热口渴，或发痧疹，主治在太阴气分，栀、豉、桑、杏、蒌皮、牛蒡、连翘、薄荷、桔芩、桔梗、桑叶，清之解之。痰嗽加贝母，声浊不扬加兜铃，火盛脉洪加石膏，咽痛加射干，饱闷加川郁金、枳壳，干咳喉燥加花粉、蔗浆、梨汁，咽喉锁痛加莱菔汁。

【释要】

风温和气候相关，阳气熏灼，先伤上焦，见身热汗出，头胀咳嗽，初用辛凉轻剂，切忌辛温汗散。温邪吸入，初在太阴肺系，治在太阴气分，所举药物亦体现轻清宣泄，另有随证的加减。

6.《温病合编》

风温为阳邪，最易伤阴，大忌辛温发散、苦寒攻下劫燥津液。初起头胀，汗出，身热，咳嗽，必然并见，当与辛凉轻剂，清解为先，重剂则遏病所。化燥之时，当审其在气分、在血分。在气分则肺气不得舒转，周行气阻，身痛，脘闷，不饥，邪欲结痹，宜微苦以清降，微辛以宣通；在血分则热伏伤阴，日轻夜重，烦扰不宁，宜与甘凉养阴，仍须佐以疏达，俾邪有出路为是。若被苦寒沉降损伤胃口，阳明顿失循序之职，又有复脉、建中之类以治之。风温咳嗽虽系小病，常见误用辛温发汗销烁肺液，骤变则为痉厥，缓变则为虚劳，学者宜加意焉。

【释要】

风温之病，阳邪宜寒，阴伤宜润，忌辛温发散和苦寒攻下，此指仲景的麻黄汤、承气汤。初用辛凉清解，继用微苦微辛，清降宣通，后若血分阴伤，则甘凉养阴，佐以疏达。风温咳嗽，最常见的误治为用辛温发汗剂。骤变痉厥，缓变虚劳之说，虽然可以归咎于误治，但实际上可能还是另有原因。

7.《六因条辨》

夫风者天之阳气，温者天之热气，若非其时而见之，即为戾气，人或染之，即为病气。都由冬春久暖，雨泽愆期，风阳化燥，鼓荡寰宇，而人于气交之中，素禀阴亏者，最易凑袭。故风温一症，良由先伏温邪，后再感风，风与温合，是为风温。然温则应火，风则应木，二气相煽，化为壮火，动辄伤肺。故其见症，必面赤舌干，身热神迷，鼻鼾多寐，默默不语，不思饮食，却与中风相似。过一二日后，神志反清，语言反出，似乎欲解，但口渴喜饮，舌干烦热，较甚者何也？以风由外解，而热自内蒸也。故初起即宜外疏风邪，内清温热，须步步照顾阴液，勿泛泛治风而已。倘治失其宜，传变最速，较诸温热则尤险也。

风温初起，面赤口燥，身热神迷，鼻鼾多寐，不语不食。此风热上蒙，宜用葳蕤、知母、麦冬、桑叶、薄荷、沙参、杏仁、鲜菖蒲、广郁金、青竹叶等味，疏风清热也。

【释要】

文中对风温提出，先有温邪内伏，然后再感风邪，乃风与温合。风温由木火相煽，壮火伤肺，于是见到一派实热之证。一二日后风解，而热仍内蒸，所以作为治疗，初用疏风，继当清热，且时时顾及阴液，而不要一味辛散风邪。所举的药物，清热疏散、养阴通络全都合在一起了。

风温为冬春季最为常见的呼吸道感染病证，和一般的感冒不同，和常见的传染病也不同，明清医家已经注意到应该慎用辛温发散，而必须将清热解毒贯穿始终。

（三）春温

1. 《三时伏气外感篇·春温》

春温一证，由冬令收藏未固，昔人以冬寒内伏，藏于少阴，入春发于少阳，以春木内应肝胆也。寒邪深伏，已经化热，昔贤以黄芩汤为主方，苦寒直清里热。热伏于阴，苦味坚阴乃正治也。知温邪忌散，不与暴感门同法。若因外邪先受，引动在里伏热，必先辛凉以解新邪，继进苦寒以清里热。况热乃无形之气，幼医多用消滞，攻治有形，胃汁先涸，阴液劫尽者多矣。

【释要】

春温的发病，《黄帝内经》有定说，后人皆袭之，故叶天士也遵从。冬令收藏未固，入春发于少阴，寒邪深伏，入春化热，治疗用苦寒清热黄芩汤。温邪不能与新感风寒同法，忌用温散。但是春温伏邪并非绝对不能用散，若有外邪引动伏热者，则先以辛凉，继进苦寒。临床还是辨证为主，热乃无形之气，不能当作有形来攻治，否则涸胃汁，劫阴液，则遽生变证。

同样发生在春季的温病，用春温以示与风温的区别，从现代医学的角度，春温主要指流脑、重型流感等，显然不是一般的呼吸道的感染了。然后医家们又用新感和伏气来区别起病的不同，同样是里证，又须用气分和营分来把握疾病的轻重及预后，治疗上应当加重清热的力量，后期的肝肾阴虚此又和风温的肺胃阴虚不同。无疑，邪入心包、热盛动风亦多见，所以一见昏痉，开窍息风也在所必用。

2.《通俗伤寒论·春温伤寒》

因：伏温内发，新寒外束，有实有虚。实邪多发于少阳膜原，虚邪多发于少阴血分阴分。当审其因而分为少阳温病、手少阴温病、足少阴温病，以清界限。

证：膜原温邪，因春寒触动而发者，初起头身俱痛，恶寒无汗，继则寒热类疟，口苦胁痛，甚则目赤耳聋，膈闷欲呕。一传阳明而外溃，必灼热心烦，大渴引饮，不恶寒，反恶热，甚或神昏谵语，胸膈间斑疹隐隐，便闭溺涩，舌苔初则糙白如粉，边尖俱红，或舌本红而苔薄白，继即舌红起刺，中黄薄腻，甚或边红中黄，间现黑点。若温邪伏于少阴，新感春寒引发者，在血分，初虽微恶风寒，身痛无汗，继即灼热自汗，心烦不寐，或似寐非寐，面赤唇红，手足躁扰，神昏谵语，或神迷不语，或郑声作笑。内陷厥阴肝脏，状如惊痫，时时瘛疭，四肢厥逆，胸腹按之灼手。舌苔初则底红浮白，继则舌色鲜红，甚则紫绛少津。在阴分，初起微微恶寒，身痛无汗相同，惟面多油光，尺肤热甚，口干齿燥，烦躁狂言，腰疼如折，小腹重痛，男则梦泄遗精，女则带下如注，小便赤涩稠黏，状如血淋。兼厥阴肝病，气上撞心，时时欲厥，厥回则痉，痉后复厥。筋惕肉瞤，甚则两目上视，或斜视，舌卷囊缩，舌苔初则紫绛而圆，继即胖嫩，根黄黑，终则深紫而赤，或干或焦，甚则紫而干晦，色如猪腰。

治：膜原伏邪，由春感新寒触发者，法当辛凉发表，葱豉桔梗汤先解其外寒，外寒一解，即表里俱热，热结在里，法当苦辛开泄，柴芩清膈煎双解其表里之热。如热势犹盛，斑疹隐隐者，新加白虎汤，更增牛蒡、大青叶速透其斑疹。斑疹透后，但见虚烦呕恶，心悸不寐者，尚有痰热内扰也，只须蒿芩清膈煎加北秫米（三钱）、辰砂染灯芯（三十支），轻清以熄其余热。如斑疹既透，依然壮热谵语，大便闭结，溺赤短涩而浊者，热结小肠火腑也，急与小承气汤去川朴，加川连、木通（各一钱），清降其小肠之热结，则二便利而神清矣。兼胸闷痰多者，陷胸承气汤，加益元散（四钱包）、淡竹叶（二钱）峻下之。下后热退身凉，则以《金匮要略》麦门冬汤（原麦冬、北秫米各三钱，西洋参、仙半夏各一钱，生甘草六分，大红枣二枚）加生谷芽（一钱）、广橘白（八分），养胃阴，醒胃气，以善其后。若少阴伏气温病，骤感春寒而发者，必先辛凉佐甘润法，酌用七味葱白汤、加减萎蕤汤二方，以解外搏之新邪。继进甘寒复苦泄法，酌用犀地清络饮、导赤清心汤二方，以清内伏之血热。如兼痰迷清窍、神识昏蒙者，急与玳瑁郁金汤，以清宣包络痰火。服后如犹昏厥不语，急用犀羚三汁饮，以清宣心窍络痰瘀热。调下至宝丹，或冲入牛黄膏，其闭自开。开达后，如肝风内动，横窜筋脉，手足瘛疭者，急用羚角钩藤汤，熄肝风以定瘛疭。

【释要】

俞根初将伏邪新感相合，从病因病机上分出几条途径，且重视虚实，所谓实邪多者发于少阳膜原，虚邪多者发自少阴血分，少阴再以手足分。邪伏膜原，感触春寒而发者，初起表寒外束，继则寒热如疟，一旦邪入阳明，则诸症重笃，一派热象。

原文在叙证中对舌象也有详细描述。而温邪由少阴感寒而发者，邪在血分，发热来势凶猛，迅见心包症、动风症，温邪内陷厥阴，时时欲厥，厥回则痉，痉后复厥，目上视而舌卷、囊缩，此处的描述可以视作对伤寒六经厥阴病所谓厥热胜复的临证补充。

邪伏膜原者，治疗初用辛凉，继用苦辛开泄，以柴芩清膈煎双解表里之热。邪伏少阴者，先用辛凉佐甘润法，继进甘寒复苦泄法，以犀地清络饮，导赤清心汤相合，清热凉血，另有开窍、熄风之剂的选择。

俞氏对春温从病因、证候、治疗等方面进行归纳，井然有序，比较方便于阅读理解。

3. **《时病论·春温》**

考诸大家论春温者，惟嘉言与远公，精且密矣。嘉言以冬伤于寒、春必病温为一例，冬不藏精、春必病温又为一例，既伤于寒，且不藏精，至春同时并发，又为一例。举此三例，以论温病，而详其治。远公所论都是春月伤风之见证，分出三阳若何证治，三阴若何证治。观二家之论，可谓明如指掌。然宗嘉言不合远公，宗远公不合嘉言，反使后人无从执法。其实嘉言之论，遵经训分为三例，意在伏气；远公之论，皆系伤风见证，意在新感。总之春温之病，因于冬受微寒，伏于肌肤而不即发，或因冬不藏精，伏于少阴而不即发，皆待来春加感外寒，触动伏气乃发焉，即经所谓“冬伤于寒，春必病温”，“冬不藏精，春必病温”是也。其初起之证，头身皆痛，寒热无汗，咳嗽口渴，舌苔浮白，脉息举之有余，或弦或紧，寻之或滑或数，此宜辛温解表法为先；倘或舌苔化燥，或黄或焦，是温热已抵于胃，即用凉解里热法；如舌绛齿燥，谵语神昏，是温热深踞阳明营分，即宜清热解毒法，以保其津液也；如有手足瘛疭，脉来弦数，是为热极生风，即宜却热息风法；如或昏瞆不知人，不语如尸厥，此邪窜入心包，即宜祛热宣窍法。春温变幻，不一而足，务在临机应变可也。

【释要】

前贤论春温，各有所偏，如喻嘉言强调伏气，远公强调伤风，有时让后人无所适从。事实上，二者并不抵牾。临床以见症为依据，而伏气新感说给人一个基本框架，所以讲到证治，还是以解表、散邪、清里、保津为序，病初寒象明显者，也不排除辛温解表，息风、开窍则随证而用，总的还是要随机应变。雷丰的以上论述，也有利于对春温作大体的把握。

（四）暑证

1.《伤暑全书·暑证》

（1）暑证

立夏以后，暑热盛行，时人有头疼恶心，身热恶寒，手足厥冷，肢节沉痛，不思饮食。或气高而喘，或气短而促甚者，用手扪之，如火燎皮肤。或腹肠绞疼，或口鼻流血，病候与伤寒相似。不知者误认伤寒，用辛热发汗药，或加衣出汗，则元气益虚，终不知悟。盖此证乃夏属阴虚，元气不足，湿热蒸人，暴伤元气。人初感之，即骨乏腿软，精神倦怠，昏睡懒语。其形如醉梦，间或无汗，或微汗不断，或大汗不止，烦渴饮水，胸膈痞闷，小便黄而少，大便溏而频，或呕或泻，或结或霍乱不止。此等证与伤寒大异，按时而施治，据证而急疗，无不应手者。语曰：勿伐天和，正因时之道也。亦有不头痛、身痛、恶寒者，治法皆同。

治法：轻者以五苓散，以利小便，导火下泻，而暑自解；或香薷饮，辛散以驱暑毒，木瓜制暑之要药也；或藿香正气散、十味香薷饮之类。重者人参败毒散、桂苓甘露饮、竹叶石膏汤、白虎汤之类。弱者用生脉散、清暑益气汤、补中益气汤等。若不分内外，不论轻重强弱，一概以和解，百发百中，随试随应，则无如六和汤最良矣。方书名家，古今甚众，其中多所发挥，明切精密者，惟朱丹溪为最详且要。近世著作，王宇泰先生有《证治准绳》、《证治类方》诸帙，独得其解，批隙中窾，转丸游刃之技，力追古名流已。工医者，所当时披诵而潜玩者也。治方见后。

【释要】

暑证作为病名，涵盖亦宽。立夏以后，暑热亢盛之时，所见的发热外感，病候与伤寒相似，但若误作伤寒，而用辛热发汗药，则徒虚元气。暑证在人，有气阴虚亏，在天有湿热蒸人，见症既有热象，又有湿象，如胸膈痞闷，便溏而频，甚或呕泻霍乱。

讲到具体证治，张凤逵提出：轻者以五苓散、香薷饮、藿香正气散、十味香薷饮；重者以人参败毒散、桂苓甘露饮、竹叶石膏汤、白虎汤；弱者用生脉散、清暑益气汤、补中益气汤。若要用通治方，则没有比六和汤更合适的了。对暑病的治疗尽管也要强调清热，但应该注意化湿通利和益气健脾的运用。

(2) 暑厥

夏月有卒然晕倒，不省人事，手足逆冷者为暑厥。此阴风也，不可骤用寒凉药。先以辛温药散解之俟醒，然后用辛凉，以清火除根。误用热药及艾灸立死，童便和姜汁灌亦易苏。

【释要】

厥者突然晕倒，不省人事，手足且冷，此为突变之症，寒凉剂已不可再用。所谓阴风，阴者寒也，风者卒也，先用辛温散寒回阳，然后再用辛凉清热（童便和姜汁灌服亦易苏）。热病中见到阳气暴脱，仍用仲景四逆汤法，临床上药物用到什么程度，脉象往往成为重要的参考。

(3) 暑风

忽然手足搐挛，厉声呻吟，角弓反张，如中恶状，为暑风。亦有先病热，后甚渐成风者。谵语狂呼，浪走气力百倍，此阳风也，治法以寒凉攻劫之，与阴风不同。皆宜解散化痰，不宜汗下。有日久而脾胃弱者，宜温补。

【释要】

风者为痉，手足搐挛，角弓反张。细分，也有阴阳虚实的不同。阳热实证以寒凉剂，阴寒偏虚，日久而脾胃弱者，则宜温补。既为暑风，临证当然还是以实热为常见。

（4）暑疡

凡痈疽毒疮，发热有时，晡甚旦止。若夏月间，有头面外项赤肿，或咽喉肿痛，或腿足焮肿，长至数寸，不能动履，人皆疑为疮。但其头痛内燥，昼夜发热不止，自与疮证不同。但以败毒散加石膏、黄连等药，热证一解，赤肿自消，全无脓血，此名暑疡。毫厘而千里者也。

【释要】

暑天见痈疽毒疮而发热，头面外项赤肿，咽喉肿痛，腿足焮肿等，此为局部的感染症无疑，如丹毒流火类，只管用苦寒剂清热败毒，赤肿消则热自退，局部不会有脓血积聚，以此区别于一般的疮疡，这样的描述，有点类似于丹毒，或上窜头面，或流毒下肢。

（5）暑瘵

盛暑之月，火能灼金。若不禁辛酒，脾火暴甚，有劳热躁扰，而火动于心肺者，令人咳嗽气喘，骤吐血衄血，头目不清，胸膈烦喝不宁，即童稚老夫，间一病此。昧者以为劳瘵，不知火在血上，非真阴亏损而虚劳者等也。宜四物汤、黄连解毒汤、二陈汤，三药内去川芎、白芍、黄柏，以贝母易半夏，加桔梗以抑之，薄荷以散之，麦冬、五味以敛之自愈。或加童便、藕汁，或黄连香薷饮一二剂亦可。静摄数日，忌酒煎炒自安。是名暑瘵，宜酌而善用焉。或用东垣参苓调中亦妙。

【释要】

暑热灼金，火动于心肺，令人咳喘吐血，一般也以有宿疾者多。但如果是偶然病此者，又不当认作劳瘵，不可作真阴亏损的虚劳治。具体的治疗，可以四物汤、黄连解毒汤、二陈汤相合，去温燥，抑寒凉，另外可加桔梗、薄荷宣散，加麦冬、五味收敛，或加童便、藕汁止血。

(6) 绞肠痧

夏间有不头痛发热，但觉小腹疼痛，或心腹俱痛，鼓胀痞满，不能屈伸者，人或疑为阴证，或执为食生冷过多。不知皆暑火流注，脏腑不能解，故先小腹痛，后及遍心腹。法宜六和汤清解之，或五苓散加香薷、木瓜、紫苏、半夏之类，利散之自愈。若以为阴病生冷，而用热药热物助之，不可救已。或用炒盐和滚水服，探吐痰涎亦妙。亦有发热身痛等证，内兼心腹痛，大概吐法为上，用藿香正气散，或二陈汤加厚朴、炒栀佳。

【释要】

暑夏之际，但见腹部症状，小腹疼痛，遍及心腹，鼓胀痞满，不能屈伸。此不能作为阴冷之症处理，而应看作暑火流注，治用六和汤清解，或五苓散加香薷、木瓜、紫苏、半夏等利散之。若用藿香正气散或二陈汤加厚朴、炒栀子，亦取芳香化湿、和中解表的意思。从原文描述看，大体上是指夏季多见的急性胃肠炎。

(7) 寒疫

夏月亦有病凉者，偶遇暴风怒雨，不及加衣，或夜失覆，或路行冒犯，皆能为凉证，此非其时而有其气，谓之寒疫。治法与暑症异，亦以九味羌活汤、败毒散，以辛散和解为主，不可专用汗药。此论乃李东垣先生发自《十书》中，从来医书罕及，然仅百之一耳。以一律百，以或然为固然，左矣。

【释要】

此处的疫字，当作别解。夏月病凉，亦属常见，如触冒风雨，夜凉失覆，治从寒证，用九味羌活汤，败毒散，辛散和解为要，但忌过用发散。文中提到东垣谙于此法，而他医较少论及。其实东垣所亲历的倒是一场疫病，只不过时当六月，气温骤降，造成假象，称为寒疫。暑证亦有病凉，文中提到的或然、固然，其实关联到疾病的鉴别诊断问题，医家们所经历的疾病不同，所以提供的经验也有限，临证应该作出具体分析，以变为常，当然要出错。

2. **《三时伏气外感篇·暑病》**

夏为热病，然夏至以前，时令未为大热，经以先夏至病温，后夏至病暑。温邪前已申明，暑热一证，幼医易眩。夏暑发自阳明，古人以白虎汤为主方。后贤刘河间创议迥出诸家，谓温热时邪，当分三焦投药，以苦辛寒为主，若拘六经分证，仍是伤寒治法，致误多矣。盖伤寒外受之寒，必先从汗解，辛温散邪是矣。口鼻吸入之寒，即为中寒阴病，治当温里，分三阴见证施治。若夫暑病，专方甚少，皆因前人略于暑详于寒耳。考古如《金匮要略》暑、暍、痉之因，而洁古以动静分中暑中热，各具至理，兹不概述。论幼科病暑热夹杂别病有诸，而时下不外发散消导，加入香薷一味，或六一散一服。考本草香薷辛温发汗，能泄宿水。夏热气闭无汗，渴饮停水，香薷必佐杏仁。以杏仁苦降泄气，大顺散取义若此。长夏湿令，暑必兼湿。暑伤气分，湿亦伤气，汗则耗气伤阳，胃汁大受劫烁，变病由此甚多。发泄司令，里真自虚。张凤逵云：暑病首用辛凉，继用甘寒，再用酸泄酸敛，不必用下，可称要言不烦矣。然幼科因暑热蔓延，变生他病，兹摘其概。

暑邪必挟湿，状如外感风寒。忌用柴、葛、羌、防，如肌表热无汗，辛凉轻剂无误。香薷辛温气升，热伏易吐，佐苦降如杏仁、川连、黄芩则不吐。宣通上焦，如杏仁、连翘、薄荷、竹叶。暑热深入，伏热烦渴，白虎汤、六一散。暑病头胀如蒙，皆湿盛生热，白虎、竹叶。酒湿食滞加辛温通里。

暑热邪伤，初在气分，日多不解，渐入血分，反渴不多饮，唇舌绛赤，芩、连、膏、知不应，必用血药，谅佐清气热一味足矣。轻则用青蒿、丹皮（汗多忌）、犀角、竹叶心、玄参、鲜生地、细生地、木通（亦能发汗）、淡竹叶，若热久痞结，泻心汤选用。又夏月热久入血，最多蓄血一证，谵语，昏狂。看法以小便清长者，大便必黑为是，桃仁承气汤为要药。

【释要】

暑热一证，幼医易眩，也是变证多端（包括的疾病过多），在初始难以测知。夏暑发自阳明，古以白虎加参为治，仲景《金匮要略》中有暍病证治，说明早有区分。而后人昧于此，仍按六经分治，初用辛温则大谬，故河间投药以苦辛寒为主。叶氏提出暑热伤气，暑湿亦伤气，多汗则气阴俱伤，治疗推崇《伤暑全书》所倡导的首用辛凉，继用甘寒，再用酸泄酸敛，而不必用下。

叶天士在用药上细心周到，如暑湿外感似寒者，忌柴葛羌防的升散，当用辛凉轻剂，香薷与杏仁的相配，芩连的止吐，杏、翘、薄荷、竹叶的轻清，热盛烦渴才用白虎汤、六一散。暑热由气及血，见舌绛者，苦寒药力也有所不逮，须加血药，如犀角、鲜生地、玄参等，蓄血谵狂，又以桃核承气汤为要药，处处体现出随证治之的精神。

（五）暑温

1.《温病条辨·暑温大纲》

形似伤寒，但右脉洪大而数，左脉反小于右，口渴甚，面赤，汗大出者，名曰暑温，在手太阴，白虎汤主之；脉芤甚者，白虎加人参汤主之。（上焦篇22）

【释要】

暑温形似伤寒，初起或有短暂恶寒，但证见渴甚，面赤、大汗、脉洪大而数，则正是热甚期，六经辨证当属阳明里热。而吴鞠通称在手太阴，也是强调病初，右脉盛为肺胃，左脉反小为阴液已有内耗，所以若见脉芤甚则气阴两虚，白虎必须加参。

暑乃季节，温为邪热。由于《素问·热论》中有“凡病伤寒而成温者，先夏至日者为病温，后夏至日者为病暑”的说法，引发后人新感、伏气的争论。一般临证初起即见高热、烦渴、汗出、脉洪等气分热盛的表现，此亦即叶氏所谓“夏暑发自阳明”的意思。热盛则动风、动血，内闭、外脱等危重之证也多见，治法清热一以贯之，或凉血，或熄风，或开窍。从现代医学的角度，流行性乙型脑炎、钩端螺旋体病等急性传染病及中暑大体与本病相当。

2.《温病条辨·小儿暑痫》

小儿暑温、身热，卒然痉厥，名曰暑痫，清营汤主之，亦可少与紫雪丹。(上焦篇33)

【释要】

小儿暑痫，此条的痫，当指抽搐，身热甚则突然痉厥，此由邪热炽盛所致，故清营凉血为急，息风的同时，亦可早用紫雪类开窍剂。吴氏将暑温和暑痫并立，说明了疾病和症状的联系，暑温一般见症重笃。

(六) 暑湿

《通俗伤寒论·暑湿伤寒》

因：先受湿，继受暑，复感暴寒而触发，亦有外感暑湿，内伤生冷而得者。夏月最多，初秋亦有。

证：暑湿兼外寒者，初起即头痛发热，恶寒无汗，身重而痛，四肢倦怠，手足逆冷，小便已洒洒然毛耸，但前板齿燥，气粗心烦，甚则喘而嘘气。继则寒热似疟，湿重则寒多热少，暑重则热多寒少。胃不欲食，胸腹痞满，便溏或泄，溺短黄热，舌苔先白后黄，带腻或燥。暑湿兼内寒者，一起即头痛身重，凛凛畏寒，神烦而躁，肢懈胸满，腹痛吐泻，甚则手足俱冷，或两胫逆冷，小便不利，或短涩热，舌苔白滑，或灰滑，甚则黑滑或淡白。

治：暑湿兼外寒，法当辛温解表，芳淡疏里，藿香正气汤加西香薷（钱半）、光杏仁（三钱）为主。微汗出，外寒解，即以大橘皮汤温化其湿，湿去则暑无所依而去矣。若犹余暑未净者，前方去苍术、官桂，加山栀、连翘、青蒿等肃清之。暑湿兼内寒，法当温化生冷，辛淡渗湿，胃苓汤加公丁香（九支）、广木香（磨汁，两匙冲）为主。寒水去，吐泻止，即以香砂二陈汤温运脾阳，阳和而暑湿渐从火化，改用大橘皮汤去桂术，加山栀、黄芩、茵陈、青蒿子等清化之。

【释要】

夏月初秋，感受暑湿，可以由感寒伤冷而触发。临床的证治分为二途，暑湿兼外寒者，有表寒可见，如头痛、恶寒、身痛等，所以治疗用辛温解表的同时当芳化疏里，药方如藿香正气散加香薷、杏仁，先散寒后化湿，最后肃清余暑。暑湿兼有内寒者，头痛身重恶寒腹痛吐泻肢冷，其实表里皆有寒象，治疗当温化合辛淡渗湿，药用胃苓汤加公丁香、广木香，待吐泻停止后，再以香砂二陈汤温运脾阳，待湿渐化热后，才可加入清利之品。

（七）湿热

1. 《湿热病篇》

(1) 湿热病提纲

湿热证，始恶寒，后但热不寒，汗出胸痞，舌白，口渴不引饮。(1)

【释要】

薛生白的《湿热病篇》是湿热证治的专门论述，湿热论治又为温病学家所独到，所以在此多加选录。原文只用短短一句话，为湿热病变提纲挈领，主要偏重于疾病初期的表现。作为湿热的临床特点，得到了强调和突出，即胸脘痞闷，舌苔白腻，口渴而不欲饮。湿热之邪易犯脾胃，薛氏在自注中提出有阳明和太阴，用以区分虚实。湿热在临床上有常有变，提纲所言者为常，液不升而口渴，饮内留则不欲饮，湿蔽清阳则胸痞，此等解释当属经典。作为变证有兼少阳三焦，有兼厥阴风木的。薛氏强调湿热不仅与伤寒不同，并且与温病（春温）亦有异。温病由少阴不藏，木火内燔，风邪外袭，表里相应。而湿热为太阴内伤，湿邪停聚，客邪再至，内外相引。少阴也好，太阴也好，有无内伤，关系到病之轻重。

湿热之证，脉无定体，见解有独到处。临证脉象的洪缓伏细，差异甚大，可以反映病情的险恶及患者的个体差异，成为论治的依据。但从病机上理解，湿热证属于一种错杂状态，所以不像单纯的寒热虚实证象那么容易把握。

关于外邪伤人，必随人身之气而变，也能发人深省。理论上有“从化”之说，强调中医临证治疗必须重视患者各不相同的体质，非常符合实际，能够充分体现辨证论治。

（2）邪在肌表

湿热证，恶寒无汗，身重头痛，湿在表分，宜藿香、香薷、羌活、苍术皮、薄荷、牛蒡子等味。头不痛者，去羌活。(2)

湿热证，恶寒发热，身重关节疼痛，湿在肌肉，不为汗解，宜滑石、大豆黄卷、茯苓皮、苍术皮、藿香叶、鲜荷叶、白通草、桔梗等味。不恶寒者，去苍术皮。(3)

湿热证，胸痞发热，肌肉微疼，始终无汗者，腠理暑邪内闭，宜六一散一两，薄荷叶三、四分，泡汤调下即汗解。(21)

【释要】

湿在表分，邪在肌肉，或腠理被暑邪内郁者，都有恶寒、发热、身痛、头痛、身重等肌表症状。湿邪为主，湿邪又可以挟风挟暑而化热。但有一点须明确，即里热尚未转甚。从治疗看，偏于寒者辛散之品可以用得重，而热象较明显者清利之品要多加。至于暑湿所致者，则要注意辛凉宣散、轻清利湿。

以阴湿、阳湿概括寒热虚实，从而可以掌握汗解的分寸。辛胜即为汗药，辛温在表证阶段总是需要的，只是要注意用药的轻重而已。另外针对阴湿之邪，也有使用温通之品的必要。疾病的初期切忌寒凉抑遏，这在温病的临床证治中始终是个关键，而在湿热病证的治疗中更加值得注意。

（3）邪阻气分

湿热证，寒热如疟，湿热阻遏膜原，宜柴胡、厚朴、槟榔、草果、藿香、苍术、半夏、干菖蒲、六一散等味。(8)

湿热证，初起发热，汗出胸痞，口渴舌白，湿伏中焦，宜藿梗、蔻仁、杏仁、枳壳、桔梗、郁金、苍术、厚朴、干果、半夏、干菖蒲、佩兰叶、六一散等味。(10)

湿热证，舌遍体白，口渴，湿滞阳明，宜用辛开，如厚朴、草果、半夏、干菖蒲等味。(12)

湿热证，舌根白，舌尖红，湿渐化热，余湿犹滞，宜辛泄佐清热，如蔻仁、半夏、干菖蒲、大豆黄卷、连翘、绿豆衣、六一散等味。(13)

湿热证，初起即胸闷不知人，瞀乱大叫痛，湿热阻闭中上二焦，宜草果、槟榔、鲜菖蒲、芫荽、六一散各重用，或加皂角、地浆水煎。(14)

湿热证，四五日，口大渴，胸闷欲绝，干呕不止，脉细数，舌光如镜，胃液受劫，胆火上冲，宜西瓜汁、金汁、鲜生地汁、甘蔗汁磨服郁金、木香、香附、乌药等味。(15)

湿热证，呕吐清水或痰多，湿热内留，木火上逆，宜温胆汤加瓜蒌、碧玉散等味。(16)

湿热证，呕吐不止，昼夜不差，欲死者，肺胃不和，胃热移肺，肺不受邪也，宜用川连三四分，苏叶二三分，两味煎汤，呷下可止。(17)

湿热证，咳嗽昼夜不安，甚至喘不得眠者，暑邪入于肺络，宜葶苈、枇杷叶、六一散等味。(18)

湿热证，初起壮热口渴，脘闷懊侬，眼欲闭，时谵语，浊邪蒙闭上焦，宜涌泄，用枳壳、桔梗、淡豆豉、生山栀、无汗者加葛根。(31)

湿热证，壮热口渴，自汗，身重，胸痞，脉洪大而长者，此太阴之湿与阳明之热相合，宜白虎加苍术汤。(37)

【释要】

在上焦二条，咳喘不安，难以平卧，为邪入肺络，用药相对简单，以葶苈、枇杷叶、六一散等。而壮热、口渴、脘闷、懊侬、时时谵语者，为邪蒙上焦，用枳壳、桔梗、淡豆豉、山栀，治法亦轻。若见神识昏蒙者，当加用其他药物开窍。至于涌泄之说，实在是出于对栀子豉汤的一种误解，栀子豉汤苦寒清热，带有一定的透发的意思，适用于邪热留扰于心下胸膈部位的见症。

中焦见症多端，有邪在膜原，寒热如疟者；有湿伏中焦，胸痞汗出口渴者；有湿滞阳明；有湿渐化热；有湿热阻闭中上二焦；有胃液被劫，胆火上冲；有湿热内留，木火上逆；有肺胃不和；有湿热相合等等情况。无疑病在中焦，用药须重，厚朴、草果、苍术、半夏、菖蒲等燥烈之品，常常占据主要位置，而清透、清利之品，仍须不时配合，如柴胡、藿佩、大豆黄卷、苏叶、芫荽、六一散、碧玉散等。而阳明之热与太阴之湿相合，热象明显时，则又有白虎加苍术汤。

（4）邪在下焦

湿热证，数日后自利，溺赤，口渴，湿流下焦，宜滑石、猪苓、茯苓、泽泻、萆薢、通草等味。(11)

湿热证，四五日，忽大汗出，手足冷，脉细如丝或绝，口渴，茎痛，而起坐自如，神清语亮。乃汗出过多，卫外之阳暂亡，湿热之邪仍结，一时表里不通，脉故伏，非真阳外脱也，宜五苓散去术加滑石、酒炒川连、生地、芪皮等味。(29)

【释要】

下焦证治，出原文二条。湿流下焦，多见自利、溺赤，治疗以清利为主，用猪苓汤中的滑石、猪苓、茯苓、泽泻等。下焦证多见于晚期，忽大汗出，然后见肢冷、脉细，伴见口渴、茎痛，而病人起坐自如，神清语亮，据此不得断为脱证，而治疗仍当固守通利之法，并适当配合清热，养阴、固表之品。

（5）邪入营血

湿热证，壮热口渴，舌黄或焦红，发痉，神昏谵语或笑，邪灼心包，营血已耗，宜犀角、羚羊角、连翘、生地、玄参、钩藤、银花露、鲜菖蒲、至宝丹等味。(5)

湿热证，壮热渴烦，舌焦红或缩，斑疹，胸痞，自利，神昏痉厥，热邪充斥表里三焦，宜大剂犀角、羚羊角、生地、玄参、银花露、紫草、方诸水、金汁、鲜菖蒲等味。(7)

湿热证，经水适来，壮热口渴，谵语神昏，胸腹痛，或舌无苔，脉滑数，邪陷营分，宜大剂犀角、紫草、茜根、贯

众、连翘、鲜菖蒲、银花露等味。(32)

湿热证，上下失血或汗，毒邪深入营分，走窜欲泄，宜大剂犀牛、生地、赤芍、丹皮、连翘、紫草、茜根、银花等味。(33)

湿热证，七八日，口不渴，声不出，与饮食亦不却，默默不语，神识昏迷，进辛开凉泄，芳香逐秽，俱不效，此邪入厥阴，主客浑受，宜仿吴又可三甲散，醋地鳖虫、醋炒鳖甲、土炒穿山甲、生僵蚕、柴胡、桃仁泥等味。(34)

【释要】

湿热之邪，在气分者多。由气入营，一般以化热化燥为前提，如原文描述的壮热、口渴、苔黄或焦、舌红、神昏、痉厥等，甚或见到斑疹、出血等，此时的治疗与温病大体相同，清热凉血、生津养阴、开窍熄风等在所必用，应该注意的是，湿热病证的开窍，用芳香逐秽之品亦多。

(6) 湿热致痉

湿热证，三四日即口噤，四肢牵引拘急，甚则角弓反张，此湿热侵入经络脉隧中。宜鲜地龙、秦艽、威灵仙、滑石、苍耳子、丝瓜藤、海风藤、酒炒黄连等味。(4)

湿热证，发痉，神昏笑妄，脉洪数有力，开泄不效者，湿热蕴结胸膈，宜仿凉膈散；若大便数日不通者，热邪闭结肠胃，宜仿承气微下之例。(6)

湿热证，数日后，汗出热不除，或痉，忽头痛不止者，营液大亏，厥阴风火上升，宜羚羊角、蔓荆子、钩藤、玄参、生地、女贞子等味。(20)

湿热证，发痉神昏，独足冷阴缩。下体外受客邪，仍宜从湿热治，只用辛温之品煎汤熏洗。(30)

湿热证，口渴，苔黄起刺，脉弦缓，囊缩舌硬，谵语昏不知人，两手搐搦。津枯邪滞，宜鲜生地、芦根、生首乌、鲜稻根等味。若脉有力，大便不通，大黄亦可加入。(35)

湿热证，发痉撮空，神昏笑妄，舌苔干黄起刺或转黑色，大便不通者，热邪闭结胃腑，宜用承气汤下之。(36)

【释要】

湿热病证中看到痉的出现，总是热盛，或有阴亏，且常与心包证同在。热盛在阳明，用大黄或承气攻下，有泄热存阴之效。临床多视其大便通畅与否，而决定用药的轻重。另外，动风以虚实分，液亏津枯者，养阴生津之品必用。

(7) 善后调理

湿热证，数日后脘中微闷，知饥不食，湿邪蒙绕三焦，宜藿香叶、薄荷叶、鲜荷叶、枇杷叶、佩兰叶、芦尖、冬瓜仁等味。(9)

湿热证，十余日，大势已退，唯口渴汗出，骨节痛，余邪留滞经络，宜元米汤泡于术，隔一宿，去术煎饮。(19)

湿热证，按法治之，数日后，或吐下一时并至者，中气亏损，升降悖逆，宜生谷芽、莲心、扁豆、米仁、半夏、甘草、茯苓等味，甚则用理中法。(22)

湿热证，按法治之，诸症皆退，惟目瞑则惊悸梦惕，余邪内留，胆气未舒，宜酒浸郁李仁、姜汁炒枣仁、猪胆皮等味。(27)

湿热证，曾开泄下夺，恶候皆平，独神思不清，倦语不思食，溺数，唇齿干。胃气不输，肺气不布，元神大亏，宜人参、麦冬、石斛、木瓜、生甘草、生谷芽、鲜莲子等味。(28)

【释要】

湿热病证的后期，余邪或蒙绕三焦，留滞经络，或内留而胆气未舒。机体或肺胃输布不及，元神大亏，或中气虚怯，升降失司。则分别有轻清芳化，养阴逐湿，清泄胆热，清补元气，健脾理中等法调之。逐条陈述，章法井然而可仿效。

(8) 暑病

湿热证，湿热伤气，四肢困倦，精神减少，身热气高，心烦溺黄，口渴自汗，脉虚者，用东垣清暑益气汤主治。(38)

暑月热伤元气，气短倦怠，口渴多汗，肺虚而咳者，宜人参、麦冬、五味子等味。(39)

暑月乘凉饮冷，阳气为阴寒所遏，皮肤蒸热，凛凛畏寒，头重头痛，自汗烦渴，或腹痛吐泻者，宜香薷、厚朴、扁豆等味。(40)

【释要】

原文立出暑病和湿热对照，也是因为暑有二端，或偏于热，或偏于湿，偏湿者温燥之品可行，原文提出用东垣清暑益气汤，后人有诟其用药驳杂者，其实个中亦蕴补中益气意，亦有生脉散意，补泻并施，润燥并投，终究还是温补燥湿之品多，所以王孟英另外设有清热养阴益气之清暑益气汤，药无好恶，惟当是取。另出生脉散和香薷饮，香薷饮治在病初，而生脉饮用在收尾，此法不可随意颠倒。

(9) 寒湿

湿热证，身冷脉细，汗泄胸痞，口渴舌白，湿中少阴亡阳，宜人参、白术、附子、茯苓、益智等味。(25)

暑月病初起，但恶寒、面黄、口不渴、神倦四肢懒，脉

沉弱，腹痛下利，湿困太阴之阳，宜仿缩脾饮，甚则大顺散、来复丹等法。(26)

暑热内袭，腹痛吐利，胸痞脉缓者，湿浊内阻太阴，宜缩脾饮。(44)

暑月饮冷过多，寒湿内留，水谷不分，上吐下泻，肢冷脉伏者，宜大顺散。(45)

【释要】

寒湿与湿热，初看矛盾，互有抵触。但细想也属合理，即湿盛者阳气不伸，就容易出现寒象甚至于虚寒之证，所以在湿热中补出寒湿证治，也是必要的。湿犯少阴之阳，用人参、白术、附子，此为伤寒六经中的基本治法。据寒湿的轻重有太阴、少阴的不同，此有缩脾饮、大顺散、来复丹等可供选择。夏暑伤于寒湿，胸痞腹痛，下利呕逆，此等症状为湿浊内困太阴，邪重者以草果、砂仁、葛根为主，内寒者以干姜、肉桂、附子为主，用药全偏在温补、温燥了。

(10) 下利

湿热证，十余日后，左关弦数，腹时痛，时圊血，肛门热痛，血液内燥，热邪传入厥阴之证，宜仿白头翁法。(23)

湿热证，十余日后，尺脉数，下利或咽痛，口渴心烦，下泉不足，热邪直犯少阴之证，宜仿猪肤汤凉润法。(24)

湿热内滞太阴，郁久而为滞下，其证胸痞腹痛，下坠窘迫，脓血稠黏，里急后重，脉软数者，宜厚朴、黄芩、神曲、广皮、木香、槟榔、柴胡、煨葛根、银花炭、荆芥炭等味。(41)

痢久伤阳，脉虚滑脱者，真人养脏汤加甘草、当归、白芍。(42)

痢久伤阴，虚坐努责者，宜用熟地炭、炒当归、炒白芍、炙甘草、广皮之属。(43)

腹痛下利，胸痞，烦躁，脉数大，按之豁然空者，宜冷香饮子。(46)

【释要】

湿热病证十多天后，邪入里而见腹痛便脓血且有肛门灼痛，厥阴为热病晚期，伤寒论厥阴下利有白头翁汤证治，清热凉血利湿止痢，药以苦寒燥湿解毒之品为主。注家引出仲景治痢的不同方剂以示区别，如黄芩汤、小承气汤等，将白头翁汤移入湿热病治疗，也是十分妥帖的。

同样湿热病证后期，阴虚内热而见下利，伴咽痛，口渴心烦，用伤寒论少阴的猪肤汤。二方都出自仲景寒凉不同，虚实有异。其实少阴还有桃花汤等。

湿热内滞太阴而为利，药以清热燥湿行气共用。当视为温病学家的独到，厚朴、陈皮、木香、槟榔调气而缓腹痛窘迫后重，清热用柴胡、黄芩、银花，不用一派苦寒之品，荆芥、葛根且带有升陷的意思，后人对柴葛、芍药的议论，可以参考，但不必拘泥。

下利后期，阳虚脉弱、滑脱者用真人养脏汤加甘草、当归、芍药，温中补虚，涩肠固脱，效法桃花汤，但用药别开生面。补用参、术，温用桂、蔻，涩用粟壳、诃子，当归、木香、芍药和血行气止痛。注家对痢用温补有异议，强调了痢疾与泄泻的不同，也值得参考。

下痢后期阴伤虚坐努责，薛氏自注为痢久血虚，血不足则生热，故急迫欲便，但坐久而不得便，此热乃血虚所生，故治疗以补血为主。

2. **《通俗伤寒论·湿温伤寒》**

因：伏湿酝酿成温，新感暴寒而发，多发于首夏初秋凉时，但湿温为伏邪，寒为新邪，新旧夹发，乃寒湿温三气杂合之病，与暑湿兼寒，暑湿为伏气，寒为新感者，大同小异。惟湿温兼寒，寒湿重而温化尚缓；暑湿兼寒，湿热重而寒象多轻。

证：初起头痛身重，恶寒无汗，胸痞腰疼，四肢倦怠，肌肉烦疼，胃钝腹满，便溏溺少，舌苔白滑，甚或白腻浮涨。

治：首宜芳淡辛散，藿香正气汤加葱豉，和中解表，祛其搏束之外寒，次宜辛淡疏利，大橘皮汤加川朴（钱半）、蔻末（六分冲），宣气利溺，化其郁伏之内湿。寒散湿去，则酝酿之温邪无所依附，其热自清。即或有余热未清者，祇须大橘皮汤去苍术、官桂，加焦山栀、绵茵陈（各三钱），以肃清之足矣。

【释要】

湿温起病，有特定的季节，有特殊的表现。从病机的角度，原文有：“湿温兼寒，寒湿重而温化尚缓；暑湿兼寒，湿热重而寒象多轻。”的说法，所以在治疗上提出初用芳淡辛散，继用辛淡疏利。临证用药，其实还是要权衡湿和热的孰轻孰重，湿重者寒重，用药当偏于温，避免过用苦寒而抑遏中气。

3. **《温病条辨·湿温证治》**

头痛恶寒、身重疼痛，舌白不渴，脉弦细而濡，面色淡黄，胸闷不饥，午后身热，状若阴虚，病难速已，名曰湿温。汗之则神昏耳聋，甚者目瞑不欲言；下之则洞泄；润之则病

深不解。长夏深秋冬日同法，三仁汤主之。（上焦篇43）

【释要】

湿温有治禁，过用汗下，耗津且伤阳，症见神昏、耳聋、目瞑、洞泄等。反之，投用滋腻之品，则湿邪更加缠绵难解。吴鞠通在此出三仁汤，着眼于气机的畅达。

4.《伤寒指掌·伤寒类证》

按湿温证，因长夏每多阴雨，得日气煦照，则潮湿上蒸，袭人肌表，着于经络，则发热头胀，身痛，足胫痛，舌苔腻白等症。重者兼感时邪不正之气，即为湿温疫症。

邪入气分：暑湿之邪阻于肺，必咽痛，发热，身痛，舌苔黄厚黏腻，烦渴不解。当清上焦，如连翘、桔梗、滑石、射干、米仁、马勃、通草、淡竹叶、银花、芦根之类。如见身发斑疹，舌黄燥厚，当凉膈疏斑，如连翘、薄荷、生栀、石膏、牛蒡、杏仁、枳实、黄芩之类。

邪乘包络：湿温之邪，乘于心包络则神识昏呆，发热身痛，四肢不暖，舌苔鲜红燥刺者。宜解手厥阴之邪，如犀角尖、连翘、石菖蒲、川郁金、玄参、赤小豆、西黄之属主之。

邪入营分：如湿温之邪入于血络，舌苔中黄边赤，发为赤斑丹疹，神昏谵语，宜清疏血分以透斑，佐芳香逐秽以开闭，犀角、连翘、赤芍、银花、牛蒡、菖蒲、郁金、玄参、薄荷、人中黄之类。

邪阻上焦：病起发热头胀，渐至耳聋，喉痛欲闭，鼻中衄血，此邪混气之象。邪在上焦空虚之所，非苦寒直达胃中之药可以治，病不能即解，即有昏痉之变，宜轻清理上为治，如连翘、马勃、牛蒡、银花、射干、白金汁。如见呃忒，加枇杷叶、竹茹。

【释要】

同样发生在夏季的热病，偏于湿热者以湿温命名。从外界看是雨湿偏盛，从内部看是“太阴内伤，湿饮停聚”，内外相引，故病湿温。其实，用湿字要表达的是病程的缠绵、消化道症状的常见，也有医家以阳明和太阴来区别湿与热的偏胜。针对湿热，临证治疗讲究芳香宣透、苦温开泄、苦辛通降、淡渗利湿等法。亦即寒温并投、升降并调为常法，在没有完全热化时，当慎用苦寒。因为凉遏阳气，湿必难除。从现代医学的角度，伤寒、副伤寒、钩端螺旋体病、流感等发生于当季者，大体与湿温相仿。

（八）伏暑

1.《通俗伤寒论·伏暑伤寒》

因：夏伤于暑，被湿所遏而蕴伏，至深秋霜降及立冬前后，为伤寒搏动而触发，邪伏膜原而在气分者，病浅而轻。邪舍于营而在血分者，病深而重。

证：邪伏膜原，外寒搏束而发者，初起头痛身热，恶寒无汗，体痛肢懈，脘闷恶心，口或渴或不渴，午后较重，胃不欲食，大便或秘或溏，色如红酱，溺黄浊而热。继则状如疟疾，但寒热模糊，不甚分明，或皮肤隐隐见疹，或红或白，甚或但热不寒，热甚于夜，夜多谵语，辗转反侧，烦躁无奈，渴喜冷饮，或呕或呃，天明得汗，身热虽退，而胸腹之热不除，日日如是。速则三四候即解，缓则五七候始除。舌苔初则白腻而厚，或满布如积粉，继则由白转黄，甚则转灰转黑，或糙或干，或焦而起刺，或燥而开裂，此为伏暑之实证，多吉少凶。若邪舍于营，外寒激动而发者，一起即寒少热多，日轻夜重，头痛而晕，目赤唇红，面垢齿燥，心烦恶热，躁扰不宁，口干不喜饮，饮即干呕。咽燥如故，肢虽厥冷，而胸腹灼热如焚。脐间动气跃跃，按之震手。男则腰痛如折，先有梦遗，或临病泻精。女则少腹酸痛，带下如注，或经水不应期而骤至。大便多秘，或解而不多，或溏而不爽，肛门如灼。溺短赤涩，剧则手足瘛疭，昏厥不语，或烦则狂言乱语，静则郑声独语。舌色鲜红起刺，别无苔垢，甚则深红起裂，或嫩红而干光。必俟其血分转出气分，苔始渐布薄黄，及上罩薄苔黏腻，或红中起白点，或红中夹黑苔，或红中夹黄黑起刺，此为伏暑之虚证，多凶少吉。

治：邪伏膜原而在气分，先以新加木贼煎辛凉微散以解外，外邪从微汗而解，暂觉病退，而半日一日之间，寒虽轻而热忽转重，此蕴伏膜原之暑湿从中而作，固当辨其所传而药之。尤必辨其暑与湿孰轻孰重。传胃而暑重湿轻者，则用新加白虎汤加连翘、牛蒡，辛凉透发，从疹而解。传二肠则伏邪依附糟粕，即用枳实导滞汤，苦辛通降，从大便而解。解后暂用蒿芩清胆汤清利三焦，使余邪从小便而解。然每有迟一二日热复作，苔复黄腻，伏邪层出不穷，往往经屡次缓下，再四清利，而伏邪始尽，邪虽尽而气液两伤，终以竹叶石膏汤去石膏，加西洋参、鲜石斛、鲜茅根、青蔗汁，甘凉清养以善后。传脾而湿重暑轻者，先用大橘皮汤加茵陈、木通，温化清渗，使湿从小便而泄。然脾与胃以膜原相连，湿在胃肠之外，热郁在胃肠之中，其湿热黏腻之伏邪，亦多与肠中糟粕相搏，蒸作极黏腻臭秽之溏酱矢，前方酌加枳实导滞丸、更衣丸等缓下之，必俟宿垢下至五六次，或七八次，而伏邪始尽。邪既尽而身犹暮热早凉者，阳陷入阴，阴分尚有伏热也，可用清燥养营汤加鳖血柴胡（八分）、生鳖甲（五钱）、青蒿脑（钱半）、地骨皮（五钱），清透阴分郁热，使转出阳分而解。解后则以七鲜育阴汤（鲜生地五钱、鲜石斛四钱、鲜茅根五钱、鲜稻穗二支、鲜雅梨汁、鲜蔗汁各二瓢冲、鲜枇杷叶去毛炒香三钱）滋养阴液以善后。若邪舍于营而在血分，先与加减葳蕤汤加青蒿脑、粉丹皮，滋阴宣气，使津液外达，微微汗出以解表。继即凉血清营以透邪，轻则导赤清心汤，重则犀地清络饮，两方随证加减。若已痉厥并发者，速与犀羚三汁饮，清火熄风，开窍透络，定其痉以清神识。若神识虽清，而夜热间有谵语，舌红渐布黄腻，包络痰热未净者宜清肃，玳瑁郁金汤去紫金片，加万氏牛黄丸（二颗，药汤调下）。口燥咽干，舌干绛而起裂，热劫液枯者宜清滋，清燥养营汤去新会皮，加鲜石斛、熟地露、甘蔗汁。

【释要】

暑邪遏伏，至深秋初冬，触寒而发，有邪伏募原在气分者，也有邪舍于营在血分者，前者轻浅，后者深重。

俞根初以气分、营分为基础展开证治。邪伏募原者，初有表证，继则寒热往来如疟，症情缠绵迁延，由三四候至五七候，舌象最后转为黄黑，或焦燥干裂起刺，此为实证，预后一般也好，治疗当先用辛凉微散，继而根据湿热的偏重选方用药，原则上以通利为主，通利二便，清利三焦。最后邪去而气阴两虚者，以甘凉清养之品收功。以此作为一个过程，初中晚，也是体现了热病阶段性的变化和相应的治疗。

邪舍于营分者，发即见高热，一派燥热之象明显，燥热伤正，可见遗泄带下，热在营分，可见风动窍闭，临床上多为凶险之证，预后也差，治疗当及时凉血清营以透邪，必要时配合熄风开窍。

伏暑指夏暑受邪，蕴伏至秋冬才发病者。现代医学所称的流感、流行性乙型脑炎、钩端螺旋体病、流行性出血热等凡发于秋冬者，大体于此相当。伏暑病名，首出《局方》，其他有“伏暑秋发”、“冬月伏暑”等称呼。一般而言，秋当燥，冬当寒，现在秋冬季节而见偏湿或偏热之象，所以用伏暑来解释较为妥当。由于起病急遽，本病归在伏气温病的范围之中，临证时根据偏于热和湿的不同而遣方用药，大法亦在暑温和湿温之中。

2. **《伤寒指掌·伤寒类证》**

晚发者夏受暑湿之邪，留伏于里，至秋新邪引动而发也。其症与疟疾相似，但寒热模糊，脉象沉滞，舌苔黏腻，脘痞烦闷，午后更热，天明汗解，或无汗，清晨稍解。此暑湿之邪留着于里，最难骤愈，治法不外三焦主治。在上焦则舌苔白腻，头胀身痛，肢疼胸闷，咽干溺涩等症，当泄气分之热，宜连翘、杏仁、滑石、薄荷、橘红、通草、半夏、桔梗，热邪重加黄芩、芦根，湿邪重加白蔻、厚朴。在中焦则舌苔微黄黏腻，痞闷胸满，或目黄舌白，口渴溺赤，宜湿热兼治，用泻心法，半夏、陈皮、赤苓、枳实、川连、通草之类；若湿邪重，则脾阳受伤，目黄腹胀，小溲不利或大便不实，又宜温中祛湿，如茅术、厚朴、二苓、泽泻、木香、木瓜之类，湿甚加干姜。湿热结于下焦气分，必兼小腹胀满，小便不利，宜茯苓、猪苓、滑石、寒水石、晚蚕沙、茵陈、泽泻之类，桂苓甘露饮亦可。若暑湿之邪入于营分，则口渴、心烦、舌赤，宜清营分之邪，犀角、鲜地、菖蒲、玄参、连翘、银花之类。若舌苔中黄边绛，齿燥唇焦，脉左数右大，此暑邪内燔，气血两伤也，玉女煎。

【释要】

伏暑亦有以晚发称者，体现发病与季节的相错。寒热模糊，即不像疟病那样寒热往来明显。见症以湿象明显，脘腹痞闷，舌苔黏腻，脉象沉滞，热势在午后上扬，病情最难骤愈。证治从三焦考虑，上焦用清泄，中焦用清利，或温燥，或苦燥，下焦用通利。暑湿化燥入营分，或有气营两燔者，则清热凉血重剂必用。

3.《时病论·晚发》

晚发者，亦由冬令受寒，当时未发，发于来年清明之后，夏至以前，较之温病晚发一节，故名晚发病也。其证头痛发热，或恶风恶塞，或有汗无汗，或烦躁，或口渴，脉来洪数者是也。亦当先辨其因寒因风而触发者，始可定辛温辛凉之法治之。但其曩受之伏寒，必较温热之伏气稍轻，峻剂不宜孟浪。如无风寒所触者，仍归温病论治。此宜清凉透邪法，加蝉衣、栀、壳治之。如有变证，可仿诸温门中及热病之法治之。但是病与秋时之晚发，相去云泥，彼则夏令之伏暑而发于秋，此则冬时之伏气而发于春，慎勿以晚发同名，而误同一治耳。

或问曰：细考风温、春温，发于大寒至惊蛰；温病、温毒，发于春分至立夏，界限虽分，然与《黄帝内经》先夏至日为病温，不相符节。何独晚发一病，发于清明之后，夏至以前，偏与《黄帝内经》拍合何也？答曰：大寒至惊蛰，乃厥阴风木司权，风邪触之发为风温；初春尚有余寒，寒邪触之发为春温；春分至立夏，少阴君火司令，阳气正升之时，伏气自内而出，发为温病、温毒；晚发仍是温病，不过较诸温晚发一节也。以上五证，总在乎夏至之先，诚与《黄帝内经》先夏至日为病温，皆不柄凿矣。

【释要】

雷丰此处对晚发的论述，别出心裁。冬令受寒，发于次年的清明之后，夏至之前，所谓较一般温病发病晚。这种情况其实当属春温范围，与伏暑并立的晚发，一般是指夏令感受的暑邪内伏而发于秋冬。可见温病的命名，完全依节气限定，也有问题。节气可以作为主要参考依据，但真正起决定作用的应该还是临证时的细致观察。

（九）秋燥

1.《三时伏气外感篇·秋燥》

秋深初凉，稚年发热咳嗽，证似春月风温证。但温乃渐热之称，凉即渐冷之意。春月为病，犹冬藏固密之余，秋令感伤，恰值夏热发泄之后，其体质虚实不同。但温自上受，燥自上伤，理亦相等，均是肺气受病。世人误认暴感风寒，混投三阳发散，津劫燥甚，喘急告危。若果暴凉外束，身热痰嗽，只宜葱豉汤，或苏梗、前胡、杏仁、枳、桔之属，仅一二剂亦可。更有粗工，亦知热病，与泻白散加芩、连之属，不知愈苦助燥，必增他变。当以辛凉甘润之方，气燥自平而愈，慎勿用苦燥，劫烁胃汁。

秋燥一证，气分先受，治肺为急。若延绵数十日之久，病必入血分，又非轻浮肺药可医，须审体质证端。古谓治病当活泼泼地，如盘走珠耳。

【释要】

秋燥发于深秋寒凉之时，见症虽然与春天风温类同，但季节不同，温凉不同，人体的反映亦当有所不同。秋燥属新感温病，治疗用辛凉甘润之品可。如果误作风寒，用力发散，或投用苦燥，都容易劫伤津液，变生他症。秋燥一般轻浅，但也可能突变陷入血分，治疗就不能限于肺卫和气分，该用清凉重剂，或投熄风开窍之品了。

秋季干燥，初秋温热，深秋寒凉，因为是温病，所以一般凉燥被排除在外。从现代医学角度看，秋燥主要指上感、急性支气管炎等呼吸道疾病，故在整个温病中属于病情较轻者，病程短，传变少，晚期也只不过伤及肺胃之阴。此又有些类似于风温，同样都是以呼吸道感染为主，只是本病临证燥热之象明显，故治疗中除了清热之外，甘寒滋润贯穿始终。秋燥和风温对照起来看，可以体会中医的因时制宜，实在要比西医的一般处理高出一筹。

2. **《通俗伤寒论·秋燥伤寒》**

因：秋深初凉，西风肃杀，感之者多病风燥，此属凉燥，较严冬风寒为轻。若久晴无雨，秋阳以曝，感之者多病温燥，此属燥热，较暮春风温为重。

证：凉燥犯肺者，初起头痛身热，恶寒无汗，鼻鸣而塞，状类风寒，唯唇燥嗌干，干咳连声，胸满气逆，两胁串痛，皮肤干痛，舌苔白薄而干，扪之戟手。温燥伤肺者，初起头疼身热，干咳无痰，即咯痰多稀而黏，气逆而喘，咽喉干痛，鼻干唇燥，胸满胁痛，心烦口渴，舌苔白薄而燥，边尖俱红。

治：凉燥犯肺，以苦温为君，佐以辛甘，香苏葱豉汤去香附，加光杏仁（三钱）、炙百部（二钱）、紫菀（三钱）、白前（二钱），温润以开通上焦。上焦得通，凉燥自解。若犹痰多便闭腹痛者，则用五仁橘皮汤加全瓜蒌（四钱，生姜四钱，拌捣极烂）、干薤白（四枚，白酒洗捣）、紫菀（四钱）、前胡（二钱），辛温以疏利气机。终用归芍异功散加减（归身二钱、白芍钱半、潞党参、云茯苓、清炙草、蜜炙广皮各一钱、金橘脯、蜜枣各二枚，切碎），气血双补以善后。温燥伤肺，以辛凉为君，佐以苦甘，清燥救肺汤加减（冬桑叶三钱、光杏仁二钱、冰糖水炒石膏、大麦冬、真柿霜、南沙参各钱半、生甘草八分、鸡子白两枚、秋梨皮五钱）。

【释要】

原文所述，依气候变化分出凉燥和温燥。凉燥较冬日风寒轻，温燥较春季风温重。凉燥治以苦温为主，佐以辛甘，温润以通上焦。温燥以辛凉为主，佐以苦甘，用清燥救肺汤加减。这样的证治区分也有利于临证的把握。

（十）烂喉痧

1. **《疫痧草·辨论疫痧治法》**

烂喉疫痧，以喉为主，烂喉浅者疫邪轻，烂喉深者疫邪重。疫邪轻者易治，重者难痊。医者当视其喉，喉烂宜浅不宜深也；观其神，神气宜清不宜昏也；按其脉，脉宜浮数有神，不宜沉细无力；察其痧，痧宜颗粒分明而缓达透表，不宜赤如红纸而急现隐约也。合而论之，以定吉凶。

【释要】

原文讲了大概的判断方法，以定吉凶。喉部糜烂的浅深，神志的清醒与否，脉象的有力与否，痧疹透发的情况等等，都成为重要的依据。

现在讲的猩红热，由于临证见有发热、咽喉肿痛糜烂、肌肤丹痧密布，故有烂喉痧之称，因其有一定的传染性，故又有"疫喉痧"的叫法。清代的《疫痧草》、《疫喉浅论》是本病的专著。本病热毒炽盛的表现外在可见，也是局部症状明显，故治疗要求清热解毒一以贯之，变化无多，所谓清透、清化、清下、清养等等，辛温之品则一般视为禁忌。

2. **《疫痧草·辨论治疫痧法不同治伤寒》**

疫痧之火，迅如雷电，身热一发，便见烂喉，神呆痧隐，肌赤不分颗粒。其毒火炎炎，灼伤脏腑，在片刻间尔，安能如伤寒之传遍六经，绵延日久哉？其治法，必如伤寒之疏达既透而后清之、化之，则恐十死八九矣！治疫痧者，在疫火未肆之前，而先化其火，则其火渐化，其病渐松。在疫火既肆之后，而化其火，吾恐化之无益矣！汗虽无，身灼热；痧虽隐，无颗粒；脉虽郁，喉已腐；舌虽垢，神已烦；疏不兼清，每多凶；达而兼化，每多吉。必如伤寒症之疏达既透，而后清之、化之，岂非十死八九哉？

【释要】

疫痧之发迅疾，高热、喉烂、神呆、痧隐，其邪热毒甚，灼伤脏腑，都在片刻之中。治疗就不能固守伤寒六经先疏达后清解的一般规律，而应该在病初就果断地投用清热剂，先清其火，使疫毒邪热不再蔓延炽盛，才不至于到最后不可收拾的地步。所谓截断疗法，于此也可以体会。

3. **《疫痧草·遗毒》**

疫痧火毒未清，以致遗毒，遗毒发于项间、腮畔及喉外四肢为重。痧邪甚者乃遗毒，遗毒之证，不可轻视也。遗毒而烂喉不减，饮食不增，身热不止者，俱难治。其治法，火盛者宜清火化毒，正虚者宜扶正化毒。疫痧恶症，有痧隐神昏，喉烂极盛，而喉外坚肿，是毒结咽喉而无从发泄，所以喉外坚肿也，见之不治。此症见多在一候之内。有痧后毒走四肢，四肢光亮浮肿者难治，此症见每在两候之外。

【释要】

疫痧见到项间、腮旁及喉外四肢亦有肿者，乃遗毒所为，治法总不离清热解毒，而见喉外肿，肢体肿者皆难治。证见肢肿，其实是病及内脏，两候之外，反映了疾病的临床规律，如果进一步联系到其他的具体病名就容易理解了。

4.《喉痧证治概要·时疫烂喉痧、麻正痧、风痧、红痧、白喉总论》

时疫喉痧，由来久矣，壬寅春起，寒暖无常，天时不正，屡见盛行……独称时疫烂喉丹痧者何也，因此症发于夏秋者少，冬春者多。乃冬不藏精，冬应寒而反温，春犹寒禁，春应温而反冷，经所谓非其时而有其气，酿成疫疠之邪也。邪从口鼻入于肺胃，咽喉为肺胃之门户，暴寒束于外，疫毒郁于内，蒸腾肺胃两经，厥少之火，乘势上亢，于是发为烂喉丹痧。丹与痧略有分别，丹则成片，痧则成颗。其治法与白喉迥然不同。白喉忌表，一书主滋阴清肺汤……而时疫丹痧，初起则不可不速表，故先用汗法，次用清法，或用下法，须分初、中、末三层，在气在营，或气分多，或营分多，脉象无定，辨之宜确。一有不慎，毫厘千里……先哲云，丹痧有汗则生，无汗则死。金针度人，二语尽之矣。故此症当表则表之，当清则清之，或用釜底抽薪法，亦急下存阴之意。谚云，救病如救火，走马看咽喉，用药贵乎迅速，万不可误时失机。

【释要】

时疫烂喉丹痧以冬春多见，冬春寒温不调，酿成疫疠之邪，疫毒滞于肺胃。治法强调与白喉不同，初仍可用汗法，次用清法或下法，用药宜看准时机。

5.《疫喉浅论·疫喉痧论治》

疫喉痧皆由口鼻吸受疫病不正之气而得，方中当参入败毒之品更妙，或加芳香逐秽一二味尤佳。……疫喉初起，先取鲜土牛膝根汁一茶盅，内麝香一厘和匀，隔水炖温服，先吐痰涎，然后随证进方，亦可移重就轻。如遍身皮肤紫赤，痧点颗粒不分，即当除去麝香为要，再首列吐法数条参酌用之可也。……闷痧之证，最为凶恶，咽喉腐溃，汤饮难受，壮热神烦，遍身紫赤颗粒无分，肢凉脉伏，舌苔灰白，垢腻满布，面青目瞪，口紧流涎，指甲色青，胸满气粗，搐搦谵语，自利溲短。以上等证，百无一生，可速用通关散搐鼻取嚏，以开其闭，随用苏荷一钱、连翘一钱五分、天花粉三钱、象贝母三钱、川郁金一钱五分、鲜浮萍三钱（汗多者去），煎汤磨入玉枢丹一枚，和匀频灌之，候形色稍转再酌进汤剂为要。如无以上诸般闭象，不宜轻用搐鼻取嚏辛燥之药，玉枢丹亦不宜轻投也。

【释要】

既为疫病，当用败毒之品，或投芳香逐秽之药。原文提出证情凶险的闷痧之证，由于邪热炽盛出现窍闭、风动、肢厥，治疗则又应当以开窍醒神为急。

6.《温热逢源·伏温外窜血络发斑疹喉痧等证》

又有一种烂喉丹痧……鲜生地为此证清营泄热必用之药，欲兼疏散之意，重则用豆豉同打，轻则用薄荷叶同打，均可。丹皮清血中伏热，且味辛主散，炒黑用之最合。银花清营化毒，玄参清咽滋水，均为此证必用之药。

【释要】

原文提出具体用药，生地、丹皮、银花、玄参、淡豆豉、薄荷相配，也是让清凉之中带点透发的意思。鲜生地和豆豉相配的用法，清热凉血而带有透发之意，这样的用药经验一直可以追溯到《肘后备急方》中。

（十一）大头瘟

1.《通俗伤寒论·大头伤寒》

因：风温将发，更感时毒，乃天行之疠气感其气而发者，故名大头天行病；又系风毒，故名大头风；状如伤寒，故名大头伤寒；病多互相传染，长幼相似，故通称大头瘟。多发于春冬两季，间有暑风挟湿热气蒸，亦多发此病。人体手足六经，惟三阳与厥阴诸经皆上头面清窍，必先辨其为太阳时毒、少阳时毒、阳明时毒、厥阴时毒、三阳同时受时毒、少厥并受时毒，分际斯清。

证：太阳时毒，初起头项强痛，身热体重，憎寒恶风，继即头脑项下胀大，并耳后赤肿。少阳时毒，一起即寒热往来，口苦咽干，胸胁满闷，隐隐见疹，两耳上下前后硬肿而痛，两额角旁亦皆红而肿，甚或咽喉不利，喉肿而痹。阳明时毒，一起即壮热气喘，口干舌燥，咽痛喉肿，额上面部，焮赤而肿，或发疱疮，瘢点隐隐，目肿难开。厥阴时毒，一起即头痛吐涎，巅顶尤痛，寒热类疟，一身筋挛，手足微厥，面青目赤。耳聋颊肿，腮颐亦皆肿硬而疼，胸满呕逆，甚则状如惊痫，时发瘈瘲，上为喉痹，下便脓血。若三阳同受时毒，则头面耳目鼻及咽喉，皆发红肿热痛。少厥并受时毒，则巅顶及两耳上下前后，尤为嫩赤肿疼，呕吐酸苦，或兼吐蛔，甚则两胁剧疼，疼甚则厥，厥后发痉。其舌苔，在太阳，苔虽薄白，舌色反红，或白薄而燥刺，边尖俱红。少阳则红多白少，或夹灰黄杂色，甚或白如积粉，边沿色红而紫。阳明则舌苔正黄，黄而薄腻，甚或深黄厚腻，间夹灰黑，或老黄焦黑，多起芒刺。三阳同受，多舌赤苔黄，或夹灰点黑刺。少厥并受，更多舌色紫红，甚或焦紫起刺。

脉：左浮弦而盛者，太阳经受时毒也。左浮弦搏数者，少阳经受时毒也。右不甚浮，按之洪盛搏数，右大于左者，阳明经受时毒也。左右浮沉俱盛，按之弦洪搏数者，三阳经同受时毒也。左浮弦搏数，右洪盛滑数者，少厥两经并受时毒也。此即东垣所谓大头伤寒，风毒邪热客于心肺之间，上攻头面为肿是也。然经谓风气通于肝，肝脉直上巅顶，往往少阳火旺，搏动肝风，风助火势，火假风威，外风引动内风，而为生死反掌之危候也。

治：法当内外并治，治之速，十全七八，不速治，十死八九。内治，以辛凉发散、宣气解毒为主，轻则葱豉桔梗汤，加牛蒡、银花、大青（各三钱），蝉蜕（钱半），先用三豆汤（生绿豆一两、大黑豆六钱、杜赤豆四钱、青荷叶一圈）代水煎药。重则用通圣消毒散加减（荆芥、防风、川芎、白芷各一钱，银花、连翘、牛蒡、薄荷、焦栀、滑石各二钱，风化硝、酒炒生锦纹、苦桔梗、生甘草各五分，先用犀角尖一钱、大青叶五钱、鲜葱白三枚、淡香豉四钱、活水芦笋二两、鲜紫背浮萍三钱，用蜡雪水煎汤代水，重则日服三剂，夜服一剂，药须开水略煎）疏风解表以宣上，上焦宣化，热毒尚盛，便结溺涩者，继与解毒承气汤，三焦分消以逐毒，毒去热减，终与清燥养营汤，加鲜茅根（一两）、西洋参（二钱），清养气液以善后。若少厥并受，时毒大盛，风火交煽，痉厥兼臻者，速与羚角钩藤汤，加犀角汁（二瓢）、金汁（二两）、童便（一杯、冲）、紫雪（五分至八分），泻火息风以消毒，继以七鲜育阴汤，清滋津液以善后。外治，以细针遍刺肿处（用绣花极细引针三十六支，用线扎成圆大空灵一支，医必预备应用），先放紫血，继放黄涎，泄出血毒以消肿，即用清凉救苦散（芙蓉叶、二桑叶、白芷、白及、自蔹、生军、川连、川柏、腰黄、乳香、没药、杜赤豆、草河车、制月石各二钱，共为末，蜜水调，肿处频扫之）涂敷肿处以退火。咽痛喉痹者，急用生桐油和皂荚末少许，白鹅翎蘸以扫喉，探吐痰涎以开痹，继吹加味冰硼散以退肿，终用土牛膝汁二瓢和开水一碗，调入制月石二钱、紫雪二分，俟其烊化，频频含漱以祛腐。总之，此毒先肿鼻，次肿耳，从耳至头上，络脑后，结块则止，不散，必成脓，故必内外兼治，始能消散。切忌骤用苦寒，如东垣普济消毒饮之芩连并用，亦禁浪用辛热，如节庵荆防败毒散之羌独二活，贻误颇多，学者慎毋拘守成方也。

【释要】

原文从因证脉治归纳，从原因考虑，时毒，疠气，天行，从发病考虑，大头风，大头瘟，大头伤寒，俞氏不忘六经，提出辨别太阳、少阳、阳明和厥阴时毒。

现代医学中的颜面丹毒和流行性腮腺炎，过去称为大头瘟，或大头病、大头风、虾蟆瘟、大头天行、大头伤寒等，此亦是对临床见症的重视，以表现特点来表述病名。局部的红肿热痛明显，归因于温毒、热毒、邪毒，也是容易理解的。在治疗上清热解毒消肿，相对其他病证较为简略，主要用普济消毒饮加减，患部外用敷药，也有较好的疗效。

2. **《伤寒指掌》**

初起憎寒壮热体重，次传头面大肿，目不能开，或咽喉不利，俗名大头伤寒是也。东垣谓阳明邪热太甚，挟少阳木火而生，阳明湿热甚为肿，少阳木火盛则痛。阳明之邪，首大肿；少阳之邪，肿于耳之前后也。治法不宜药峻，峻则药过其所，所谓上热未除，中寒复起，其死尤速。当少与，时时呷之。方用酒制芩、连、人中黄以解毒，荆、防、薄荷以去风，连翘、天虫、桔梗、牛蒡以散结。头痛、恶寒、无汗加二活以散寒；阳明引经加升麻、犀角水；少阳引经加柴胡、花粉，普济消毒饮妙。十余日表证仍在者，亦用荆、防、薄荷微散之。

【释要】

阳明之邪，面部肿甚，少阳之邪，肿于耳之前后，用药都宜清热解毒，但忌过用，所谓上热未除，中寒复起，这是药物使用不当造成的弊端。清热祛风散结作为基本治法，方剂以普济消毒饮为代表，临证再分别加入阳明、少阳的引经药。

3. **《温热暑疫全书·大头瘟》**

大头瘟者，此天行之厉气也。其湿热伤高巅之上，必多汗气蒸，初憎寒壮热，体重，头面肿甚，目不能开，上喘，咽喉不利，舌干口燥。不速治，十死八九，宜普济消毒散。如大便硬，加酒蒸大黄一二钱，缓缓服，作丸噙化尤妙。若额上面部煅赤，面肿，脉数者，属阳明，本方加石膏，内实加大黄。若发于耳之上下前后，并额角旁红肿者，此少阳也，本方加柴胡、栝楼根，便实亦加大黄。若发于头脑项下，并耳后赤肿者，此太阳也，荆防败毒散去人参加芩、连，甚者砭针刺之。

【释要】

大头瘟的治疗，用普济消毒饮，随证有药物加减后，此种疗法带有一定的专病专方的意思。其实细分还有两端，肿于耳前后者，似腮腺炎者多，而面部煅赤而肿者，为颜面丹毒的可能性大。作为清热解毒的治法方药，对于二者基本都是可行的，但从今天来看，疾病不同，中医的治法多少还是有讲究的。

4.《温病条辨·温毒证治》

温毒咽痛喉肿，耳前耳后肿，颊肿，面正赤，或喉不痛，但外肿，甚则耳聋，俗名大头温，虾蟆温者，普济消毒饮去柴胡、升麻主之。初起一二日再去芩、连，三四日加之佳。(上焦篇18)

【释要】

此处的耳前后肿，俗名称为虾蟆温者，很明显应该是腮腺炎。吴鞠通要从普济消毒饮去除柴胡、升麻的理由，不甚明了，临证也许未必。而初起一二日去芩连，三四日加之，也是出于谨慎，恐怕早用苦寒而招凉遏之弊。

5.《时病论·温毒》

温毒者，由于冬令过暖，人感乖戾之气，至春夏之交，更成温热，伏毒自内而出，表里皆热。又有风温、温病、冬温，误用辛温之剂，以火济火，亦能成是病也。其脉浮沉俱盛，其证心烦热渴，咳嗽喉痛，舌绛苔黄，宜用清热解毒法，加甘草、桔梗治之。然有因温毒而发斑、发疹、发颐、喉肿等证，不可不知。盖温热之毒，抵于阳明，发于肌肉而成斑，其色红为胃热者轻也，紫为热甚者重也，黑为热极者危也，鲜红为邪透者吉也。当其欲发未发之际，宜用清凉透斑法治之；如斑发出，神气昏蒙，加犀角、元参治之。《心法》云：疹发营分，营主血，故色红。《棒喝》云：邪郁不解，热入血络而成疹。疹亦红轻紫重黑危也。虽然邪郁未解，热在营分，但其温毒已发皮毛，与斑在肌肉为大异。盖肺主皮毛，胃主肌肉，所以古人谓斑属足阳明胃病，疹属手太阴肺病，疆界攸分，不容混论，鞠通混而未别，虚谷已驳其非，洵非谬也。当其欲发未发之时，速用辛凉解表法，加细生地、绿豆衣治之，甚者加青黛、连翘治之。

又有温热之毒，协少阳相火上攻，耳下硬肿而痛，此为发颐之病，颐虽属于阳明，然耳前耳后，皆少阳经脉所过之地，速当消散，缓则成脓为害，宜内服清热解毒法，去洋参、麦冬，加马勃、青黛、荷叶治之；连面皆肿，加白芷、漏芦；肿硬不消，加山甲、皂刺；外用水仙花根，剥去赤皮与根须，入臼捣烂，敷于肿处，干则易之，俟肤生黍米黄疮为度。又有温热之毒，发越于上，盘结于喉，而成肿痹。《黄帝内经》云："一阴一阳结，谓之喉痹。"一阴者，手少阴君火也；一阳者，手少阳相火也。二经之脉，并络于喉，今温毒聚于此间，则君相之火并起。盖火动则生痰，痰壅则肿，肿甚则痹，痹甚则不通而死矣。急用玉钥匙以开其喉，继以清热解毒法，去洋参、麦冬，加僵蚕、桔梗、牛蒡、射干治之。温毒之病，变证极多，至于斑、疹、颐、喉，时恒所有，故特表而出之。

【释要】

温毒作为一个大概念提出，多见风温、温病、冬温引发的斑疹、发颐、喉痹，文中作了区分。温毒协少阳相火上攻，耳下硬肿而痛，成为发颐之病，当速以消散，内服清热解毒剂，外用消肿拔毒药。

（十二）霍乱

1.《随息居重订霍乱论·病情第一》

霍乱湿多热少道其常也，至于转筋，已风自火出，而有胜湿夺津之势矣。

触犯臭秽，而腹痛呕逆，刮其脊背，随发红斑者，俗谓之痧，甚则欲吐不吐，欲泻不泻，干呕疠痛者，曰绞肠痧。更有感恶毒异气而骤发黑痧，俗名番痧，卒然昏倒，腹痛，面色黑胀，不呼不叫，如不急治，两三时即毙。有微发寒热，腹痛麻瞀，呕恶神昏者，或濈濈汗出，或隐隐发斑，此毒邪焮发于表也。亦有发即泻利厥逆，腹胀无脉者，此毒邪内伏，不能外发也，所患最暴，多有不及见斑而死者。

【释要】

霍乱至晚清，概念一变，主要指烈性传染病，已经不是往昔所称的相对轻浅的急性胃肠炎之类了，所以多见脚转筋，腹绞痛，皮肤干皱，甚者卒然昏倒，面色黑胀，如不急治，很快就会死亡。据此又有绞肠痧、吊脚痧、瘪螺痧等种种不同的叫法。

《伤寒论》中有霍乱的病名，主要指急性胃肠炎、食物中毒等突然出现的上吐下泻的症状。现代医学中由霍乱弧菌引起的疾病被翻译成汉字时，选用了霍乱二字，于是鸠占鹊巢，原来的霍乱反而失去了立足之地，人们只知烈性传染病的霍乱了。霍乱发生后顷刻之间，引起机体的严重脱水，在没有特效药和不知传播途径以及没有静脉输液的方法之前，本病的高死亡率可以想象。

2. **《霍乱燃犀说》**

霍乱证，无论四肢厥冷，畏寒、舌白，一派阴寒气象，毕呈显露；若服丁附姜桂等药，则百无一生者矣。……霍乱有称为吊脚痧者，即霍乱之剧而转筋者，原非另有一证也。……干霍乱，因毒邪入于营分，周身隧络为之壅塞，故又谓之痧胀。……霍乱，又有感恶毒异气所致者，即张路玉所谓番痧证也。卒然昏倒，腹痛、面色黑胀、不呼不叫，如不急治，两三时即毙。腹痛麻瞀，呕恶神昏者，或濈濈汗出，或隐隐发斑，此毒邪发于表也。有发即泻利，厥逆腹胀，无脉者，此毒邪内伏也，所患最暴，多有不及见斑而死者。

【释要】

仲景治霍乱用温药，有五苓、理中、四逆等的不同选择。而此处所提的霍乱，当指霍乱弧菌引起的烈性传染病。番痧的叫法，番强调从番地传入，感恶毒异气，发病暴急，有旋即死亡者。此霍乱非彼霍乱，所以即便见到阴寒证象，而投用丁附姜桂之品，还是无济于事，可见辨病的重要。

3. **《医学入门·霍乱》**

一种暑霍乱，即湿霍乱，但此疾夏秋惟甚，纵寒月亦多由伏暑，故名。一种湿霍乱，有声有物。一种干霍乱，有声无物。标因外感四气，或日间感热，夜间受冷，或内素郁热，外又感寒，一时阴阳错乱；然病本因饮食失节，或酥酪酒浆生冷，以致湿热内甚，中焦脾土失运，当升不升，当降不降，是以上吐下泻，脉多伏绝。

【释要】

湿霍乱、干霍乱，依据有声有物，有声无物区别。此处的描述，与饮食失节有关，仅凭这样的描述，也许主要是指食物中毒、急性胃肠炎之类了。

（十三）疫疹

《通俗伤寒论·发斑伤寒》

因：凡伤寒当汗不汗，当下不下，热毒蕴于胃中，血热气盛，从肌透肤而外溃，乃发斑，即温毒、热病发斑者，亦由于血热毒盛而发，此皆谓之阳证发斑。有斑疹并发者，甚有斑疮并发者。鲜红者为胃热，紫红者为热甚，紫黑者为胃烂……。

证：阳证发斑，新感伤寒为轻，伏气热病较重，时行温毒尤重。……热病发斑，急则发热一二日便出，缓亦发热四五日而出。浅则鲜红起发，紧浮皮面；深则紫赤稠密，坚束有根。证必胸膈烦闷，热壮神昏，呕恶不纳，咽痛喉肿，渴喜凉饮，口秽喷人，舌苔正黄，轻浅者黄而糙涩，舌质鲜红，深重者黄夹灰点，舌本紫红。温毒发斑，当斑毒内伏之际，证反身热不扬，神识不清，糊言妄笑，甚或昏厥如尸，舌苔灰黑，中心黑晕。在斑毒暴出之时，每多斑疹并发，或斑夹疱疮，剧则皮肤统红，斑如针头稠密，紫黑成片，或杂烂斑黑烂。证必面红咽痛，喉疼赤肿，甚则起腐，目赤唇焦，脘闷烦灼，大渴引饮，口开吹气，臭秽喷人，耳聋足冷，便闭溺赤，神昏谵语，甚或不语如尸厥，舌紫苔黄，或黄腻带灰，甚则焦紫起瓣，或见黑晕，此皆发斑浅深轻重之阳证，有实无虚……。

治：热病发斑，便通者，新加白虎汤加青连翘、炒牛蒡（各三钱）辛凉透斑以泄热；便闭者，白虎承气汤加连翘、牛蒡（各三钱）、活水芦笋、鲜野菰根尖（各二两，煎汤带水），表里双解以逐热。温毒发斑，便通者，宜与犀羚竹石汤加活水芦笋（二两）、大青叶（五钱）清凉解毒以透斑；便闭者，解毒承气汤加紫雪，直攻三焦以逐毒。

【释要】

传染病中以出现斑疹为特征者，并非少数，记得从发热后至斑疹出现的天数计，有“水（痘）红（猩红热）（天）花，麻（麻疹）斑（斑疹伤寒）伤（寒）”的记忆口诀。这类疾病在斑疹未见（或初现）时，当从卫分或气分论治，而只要斑疹一出，即为热入营血的明证，治当清热凉血无疑，但又须注意透发，时时顾护机体自身对病邪的抵抗。现代医学中的登革热、斑疹伤寒、流行性出血热等病过程中的某阶段表现与疫疹相当。

热毒蕴胃，入血外透为斑，所谓阳证发斑。据色泽判断，斑色鲜红为胃热，紫红为热甚，紫黑为胃烂。新感伤寒，伏气热病，时行温毒，都属阳证，都可以见到发斑一症，治疗都应注意大便通畅与否。

疫疹所概甚广，所以作为一个病名提出，过于宽泛。但发斑疹的疾病在证治中多少还是有些相同之处，即有共性的东西存在，中医将此作为病名，既有相对的无奈，也有一定的积极意义，即临证有利于把握大概。

(十四) 疟疾

1.《素问·疟论》

岐伯对曰：疟之始发也，先起于毫毛，伸欠乃作，寒栗鼓颔，腰脊俱痛。寒去则内外皆热，头痛如破，渴欲冷饮。帝曰：何气使然？愿闻其道。岐伯曰：阴阳上下交争，虚实更作，阴阳相移也。阳并于阴，则阴实而阳虚。阳明虚则寒栗鼓颔也。巨阳虚则腰背头项痛。三阳俱虚则阴气胜，阴气胜则骨寒而痛，寒生于内，故中外皆寒。阳盛则外热，阴虚则内热，外内皆热，则喘而渴，故欲冷饮也。

2.《素问·疟论》

帝曰：夫经言，有余者泻之，不足者补之。今热为有余，寒为不足。夫疟者之寒，汤火不能温也，及其热，冰水不能寒也，此皆有余不足之类。当此之时，良工不能止，必须其自衰乃刺之，其故何也？愿闻其说。岐伯曰：经言，无刺熇熇之热，无刺浑浑之脉，无刺漉漉之汗，故为其病逆未可治也。

3.《诸病源候论·小儿杂病诸候·患疟后胁内结硬候》

……其病正发，寒热交争之时，热气乘藏，藏则燥而渴，渴而引饮，饮停成癖，结于胁下，故瘥后胁内硬结也。

4.《景岳全书·质疑录》

疟者，风寒暑湿之邪，为外感三阳经病。故经云，夏伤于暑，秋成痎疟。或先伤于寒而后伤于风，则先寒后热；或先伤于风而后伤于寒，则先热后寒。病属三阳，而寒热往来则以少阳一经为主，初非有痰以为疟邪之根也。疟邪随人身之卫气为出入，故有迟、早、一日、间日之发，而非痰之可以为疟也。何也？人身无痰。痰者，人身之津液也，随其邪之所在而血凝气滞，停饮宿食，则津液即化为痰，是痰从邪气而成病者也。乃严用和论疟，谓无痰不作疟，若指痰为疟邪之主，反以疟邪为痰病之客矣。岂有人身津液变痰，而为寒为热以成疟者乎分？痰本因疟邪以生，而非因痰以有疟邪者。如痰生于脾，脾恶湿则痰动；痰本于肾，肾阴虚则水泛。疟病之痰，痰因风寒之邪而生者也，岂有无痰而便不作疟者乎？至杨仁斋、许叔微更有以瘀血、停涎、黄水主为疟病之根，而后之治疟者，均以常山、草果、槟榔、砒信为吐痰、消瘀、截疟之法，徒伤人元气而败脾伤胃。

5. **《医醇賸义》**

经曰：疟皆生于风，其畜作有时者何也？岐伯之对，极为详明。后之论者，乃谓疟病皆起于少阳，缘少阳为半表半里之经，进而与阴争则寒，退而与阳争则热。此解相沿已数百年，初阅之似亦近理，细思之颇为不然。盖疟者有一日一作者，有间日一作者，有三日一作者，轻重悬殊，岂得谓之皆在少阳乎？且进而与阴争，退而与阳争，谁进之而谁退之，岂病之自为进退乎？当其寒也，鼓颔战栗，固属病进；及其热也，谵语神昏，岂得谓之病退乎？细绎经文，乃恍然大悟。经曰：此皆得之夏伤于暑热，因得秋气，汗出遇风，及得之以浴，水气舍于皮肤之间，邪气与卫气并居。此明明说暑热之气先入于内，后受风寒，包裹热邪，是热邪在里，寒邪在外也。及其与卫气同发，先发在外寒邪，故先寒；次发在内之热邪，故后热。至得汗之后，风热渐解，故寒热俱平。则有寒有热乃邪之循序而发，而非进与阴争，退与阳争，断断然矣。

【释要】

疟，酷虐之谓也，一寒一热，使人难以耐受，染疾之后毙命。《内经》中对疟病的记载，如《素问·疟论》："疟之始发也，先起于毫毛，伸欠乃作，寒栗鼓颔，腰脊俱痛，寒去则内外皆热，头痛如破，渴欲冷饮。""夫疟者之寒，汤火不能温也，及其热，冰水不能寒也。"疟气"并于阳则阳盛，并于阴则阴盛，阴盛则寒，阳盛则热。""阴阳上下交争，虚实更作，阴阳相移。""痎疟皆生于风""夏伤于暑，秋必痎疟"。《素问·刺疟论》："凡刺疟，先发如食倾乃可以治，过之则失时也。"《本草经》中有恒山、蜀漆等治疟药，《金匮要略》中有疟病证治专篇，《肘后方》中有青蒿治疟，《巢源》中提出瘴疟，《外台》中提出劳疟。

宋代《三因方》中有"疫疟"的提法："一岁之间，老幼相若，若染时行，变为寒热，名曰疫疟。"《严氏济生方》提出所谓"无痰不成疟也"。金代张子和治疟主张用汗吐下三法。明代《医学入门》中对疟疾的辨证施治，论述甚详，主张分阴阳、辨寒热、明六经、别异气。《景岳全书·质疑录》中提出："疟邪随人身之卫气为出入，故有迟、早、一日、间日之发，而非痰之可以为疟也。"认为是"疟邪"致疟，而非痰致疟，指出："严用和论疟，谓无痰不作疟，若指痰为疟邪之主，反以疟邪为痰病之客矣。岂有人身津液变痰，而为寒为热以成疟者乎？痰本因疟邪以生，而非因痰以有疟邪者。"对张子和治疟主汗吐下三法，认为"恐此言属偏见也"，他的治疟诸方多用柴胡等和解法。张景岳对截疟法的使用也作了论述："至如截疟诸方，虽不可执，亦不可无。第有效于此而不效于彼者，亦以人之气血阴阳各有不同故耳。”指出了截疟诸方的适应症。明清医家将疟列入温疫病中论治，虽用常山、草果等截疟之专药，但方剂还是随证变化者多。如吴又可制定“达原饮”，用槟榔、厚朴、草果等“使邪气溃散，速离募原”，此方用治瘟疫或疟疾之邪伏募原者。

清代中叶以后随着温热病学说的发展和成熟，不少医家把疟疾列入温热病范畴进行讨论。叶天士《三时伏气外感篇》指出：“疟之为病，因暑而发者居多，方书虽有痰食、寒热、瘴之异，幼稚之体，多因脾胃受病。”叶氏从“脾胃受病”立论，提出“草果治太阴独胜之寒，知母治阳明独盛之热。”《时病论》中提出了疟病的十多种名称。

对于疟病的发生，尽管古人也想到了不同于六淫的疟邪，或瘴岚之气，但苦于缺乏特效药品，治疗还是要从寒温湿热考虑，劳疟和疟母多少也还是反映了本病的规律。东方用常山草果截疟，西方用金鸡钠以及后来提取的奎宁治疗，都体现出专病专药的意思，当然最终要感谢疟原虫的发现和以蚊子为媒介的传播途径的明确。如今，疟疾主要退缩在非洲，但是从每年死亡几百万人来看，该病仍在肆虐，对人类的危害仍大，绝对不可掉以轻心。

结　语

从病名看热病，显然历代医家的认识和临床证治都有不断的进步，即对病证的把握更加深入和细化了。但仔细阅读各位医家的著作，难免有很多不统一处，也许是由于古代社会交流不够的原因。病名的相异是为了区别，区别的目的是为了使证治更加到位，使方药更加具有针对性，从这里可以体会辨病辨证在临床的诊疗过程中都是不应忽视的。

病名的概念表述有大有小，大如温热病，湿热病，新感温病，伏气温病，以此对事物作出大体的区分和把握。若进一步考虑，则有冬温、风温、春温、暑温、暑湿、秋燥、伏暑等等，此亦已经为我们所习用。但进一步想，这样对病的了解和把握，仍欠深刻，好在有辨证论治的基本方法相助，临证时大体上对各种情况可以作出比较到位的应答了。

温病学家在临床上注意对病证的鉴别，和追求更加具有针对性的治疗，无论怎么说都是热病证治中的显著进步。但毕竟认识还是有限，所以仍然离不开既定的一些做法，必须十分注意季节和气候的因素。尽管从临证的观察中，已经有了“一病一气”的天才预感，但距离临床实用也还遥远，所以只要进入具体的证治范围，仍然离不开风寒暑湿燥火，离不开六经、卫气营血和三焦辨证这样最为基本的做法。

西医有了细致观察的各种手段以后，就有了进一步鉴别事物的可能。古代的西方在病名的表述上也是一样比较模糊的，如 malaria 意指恶气、influenze 意为邪魔、鼠疫称为黑死病等等。当西方医学传入中国时，病名的对译也带来了一些误会和混乱，如疟疾、霍乱、伤寒等等。我们在阅读和思考的过程中，常常会遇到中西医病名如何对应的问题，按照人类认识由粗到细逐渐深入的规律，毫无疑问，中医的病名概念一般涵盖的面宽，可以和西医的多种疾病相关，而西医的某个具体疾病，也可能和中医的多种病证有涉，所以在这方面，充其量也只能说个大概，采用对号入座的方式显然不太合适。今天我们具备了更加广阔和深入的视野，我们有理由同时也有责任融合古今、汇通中西，把临床的认识和证治再向前推进一步。

中医对疾病的命名，较多是从临床症状、病因推测来考虑的，故一般较为宽泛，而西医从解剖、病理等角度限定，相对更加精确到位。现今的临床中，尽管中医的病名较少使用，但中医病名中蕴涵的积极意义对我们仍有启迪，所以我们仍有了解和熟悉的必要。把事物分割过细，有时难以反映出事物的复杂多变，反而容易使人忽略贯穿其中的相互关联和事物的整个动态过程，而在这方面无疑中医的病证分类系统具有相当的合理性。

四、治法与方药

对于外感热病的治疗，伤寒的奠基在先，温病的补充、发展在后，用这样的观点来看温病的治法方药，才不至于产生偏颇。毫无疑问，温病立足于感受温热之邪、病邪容易化燥伤阴这一点，用药偏凉，以寒凉取效也是事实。这个“凉”字贯穿于治疗的始终，粗看，“凉”的含义至少有二个方面，一是清热，二是养阴。临床上也正是这二大块，由温病学家对伤寒作出了丰富多彩的补充，显示出温病学家出众的临床证治能力。

热者寒之，这是浅显易懂的道理，问题是如何巧妙地用好寒凉药，这也可以说是一个临证处理的技巧问题。我们不否定临床上有重证重剂的用法，如气血两燔投用大剂清热凉血解毒药，但从理论上说，即便是热邪已入营分，也仍有透热转气的可能性，所以贯穿于寒凉药物的运用之中，不能忘记还有一个“透”字。透者，辛宣透发之谓。温病治疗之难，难在清和透的具体把握上，这是把清热剂当作抗生素来用的人完全不能理解的。可以说，这个“透”字体现了对寒凉郁遏弊端的抑制，体现了对人体正气的顾护，体现出温病治法的轻灵，也是临证处理的巧思所到。所谓投鼠忌器，既要祛邪，又不能伤正，操作起来有相当难度，临证中涉及到具体方剂和药物的选择，大有文章可做，也是医生的功夫所在。

寒邪易阻遏阳气，温邪易耗伤阴液，所以伤寒有理中、四逆之温，温病有增液、复脉之滋。这是一般的证治常规，但临证时其实又不会这么简单和绝对。换句话说，伤寒也有生津养阴之举，温病也有温中回阳之用，寒温的选择并不能以伤寒、温病来作绝然的划定。当然从具体方药看，温病在清热、养阴方面开出许多途径，这也是不可否认的，其他如熄风、开窍等治法方药也都可以为伤寒六经的具体治法补缺。

（一）《尚论篇·详论温疫以破大惑》

伤寒之邪，先行身之背，次行身之前，次行身之侧，繇外廓而入；温疫之邪，则直行中道，流布三焦。上焦为清阳，故清邪从之上入；下焦为浊阴，故浊邪从之下入；中焦为阴阳交界，凡清浊之邪，必从此区分。甚者三焦相混，上行极而下，下行极而上，故声嗢、咽塞、口烂、食龈者，亦复下血如豚肝，非定中上不及下，中下不及上也。伤寒邪中外廓，故一表即散；疫邪行在中道，故表之不散。伤寒邪入胃腑，则腹满便坚，故可攻下；疫邪在三焦，散漫不收，下之复合。此与治伤寒表里诸法，有何干涉？奈何千年愦愦，试折中以圣言，从前谬迷，宁不涣然冰释哉？

治法：未病前，预饮芳香正气药，则邪不能入，此为上也。邪既入，急以逐秽为第一义。上焦如雾，升而逐之，兼以解毒；中焦如沤，疏而逐之，兼以解毒；下焦如渎，决而逐之，兼以解毒。营卫既通，乘势追拔，勿使潜滋。详订诸方，载春温方后。

【释要】

原文对举伤寒与温病，为了强调温病，对伤寒就必然有所限定，所以原文以经络解六经，提出伤寒六经的太阳、阳明、少阳，即所谓身之背，身之前，身之侧。外邪的入侵，一般由外而内。而温疫之邪，则直入中焦，流布三焦。将三焦托出，此亦与温邪从口鼻入暗合。清邪居上，浊邪居下，而中焦为交界混杂处。其实上中下三焦又是浑然一体的，有时症状并出，比如既有头面部症状，又见下血如豚肝等。伤寒在表，汗之即散，在里下之即愈。而疫邪盘踞中焦，表之不散，下之复合。此处喻氏所提出的中焦、中道，仔细琢磨，其实有点类似吴又可强调的膜原了，立足点都在温疫，都要强调与伤寒的不同。

治疗大法，以尽早逐秽为第一要义。据三焦而分别言之，则上焦宜升而逐之，中焦宜疏而逐之，下焦宜决而逐之，解毒贯穿于治疗的始终。在具体治疗中也可以这样理解，即治疗疫病，解毒逐邪是基础，然后据证分三焦，或升散，或疏利，或决渎，也是针对三焦功能各有所偏，针对临床见症各施其治。升也好，疏也好，决也好，目的只有一个，就是要保持营卫通畅，营卫通利则邪难留，可以乘势追拔。另外文中指出的"未病前，预饮芳香正气药"，也是经验之谈，是中医的一贯做法，在临床实践中有一定的指导价值。

喻昌所提的治则，对疫病是完全适用的，即治法不必太繁琐。每次流行的疾病不一，具体方药当针对具体病证而定，但在使用中有必须注意的问题。喻氏所订的方剂，值得我们临证时认真参考，具体方药仍然以经方为主，而略施化裁。喻氏所提与吴又可有相似之处，也是各个击破，治疗有先后顺序，用药循一定法度。

(二)《伤寒温疫条辨·温病与伤寒治法辨》

读仲景书，一字一句都有精义，后人之千方万论，再不能出其范围，余又何辨乎？盖仍本之仲景矣。《伤寒论》曰：凡伤寒之为病，多从风寒得之。始因表中风寒，入里则不消矣，未有温覆而当不消散者。成氏注：风寒初客于皮肤，便投汤药，温覆发散而当，则无不消散之邪，此论伤寒治法也。其用药自是麻黄、桂枝、大小青龙一派。《伤寒论》曰：凡治温病，可刺五十九穴。成氏注：以泻诸经之温热，谓泻诸阳之热逆，泻胸中之热，泻胃中之热，泻四肢之热，泻五脏之热也。此论温病治法也。若用药当是白虎、泻心、大柴胡、三承气一派。末又曰：此以前是伤寒温病证候也。

详仲景两条治法，于伤寒则用温覆消散，于温病则用刺穴泻热，温病与伤寒异治判若冰炭如此，信乎仲景治温病必别有方论。呜呼！历年久远，兵燹散亡。王叔和指为伏寒，插入异气，后之名公，尊信附会，沿习耳闻，遂将温病为伤寒，混同论治。或以白虎、承气治伤寒，或以麻黄、桂枝治温病，或以为麻黄、桂枝今时难用，或以为温病春用麻黄、桂枝须加黄芩，夏用麻黄、桂枝须加石膏，或于温病知用白虎、泻心、承气，而不敢用麻黄、桂枝、青龙者，但昧于所以然之故，温病与伤寒异治处总未洞晰。

惟王氏《溯洄》，著有伤寒立法考、温病热病说，其治法较若列眉，千年长夜忽遇灯炬，何幸如之。惜其不知温病中于杂气，而于严寒中而不即病，至春夏变为温暑之谬说一样糊涂，以为证治与伤寒异，病原与伤寒同，而未免小视轻忽之也。刘氏《直格》以伤寒为杂病，以温病为大病，特制双解散、凉膈散、三黄石膏汤，为治温病主方，其见高出千古，深得长沙不传之秘。惜其不知温病中于杂气，而于未伤寒传阴证，温病从无阴证之治法，无所发明。庸工不能解其理，不善用其方，而猥以寒凉摈斥之也。诸家混淆不清，而二公亦千虑之失也，余于此道中，抱膝长吟，细玩《伤寒论·平脉篇》曰：清邪中上焦，浊邪中下焦，阴中于邪等语，始翻然顿悟曰：此非伤寒外感常气所有事，乃杂气由口鼻入三焦，怫郁内炽，温病之所由来也。因此以辨温病与伤寒异，辨治温病与治伤寒异，为大关键。故多采王刘二公之论，并《缵论》、《绪论》、《温疫论》、《尚论篇》及诸前辈方论。但有一条一段不悖于是者，无不零星凑合，以发挥仲景伤寒温覆消散，温病刺穴泻热之意，或去其所太过，或补其所不及，或衍其所未畅，实多苦心云。

【释要】

尽管杨栗山认为六经既定，后人千万方论再不能出其范围。然杨氏遵崇仲景而不迷信，且善于活用经方，对治法方药有大量补充。仲景原文记载治温病有用刺法泻热，成无己之注，认为药当用白虎、泻心、大柴胡、三承气之类，也是抓住了治疗的要害。但历史上伤寒温病一度混淆难明，寒温被刻板理解，而不知方药运用的变通之术，所谓昧于所以然之故，因而在具体治法方药上就难以区分温病与伤寒的不同之处，而临证治疗也显得刻板而不会融通。

王安道、刘河间的论治既有一定的先进之处，亦有考虑欠周的地方。杨氏则广采博收，对仲景既定的治法，或避其太过，或补其不足，或衍其未畅，苦心可鉴。

（三）《温热逢源·论温病与伤寒病情不同治法各异》

冬月伤寒，邪由皮毛而入，从表入里，初见三阳经证，如太阳病，则头项强痛而恶寒之类。三阳不解，渐次传入三阴。其中有留于三阳，而不入三阴者；有结于胃腑，而不涉他经者；亦有不必假道三阳，而直中三阴者。凡此伤寒之症，初起悉系寒邪见象，迨发作之后，渐次化热内传，始有热象。故初起治法，必以通阳祛寒为主，及化热之后，始有泄热之法，此伤寒病之大较也。

若夫温病，乃冬时寒邪，伏于少阴，迨春夏阳气内动，伏邪化而为热，由少阴而外出。如邪出太阳，亦见太阳经证，其头项强痛等象，亦与伤寒同。但伤寒里无郁热，故恶寒不渴，溲清无内热。温邪则标见于外，而热郁于内，虽外有表证，而里热先盛，口渴溲黄，尺肤热，骨节疼，种种内热之象，皆非伤寒所有。其见阳明少阳，见证亦然。初起治法，即以清泄里热，导邪外达为主，与伤寒用药，一温一凉，却为对待。

盖感寒随时即发，则为伤寒，其病由表而渐传入里。寒邪郁久，化热而发，则为温病，其病由里而郁蒸外达。伤寒初起，决无里热见证；温邪初起，无不见里热之证。此伤寒温病，分证用药之大关键，临证时能从此推想，自然头头是道矣。

【释要】

原文将温病与伤寒对举，剖析寒温的不同之处，目的是要强调二者治法的不同。在这种场合，伤寒多被限定为狭义。冬月伤寒，邪由表而里，初见三阳经证，次入三阴。但亦有止于三阳，结于胃腑者，亦有直中三阴者。伤寒初见寒象，次化热内传，故治法，初用通阳祛寒，次用泄热。温病是寒邪冬伏于内，春夏化热而外达，所以温病虽然外有表证，但里已有郁热，治疗哪怕初期亦当及时用清泄里热的药物，导邪外达。

寒温的治法，在一开始就有明显不同，原文将此点破，作为临床治疗的一般规律，尽管言辞有些绝对，但还是有一定的指导意义。

（四）《通俗伤寒论·六经总诀》

病无伏气，虽感风寒暑湿之邪，病尚不重，重病皆新邪引发伏邪者也。惟所伏之邪，在膜原则水与火互结，病多湿温；在营分则血与热互结，病多温热。邪气内伏，往往屡夺屡发，因而殒命者，总由邪热炽盛，郁火熏蒸，血液胶凝，脉络窒塞，营卫不通，内闭外脱而死。

外风宜散，内风宜熄。表寒宜汗，里寒宜温。伤暑宜清，中暑宜开，伏暑宜下。风湿寒湿，宜汗宜温。暑湿芳淡，湿火苦泄。寒燥温润，热燥凉润。上燥救津，中燥增液，下燥滋血，久必增精。郁火宜发，实火宜泻，暑火宜补，阴火宜引。

伤寒一发汗而表寒即解，温热一发汗而里热愈炽。故伤寒以发表为先，温热以清里为主。伤寒多伤阳，故末路以扶阳为急务。温热多伤阴，故末路以滋阴为要法。扶阳滋阴，均宜侧重阳明。邪留气分，每易疏透，轻则自汗而解，重则解以战汗、狂汗。邪留血分，恒多胶滞，轻则发疹而解，重则解以发斑发疮。

【释要】

俞根初在此处也是对举伤寒与温病，目的还是要强调和补充治温的方药。所谓六经总决，可以看出俞氏的基本观点，即作为整个热病还是遵从仲景六经辨治的框架。六经作为临床证治的基础，温病的治法方药就可以看作是六经的延伸，可见温病大家是不会排斥伤寒六经治法的。

俞氏的治法归纳非常简明扼要。中间的一段文字，类似格言警句，对风寒暑湿燥火的论治高度浓缩简化，能够反映一般规律，指明大概方向。

最后仍然回到伤寒和温病。指出伤寒发表为先，温病清热为主；伤寒末路扶阳，温热末路滋阴，扶阳滋阴皆当重阳明。因为阳明为多气多血之乡，阳明体现着胃气的运化，所以，阳明成为治疗的关键，这里体现着临床治疗必须注意保胃气的思想。

（五）《时病论·伤寒书统治六气论》

汉长沙著《伤寒论》，以治风、寒、暑、湿、燥、火六气之邪，非仅为寒邪而设。然则其书名伤寒何也？盖缘十二经脉，惟足太阳在表，为寒水之经，凡六淫之邪为病者，皆必先伤于寒水之经，故曰伤寒。今人都以寒水之寒字，误为寒热之寒，若此则伤寒之书，专治寒邪，而风、暑、燥、湿、火，了不干涉矣。殊不思长沙首列桂枝汤以治风，明明指人统治六气，而非仅治一寒邪之意，于此已露一斑。若果专治寒邪，理当列麻黄汤、附子汤、四逆、理中等汤为先，而不列桂枝汤为首也。况又有白虎汤以治暑，五苓散以治湿，炙甘草汤以治燥，大小承气以治火，此显明六气统治之书，而今以为专治寒邪，则误甚矣。时贤又谓伤寒论六经，温热论三焦，此两句话，更为印定眼目。不知邪气袭人，皆由表而入于里，惟温疫之气，秽浊之气，乃论三焦可也。以其气从口鼻而入，先扰于上，次传中下，除此而外，则风、寒、暑、湿、燥、火，无不尽从表入。况李彣谓“太阳行身之表，外邪皆得伤之”。其伤寒之书，能统治六气者，可无疑矣。凡学治时病者，必须读仲景《伤寒论》，参读时贤之书，考古酌今，则胸中自有风、寒、暑、湿、燥、火之界限。若不读仲景之本，而专读时贤之书，真所谓舍本求末矣。

【释要】

原文中强调，凡学治时病者，必须读仲景的《伤寒论》，同时要广泛参看时贤之书，考古酌今。反过来如果只读时贤书，而不熟悉伤寒六经治法，那就是舍本求末了。仲景书非仅为寒邪而设，比如桂枝汤列于卷首有深意，有统治六气的意思，亦即桂枝汤不应该与麻黄汤作等同视，桂枝汤加减变化应对的范围广，回旋的余地大。其他如白虎治暑、五苓治湿、炙甘草治燥、承气治火等，不一而足。这样的认识出自温病医家，亦是难能可贵，一般站在温病证治的立场，将寒温对立者多。伤寒六经证治是温病的基础，雷丰的看法无疑是比较全面的。

（六）《通俗伤寒论·六淫病用药法》

风病药：风为百病之长，善行数变。自外而入，先郁肺气。肺主卫，故治风多宣气泄卫药。轻则薄荷、荆芥，重则羌活、防风。而杏、蔻、橘、桔，尤为宣气之通用。且风郁久变热，热能生痰，故又宜用化痰药。轻则蜜炙陈皮，重则栝蒌、川贝及胆星、竺黄、蛤粉、枳实、荆沥、海粉之属，而竹沥、姜汁，尤为化痰之通用。但风既变热，善能烁液，故又宜用润燥药。轻则梨汁、花露，重则知母、花粉，而鲜地、鲜斛尤为生津增液之良药。

张凤逵《治暑全书》曰：暑病首用辛凉，继用甘寒，终用酸泄敛津。虽已得治暑之要，而暑必挟湿，名曰暑湿。亦多挟秽，名曰暑秽，俗曰热痧。炎风如箭，名曰暑风。病多晕厥，名曰暑厥。亦多咳血，名曰暑瘵。至于外生暑疖热疮，内则霍乱吐利，尤数见不鲜者也。故喻西昌谓：夏月病最繁苛，洵不诬焉！用药极宜慎重，切不可一见暑病，不审其有无兼症夹症，擅用清凉也。

以予所验，辛凉宣上药，轻则薄荷、连翘、竹叶、荷钱，重则香薷、青蒿，而芦根、细辛，尤为辛凉疏达之能品。甘寒清中药，轻则茅根、菰根、梨汁、竹沥，重则石膏、知母、西参、生甘，而西瓜汁、绿豆清，尤为甘寒清暑之良品。酸泄敛津药，轻则梅干、冰糖，重则五味、沙参、麦冬，而梅浆泡汤，尤为敛津固气之常品。

若暑湿乃浊热黏腻之邪，最难骤愈，初用芳淡，轻则藿梗、佩兰、苡仁、通草，重则苍术、石膏、草果、知母、蔻仁、滑石，而炒香枇杷叶、鲜冬瓜皮瓤，尤为芳淡清泄之良药。继用苦辛通降，轻则栀、芩、橘、半，重则连、朴、香、楝，佐以芦根、灯草，而五苓配三石，尤为辛通清泄之重剂。

暑秽尤为繁重，辄致闷乱烦躁、呕恶肢冷，甚则耳聋神昏，急用芳香辟秽药，轻则葱、豉、菖蒲、紫金锭片，重则蒜头、绛雪，而鲜青蒿、鲜薄荷、鲜佩兰、鲜银花，尤为清芬辟秽之良药。外用通关取嚏、执痧挑痧诸法，急救得法，庶能速愈。

暑风多挟秽浊，先郁肺气，首用辛凉轻清宣解，如芥穗、薄荷、栀皮、香豉、连翘、牛蒡、瓜蒌皮、鲜茅根、绿豆皮、鲜竹叶等品，均可随证选用。身痛肢软者，佐络石、秦艽、桑枝、蜈蚣草、淡竹茹等一二味可也。继用清凉芳烈药，泄热辟秽，如青蒿、茵陈、桑叶、池菊、山栀、郁金、芦根、菰根、芽茶、青萍、灯芯等品。秽毒重者，如金汁、甘中黄、大青叶、鲜石菖蒲等，亦可随加。如识蒙窍阻、神昏苔腻者，轻则紫金锭片，重则至宝丹等尤宜急进。

暑厥乃中暑之至急证，其人面垢肢冷、神志昏厥，急用芳香开窍药，如行军散、紫雪等最效。神苏后宜辨兼证夹证，随证用药。

暑瘵乃热劫、络伤之暴证，急用甘凉咸降药。西瓜汁和热童便服，历验如神。鲜茅根煎汤磨犀角汁，投无不效。

燥病药：《黄帝内经》云：燥热在上。故秋燥一症，先伤肺津，次伤胃液，终伤肝血肾阴。故《黄帝内经》云：燥者润之，首必辨其凉燥、温燥。凉燥温润，宜用紫菀、杏仁、桔梗、蜜炙橘红等开达气机为君。恶风怕冷者，加葱白、生姜，辛润以解表。咳嗽胸懑者，加蜜炙苏子、百部，通润以利肺。夹湿者，加蔻仁四分拌研滑石，辛滑淡渗以祛湿。痰多者，加栝蒌仁、半夏、姜汁、荆沥等，辛滑流利以豁痰。里气抑郁，大便不爽，或竟不通而腹痛者，加春砂仁三分拌捣郁李净仁、松仁、光桃仁、柏子仁、蒌皮、酒捣薤白等，辛滑以流利气机，气机一通，大便自解。……温燥凉润，宜用鲜桑叶、甜杏仁、栝蒌皮、川贝等，清润轻宣为君。热盛者，加花粉、知母、芦根、菰根、银花、池菊、梨皮、蔗皮等，酌加三四味以泄热，热泄则肺气自清，肺清则气机流利，每多化津微汗而解。如咳痰不爽，甚则带血者，酌加竹沥、梨汁、藕汁、茅根汁、童便等，甘润咸降，以活痰而止血。若痰活而仍带血者，加犀角汁、鲜地汁等，重剂清营以止血。胃阴虚燥者，酌加鲜石斛、鲜生地、蔗浆、麦冬等，以养胃阴。便艰或秘者，酌加海蜇、荸荠、白蜜和姜汁一二滴，甘咸辛润，滋液润肠以通便。总之，上燥则咳，嘉言清燥救肺汤为主药。中燥则渴，仲景人参白虎汤为主药。下燥则结，景岳济川煎为主药。肠燥则隔食，五仁橘皮汤为主药。筋燥则痉挛，阿胶鸡子黄汤为主药。

【释要】

原文中列出风病、暑病、燥病的不同用药，十分具体，体现出俞氏临床证治的独到之处。润燥根据病情的进展有肺津、胃液、肝肾阴血的区别。而暑病根据兼夹也有湿、秽、风、厥的不同用药。这样的用药经验能够反映当时的临证，俞氏对前人有继承，对旁人有模仿，而后人、旁人对俞氏也是如此。

（七）《伤寒温疫条辨·发表为第一关节辨》

伤寒，冬月感冒风寒之常气而发之病名也。温病，四时触受天地疵疠旱潦之杂气而发之病名也。根源歧出，枝分派别，病态之异，判若霄壤。窃验得凶厉大病，死生人在数日间者，尽属温病，而发于正伤寒者，未尝多见。萧万舆《轩岐救正》曰：其值严冬得正伤寒者，二十年来，于千人中仅见两人，故伤寒实非大病，而温病方为大病也。从来伤寒诸籍，能辨温病与伤寒之异治者，止见刘河间、王安道两公，而病源之所以异处，亦未道出汁浆。

余宗其说而阐发之，著为《寒温条辨》。若论里证，或清或攻，或消或补，后一节治法，温病与伤寒虽曰不同，亦无大异。唯初病解表前一节治法，大有天渊之别。盖伤寒感冒风寒之常气，自外而传于内，又在冬月，非辛温之药，何以开腠理而逐寒邪，此麻黄、桂枝、大青龙之所以可用也。若温病得于天地之杂气，怫热在里，由内而达于外，故不恶寒而作渴，此内之郁热为重，外感为轻，兼有无外感。而内之郁热自发者，又多发在春夏，若用辛温解表，是为抱薪投火，轻者必重，重者必死。惟用辛凉苦寒，如升降、双解之剂，以开导其里热，里热除而表证自解矣。亦有先见表证而后见里证者，盖怫热自内达外，热郁腠理之时，若不用辛凉解散，则热邪不得外泄，遂还里而成可攻之证，非如伤寒从表而传里也。病之轻者，神解散、清化汤之类；病之重者，芳香饮、加味凉膈散之类。如升降散、增损双解散，尤为对证之药。故伤寒不见里证，一发汗而外邪即解；温病虽有表证，一发汗而内邪愈炽。此麻黄、桂枝、大青龙，后人用以治伤寒，未有不生者，用以治温病，未有不死者。此前一节治法，所谓大有天渊之别也。举世不悟，误人甚众，故特表而出之，以告天下之治温病而等于伤寒者。

又温病要得主脑，譬如温气充心，心经透出邪火，横行嫁祸，乘其瑕隙亏损之处，现出无穷怪状，令人无处下手，要其用药，只在泻心经之邪火为君，而余邪自退。每见人有肾元素虚，或适逢淫欲，一值温病暴发，邪陷下焦，气道不施，以致便闭腹胀，至夜发热，以导赤、五苓全然不效，一投升降、双解而小便如注。又一隅之亏，邪乘宿损，如头风痛，腰腿痛，心痛，腹痛，痰火喘嗽，吐血便血，崩带淋沥之类，皆可作如是观。大抵邪行如水，唯注者受之，一着温病，旧病必发，治法当先主温病，温邪退，而旧日之病不治自愈矣。不得主脑，徒治旧病，不唯无益，而坏病更烈于伤寒也。若四损之人，又非一隅之亏者可比。伤寒要辨疑似，有如狂而似发狂者，有蓄血发黄而似湿热发黄者，有短气而似发喘者，有痞满而似结胸者，有并病而似合病者，有少阴发热而似太阳发热者，有太阳病脉沉而似少阴者，头绪多端，务须辨明，如法治疗。若得汗、吐、下合度，温、清、攻适宜，可收十全之功，不至传变而成坏病矣。《伤寒论》中，共计坏病八十有六，故伤寒本无多病，俱是辨证不明，错误所致。如太阳始病，当以汗解，如当汗不汗，则郁热内迫而传经；如发汗太过，则经虚风袭而成痉；如不当汗而汗，则迫血妄行而成衄。大便不可轻动，动早为犯禁。当汗误下，则引邪入里，而为结胸痞气，协热下利。当下误汗，则为亡阳，下厥上竭谵语。小便不可轻利，轻利为犯禁。盖自汗而渴，为湿热内盛，故宜利。如不当利而利，必耗膀胱津液而成燥血发狂；如当利不利，必就阳明燥火而成蓄血发黄。若夫内伤类伤寒者，用药一差，死生立判。盖内伤头痛，时痛时止；外感头痛，日夜不休。内伤之虚火上炎，时时闹热，但时发时止，而夜甚于昼；外感之发热，非传里则昼夜无休息。凡若此等，俱要明辨于胸中，然后察色辨声，详证诊脉，再定方制剂，庶不至误伤人命耳。

【释要】

原文提出温病凶险，死生在数日间，而正伤寒实非大病。注意，这里提到的温病，当是烈性传染病，而伤寒被限定为冬月的感冒风寒（发病多，但病重者少）。

杨栗山承袭刘河间、王安道的辨证温病与伤寒，而又有进一步的阐发。杨氏在文中提出，治法上对于里证的或清或攻，或消或补，伤寒温病大同小异，唯病初解表方法，则有天渊之别。原因是冬月感冒风寒，由外传内，则非辛温不足以开腠理而散寒邪，故麻桂可用。而温邪怫郁于里，由内达外，且多发于春夏，则唯辛凉苦寒才能开导里热、化解表证。杨氏有自己创制的升降、双解、神解、清化、芳香饮和加味凉膈散等一系列的治法方药，而作为杨氏本人，则更加推荐升降散、增损双解散，提出“伤寒不见里证，一发汗而外邪即解；温病虽有表证，一发汗而内邪愈炽”。所以麻桂剂后人用治伤寒未有不生者，用治温病未有不死者。在这一点上，辛温辛凉应该认真区分，而绝对不能混为一谈。以往热病治疗的困难之一，在于疾病初期的该温还是该凉，从具体治法着眼，即该辛温还是该辛凉，或者可以径用清热解毒药物，因为牵涉的疾病太多，即便同一疾病不同表现亦多，所以存在着各种可能性。医者如何作出正确判断，减少误治，十分重要。原文明确提出发表为第一关节，确实点到了关键处。

在治法上提出温病要得主脑，伤寒要辨疑似。温病的治疗要抓住泻心经之邪火为主，凡温邪引发旧病者，当先治温病。而伤寒的疑似之处，头绪多端，如果辨认不清，误施汗吐下，误用温清之剂，则病情不及传变即成坏病。所以杨氏提出要能够辨明病证，再定方制剂，方不至误治。

（八）《伤寒温疫条辨·寒热为治病大纲领辨》

客有过而问之者曰：闻子著《寒温条辨》，将发明伤寒乎，抑发明温病也？特念无论伤寒温病，未有不发于寒热者，先贤之治法，有以为热者，有以为寒者，有以为寒热之错出者，此为治病大纲领，盍为我条分而辩论焉。余曰：愿受教。客曰：《黄帝内经》云：热病者，伤寒之类也。人之伤于寒也，则为病热。未入于府者，可汗而已；已入于府者，可下而已。三阳三阴，五脏六腑皆受病，荣卫不行，脏腑不通，则死矣。又曰：其未满三日者，可汗而已；其满三日者，可下而已。《黄帝内经》直言伤寒为热，而不言其有寒。仲景《伤寒论》垂一百一十三方，用桂、附、人参者八十有奇，仲景治法与《黄帝内经》不同，其故何也？余曰：上古之世，恬淡浑穆，精神内守，即有伤寒，一清热而痊可，此《黄帝内经》道其常也。世不古若，人非昔比，以病有浅深，则治有轻重，气禀日趋于浇薄，故有郁热而兼有虚寒，此仲景尽其变也。

客又曰：伤寒以发表为第一义，然麻黄、桂枝、大青龙每苦于热而难用，轻用则有狂躁、斑黄、衄血、亡阳之失，致成热毒坏病，故河间自制双解散、凉膈散、三黄石膏汤。若麻黄、桂枝、大青龙果不宜用，仲景何以列于一百一十三方之首乎？致使学者视仲景书，欲伏焉而不敢决，欲弃焉而莫之外。夫仲景为医家立法不祧之祖，而其方难用，其故何也？余曰：伤寒以病则寒，以时则寒，其用之固宜。若用于温病，诚不免狂躁、斑黄、衄血、亡阳之失矣。辛温发散之药，仲景盖为冬月触冒风寒之常气而发之伤寒设，不为感受天地疵疠旱潦之杂气而发之温病设，仲景治温病必别有方论，今不见者，其亡之也。王叔和搜采仲景旧论之散落者以成书，功莫大矣。但惜其以自己之说，杂于仲景所言之中，使玉石不分耳。

温病与伤寒异治处，惟刘河间、王安道，始倡其说，兼余屡验得凶厉大病，死生在数日间者，惟温病为然。而发于冬月之正伤寒者，百不一出，此河间所制双解、凉膈、三黄石膏，清泻内热之所以可用，而仲景麻黄、桂枝、大青龙，正发汗者之所以不可用也。盖冬月触冒风寒之常气而病，谓之伤寒；四时触受疵疠之杂气而病，谓之温病。由其根源之不一，故脉证不能相同，治法不可相混耳。客又曰：人有伤寒初病，直中三阴，其为寒证无疑矣。又有初病三阳，本是热证，传至三阴，里实可下，止该用承气、抵当，乃间有寒证可温可补，又用理中、四逆其故何也？余曰：以初本是热证，或久病枯竭，或暴感风寒，或饮食生冷，或过为寒凉之药所攻伐，遂变成阴证。所云害热未已，寒证复起，始为热中，末传寒中是也。且人之虚而未甚者，胃气尚能与邪搏，而为实热之证。若虚之甚者，亡阳于外，亡阴于内，上而津脱，下而液脱，不能胜其邪之伤，因之下陷，而里寒之证作矣。热极生寒，其证多危，以气血之虚脱也。

客又曰：寒热互乘，虚实错出，既闻命矣。子之治疗，果何以得其宜，条辨之说，可闻否乎？余曰：证治多端，难以言喻。伤寒自表传里，里证皆表证侵入于内也；温病由里达表，表证即里证浮越于外也。大抵病在表证，有可用麻黄、桂枝、葛根辛温发汗者，伤寒是也；有可用神解、清化、升降、芳香、辛凉、清热者，温病是也。在半表半里证，有可用小柴胡加减和解者，伤寒是也；有可用增损大柴胡、增损三黄石膏汤内外攻发者，温病是也。在里证，有可用凉膈、承气咸寒攻伐者，温病与伤寒大略同。有可用理阴、补阴、温中、补中调之养之者，温病与伤寒大略同。但温病无阴证，宜温补者，即所云四损不可正治也。若夫伤寒直中三阴之真寒证，不过理中、四逆、附子、白通，一于温补之而已。至于四时交错，六气不节，以致霍乱、疟痢、吐泻、咳嗽、风温、暑温、湿温、秋温、冬温等病，感时行之气而变者，或热或寒，或寒热错出，又当观其何时何气，参酌伤寒温病之法，以意消息而治之。此方治之宜，大略如此。而变证之异，则有言不能传者，能知意在言表，则知所未言者矣。

客又曰：子之治疗，诚无可易矣。第前辈诸名家，皆以为温暑之病本于伤寒而得之，而子独辨温病与伤寒根源异，治法异，行邪伏邪异，证候异，六经脉证异，并与时气之病异，得勿嫌于违古乎？余曰：吾人立法立言，特患不合于理，无济于世耳。果能有合于理，有济于世，虽违之庸何伤！客唯唯而退。因隐括其说曰：寒热为治病大纲领辨，尚祈临病之工，务须辨明的确。或为伤寒，或为温病，再谛审其或属热，或属寒，或属寒热错出，必洞悉于胸中，然后诊脉定方，断不可偏执己见，亦不可偏信一家之谬说，庶不至于差错也。

【释要】

原文采用问答的形式将话题展开。讲到寒热，也总是从《黄帝内经》开始，由热病，到伤寒，到三阳三阴，到可汗可下，然后到仲景的《伤寒论》113 方。仲景方中用桂、附、参的方剂占有80多首，为什么《黄帝内经》与《伤寒论》的治法会如此不同？杨氏指出，这是由于世不古若，人非昔比，所以仲景尽其变。

伤寒以发表为首治，但麻黄汤、桂枝汤、大青龙汤临证却较难施用，且常常导致坏病。因此，后贤河间立双解散、凉膈散、三黄石膏等。那么，为什么仲景方难以用治温病呢？杨氏认为辛温发散为冬月伤寒设，而不为感受疠气的温病设。或者换个角度推想，仲景治温当年应该另有方药，只是已经亡失，未能流传。寒温的异治，倡始于河间、王安道，之所以要强调异治，是由于二者的根源不一，脉证相异，预后亦完全不同。

杨栗山认为，伤寒里证皆由表证侵入于内，而温病表证乃为里证浮越于外。所以同是表证，温病要用神解、清化、升降、芳香、辛凉、清热。同是半表半里，温病要用增损大柴胡、增损三黄石膏汤等。而里证或攻或补，寒温大体一致的。杨氏强调，温病无阴证宜温补者，可能也是过于绝对化了，临证未必如此。而一般与外感、季节气候变化关连密切者，寒热错出，或寒或热，当参酌伤寒温病的方法，以意消息治之。确实临床上证治的千变万化，一言难尽，理解和掌握了基本方法以后，变化就在自己手中了。

杨氏最后提到，临证中既然要有所创立，就不必害怕别人议论自己有违古训，杨氏响亮地提出："吾人立法立言，特患不合于理，无济于事，果能有合于理，有济于世，虽违之庸何伤?"这种一切从实际出发的精神，令人敬佩。尽信书不如无书，实践是检验真理的唯一标准，移用到医学的领域不也是一样的么？

（九）《时病论·温病拟用诸法》

辛温解表法 治春温初起，风寒寒疫，及阴暑秋凉等证。

防风一钱五分 桔梗一钱五分 杏仁一钱五分（去皮尖，研） 广陈皮一钱 淡豆豉三钱加葱白五寸煎。

是法也，以防风、桔梗，祛其在表之寒邪，杏子、陈皮，开其上中之气分；淡豉、葱白，即葱豉汤，乃《肘后》之良方，用代麻黄，通治寒伤于表。表邪得解，即有伏气，亦冀其随解耳。

凉解里热法 治温热内炽，外无风寒，及暑温冬温之证。

鲜芦根五钱 大豆卷三钱 天花粉二强 生石膏四钱 生甘草六分 新汲水煎服。

温热之邪，初入于胃者，宜此法也。盖胃为阳土，得凉则安。故以芦根为君，其味甘，其性凉，其中空，不但能去胃中之热，抑且能透肌表之邪，诚凉而不滞之妙品，大胜寻常寒药，佐豆卷之甘平，花粉之甘凉，并能清胃除热；更佐石膏，凉而不苦，甘草泻而能和，景岳名为玉泉饮，以其治阳明胃热有功。凡寒凉之药，每多败胃，惟此法则不然。

清热解毒法 治温毒深入阳明，劫伤津液，舌绛齿燥。

西洋参三钱 大麦冬三钱（去心） 细生地三钱 元参一钱五分 金银花二钱 连翘二钱（去心） 加绿豆三钱，煎服。

此法治温热成毒，毒即火邪也。温热既化为火，火未有不伤津液者，故用银、翘、绿豆，以清其火而解其毒；洋参、麦冬，以保其津；元参、细地，以保其液也。

却热息风法 治温热不解，劫液动风，手足瘛疭。

大麦冬五钱（去心） 细生地四钱 甘菊花一钱 羚羊角二钱 钩藤钩五钱 先将羚羊角煎一炷香，再入诸药煎。

凡温热之病，动肝风者，惟此法最宜。首用麦冬、细地，清其热以滋津液；菊花、羚角，定其风而宁抽搐，佐钩藤者，取其舒筋之用也。

祛热宣窍法 治温热、湿温、冬温之邪，窜入心包，神昏严语，或不语，舌苔焦黑，或笑或痉。

连翘三钱（去心） 犀角一钱 川贝母三钱（去心） 鲜石菖蒲一钱 加牛黄至宝丹一颗，去蜡壳化冲。

是法治邪入心包之证也。连翘苦寒，苦入心，寒胜热，故泻心经之火邪；经曰："火淫于内，治以咸寒，"故兼犀角咸寒之品，亦能泻心经之火邪；凡邪入心包者，非特一火，且有痰随火升，蒙其清窍，故用贝母清心化痰，菖蒲入心开窍；更用牛黄至宝之大力，以期救急扶危于俄顷耳。

辛凉解表法 治风温初起，风热新成，冬温袭肺咳嗽。

薄荷一钱五分 蝉退一钱（去足翅） 前胡一钱五分 淡豆豉四钱 瓜蒌壳二钱 牛蒡子一钱五分 煎服。如有口渴，再加花粉。

此法取乎辛凉，以治风温初起，无论有无伏气，皆可先施。用薄荷、蝉退，轻透其表；前胡、淡豉，宣解其风；叶香岩云：温邪上受，首先犯肺。故佐蒌壳、牛蒡开其肺气，气分舒畅，则新邪伏气，均透达矣。

清凉透邪法 治温病无汗，温疟渴饮，冬温之邪内陷。

鲜芦根五钱 石膏六钱（煨） 连翘三钱（去心） 竹叶一钱五分 淡豆豉三钱 绿豆衣三钱 水煎服。

此治温病无汗之主方。其伏气虽不因风寒所触而发，然亦有有汗无汗之分，无汗者宜透邪，有汗者宜保津，一定之理也。凡清凉之剂，凉而不透者居多，惟此法清凉且透。芦根中空透药也，石膏气轻透药也，连翘之性升浮，竹叶生于枝上，淡豆豉之宣解，绿豆衣之轻清，皆透热也。伏邪得透，汗出微微，温热自然达解耳。

清热保津法 治温热有汗，风热化火，热病伤津，温疟舌苔变黑。

连翘三钱（去心） 天花粉二钱 鲜石斛三钱 鲜生地四钱 麦冬四钱（去心） 参叶八分 水煎服。

此治温热有汗之主方。汗多者，因于里热熏蒸，恐其伤津损液，故用连翘、花粉，清其上中之热；鲜斛、鲜地，保其中下之阴；麦冬退热除烦；参叶生津降火。

清凉荡热法 治三焦温热，脉洪大而数，热渴谵妄。

连翘四钱（去心） 西洋参二钱 石膏五钱（煨） 生甘草八分 知母二钱（盐水炒） 细生地五钱 加粳米一撮，煎服。

是法也，以仲圣白虎汤为主，治其三焦之温热也。连翘、洋参，清上焦之热以保津；膏、甘、粳米，清中焦之热以养胃；知母、细地，泻下焦之热以养阴。

润下救津法 治热在胃腑，脉沉实有力，壮热口渴，舌苔黄燥。

熟大黄四钱 元明粉二钱 粉甘草八分 元参三钱 麦各四钱（去心） 细生地五钱 流水煎服。

阳明实热之证，当用大小承气，急下以存津液，但受温热之病，弱体居多，虽有是证，不能遽用是药，故以仲圣调胃承气为稳，且芒硝改为元明粉，取其稍缓耳，合用鞠通增液汤方，更在存阴养液之意。

清凉透斑法 治阳明温毒发斑。

石膏五钱（煨用） 生甘草五分银花三去 连翘三钱（去心） 鲜芦根四钱 豆卷三钱（井水发）加新荷钱一枚，煎服，如无，用干叶三钱亦可。

凡温热发斑者，治宜清胃解毒为主。膏、甘治之以清胃，银、翘治之以解毒。更以芦根、豆卷，透发阳明之热；荷钱即初发之小荷叶也，亦取其轻升透发之意。热势一透，则斑自得化矣。

【释要】

以上对温病常用治法方药的归纳，今天仍然可以作为临证的参考。解表有辛温、辛凉之分，但辛温药当轻用，选用防风、桔梗、杏仁、陈皮、淡豆豉、葱白，畅上中之气机，宣在表之寒邪。其余以清热为主，都是在清热的基础上，解毒透邪透斑、保津救津、息风开窍等，极尽变化之能事。原文的归纳，基本能够反映温病的主要治法方药。

（十）《时病论·治时病常变须会通论》

拙著已告竣矣！首先论证，其次立法，其次成方，又其次治案，医者能于此熟玩，自然融会贯通。弗执定某证之常，必施某法，某证之变，必施某法，临证时随机活法可也。姑先论其常而通其用，如初起因于风者，宜以解肌散表法；因于寒者，宜以辛温解表法；因于暑者，宜以清凉涤暑法；因于湿者，宜以增损胃苓法；因于燥者，宜以苦温平燥法；因于火者，宜以清凉透邪法。此皆言初患六气之常证，通用之定法也。至于反常之变证，不定之活法，则又不可不知。如春温条中，有舌绛齿燥，谵语神昏，手足瘛疭，昏瞶不语之变；湿温条中，有或笑或痉，撮空理线，舌苔黄刺，或转焦黑之变。然而亦非一定之变也，须知春温亦有湿温之变证，湿温亦有春温之变证，论中不能印定，须活法而通治之。此又不特春温、湿温可以会通，而暑温、冬温，以及诸病，皆有等证之变，悉可以通治之。又如诸病，见有舌绛齿燥，热伤于阴者，清热保津法可通用之。谵语神昏，热乱神明者，祛热宣窍法可通用之。手足瘛疭，热极生风者，清离定巽法可通用之。昏瞶不语，痰袭心包者，宣窍导痰法可通用之。及至发笑之证，皆由邪袭于心；发痉之证，皆系风乘虚入；或至撮空理线，循衣摸床等证，皆当审其虚实，通其活法，则不但治时病可以融会，即治杂病亦有贯通之妙耳。

【释要】

雷丰在原文中强调二点：一是治法的常与变，所谓六气之常证有通用之定法，同时还要注意反常之变证，不定之活法，如春温，湿温中所见的神昏、谵语、瘛疭之症。其实常与变也是相对的，所谓变法沿用已久，诸病见此等症悉可通治，这是在温病证治中形成的通用定法，如宣窍、息风、保津等皆为此种情况。二是最后提到的，只要通其治法，则不但治时病可以融合，就是在杂病证治中也可以贯通应用。

原文表达的意思，和今天我们所提的辨证论治为基础是一致的，其实清代不少医家无论是着眼于伤寒或温病，对此都已经有所强调，如徐灵胎、柯韵伯等。

（十一）《疫疹一得·论疫疹之脉不宜表下》

疫疹之脉，未有不数者。有浮大而数者，有沉细而数者，有不浮不沉而数者，有按之若隐若现者，此《灵枢》所谓阳毒伏匿之象也。诊其脉，即知其病之吉凶。浮大而数者，其毒发扬，一经表热，病自霍然；沉细而数者，其毒已深，大剂清解，犹易扑灭；至于若隐若现，或全伏者，其毒重矣，其症险矣。此脉得于初起者间有。得于七、八日者颇多，何也？医者初认为寒，重用发表，先亏其阳；表则不散，继之以下，又亏其阴。殊不知伤寒五、六日不解，法在当下，尤必审其脉之有力者宜之。疫症者，四时不正之疠气。夫疠气，乃无形之毒，胃虚者感而受之，病形颇似大实，而脉象细数无力。若以无形之疠气，而当硝、黄之猛烈，邪毒焉有不乘虚而入耶？弱怯之人，不为阳脱，即为阴脱；气血稍能驾御者，必至脉转沉伏，变症蜂起，或四肢逆冷，或神昏谵语，或郁冒直视，或遗尿、旁流，甚至舌卷囊缩，循衣摸床，种种恶症，颇类伤寒。医者不悟引邪入内，阳极似阴，而曰变成阴证，妄投参、桂，死如服毒，遍身青紫，鼻口流血。如未服热药者，即用大剂败毒饮，重加石膏，或可挽回。予因历救多人，故表而出之。

【释要】

原文根据脉症强调疫疹初起不宜汗下，脉浮大而数者当用凉散，沉细而数者可大剂清解，而脉象若隐若现或全伏者，则提示症情比较凶险。原因在于疫疹大多曾经误用过汗下，阴阳已伤。哪怕对未经误治的疫疹，余霖提出因为疫疠乃无形之毒，并非用硝黄攻下就可以解决的。而过用下法之后，邪毒反而可能乘虚陷入。疫病症情险恶时，也不可误作虚寒而妄投参桂。对于疫疹尚未误治过的，则仍然可以用大剂的败毒散，以清泄邪毒为要。

对疫疹的治疗强调清热解毒是对的，对汗下采取审慎的态度也是对的。

（十二）《温热逢源·论伏气发温与暴感风温病原不同治法各异》

冬时伏邪，郁伏至春夏，阳气内动，化热外达，此伏气所发之温病也。《黄帝内经》云：冬伤于寒，春必病温。又云：凡病伤寒而成温者，先夏至日为病温，后夏至日为病暑。《难经》云：伤寒有五，有温病、有热病。《伤寒论》云：太阳病，发热而渴，不恶寒者为温病。凡此皆指伏邪所发之温病言也。另有一种风温之邪，当春夏间，感受温风，邪郁于肺，咳嗽发热，甚则发为痧疹，《黄帝内经》所谓：风淫于内，治以辛凉。叶氏《温热论》所谓：温邪上受，首先犯肺者，皆指此一种暴感风温而言也。

伏气由内而发，治之者以清泄里热为主。其见证至繁且杂，须兼视六经形证，乃可随机立法。暴感风温，其邪专在于肺，以辛凉清散为主，热重者兼用甘寒清化，其病与伏温病之表里出入，路径各殊，其治法之轻重深浅，亦属迥异。近人专宗叶氏，将伏气发温之病，置而不讲，每遇温邪，无论暴感伏气，概用叶氏辛凉轻浅之法，银翘、桑菊，随手立方，医家病家，取其简便，无不乐从。设有以伏气之说进者，彼且视为异说，茫然不知伏气为何病。嗟乎！伏温是外感中常有之病，南方尤多，非怪证也，其病载在《黄帝内经》、《难经》、《伤寒论》诸书，非异说也。临证者，竟至茫然莫辨，门径全无，医事尚堪问哉！

【释要】

前面有柳宝诒关于温病和伤寒的证治区别，此处柳氏根据伏气和新感再进一步区分治疗的大概。文中指出，叶天士在“温热论”中所说的温邪上受犯肺者，以发热咳嗽，甚或痧疫为主症，是暴感风温，当以辛凉，热重者甘寒清化。柳氏指出，受叶氏影响，临证有弃伏气温病，而概用辛凉轻浅诸如银翘、桑菊的治法，所以有必要强调伏气和新感的不同，也是为了及时纠正时弊。可以想象，任何具体治法，一旦作为规矩被墨守，则容易造成误治。医生如果不识伏气，不敢出手苦寒重剂，而只知道用轻描淡写之品敷衍，就会错失临证治疗的最佳时机，就如该用麻黄汤而只用桂枝汤一样，治疗不到位同样难以取效。

（十三）《温疫论·瘟疫初起》

瘟疫初起，先憎寒而后发热，日后但热而无憎寒也。初起之二三日，其脉不浮不沉而数，昼夜发热，日晡益甚，头疼身痛。其时邪在伏脊之前，肠胃之后，虽有头疼身痛，此邪热浮越于经，不可认为伤寒表证，辄用麻黄、桂枝之类，强发其汗，此邪不在经，汗之徒伤表气，热亦不减。又不可下，此邪不在里，下之徒伤胃气，其渴愈甚。宜达原饮。

达原饮：

槟榔二钱　厚朴一钱　草果仁五分　知母一钱　芍药一钱　黄芩一钱　甘草五分

右用水一盅，煎八分，午后温服。

按：槟榔能消能磨，除伏邪，为疏利之药，又除岭南瘴气。厚朴破戾气所结。草果辛烈气雄，除伏邪盘错。三味协力，直达其巢穴，使邪气溃败，速离膜原，是以为达原也。热伤津液，加知母以滋阴。热伤荣气，加白芍以和血。黄芩清燥热之余。甘草为和中之用。以后四味，不过调和之剂，如渴与饮，非拔病之药也。

凡疫邪游溢诸经，当随经引用，以助升泄，如胁痛、耳聋、寒热、呕而口苦，此邪热溢于少阳经也，本方加柴胡一钱。如腰背项痛，此邪热溢于太阳经也，本方加羌活一钱。如目痛，眉棱骨痛，眼眶痛，鼻干不眠，此邪热溢于阳也，本方加干葛一钱。证有迟速轻重不等，药有多寡缓急之分，务在临时斟酌，所定分两，大略而已，不可执滞。

间有感之轻者，舌上白苔亦薄，热亦不甚，而无数脉，其不传里者，二三剂自解。稍重者必从汗解，如不能汗，乃邪气盘踞于膜原，内外隔绝，表气不能通于内，里气不能达于外，不可强汗，病家见加发散之药，便欲求汗，误用衣被壅罨，或将汤火熨蒸，甚非法也。然表里隔绝，此时无游溢之邪在经，三阳加法不必用，宜照本方可也。

感之重者，舌上苔如积粉，满布无隙，服汤后不从汗解，而从内陷者，舌根先黄，渐至中央，邪渐入胃，此三消饮证。若脉长洪而数，大汗多渴，此邪气适离膜原，欲表未表，此白虎汤证。如舌上纯黄色，兼见里证，为邪巳入胃，此又承气汤证也。有二三日即溃而离膜原者，有半月十数日不传者，有初得之四五日，淹淹摄摄，五六日后陡然势张者。凡元气胜者，毒易传化，元气薄者，邪不易化，即不易传。设遇他病久亏，适又微疫，能感不能化，安望其传？不传则邪不去，邪不去则病不瘳，延缠日久，愈沉愈伏，多致不起，时师误认怯证，日进参耆，愈壅愈固，不死不休也。

【释要】

达原饮是吴又可的名方，这一方剂的创立和应用代表着他的学术观点。文中描述了温疫初起的见症以发热为主，邪伏膜原，即邪在伏脊之前，肠胃之后，热浮于经不可表，邪不在里不可下。很明显，汗下攻逐的治法在温疫初起并不合适。

达原饮的药物组成，可以分为二个部分，槟榔、厚朴、草果三味为主，所谓直达巢穴，溃败邪气，使疫邪速离膜原，三味都是疏利之品，行气燥湿通达，其实对人体的正气、对中焦之气有振奋作用。另一组药物苦寒，知母滋阴，白芍和血，黄芩清热，吴氏认为这几味药物主要起调和作用，而非拔病之药。于今看来吴氏的看法倒也未必尽然，温燥化湿行气之品扶正，苦寒清热降下之药祛邪。后世医家有认为方中苦寒太重而加以调整的，即减少苦寒而加重走泄宣透之品。如此，以达原饮为基础又化生出一组加减系列方。其实，吴氏对本方的应用自己也有随证加减，如临证以热溢少阳、太阳多见时，治疗或加柴胡，或加羌活，或加葛根，应该随时斟酌，达原饮只是提示了一个基础。

达原饮证也有轻重不同，轻者照用本方，重者药后不能汗解而内陷，邪渐入胃，可用三消饮。另有白虎证（欲表未表）、承气证（邪已入胃），遇有正虚或素有宿疾者，感邪后可以不化不传，延缠日久，若误为虚证，徒进补剂，则病必不愈。

达原饮有小柴胡汤扶正达邪的意思，但不用参枣甘补。

达原饮开后世宣透膜原法，后世医家轻用苦寒而多用通泄，化裁出不少临证有效的治法方剂，如雷氏宣透膜原法、新定达原饮、刘松峰膜原分治法、俞氏柴胡达原饮、薛氏仿吴氏达原饮法等，甚至叶天士的分消走泄法、吴鞠通的厚朴草果汤都和该法有一定关联，成为温病治疗中的重要方法之一。

（十四）《温疫论·标本》

诸窍乃人身之户牖也，邪自窍而入，未有不由窍而出。经曰：未入于腑者，可汗而已，已入于腑者，可下而已。麻征君复增汗、吐、下三法，总是导引其邪，打从门户而出，可为治法之大纲，舍此皆治标云尔。今时疫首尾一于为热，独不言清热者，是知因邪而发热，但能治其邪，不治其热而热自已。夫邪之与热，犹形影相依，形亡而影未有独存者。若以黄连解毒汤、黄连泻心汤，纯乎类聚寒凉，专务清热，既无汗、吐、下之能，焉能使邪从窍而出！是忘其本，徒治其标，何异于小儿捕影！

【释要】

吴又可认为汗吐下三法，总是导邪外出，故可以成为治法大纲。祛其邪，不治其热而热自已。若以黄连解毒汤、黄连泻心汤，寒凉清热怎么能使邪从窍出？从而认为仅用寒凉是忘本治标。其实汗吐下的临床效果比较直观，所谓邪从窍出，也是源于直接的观察。也许这样的认识最终导致了吴氏在用药上重大黄而轻黄连，成为吴氏在治疗上的一种局限。其实苦寒药未必就不治本，光从直观来推断，有时也不一定正确，这在今天应该比较容易理解，吴鞠通在《温病条辨》中对此也发有议论，可以参考。

(十五)《温疫论·注意逐邪勿拘结粪》

瘟疫可下者，约三十余证，不必悉具，但见舌黄、心腹痞满，便与达原饮加大黄下之。盖邪在膜原者，已有行动之机，欲离未离之际，得大黄促之而下，实为开门祛贼之法，即使未愈，邪亦不能久羁。二三日后，余邪入胃，仍用小承气彻其余毒。大凡客邪贵乎早逐，乘人气血未乱，肌肉未消，津液未耗，病人不至危殆，投剂不至掣肘，愈后亦易平复。欲为万全之策者，不过知邪之所在，早拔去病根为要耳。但要量人虚实，度邪之轻重，察病之缓急，揣邪气离膜原之多寡，然后药不空投，投药无太过不及之弊。是以仲景自大柴胡以下，立三承气，多与少与，自有轻重之殊。勿拘于下不嫌迟之说，应下之证，见下无结粪，以为下之早，或以为不应下之证，误投下药，殊不知承气本为逐邪而设，非专为结粪而设也。必俟其粪结，血液为热所搏，变证迭起，是犹养虎遗患，医之咎也。况多有溏粪失下，但蒸作极臭如败酱，或如藕泥，临死不结者，但得秽恶一去，邪毒从此而消，脉证从此而退，岂徒孜孜粪结而后行哉！假如经枯血燥之人，或老人血液衰少，多生燥结，或病后血气未复，亦多燥结，在经所谓“不更衣十日无所苦”，有何妨害？是知燥结不致损人，邪毒之为殒命也。要知因邪致热，热致燥，燥致结，非燥结而致邪热也。但有病久失下，燥结为之壅闭，瘀邪郁热，益难得泄，结粪一行，气通而邪热乃泄，此又前后之不同。总之邪为本，热为标，结粪又其标也。能早去其邪，安患燥结耶！

假令滞下，本无结粪，初起质实，频数窘急者，宜芍药汤，加大黄下之，此岂亦因结粪而然耶？乃为逐邪而设也，或曰得毋为积滞而设与？余曰：非也。邪气客于下焦，气血壅滞，结而为积，若去积以为治，已成之积方去，未成之积复生，须用大黄逐去其邪，是乃断其生积之原，荣卫流通，其积不治而自愈矣。更有虚痢，又非此论。

或问：脉证相同，其粪有结有不结何也？曰：原其人病至，大便当即不行，续得蕴热，益难得出，蒸而为结也。一者其人平素大便不实，虽胃家热甚，但蒸作极臭，状如黏胶，至死不结。应下之证，设引经论"初硬后必溏，不可攻之"句，诚为千古之弊。

大承气汤：大黄五钱　厚朴一钱　枳实一钱　芒硝一钱，水姜煎服，弱人减半，邪微者各复减半。

小承气汤：大黄五钱　厚朴一钱　枳实一钱，水姜煎服。

调胃承气汤：大黄五钱　芒硝二钱三分　甘草一钱，水姜煎服。

按：三承气汤，功用仿佛。热邪传里，但上焦痞满者，宜小承气汤。中有坚结者，加芒硝，软坚而润燥，病久失下，虽无结粪，然多黏腻极臭恶物，得芒硝助大黄，有荡涤之能，设无痞满，惟有宿结，而有瘀热者，调胃承气宜之。三承气功效俱在大黄，余皆治标之品也。不耐药汤者，或呕或畏，当为细末，蜜丸汤下。

【释要】

攻下为吴又可极为推崇的方法。攻下的适应症，《温疫论》中归纳出三十多个。吴氏认为只要临证见到苔黄、心腹痞满，就可以在达原饮中加入大黄，大黄促使邪气早离膜原，所谓客邪贵乎早逐。吴氏提出不要拘限于“下不嫌迟”的说法，强调“承气本为逐邪而设，非专为结粪而设。”这样的见解，堪称精辟。文中提出的下法应用，与仲景所述也有许多的不同之处。

对于大黄，吴氏多有议论。大黄通下的目的是祛邪，早用大黄乃断其生积之原，荣卫流通，其积不治而自愈。把仲景原文引用到疫病治疗中也许不一定合适，但能够说明吴氏的独立思考。吴氏指出，三承气的功效都在大黄，其余都是治标之品，这是有一定道理的。试看从《神农本草经》的记载，一直到现今的临床，大黄真是一味不可须臾相离的药物。今人焦东海著有《大黄研究》一书，国际上也有专门的大黄研究学会，大黄的临床应用受到重视，古今不变。

吴氏用达原饮加大黄，目的是为了使伏邪溃而毒传胃，等到苔黑生刺，瘀结在胃时，再及时投用大承气汤，顺势逐邪外出。吴氏在《温疫论》“急证急攻”中指出：“温疫发热一二日，舌上白苔如积粉。早服达原饮一剂”。如果药后舌苔随即变成黄色，马上出现“胸膈满痛，大渴烦躁，此伏邪即溃，邪毒传胃也。前方加大黄下之，烦渴少减，热去六七。午后复加烦燥发热，通舌变黑生刺，鼻如烟煤，此邪毒最重，复瘀到胃，急投大承气汤。傍晚大下，至夜半热退，次早鼻黑苔刺如失。”吴氏所举，是一种极端的情况，所谓“一日之间，而有三变，数日之法，一日行之，因其毒甚，传变亦速，用药不得不紧。”吴氏认为在这种关键时刻，如果投用缓剂，羁迟二三日必死，提示对于疫病的治疗，必须有胆有识，不可再三犹豫，错失最佳的时机。

（十六）《伤寒温疫条辨·升降散》

温病亦杂气中之一也，表里三焦大热，其证治不可名状者，此方主之。

白僵蚕酒炒，二钱　全蝉蜕去土，一钱　广姜黄去皮，三分　川大黄生，四钱

称准，上为细末，合研匀。病轻者，分四次服，每服重一钱八分二厘五毫，用黄酒一盅、蜂蜜五钱，调匀冷服，中病即止。病重者，分三次服，每服重二钱四分三厘三毫，黄酒盅半，蜜七钱五分，调匀冷服。最重者，分二次服，每服重三钱六分五厘，黄酒二盅，蜜一两，调匀冷服。一时无黄酒，稀熬酒亦可，断不可用蒸酒。胎产亦不忌。炼蜜丸，名太极丸，服法同前，轻重分服，用蜜、酒调匀送下。

按：温病总计十五方。轻则清之，神解散、清化汤、芳香饮、大小清凉散、大小复苏饮、增损三黄石膏汤八方；重则泻之，增损大柴胡汤、增损双解散、加味凉膈散、加味六一顺气汤、增损普济消毒饮、解毒承气汤六方。而升降散，其总方也，轻重皆可酌用。察证切脉，斟酌得宜，病之变化，治病之随机应变，又不可执方耳。按处方必有君、臣、佐、使，而又兼引导，此良工之大法也。是方以僵蚕为君，蝉蜕为臣，姜黄为佐，大黄为使，米酒为引，蜂蜜为导，六法俱备，而方乃成。

窃尝考诸本草，而知僵蚕味辛苦气薄，喜燥恶湿，得天地清化之气，轻浮而升阳中之阳，故能胜风除湿，清热解郁，从治膀胱相火，引清气上朝于口，散逆浊结滞之痰也。其性属火，兼土与木，老得金水之化，僵而不腐。温病火炎

土燥，焚木烁金，得秋分之金气而自衰，故能辟一切怫郁之邪气。夫蚕必三眠三起，眠者病也，合簿皆病，而皆不食也；起者愈也，合簿皆愈，而皆能食也。用此而治合家之温病，所谓因其气相感，而以意使之者也，故为君。

夫蝉气寒无毒，味咸且甘，为清虚之品，出粪土之中，处极高之上，自感风露而已。吸风得清阳之真气，所以能祛风而胜湿；饮露得太阴之精华，所以能涤热而解毒也。蜕者，退也，盖欲使人退去其病，亦如蝉之蜕，然无恙也。亦所谓因其气相感，而以意使之者也，故为臣。姜黄气味辛苦，大寒无毒，蛮人生啖，喜其祛邪伐恶，行气散郁，能入心脾二经建功辟疫，故为佐。大黄味苦，大寒无毒，上下通行。盖亢甚之阳，非此莫抑，苦能泻火，苦能补虚，一举而两得之。人但知建良将之大勋，而不知有良相之硕德也，故为使。米酒性大热，味辛苦而甘。令饮冷酒，欲其行迟，传化以渐，上行头面，下达足膝，外周毛孔，内通脏腑经络，驱逐邪气，无处不到。如物在高巅，必奋飞冲举以取之。物在远方及深奥之处，更必迅奔探索以取之。且喜其和血养气，伐邪辟恶，仍是华佗旧法，亦屠苏之义也，故为引。蜂蜜甘平无毒，其性大凉，主治丹毒斑疹，腹内留热，呕吐便秘，欲其清热润燥，而自散温毒也，故为导。

盖蚕食而不饮，有大便无小便，以清化而升阳；蝉饮而不食，有小便无大便，以清虚而散火。君明臣良，治化出焉。姜黄辟邪而靖疫；大黄定乱以致治，佐使同心，功绩建焉。酒引之使上行，蜜润之使下导，引导协力，远近通焉。补泻兼行，无偏胜之弊，寒热并用，得时中之宜。所谓天有覆物之功，人有代覆之能，其洵然哉。

是方不知始自何氏，《二分晰义》改分两变服法，名为赔赈散，用治温病，服者皆愈，以为当随赈济而赔之也。予更其名曰升降散。盖取僵蚕、蝉蜕，升阳中之清阳；姜黄、大黄，降阴中之浊阴，一升一降，内外通和，而杂气之流毒顿消矣。又名太极丸，以太极本无极，用治杂气无声无臭之病也。

乙亥、丙子、丁丑，吾邑连歉，温气盛行，死者枕藉。予用此散，救大证、怪证、坏证、危证，得愈者十数人，余无算。更将此方传施亲友，贴示集市，全活甚众，可与河间双解散并驾齐驱耳。名目升降，亦双解之别名也。

【释要】

杨栗山的升降散也是疫病治疗的名方，不可不知。该方药物并不复杂，僵蚕为君，蝉蜕为臣，姜黄为佐，大黄为使，另以米酒为引，蜂蜜为导。僵蚕、蝉蜕，升阳中之清阳，姜黄、大黄降阴中之浊阴，一升一降之中，内外通和，杂气之流毒顿时得以消解。杨氏并非此方的首创者，只是改变了分量和服法。该方原先叫赔赈散，又名太极丸，杨氏以此方治大证、怪证、坏证、危证，得愈者十数人，继而以此传施亲友，全活者甚众。杨氏认为此方可与河间的双解散并驾齐驱。

杨氏留下的治疗温病的十五首方剂，则是他的经验独创之处。十五首方皆以升降散为基础，升降散的应用贯穿温病治疗的始终，无论是初起憎寒壮热、头痛如破、烦渴引饮，或是病至吐衄便血、神昏谵语、舌卷囊缩，皆可运用。考升降散，其实在杨氏之前已有临床应用，如《万病回春》治疗虾蟆瘟的内府仙方（即升降散，用姜汁不用米酒），《伤暑全书》也有该方的应用。在升降散的基础上，偏于清者有神解散、清化汤、芳香饮、大小清凉散、大小复苏饮、增损三黄石膏汤等，用于证情较轻者，在药物方面始终以银、翘、芩、连、知、柏相随，体现了早用、重用清热解毒药的治疗特色。偏于泻者有增损大柴胡汤、增损双解散、加味凉膈散、加味六一顺气汤、增损普济消毒饮、解毒承气汤等，用于证情较重者。在药物的运用上，以前者为基础，再增承气之类攻下，清泻并投，速战速决，体现了杨氏临证的胆识。从这些方剂中的药物增损变化，可以看出杨氏对前人经验的继承和临床上的敢于出新。

（十七）《疫疹一得·疫疹诸方》

败毒散（《活人》）　治时行疫疠头痛，憎寒壮热，项强睛暗，鼻塞声重，咳嗽痰喘，眼赤口疮，热毒流注，脚肿腮肿，诸疮斑疹，喉痹吐泄。

羌活　独活　柴胡　前胡　川芎　枳壳　桔梗　茯苓　薄荷　甘草

疫症初起，服此先去其爪牙，使邪不盘踞经络，有斑即透，较升、葛、荆、防发表多多矣。如口干舌燥加黄芩，喉痛加豆根，倍加桔梗、甘草。古方引用生姜，姜乃暖胃之品，疫乃胃热之症，似不宜用，以葱易之。

此足太阳、少阳、阳明药也。羌活入太阳而理游风；独活入太阴而理伏邪，兼能除痛；柴胡散热升清，协川芎和血平肝，以治头痛目昏；前胡、枳壳降气行痰，协桔梗、茯苓以泄肺热而除湿消肿；甘草和里；而发表更以薄荷为君，取其辛凉，气味俱薄，疏导经络，表散能除高巅邪热。古人名曰败毒，良有以也。

凉膈散（《局方》） 治心火上盛，中焦燥实，烦躁口渴，目赤头眩，口疮唇裂，吐血衄血，诸风瘛疭，胃热发斑，发狂，惊急抽风。

连翘 生栀子 黄芩 薄荷 桔梗 甘草，生石膏 竹叶

此上、中二焦泻火药也。热淫于内，治以咸寒，佐以苦甘，故以连翘、黄芩、竹叶、薄荷升散于上，古方用大黄、芒硝推荡其中，使上升下行而膈自清矣。予忆疫疹乃无形之毒，投以硝、黄之猛烈，必致内溃。予以石膏易去硝、黄，使热降清升而疹自透，亦上升下行之意也。

清瘟败毒饮（《一得》） 治一切火热，表里俱盛，狂躁烦心。口干咽痛，大热干呕，错语不眠，吐血衄血，热盛发斑。不论始终，以此为主。后附加减。

生石膏大剂六两至八两，中剂二两至四两，小剂八钱至一两二钱 小生地大剂六钱至一两，中剂三钱至五钱，小剂二钱至四钱 乌犀角大剂六钱至八钱，中剂三钱至四钱，小剂二钱至四钱 真川连大剂六钱至四钱，中剂二钱至四钱，小剂一钱至一钱半

生栀子 桔梗 黄芩 知母 赤芍 玄参 连翘 竹叶 甘草 丹皮

疫证初起，恶寒发热，头痛如劈，烦躁谵妄，身热肢冷，舌刺唇焦，上呕下泄。六脉沉细而数，即用大剂；沉而数者，用中剂；浮大而数者，用小剂。如斑一出，即用大青叶，量加升麻四、五分引毒外透。此内化外解、浊降清升之法，治一得一，治十得十。以视升提发表而愈剧者，何不俯

取刍荛之一得也。

此十二经泄火之药也。斑疹虽出于胃，亦诸经之火有以助之。重用石膏直入胃经，使其敷布于十二经，退其淫热；佐以黄连、犀角、黄芩泄心、肺火于上焦，丹皮、栀子、赤芍泄肝经之火，连翘、玄参解散浮游之火，生地、知母抑阳扶阴，泄其亢甚之火，而救欲绝之水，桔梗、竹叶载药上行；使以甘草和胃也。此皆大寒解毒之剂，故重用石膏，先平甚者，而诸经之火自无不安矣。

【释要】

余霖的清瘟败毒饮，也是疫病的临床常用方剂。余氏号称该方治一切火热，表里俱盛，不论早晚。该方的见症以大热、狂躁、错语、不眠、吐衄、发斑等为主。主要的药物有石膏、生地、犀角、川连，并且在剂量上设定大、中、小以备参考。另有栀子、桔梗、黄芩、知母、赤芍、玄参、连翘、竹叶、丹皮、甘草。用余氏自己的话说，该方能泻十二经之火，重用石膏入胃经，先平甚者，有助于退十二经之热，另芩、连、犀角清上焦，丹皮、栀子、赤芍泄肝热，连翘、玄参散浮火，生地、知母泄热护阴，桔梗、竹叶引药上行。余氏称此方为化内解外，降浊升清之法，治一得一，治十得十，真是十分灵验，信心十足。

同时列出的有败毒散和凉膈散，治疗也是各有一定的针对性。败毒散用于疫症初起，以羌活、独活、柴胡为足太阳、足太阴、足少阳药，散邪清热，另以川芎行血止头痛，前胡、枳壳、桔梗行气化痰，薄荷辛凉疏导。凉膈散泻上中二焦之火，余氏以石膏易硝、黄，也是顾虑攻下过猛反而有损正气。

（十八）《温热逢源·伏温从少阴初发证治》

《经》曰：冬伤于寒，春必病温。又曰：冬不藏精，春必病温。分而言之，则一言其邪之实，一言其正之虚，合而言之，则惟其冬不藏精，而肾气先虚，寒邪乃得而伤之，语势虽若两平，其义原归一贯也。喻氏以冬伤于寒，与冬不藏精，又以既不藏精，更伤于寒，分立三纲，各为证治。试思如果冬不藏精，别无受寒之事，则其病为纯虚，与温病何涉？盖喻氏只顾作文之排场，而不自觉其言之不切于病情也。原其邪之初受，盖以肾气先虚，故邪乃凑之，而伏于少阴，逮春时阳气内动，则寒邪化热而出。其发也，有因阳气内动而发者，亦有时邪外感引动而发者，凡阳气内动，寒邪化热而发之证，外虽微有形寒，而里热炽甚，不恶风寒，骨节烦疼，渴热少汗（初起少汗至阳明即多汗矣）。用药宜助阴气，以托邪外达，勿任留恋，其为时邪引动而发者，须辨其所挟何邪，或风温，或暴寒，或暑热，当于前法中，参入疏解新邪之意（详外挟新邪条内）。

再看其兼挟之邪，轻重如何，轻者可以兼治，重者即当在初起时，着意先撤新邪，俟新邪既解，再治伏邪，方不碍手。此须权其轻重缓急，以定其治法，不可豫设成见也。寒邪潜伏少阴，寒必伤阳，肾阳既弱，则不能蒸化而鼓动之，每见有温邪初发，而肾阳先馁，因之邪机冰伏，欲达不达，展转之间，邪即内陷，不可挽救，此最难着手之危证（另详邪郁少阴条内）。其或邪已化热，则邪热燎原，最易灼伤阴液阴液一伤，变证蜂起，故治伏温病，当步步顾其阴液。

当初起时，其外达之路，或出三阳，或由肺胃，尚未有定程，其邪仍在少阴界内，前人治温病之法如《千金》用阳旦汤，则偏于太阳；陆九芝用葛根芩连汤，则偏于阳明；张石顽用小柴胡汤，则偏于少阳；至喻嘉言之麻附细辛，则过于猛悍矣；叶香岩之辛凉清解，则失之肤浅矣。愚意不若用黄芩汤加豆豉元参，为至当不易之法。盖黄芩汤为清泄里热之专剂，加以豆豉为黑豆所造，本入肾经，又蒸罨而成，与伏邪之蒸郁而发相同，且性味和平，无逼汗耗阴之弊，故豆豉为宣发少阴伏邪的对之药，再加元参以补肾阴，一面泄热，一面透邪，凡温邪初起，邪热未离少阴者，其治法不外是矣。至兼挟别项外感或兼内伤，或邪虽未脱少阴，而已兼有三阳见证者，均宜临证参酌施治，固非可刻舟以求剑矣。

【释要】

柳宝诒倡导伏气温病说，持邪伏少阴的观点。少阴为肾，肾先虚，邪乃凑之，至春阳气内动，寒邪化热而出，或时邪引动而发，治疗或助阳气托邪外出，或于清热中参入疏解新邪之品，治疗有轻重缓急，而无固定之成法，有先表后里，有里虚重证，有热盛伤津等。而初期邪出三阳，前人或用阳旦汤，或用葛根芩连汤，或用小柴胡汤。

文中议论喻昌用麻附细辛过猛，叶天士用辛凉解表又过轻，而柳氏提出黄芩汤加豆豉、元参，为至当不易之法，泄热透邪补阴，用黄芩芍药苦寒泻热，豆豉宣透，元参清热护阴，使治法更加全面。

（十九）《温热逢源·伏温外挟风寒暑湿各新邪为病》

伏温之邪，由春夏温热之气，蒸动而出，此其常也。亦有当春夏之间，感冒风寒，邪郁营卫而为寒热，因寒热而引动伏气。初起一二日，第见新感之象，意其一汗即解。乃得汗后，表证略减，而里热转甚。昧者眩其病状，几若无可把握。不知此新邪引动伏邪之证，随时皆有。治之者，须审其伏邪与新感，孰轻孰重。若新感重者，先撤新邪，兼顾伏邪。伏邪重者，则专治伏邪，而新感自解。盖伏温自内达外，苟由三阳而外解，则表分之新邪，自不能容留矣。《内经》云：凡病伤寒而成温者，先夏至日者为病温，后夏至日者为病暑。此指伏邪乘暑令而发者，尚非兼挟暑邪之病，其有兼挟暑热之邪而发者，则必另有暑热见证，其新病引动伏邪，大致亦与兼挟风寒者相似，须审其轻重缓急，分清经界，方可着手也。

至兼挟湿邪之证，有外感之湿，有内伏之湿。伏气既动，则热自内发，蒸动湿邪，与伏温之热混合，为病最属淹缠。治之者，须视其湿与热，孰轻孰重，须令其各有出路，勿使并合，则用药易于着手。再湿邪有宜温燥者，如平胃之类；有宜渗利者，如苓泽之类；有宜通泄者，如车前滑石之类；有宜清化者，如芩连栀柏之类。以上皆专治湿邪之法，若与湿热并合，则为湿温，见证最繁且杂。其治法须随机应变，初起有芳香化湿者，如胃苓、正气之属；而通宣三焦者，如三仁、滑石之属；中焦热重，有清泄阳明者，如苍术、石膏之属；有苦泄太阴者，如茵陈、芩连之属。总之，须细察见证，如湿重者，自当治湿，若伏邪重者，仍当以伏邪为主也。

【释要】

伏邪与新感相合，所谓新邪引动伏邪，也是要权衡二者的轻重。或先撤新邪，或专治伏邪，临床上区别二者，是为了方便治疗，但又不可过于拘泥此说，将二者作绝然划分。事实上，临证主要也是从所见症状出发，所谓有是证，用是药。

文中特别提到湿邪，强调治疗应考虑给出路，或温燥如平胃，或渗利如苓泽，或通泄如车前滑石，或清化如芩莲栀柏。若湿与热合，又有芳香化湿，宣通三焦，清泄阳明，苦泄太阴等法，也都有相应的方药。

（二十）《温热逢源·伏温由少阴外达三阳证治》

寒邪潜伏少阴，得阳气鼓动而化热，苟肾气不至虚馁，则邪不能容而外达。其最顺者，邪不留恋于阴，而径出于三阳，则见三阳经证。太阳则恶寒发热，头项疼，腰脊强，治宜豉芩合阳旦汤；阳明则壮热鼻干，不得卧，治宜豉芩合葛根知母等味；少阳则寒热往来，口苦胁痛，治宜芩豉合柴胡山栀等味。其邪初出三阳，或兼新感，外有恶寒无汗等证，则桂葛柴胡，自当参用。若里热已甚，则不宜桂枝；壮热汗多，则不宜葛根；内风易动，则不宜柴胡。此则又在临时之化裁矣。《难经》曰：温邪行在诸经，不知何经之动也。故其发也，本无定处。大略乘经气之虚，或挟别邪而发，如太阳虚则发于太阳，阴气虚则恋于阴分，其有温邪化热已出三阳，而未尽之邪，尚有伏于少阴而未化者（此肾气不充宜兼温托）。即或全数化热，而其热有半出于阳，半恋于阴者。此阴气不足，不能托邪当兼养阴。用药总宜随证化裁，活泼泼地方能应手取效也。

【释要】

少阴肾气不虚，邪易外达，径出三阳，则临证多见三阳证，太阳用豉芩合阳旦汤，阳明用豉芩合葛根知母等，少阳用芩豉合柴胡山栀，邪在三阳或有新感等证桂葛柴胡都可参用，而里热甚不用桂枝，壮热汗多不用葛根，内风易动不用柴胡，这里好像又牵涉到葛根劫胃汁液、柴胡劫肝阴的定见，后人不应当被其迷惑。事情应该反过来理解，即当病情到了壮热汗多、内风易动时，葛根、柴胡已嫌太轻，不用重剂截断病势，则胃津肝阴在劫难逃。将治疗的失误，归咎于某些药物，也是一种误解。

（二十一）《温热逢源·伏温化热郁于少阴不达于阳》

伏温之邪，冬时之寒邪也。其伤人也，本因肾气之虚始得入而据之，其乘春阳之气而外达也，亦以肾气暗动，始能鼓邪化热而出，设其人肾阳虚馁，则邪机冰伏，每有半化半伏，欲达不达之症。如外面热象炽盛，或已见昏谵痉厥之候，而少阴之伏邪，尚有未经化热，仍留滞于阴分者，此时就热象论，已有热扰厥阴之险，清泄之药不容缓，而内伏之邪，又以肾气内馁，不能化达，设专用凉泄，则邪机愈滞，设用温化，又属抱薪救火，展转之间，内则阴液干涸，外则邪热蒙闭，迟之一二日，即不可挽救矣，此等症情，在温病中，为最险重之候，即使竭力挽回，亦属冒险图功，治病者，必须豫为道破，庶免疑谤。

此证邪伏少阴，喻氏仿仲景少阴病治例，用麻黄附子细辛汤，及麻黄附子甘草两方以透邪，增入生地，以育阴扶正，其用意颇为切当。惟温邪既动，必有热象外现，其甚者邪热蒙陷，已有痉厥之象，此时麻附细辛，断难遽进。然非此大力之药，则少阴之沉寒，安能鼓动，治当师其意而变其制，如用麻黄汁制豆豉，附子汁制生地，至凉肝熄风，治标之药，仍宜随症参入，似此面面周到，庶可收功。

【释要】

邪伏少阴之证，治疗邪正双方都必须考虑，用药亦时感棘手。所谓专用凉泄，则气机郁滞不伸，多用温化又属抱薪救火，内则阴液干涸，外则邪热蒙闭，温病中当属险重之候。柳氏提出师仲景意而变其制，如麻黄汁制豆豉，附子汁制生地，随症参入凉肝熄风治标之药，或许可以挽回一二。

伤寒的太少两感，用麻黄附子细辛汤容易，因为都是寒，外寒内寒，治疗温阳散寒。而温病是内寒外热，处理就棘手。

（二十二）《温热逢源·伏温热结胃腑证治》

伏温化热而达，其证由少阴而出三阳者，于法为顺。惟无形之热，可从经气而达，若中焦挟有形食积浊痰，则邪热蕴蒸，每每乘机入胃，热结于中，而为可攻之证。盖胃为五藏六府之海，位居中土，最善容纳，邪热入胃，则不复他传。故温热病热结胃腑，得攻下而解者，十居六七，前人如又可所论，虽名瘟疫，其实亦系伏邪所列治法，用攻下者，十之七八。盖伤寒重在误下，温病重在误汗。温病早投攻下，不为大害，前贤本有此论，吴氏又确见病证之可下者多，故放胆言之，而不自觉其言之偏重也。陆九芝谓温病热自内燔，其最重者，只有阳明经府两证，经证用白虎汤，府证用承气汤，有此两法，无不可治之温病矣。其意专重阳明，若温病决不涉及别经者，其言亦未免太偏。

总之，温病邪热，蒸郁入于阳明者居多，热在于经，犹属无形之热，其证烦渴多汗，狂谵脉洪，此白虎证也。若热结于府，则齿垢唇焦，晡热，舌苔焦黄，神昏谵语，脉沉实，此承气证也。只要认证清楚，确系热在于胃，则白虎、承气，依法投之，可以取效反掌，切勿因疑生怯，反致因循贻误也。

前人用大黄下夺，有因泄热而用者（如三黄泻心），有因解毒而用者（如三黄解毒），有因疏瘀化痰而用者（如大黄䗪虫、滚痰丸），有因疏泄结气而用者（如大黄黄连泻心），原不专为积滞而设。无如不明医理者，见方中有大黄一味，即谓之承气，即谓之攻积，因而疑忌多端，当用不用，坐此贻误者多矣。

伤寒热结胃腑者，粪多黑而坚燥；温病热结于胃者，粪多酱色而溏。藜藿之子，热结者粪多栗燥；膏粱之人，多食油腻，即有热灼，粪不即燥，往往有热蕴日久，粪如污泥，而仍不结为燥栗者，此不可不知也。有初起病时，便溏作泻，迨两三日后，热势渐重，乃结于胃而便秘者，仍宜依法下之。又有热势已重，渴饮频多，或用清泄之剂，因而便泄稀水，坚粪不行者，此热结旁流也。古法用大承气下之，吴鞠通改为调胃承气甚合。

热结而成燥粪者，行一二次后，燥粪已完，热邪即尽。若溏粪如烟膏霉酱者，或一节燥一节溏者，此等证，其宿垢最不易清，即邪热亦不易净，往往有停一二日再行，有行至五六次，多至十余次者，须看其病情如何，以定下与否。慎勿震于攻下之虚声，遂谓已下不可再下，因致留邪生变，而受养痈之实祸也。

【释要】

伏温化热，由阴出阳，无形之热从经气外达。若中焦有积滞者，热结于中，成为可下之证，邪热入胃不复他传，故得下易解。伤寒重在误下未必，因为还有误汗。温病重在误汗，是指误用辛温，违反了病机的寒热，延误了治疗的时机，这是对的。关于温病的治疗中应早投攻下，吴又可的《温疫论》论述在前，陆九芝的《世补斋医书》强调在后，但仔细琢磨，前贤的言论也不免有偏颇之处，这是作者阅世阅人，经验老到之处。但不管怎么说，温病过程中阳明经证和腑证还是多见，应当及时果断地投用白虎和承气。

文中尤其对于大黄，对于下法有进一步的论述，也是由于下法每易被简单化理解。和吴又可的观点相一致，大黄并非专为积滞而设，大黄有因泻热而用，因解毒而用，也有因疏瘀化痰而用，有因疏泄结气而用，这里虽然指的是单味大黄，其实承气汤的用法亦未尝不是如此。对可用承气攻下的临床适应范围，文中也有补充，并作具体辨析。伤寒的燥屎易除，而温病的宿垢难清，故温病的治疗下法可以频繁应用，甚至大便多达十余次也无妨。从这里也可以窥知，温病学家通过丰富的临证经验，已经能够充分理解下法的作用，能够娴熟掌握下法的尺度。

（二十三）《温热逢源·伏温挟湿内陷太阴发黄疸肿胀泄利等证》

温邪挟湿，则为湿温，其湿之轻者仍以温邪为主，略参化湿可耳，其湿之重者，与热相合，热势虽炽，而有脘闷呕水，舌腻不渴等证，初起宜参芳香宣化，追湿邪化燥，用苍术白虎汤，清热燥湿，可以一剂而愈，若初起即与清滋，欲清其热，转助其湿，而愈发缠绵，每有治不如法，迁延一两月而病不退者，皆治之不得其法也。然则此乃湿温之在胃者，治之犹易，有一种湿热蕴于太阴者，初起不见湿象，但觉热象蒸郁不扬，脘闷口甜，而胃口无病，仍可纳谷，舌上不见浊苔，其湿热深郁于脾藏，漫无出路，或发黄，或腹满肢肿，或则泄，或便秘，或呕恶，或小水赤涩，甚则热郁日深，脾营受伤，则舌底绛色，或薄苔罩灰黄，而不甚燥，种种见证，无非湿郁化热，何以燥之则增热，清之则助湿，如此其百无一效也。

盖藏病无出路，必借道于府，乃能外出，此病热蕴已久，脾中之热渐欲外达于胃，或胃中挟有痰积，热即附之而炽，亦有便秘舌焦，燥渴烦谵等证，投以苦泄，则胃热下行，而病势一松，然所泄者，胃腑之标热也，其脾藏中蕴遏之热，仍未达也，故病虽暂减，而阅日复炽，屡伏屡炽，久而正气不支，遂成坏证，此等病，治之最难得手，诚以此证，病势不重于外，病家每每忽视，投剂不能速效，病家势必更医，后来者见前医无功，必且改弦更张，因之杂药乱投，致成不救者，吾见实多。

治此者，必须将太阴之湿，与少阴之热，孰经孰重，细细较量，再看其湿热所伤，或为脾气，或为脾阴，其兼挟之病，或为痰积，或为瘀滞，均宜细意分析，方可用药，至用药之法，须得轻清灵三字俱全，冀其缓缓疏化，切不可侧滞一面，以致无益反害，吴鞠通《温病条辨》，其原出于叶氏，上中焦湿温各条，颇有此理者，薛生白《湿热条辨》亦多可取，试细绎之，当有得心应手之妙也。

【释要】

此处论述温热出现黄疸肿胀泄利的证治，湿温须分别湿

热的偏胜，湿重者，见胸闷呕水，舌腻不渴，初起就应芳化，化燥才可用苍术白虎汤，如果辨证不准，沿用一般清热养阴，则寒凉郁遏，转助其湿，使病情越发缠绵难愈。

湿热蕴于太阴者，有见身热不扬，且脘闷，而其他湿象并不显著，文中举出许多或有证，湿郁热伏，燥之则增热，清之则助湿，治疗用药陷入两难境地。此刻的治疗可以考虑的有二：一借道于府，使脏病外出，投用苦泄之品，使邪热下行；一权衡湿热轻重，正气偏衰之处及兼挟之邪，然后可以用药，药物的选择注意轻灵，不求速效，只能缓缓疏化。

（二十四）《温热逢源·伏温上灼肺金发喘逆咯血咳脓证治》

伏邪在少阴，其由经气而外出者，则达于三阳，其化热而内壅者，则结于胃腑，此温热病之常也。少阴之系，上连于肺，邪热由肾系而上逆于肺，则见肺病，况温邪化热，火必克金，则肺脏本为温邪所当犯之地，其或热壅于胃，上熏于膈，则热邪由胃而炎及于肺，更为病势所应有，近时烟草盛行，肺中津液，熏灼成痰，阻窒肺隧，平日每多痰咳，更值温热上蒸，痰得热而痰更胶黏，热附痰而热愈留恋，其为咳为喘，意中事也，肺络不通，则胸胁刺痛，热郁日甚，则痰秽如脓，或咳红带血，无非热灼金伤所致，此时苟伏邪已一律外透，则治之者，只须清泄肺胃。

夫病在肺，而何以治者必兼及胃？盖肺中之热，悉由胃腑上熏，清肺而不先清胃，则热之来路不清，非釜底抽薪之道也，古方如麻杏、甘石、越婢、青龙、清燥救肺等方，均用石膏，诚见及于此也，轻则苇茎汤，鲜斛鲜沙参之类，必不可少，胁刺者兼和络气，咳红者兼清血络，滋腻之药，恐其励痰，温燥之品，恐其助热，均为此症所忌。

又此症在初起时，医者粗心不察，视为寻常外感，恣用发散，或见其痰多，妄用二陈，或见其喘逆，作外感治，而用麻桂，作内伤治，而用生脉熟地，均属背谬，而耗液助热生痰诸弊毕集矣。迨见病势日增，始细心体认，改投清泄，而肺金藏阴已伤，不能遽复，即使邪热得清，而内热干咳，绵延不愈，遂成上损，终致不救者往往有之，谁之咎哉！

【释要】

这里讲的是肺系温病的证治，伏邪在少阴、或外出三阳、或里结于胃腑，此为一般的情况。也有邪热由少阴上连于肺，见肺病者，肺脏本为温邪当犯之也，此由新感多见，温邪上受，首先犯肺。

哪怕热壅于胃，也可上熏于膈，而炎及于肺，症见咳喘，胸胁刺痛，痰秽如脓，咳红带血。此时如果伏邪已经外透，治疗直须考虑清泄肺胃，清肺容易理解，何以要兼及于胃，柳氏的解释是清肺不先清胃，则热之来路不清，即清胃乃釜底抽薪之举，药物当推石膏。而滋腻及温燥之品，皆为所忌。

（二十五）《温热逢源·伏温内燔营血发吐衄便红等证治》

温邪化热外出，其熏于气分者，为烦热口渴等证，其燔灼于营分者，血为热扰，每每血由肺络而溢出为咳血，由吐而出为吐血，上行清道为鼻衄齿衄，下行浊窍为溲血便血。凡此皆血为热邪所迫，不安其络因而上溢下决。惟血既外夺，则邪热亦随血而泄，病势宜由此而减，乃为吉象。若血既外夺，而里热仍盛，昏谵烦躁，仍不轻减，即属重症。推其故，盖有二焉，一则伏热重而蒸郁过深，络血虽溢，而里热之留伏尚多也；一则营阴虚而为燔灼所伤，阴血枯竭，而不能托邪外出也。邪重者宜凉血泄邪，如犀、地、栀、丹、银花、连翘、茅根、侧柏之类，血虚者宜养血清热，如地、芍、栀、丹、阿胶、元参之类。总以凉阴泄热为主脑，血虚者兼以滋养，邪实者兼以清泄，必使血止，而热亦因此而解，斯为顺手耳。此等症，每有急求止血，过用清凉，以致血虽止，而上则留瘀在络，胸胁板痛，下则留瘀在肠，垢痢瘀紫，甚或留瘀化热，变为暮热朝凉，咳痰带血，见种种阴损之候，昧者不察，误认为虚，漫投补剂，遂迁延不愈，愈恋愈虚，以致不救，可慨也夫。

凡瘀留在肠胃者，易于疏化，以其在康庄大道，不在细微曲折之处，药力易于疏通也。若瘀留于肺肝血络之中，则络道蚕丛，药力既非一时可到，而又不宜于猛剂攻消，只有通络化瘀泄热之法，缓缓图功，如曹仁伯清瘀热汤之法，最为得窍，学者宜仿此用之（清瘀热汤旋、绛、葱、苇、枇）。

【释要】

这一段主要论述出血的证治，温邪熏灼气营两燔，血分受扰，则见咳血、吐血、衄血、溲血、便血，邪热迫血妄行，上溢下决，若伴随出血症状的出现，热势亦退，则为吉象，而热势不减，即属重症，治疗以养阴泄热为主，过用清热有凉遏弊端。血止之后有留瘀的处理，不可误为虚证，一味蛮补，或只知猛剂攻逐而不懂通络化瘀泄热的方法。

（二十六）《温热逢源·伏温外窜血络发斑疹喉痧等证治》

伏温化热，燔灼血络，因致络血外溢，邪热即随血而泄，于病机犹为顺象，乃有邪热郁于血络，不得外达。其在于肺，肺主皮毛则为疹。其在于胃，胃主肌肉则为斑，有斑疹各发，不相交涉者，有斑疹兼发，不能分晰者。总之以清营透邪，疏络化斑为主。凡外面斑疹透齐，即神清热解者为吉，若斑疹虽透，而里热不解，则热郁已甚，其势必有变端，当随其见证，小心斟酌。又有一种烂喉丹痧，此于伏温之中，兼有时行疫毒，发热一二日，头面胸前，稍有痧疹见形，而喉中已糜烂矣，此证小儿居多，其病之急者，一二日即见坏证，如面色青晦，痰塞音哑，气急腹硬，种种恶候，转瞬即来，见此者多致不救，此等急症，初起即宜大剂清营解毒，庶可挽回万一，若稍涉迟延，鞭长莫及矣。

鲜生地为此证清营泄热必用之药，欲兼疏散之意，重则用豆豉同打，轻则用薄荷叶同打，均可。丹皮清血中伏热，且味辛主散，炒黑用之最合。银花清营化毒，元参清咽滋水，均为此症必要之药。

治肺疹初起，须兼透达者，于清营方中，用牛蒡、蝉衣以透发之，古方治斑毒，用化斑汤。［白虎合犀角、生地之类］或玉女煎之类。然须烦热多汗者，乃为合剂。若热不甚，汗不畅，遽投石膏，恐有邪机冰伏之弊，临用时宜加斟酌。黄玉楸于此证，用浮萍为表药，颇有思路，可取用之。

【释要】

此段文字议论斑疹的证治。邪热郁于血络，难以外达，在肺为疹，在胃为斑，治疗总以清营透邪，疏络化斑为主，斑疹皆讲究透齐，同时神清热解为顺，时有烂喉痧类急重症，初起即宜大剂清营解毒，不必迟疑。

用药举鲜生地合豆豉、薄荷，另外丹皮、玄参、银花，亦在所必有，起凉血滋阴清热解毒的作用。另有清营方中加牛蒡、蝉衣治肺疹，化斑汤和玉女煎治胃斑，亦是常规。

（二十七）《温热逢源·伏温化热内陷手足厥阴发痉厥昏蒙等证》

伏温由少阴而发，外出于三阳经证，内结于胃腑，则见阳明府证，其证虽深浅不一，但由阴出阳，于病机为顺，均在可治之例。惟有伏邪已动，而热象郁滞，不达于三阳，亦不归于胃腑，而即窜入厥阴者，在手厥阴则神昏谵语，烦躁不寐，甚则狂言无序，或蒙闭不语；在足厥阴则抽搐蒙痉，昏眩直视，甚则循衣摸床。此等凶证，有兼见者，有独见者，有府热内结，邪气充斥而溃入者，有阴气先亏，热邪乘虚而陷入者，有挟痰涎而蒙闭者，有挟蓄血而如狂者。

凡遇此等重证，第一先为热邪寻出路，如在经者，从斑汗解，在府者，从二便出是也。至照顾正气，转在第二层，盖气竭则脱，阴涸则死，皆因热邪燔劫而然，用药于祛邪中，参以扶正养阴，必使邪退，而正气乃有立脚。如徒见证治证，但以清心泄肝，化热养津之剂，就题面敷衍，虽用药并无大谬，而坐失事机，迨至迁延生变，措手不及，谁之咎欤！今姑就手足厥阴见证各条，拟治法如左。

凡热重昏谵，至夜增剧，舌底绛色，此热灼于营也，以犀角地黄为主方；烦躁不寐，口渴舌板，神情昏扰，热郁于上也，以凉膈散为主方；神志烦乱，小溲赤涩，舌尖干红，热劫心阴也，导赤各半汤为主方；面赤神烦，大渴多汗，热燔阳明之经也，白虎汤为主方；大便秘结，或热结旁流，唇焦齿垢，舌刺焦黄者，热结阳明之府也，以三承气为主方。又如热蒸痰升，蒙闭神明者，加用至宝紫雪菖蒲汁之类；痉掣搐搦，汗风升扰者，加用羚羊角钓藤石决明之类。病证纷繁，治难缕述，而总以祛邪扶正两意为提纲，祛邪之法，已列于前。

至扶正之法，在温病以养阴为主，以温热必伤阴液也，人参难得佳者，且病家无力者多，岂能概用？惟西洋参甘凉养津，施于温热伤阴者，最为合用，余如生地滋肾阴，白芍养肝阴，石斛养胃阴，沙参养肺阴，麦冬养心阴，如遇虚体，或久病阴伤者，无论发表攻里剂中，均可加入。其或热已窜入厥阴，而邪之藏于少阴者，热气尚伏而不扬，宜于清泄中仍兼疏托，或热已内陷营阴，而邪之走于经者，表气尚郁而不达，宜于凉营中再参透表。其最重者，邪热内燔，而外面反无热象，甚至肢厥肤冷，脉涩数而不畅，必得大剂泄热透邪，乃使热势外扬，脉象转见洪大，庶可免厥深闭脱之危也。

【释要】

邪热内陷，不达三阳，不归胃腑，则窜入厥阴。手厥阴见心包证，足厥阴见动风证，皆为凶证。痉厥昏蒙兼见者亦多，有腑热内结，有阴气先亏，有挟痰涎而蒙闭，有挟蓄血而如狂者。遇此重证，治疗首重祛邪，扶正为次，必使邪退正气乃有立脚之处，这样的思路是对的，处理上也做到了主次分明。

祛邪方面，热灼于营用犀角地黄汤，热郁于上用凉膈散，热劫心阴用导赤各半汤，热燔阳明之经用白虎汤，热结阳明之腑用三承气汤，然后心包证用至宝、紫雪类，动风证用羚羊钩藤石决明类。

扶正方面以养阴为主，用参以西洋参的甘凉养津合适，其他如生地、白芍、石斛、沙参、麦冬，皆可加入发表攻里剂中运用，如果热伏而不扬，表郁而不达，则于清凉剂中或疏托，或透发。

所谓最重者，寒热虚实在疑似之间，肢厥肤冷，外反无热象，而邪热内燔，此时仍须大剂泄热透邪，才可避免厥深闭脱危象的出现。

以上的证治，可以作为伤寒六经厥阴病治疗的补充。

（二十八）《温热逢源·伏温阴阳淆乱见证错杂》

伏温由阴而出于阳，于病机为顺，若病发于阴，而即溃于阴，不达于阳，此于病机为逆。若是乎阴阳两层，界限分明，何有淆乱者哉？凡病之阴阳淆乱者，其故有二，一则由乎正虚，如阳虚者阴必凑之，则阴病可淆于阳矣；阴虚者阳必扰之，则阳病可淆于阴矣。一则由乎药误，如病在阴而误投阳药，则阳气为药所伤，而阴病淆于阳矣；病在阳而误投阴药，则阴气为药所伤，而阳病淆于阴矣。至其见证错杂，有即由于阴阳淆乱而杂者，有由他邪之兼挟而杂者，看此等证，全要天分聪明，识见老到，方有把握。

盖此等证，变化最多，无一定路径可循。临病者，须将正气邪气、表病里病、新邪旧邪、孰本孰标、孰轻孰重、孰缓孰急，一一衡量得宜，方可施治。有当先顾本元，苟得正气一旺，而邪自解散者；有当急祛外邪，必得邪气速退，而正乃不伤者；有症虽错出，而发于一原，只须专治其本，而各症自退，所谓缓则治其本者；有证虽在标，而病机甚急，必须先治标病（如小便不利之类）。而本病从缓，所谓急则治其标者；有病势蔓延，欲治其根，而正气不支，只可先披其枝叶，而用渐衰渐胜之法者；有病情纠结，必除其根，而各证自退，不得不攻其坚垒，而用擒贼擒王之计者。

以上所谓错杂，犹不过表里虚实，其用药尚可一线相承。此外更有寒热错杂，如阴虚而挟寒饮，阳虚而挟肝风，治此则碍彼，治彼则碍此者，其用药更难措手。此中奥妙，有知之而不能言，言之而不能尽者，总宜于轻重缓急，权之极精，方可论治。至选药宜彼此照顾，尤必有手挥五弦，目送飞鸿之妙，乃为得法，否则失之毫厘，谬以千里，其不误人性命者鲜矣。

【释要】

导致上述局面的原因，柳氏强调，一由正虚，一由误治。其实误治也是抑遏了正气，才使证情错杂。当证情错杂之际，治疗难有定法，而应注意权衡，掌握好标本缓急，个中奥妙，可以意会，难以言表。

（二十九）《重订广温疫论·论温热兼症疗法》

温热，伏邪也。凡言兼者，伏邪兼他邪，二邪兼发者也。治法以伏邪为重，他邪为轻，故略治他邪，而新病即解。约而计之，大约有八。

其一兼风，病名风温。初起一二日，见症与伏邪略同，惟鼻塞、鼻鸣、咳嗽、清涕，与伏邪异。脉亦多浮，而与伏邪之不浮不沉而数者亦异。治法惟葛根葱白汤最合。势重者，防风解毒汤、荷杏石甘汤、缪氏竹叶石膏汤选用；势轻者，桔梗汤、加味栀豉汤选用。咳加前胡、杏仁、苏子；痰多加栝蒌、川贝、竺黄之类。大抵伏邪兼寒，能令病势增重，兼风反令病势易解。以寒主凝涩，则伏邪内郁，郁一分，病势增固一分；风主游扬，则伏邪外疏，疏一分，病势解散一分。虽然，温热属伏火，一兼风邪，风助火势，火假风威，病势最急，尤宜速治，稍缓则津枯液涸、痉厥兼臻，医家病家，不可不预防也。

其二兼寒，病名冷温。初起一二日，必有头痛、发热、身痛、恶寒诸表证，与伤寒颇同，而以脉辨则不同。伏邪多软数而不浮，兼寒则多浮数、浮弦、浮大，甚至有浮紧者。再以症辨，亦多有不同。伏邪多汗，兼寒则无汗。但受寒者，无烦躁、口苦、口臭症；伏邪兼寒，必有烦躁、口苦、口臭症也。一遇此等，更当辨其受寒与伏邪孰轻孰重。热重寒轻者，烦躁、口臭症多，无汗恶寒必少，则当以荷杏石甘汤、葱豉白虎汤、栀豉芩葛汤选用，或六神通解散尤捷。寒重于热者，恶寒无汗必甚，烦躁必轻，则宜用苏羌饮、葱豉加葛根汤等，先散其外束之新寒。若在冬令，寒束于外，既无汗恶寒，邪郁于内，复见烦躁者，麻杏石甘汤亦可正用。若挟寒湿，九味羌活汤去生地最为得当。此症若治寒遗热，必有斑、黄、狂、衄之变；治热遗寒，复有呕、利、痞、厥之忧，驯至沉困，不可不知。然此皆为初起一二日言之也，若日久则伏邪勃发，表寒不能自存而为热，则惟以治伏邪之法治之而已。

其三兼暑，病名暑温。一名暑热，初起一二日，身大热，背微恶寒，与伤寒略同。但伤寒先恶寒而后发热，虽热甚亦周身恶寒。暑温则先发大热，热极而后背恶寒，继则但热无寒，口大渴、汗大出，且必有面垢齿燥、心烦懊侬、便闭溺涩，或泻不爽等兼症。脉则右洪数，左脉反小，甚则厥深热深，手足逆冷，脉滑而厥。治法宜察病势。势轻者，但先轻宣上焦，如桔梗汤加苦杏仁、青蒿露，或五叶芦根汤加西瓜翠衣、银花露之类；势重者，必肃清上二焦，如荷杏石甘汤、竹叶石膏汤之类，甚则三黄石膏汤去麻黄，加薄荷、青蒿。若热深肢厥、神识昏迷者，热厥也。即热气闭塞空窍所致，必须辛凉重剂兼芳香开窍，如白虎汤加鲜竹叶、童桑枝、瓜霜紫雪丹之类；挟痰者，加竹沥、竺黄、石菖蒲、川贝、白薇、新定牛黄清心丸、犀珀至宝丹等选用。若肝风内动，手足发痉，必须熄风清火、凉血透络，如犀羚白虎汤重加桑叶、丹皮、菊花、钩藤、童便等之类。若热盛烁肺、络伤咯血者，必须凉血降火、肃清络热，如白虎汤重加鲜竹茹、鲜茅根、童便等之类。血再不止，加鲜生地、犀角汁。若热盛伤气，脉大而芤者，必须清热扶气，白虎加人参汤主之。若喘喝欲脱，汗多脉散者，必须敛津益气，千金生脉散主之。惟其间挟酒湿食滞，肌热无汗、胸膈痞满者，最忌白虎法清凉寒润，必须苦辛开泄，小陷胸加枳实合泻心法最效。间有表见身痛，宜参用香薷、秦艽；里见腹满，宜参用苍术、厚朴者，正不必以寒凉逆折其邪也。虽然，伏邪兼风、兼寒，四时皆有，至若兼暑一症，惟长夏有之。故温热症总以风温、冷温为最多。

其四兼湿，病名湿温，一名湿热。

其五兼燥，病名温燥。一名燥热，其实即湿火、燥火症也。已详前《温热即是伏火》篇，兹不赘。惟戴氏原论谓伏邪多汗，兼暑更多汗；则表必虚，故发表之味不可妄用；至湿热，最宜分利燥脾，木通为上，滑石次之，猪苓、赤苓、泽泻又次之，盖分利则湿与热皆从清道出，邪有去路。此论真足启迪后学也。

其六兼毒，病名温毒，一名热毒，通称时毒。有风毒、秽毒之别。风毒者，即风温时毒也，症势较各种温热症为尤重，治法当分三种。

1. 温毒痄腮及发颐。初起咽痛、喉肿、耳前后肿、颊肿、面正赤，或喉不痛但外肿，甚则耳聋、口噤难开，俗名大头瘟、虾蟆瘟者是也，加减普济消毒饮主之，或用代赈普济散，一日五六服，或咽下，或含漱最效。荆防败毒散加金汁亦妙。外肿处贴水仙膏，贴后若皮间有小黄疮如黍米者，不可再敷。水仙膏，过敷则痛甚而烂，须易三黄二香散敷之。若热毒炽盛、神昏谵语者，必须清凉解毒、芳香宣窍，如伍氏凉血解毒汤、费氏清火解毒汤之类，加瓜霜紫雪丹主之。若热结便闭、神昏痉厥者，必须大剂凉泻，拔萃犀角地黄汤加金汁、元明粉主之。下后可用竹叶地黄汤凉血救液。总之，此症凡用疏散，须防化燥，必佐苦寒甘凉以清火救津也。凡用清凉，须防冰伏，必佐活血疏畅，恐凝滞气血也。

2. 温毒发斑。不因失汗失下，一起脉浮沉俱盛，壮热烦躁，起卧不安，外或头面红肿、咽喉肿痛、吐脓血、面赤如锦纹、身痛如被杖，内则烦闷呕逆、腹痛狂乱、燥渴，或狂言、下利。如是而发斑者，点如豆大而圆，色必紫黑而显，胸背腰腹俱稠，毒气弥漫营卫，三焦壅闭，燔灼气血。斯时而任白虎之化斑，犀角大青之解毒，邪毒得凉而愈郁，反致不救。惟下之则内壅一通，邪气因有出路，斑毒亦从而外解矣。治法惟紫草承气汤、拔萃犀角地黄汤二方合用，加金汁、皂角刺最效。病势极重者，症必浑身发臭、不省人事、口开吹气、舌现黑苔黑瓣底。必须用十全苦寒救补汤，生石膏加重四倍，循环急灌，一日夜连投多剂，病人陆续泻出极臭之红黑粪，次日舌中黑瓣渐退，始渐轻减。若下后斑不透，犀角大青汤；已透，热不退，本汤去升麻、黄芩，加西洋参、鲜生地、银胡、地骨皮清润之。发斑已尽，外热已退，内实不大便，间有谵语，只须雪羹调叶氏神犀丹以清泄之。至其辨法，发斑红赤者为胃热，紫为胃伤，黑为胃烂也。大抵鲜红起发者吉，虽大不妨；稠密成片，紫色者，半死半生；杂色青紫者，十死不一生矣。惟斑色紫者，虽为危候，黄连解毒合犀角地黄汤连投数剂，亦可十中救二三。若斑黑色而下陷者，必死。

3. 温毒喉痧，俗称烂喉痧。多发于春冬之际，不分老幼，遍相传染。发则始必恶寒，后但壮热烦渴，斑密肌红，宛如锦纹。咽喉疼痛肿烂，或红肿而痛，或但痛不肿不红，甚则白腐喉烂。微者饮食如常，甚则胸痞咽阻不能食。脉形弦数，或濡数，或沉数，或沉弦不数，或右寸独大，或两寸并沉，或左部兼紧。惟痧有一见即化者，有透后始化者。其症虽一团火热内炽，而表分多风邪外束。医家见其火热甚也，率投以犀、羚、芩、连、栀、柏、膏、知之类，寒凉强遏，辄至隐伏昏闭，或喉烂废食，延挨不治；或便泻内陷，转眼凶危。治法，初起时急进解肌散表，使温毒外达，如刘氏桔梗汤去黄芩，加紫草、丹皮、栝蒌皮、川贝母之类，或加减普济消毒饮去板蓝根，加紫花地丁、野菊叶、大青、苇茎之类。若蝉衣、葛根、皂角刺三味，痧点隐约不透者，可暂用以透达，见痧点后切不可用。如冬天寒甚，痧毒因外寒束缚而不得透出者，暂加蜜炙麻黄，少则三分，多至五分，但取轻扬之性以达毛窍，往往一剂立见，见后切勿再用。且喉痧未有无痰涎者，方中必加生萝卜四两、鲜青果四枚，煎汤代水。其次，即当下夺，燎原之势，非杯水所能灭，所以仅施清滋不为功。下药首推风化硝、生锦纹，其次青泻叶、郁李净仁，又次淡海蜇、生萝卜。其方如陈氏四虎饮、拔萃犀角地黄汤加元明粉、金汁之类最效。其用下之法，略如吴又治疫之意，必大便行过数次，脉静身凉，苔转薄白，饮食渐复，然后内无留邪，火不复炽矣。然此为病势最重者要之。先进解肌散表后，表邪已解，火炽已盛，痧透脉弦。喉烂舌绛，口渴神烦，二便尚通者，只须重用清化，如陈氏夺命饮、犀羚二鲜汤之类足矣。清泄余火，喻氏清燥救肺汤、陈氏清肺饮、曹氏桑丹泻白散三方加减……；言理，或养胃阴，如叶氏养胃汤之类。或和胃气，如金匮麦门冬汤之类。或清养肺液，如耐修子养阴清肺汤之类。或滋肾凉肝，如桑麻六味汤之类。对症酌用可也。其间外治之法亦足补方药之不逮，今择外治十要，以补其缺。

①要备撑嘴钳。凡牙关紧闭之时，若用金铁之器硬撑其口，必伤其齿。用乌梅、冰片搽擦不开者，则必用撑嘴钳，缓缓撑开其口，牙环宽而齿不受伤，最为灵妙。

②要备压舌片。凡看喉之际，将舌压住，则喉关内容之形色，一目了然。

③要备杏仁核弯刀。凡杏仁核肿大，势必涨塞喉关，药食难下，必用弯刀于杏仁核上，放出脓血，则喉关宽而药食可下，且无误伤蒂丁之弊，较中国喉枪、喉刀尤为便利。

④要备照喉镜。察看喉关之内容，能隐微毕显，以补助目力所不及。

⑤要备皮肤针。以便射入血清，急解喉痧之毒。微生物奏功最捷，此名血清疗法。据上海工部局报告，凡治喉痧初起，历试辄验。

⑥要提疱以泄毒。用量功散（斑蝥四钱，去翅足，糯米炒黄，去米不用；血竭、没药、乳香、全蝎、元参各六分，麝香、冰片各三分，共研细末），如蚕豆大，放膏药上，贴患处喉外两旁，时起疱，夏日贴二三时即能起疱，不必久贴。起疱后速即挑破，挤出黄水。倘紫色或深黄色，宜用药贴于疱之左右，仍照前挑看，以出淡黄水为度。再用大头蒜捣烂，如蚕豆大，敷经渠穴（在大指手腕处，寸口动脉陷中），男左女右，用蚬壳盖上扎住，数时起疱，挑破揩干，以去毒气。

⑦要漱喉以去毒涎。取鲜土牛膝根、叶，捣汁一碗，重汤炖温，不时漱喉。漱毕，即低头流去毒涎，再漱再流，须耐心十余次，毒涎方净。此品为治喉圣药，善能消肿散血，止痛化痰，无论何种喉症，用之皆效，以其能去风痰毒涎也。凡喉症，以去风痰毒涎为第一要义，倘红肿白腐，用紫金锭三钱，热水冲化，俟冷含漱患处，吐出再含再漱。此法不独能去喉腐，且能导吐风痰。

⑧要吹鼻以通气吐痰。凡喉痧，肺气无不窒塞，首用吹鼻一字散（猪牙皂七钱、雄黄二钱生研、藜芦末一钱、蝎尾七枚，共为细末），吹少许入鼻孔，即喷嚏出而吐毒痰。若鼻塞喉闭，必用喉闭塞鼻枣（蟾酥七分、细辛四分、辰砂三分、麝香二分五厘、冰片二分五厘、猪牙皂四分、半夏三分、辛夷四分、巴豆四分去油、牛黄二分、雄黄四分，研极细末，用红枣切破一头，去核，将药少许纳入枣内，用线扎封枣口），左痛塞右鼻，右痛塞左鼻。若小孩鼻小，枣不能塞，或用棉花包药扎塞亦可，但不能令药靠肉，以免肿烂之患。若喉闭势重者，用两枣将两鼻齐塞。治喉痧喉闭，气息不通，命在垂危者，有起死回生之功。较之用卧龙丹、紫金丹、开关各法不能得嚏、百无一生者，不若此枣一塞，痰气渐松，人事转醒，洵多神效也。

⑨要吹喉以解毒去腐，退炎止痛。首用烂喉去腐药（用杜牛膝根叶汁之晒干净末一两、苏薄荷末五分、浣花青黛五分、梅花冰片三分。共研匀，磁瓶密藏，不可泄气受潮。如潮，但可晒干再研，不可火烘），以流去毒涎；接吹锡类散［象牙屑、焙珍珠粉各三分，飞青黛六分，梅花冰片三厘，壁窠二十枚，墙上者佳，西牛黄、人指甲（焙），男病用女，女病用男，分别配合，各五厘。将各焙黄之药，置地上出火气，研极细粉，装于磁瓶内，勿使泄气。专治烂喉时症及乳蛾牙疳，口舌腐烂。凡属外淫为患，诸药不效者，吹入患处，濒死可活］，以去腐止烂；末用珠黄散（珍珠粉六分，西牛黄三分，京川贝、煅龙骨各四分，煅青果核三枚，共研细末，磁瓶密藏），以清余毒而生肌。

⑩要刮后颈以散毒。于颈窝处搽真薄荷油少许，用钱

一文，如刮痧样往下顺刮，须千余刮，显出块点，用磁片锋刺破，即以蜞口吮出恶血。无蜞时，则用小吸气筒以吸出之，散毒最效。此治喉痧、喉痹及各种风火喉症之第一妙法也。

至若所谓秽毒者，即湿温时毒也。一名湿温挟秽，又名湿秽。凡夏秋间俗称痧气、痧秽者，多属此症。初起恶寒，继则纯热，头重胀痛，胸脘痞满，恶心欲呕，腹痛闷乱，肤热自汗，肌肉烦疼，四肢倦怠，右脉濡滞，舌白或黄，治法虽均宜芳香化浊，如藿香正气散加减。然当辨其偏于热重者，必兼舌苔黄腻，心烦口渴，宜用枳、橘、栀、豉合小陷胸汤加青蒿、滑石。偏于湿重者，必兼舌苔白腻，口黏不渴，宜用藿朴二陈汤加佩兰叶、苍术、白檀香、白蔻末之类。如肤发黄豆，或如疙瘩块，痒而麻木者，此湿毒从皮肤排泄也，前方加杜赤小豆、土茯苓、连翘、皂角刺透发之；轻则但发白，如水晶色，前方合千金苇茎汤轻宣之；如湿毒阻滞筋肉，一身尽痛者，前方加羌活、防风、桂枝、秦艽，疏通络脉以发散之；如湿毒阻滞胸膈，气壅而呕者，前方加广皮、淡竹茹、公丁香、柿蒂、沉香汁开降之；如湿毒阻滞清窍，神识如蒙者，前方加太乙紫金丹开泄之，苏合香丸亦效；如湿毒挟食阻滞胃肠，不饥、不食、不便者，前方加小枳实、海南子、炒黑丑疏逐之；如湿毒入络，气郁化胀，便溏溺涩者，前方合二金汤疏泄之，薛氏开郁通络饮合宽膨散，奏效尤捷。如湿毒久羁三焦，气滞胸痹，神昏窍阻，少腹硬满、大便不下者，此必有浊痰黏涎胶结于内也，宜宣清导浊汤去寒水石，加控涎丹、琥珀末、鲜石菖蒲开逐之。如湿毒兼误食生冷，寒凝气阻，三焦俱闭，二便不通者，胃苓汤合半硫丸主之。如湿毒因多服苦寒，浊滞久留下焦，下注直肠而气闭，肛门坠痛、胃不喜食、舌苔腐白者，术附汤合半硫丸挽救之。

其七兼疟。温热二病，有似疟、转疟、兼疟之不同，用药亦有微异。似疟者，乃寒热往来，或一日二三次，或一次，而时无定也。温热兼风寒症，初起多有之。转疟者，温热证谵妄烦渴大剧之后，已经大汗大下，仍有余邪不解，复作寒热，转成疟象也，温热症末路多有之。兼疟之症，乃寒暑时邪合病也，其症寒热有常期，疟症全具，但热多寒少，且多躁渴扰乱，热势迅速，或更昏愦，秽气触人为异，秋令多有之。温热症所以似疟者，因伏邪盘踞膜原，欲出表而不能透达，欲陷里而未得空隙，故见半表半里之少阳证也，治法以新定达原饮为主。温热症所以转疟者，因汗下后，邪气已衰，正气来复，出与邪争，故在先阳气独亢，有热无寒者，今则以阴液渐回而寒热相争矣。在先邪气充斥，夜燥热无休止时者，今则邪气渐退，正气渐复而寒热发作有时矣。治法以养正为主，祛邪佐之，补中益气汤、炙甘草汤、柴胡四物汤、参胡三白汤，量余邪之盛衰，视阴阳之盈亏，酌而用之。至若兼疟之症，最为难治。吴又可曰：疟疾二三发，或七八发，忽然昼夜烦热，发渴不恶寒，舌上苔刺，心腹痞满，饮食不进，下症渐具，此伏邪症现而疟症隐也。以伏邪方药治之则生，疟家方药治之则剧。治之如法，脉静身凉。每日或间日，寒热复作有常期者，伏邪解而疟邪未尽也，仍以疟法治之。盖伏邪初起，本与疟病不甚相远。伏邪多湿温二气相合，疟多风寒暑湿四气相合，其邪气之杂而不纯，横连膜原，原是一路。但伏邪之火气，发则为亢阳，故宜清宜下之症多。疟之暑气，停则为郁滞，故宜宣利之症多耳。所以伏邪初起，方用新定达原饮，与疟之主方用清脾饮，药品亦多相类，至其传变，则缓急轻重，迥乎不同。善悟者，于此而细参之，思过半矣。

其八兼痢。伏邪本多自利症，表证初起即每日解数次稀臭水者是也（详见后自利条下）。更有春夏之交，一得伏邪，即兼下利红白而里急后重者，名为兼痢。初起慎勿作痢治。盖痢属里证，今见伏邪之发热、头痛，为表里俱病。先用透伏邪之法解其表，表解而里自和，其痢多有不治而愈者。若用治痢之法先清其里，里气虚而表邪陷，轻者增其烦躁、神昏，重者遂至呕逆、昏愦而危矣。所以古人于时痢初起，专主仓廪汤，一意先解其表，但加陈仓米以和中。俟表证解后，里热症具，方可议清议下。不但香连、承气之类，初宜暂缓，即淡渗分利，亦宜缓投于表证未解之先。若表证已解，而里积未除，则宜葛根芩连汤加青、陈、香、曲清消之，甚加枳实导滞丸缓攻之，中路可用白头翁汤苦坚之。大凡痢症夹表，先见身热，即宜缓用苦寒、淡渗、清里之药，用之必增呕逆。此历验不爽者，不特时行症兼痢为然。若温热病而兼痢，多属湿热与积滞互结胃肠，治法总以疏利、推荡、清火为主。惟伏邪火毒太甚，骤发即下纯红纯紫恶血，或兼见舌燥、谵妄诸症者，黄连、大黄、犀角、鲜地又在所急用，不可拘此论也。

综而言之，以上八条，其辨明所以为温热兼症，固已不惮逐类详审。然总以前所列五辨为主。五者之中，必有一二确据，方于温热门求治。否则，各按各门施治可也。若反混以时邪治之，为害甚矣。

【释要】

此处的温热指伏邪，伏邪兼他邪，治疗有主次，即治疗伏邪为主，而兼顾他邪，原文举出相兼者八。

兼风者名风温，风温其实由伏邪者少，见症以新感多，病由表入里，病初用疏散多而忌过用寒凉。温热属伏火，一兼风邪，风助火势，火假风威，病势最急，尤宜速治，稍缓则津枯液涸、痉厥兼臻。此处风温与伏邪相关者，当指大叶性肺炎病情较重者，而不是一般轻浅的急性支气管炎症。所以从伏邪的角度作临证鉴别，有利于治疗。

兼寒者名冷温，冷温的称呼有些特殊，故一般使用亦少，在治疗上须掌握寒热的轻重，以定清热和表散的偏重。若治疗失当，治寒遗热，必有斑黄、狂、衄之变，治热遗寒，则有呕、利、痞、厥之忧，以至于沉困难治，这都是针对病初的证治而言。如果“日久则伏邪勃发，表寒不能自存而为热，则惟以治伏邪之法治之而已。”

兼暑为暑温，或曰暑热，暑热耗气伤津，有其特有的发病季节和见症，治疗也是分别轻重缓急有无兼挟。暑温以实证多见，热证多见，先发大热，热极而后背恶寒，继则但热无寒，口大渴、汗大出，且必有面垢齿燥、心烦懊侬、便闭溺涩，或泻不爽等兼症。脉则右洪数，左脉反小，甚则厥深热深，手足逆冷，脉滑而厥。此时清凉重剂必用，开窍、熄风也可择时加入了。但也有虚证，有白虎加参和生脉散的选择，湿胜食滞者须用苦辛开泄，有小陷胸加枳实合泻心法最为有效。

兼湿者名湿温或湿热，兼燥者名温燥或燥热。

兼毒者名温毒、热毒、时毒。如果再作进一步细分，则风温时毒引起的病证有三：①痄腮及发颐，俗名大头瘟、虾蟆瘟。初起咽痛、喉肿、耳前后肿、颊肿、面正赤，或喉不痛但外肿，甚则耳聋、口噤难开，治疗内服加减普济消毒饮，外敷水仙膏、三黄二香散等，清热解毒一以贯之；②温毒发斑；③烂喉痧，多发于春冬之际，不分老幼，遍相传染。发则始必恶寒，后但壮热烦渴，斑密肌红，宛如锦纹。咽喉疼痛肿烂，或红肿而痛，或但痛不肿不红，甚则白腐喉烂，治疗应当投以苦寒清凉大剂，但仍有先后缓急的顺序，不可过用导致凉遏。尤为精彩的是提出了外治“十要”，足资临证参考。

兼疟者，细分又有似疟、转疟、兼疟之不同。这里强调的兼疟之症，“乃寒暑时邪合病也，其症寒热有常期，疟症全具，但热多寒少，且多躁渴扰乱，热势迅速，或更昏愦，秽气触人为异，秋令多有之。”作者提出“最为难治”，“此伏邪症现而疟症隐也。以伏邪方药治之则生，疟家方药治之则剧。”“所以伏邪初起，方用新定达原饮，与疟之主方用清脾饮，”这里所谓兼疟，主要应当是指疟疾。原文提出似疟、兼疟等的不同，对临证治疗有积极的意义，同时也反映明清医家对疟疾已经有了一定的把握，如正疟和时疟的提法。

兼痢者，一发病即见下利红白而里急后重。此为伏邪火毒太甚，所以发病急遽，所下为纯红纯紫恶血，或兼见舌燥、谵妄等症状，于今考虑，也许当属中毒性细菌性痢疾，治疗当急投黄连、大黄、犀角、鲜地之类，清热凉血解毒之品必用无疑。

以上所列“八兼”，风温、冷温、暑温、湿温、温燥、温毒以及疟和痢。其实分列了诸种不同的病证，温邪内伏，发则为见，从这个意义上可以说“兼”。作者强调，“八兼”必以“五辨”为前提，否则不当在温热门中求治，突出了温热病变的重笃凶险，不可循一般的规矩治疗。

（三十）《温疫论·补泻兼施》

证本应下，耽搁失治，或为缓药羁迟，火毒壅闭，耗气搏血，精神迨尽，邪火独存，以致循衣摸床，撮空理线，筋惕肉瞤，肢体振战，目中不了了，皆缘应下失下之咎。邪热一毫未除，元神将脱，补之则邪毒愈甚，攻之则几微之气不胜其攻，攻不可，补不可，补泻不及，两无生理，不得已勉用陶氏黄龙汤。此证下亦死，不下亦死，与其坐以待毙，莫如含药而亡，或有回生于万一者。

黄龙汤方：大黄　厚朴　枳实　芒硝　人参　地黄　当归，照常煎服。

按：前证实为庸医耽搁，及今投剂，补泻不及。然大虚不补，虚何由以回？大实不泻，邪何由以去？勉用参地以回虚，承气以逐实，此补泻兼施之法也。或遇此证，纯用承气，下证稍减，神思稍苏，续得肢体振战，怔忡惊悸，心内如人将补之状，四肢反厥，眩晕郁冒，项背强直，并前循衣摸床撮空等证，此皆大虚之候，将危之证也，急用人参养荣汤。虚候少退，速可屏去。盖伤寒瘟疫，俱系客邪，为火热燥证。人参固为益元气之神品，偏于益阳，有助火固邪之弊，当此又非良品也，不得已而用之。

人参养荣汤：人参八分　麦门冬七分　辽五味一钱　地黄五分　当归八分　白芍药一钱五分　知母七分陈皮六分

甘草五分，照常煎服。

如人方肉食而病适来，以致停积在胃，用大小承气连下，惟是臭水稀粪而已，于承气汤中，但加人参一味服之，虽三四十日所停之完谷及完肉，于是方下。盖承气藉人参之力，鼓舞胃气，宿物始动也。

【释要】

造成补泻应该兼施的局面，是应下失下，邪未除而正将脱，补之则邪气愈甚，攻之则正气不堪，攻补两难。证情错杂而危笃，此时可以勉用陶氏黄龙汤，不失为一种治法，可以图侥幸于万一，所谓“与其坐以待毙，莫如含药而亡”。此时大承气汤加人参、地黄、当归，参、地补虚，承气逐实。或者先投承气，再用人参养荣汤，也有用承气加人参，鼓舞胃气以推荡积滞而出者，此类补泻兼施的具体方药，在邪正之间斡旋，也属善用巧用经方的例子。其实仲景也有这样的用例，如大黄附子汤之类。

（三十一）《温疫论·解后宜养阴忌投参术》

夫疫乃热病也，邪气内郁，阳气不得宣布，积阳为火，阴气每为热搏。暴解之后，余焰尚在，阴血未复，大忌参耆白术，得之反助其壅郁，余邪留伏，不惟目下淹缠，日后变生异证。或周身痛痹，或四肢挛急，或流火结痰，或遍身疮疡，或两腿钻痛，或劳嗽涌痰，或气毒流注，或痰核穿漏，皆骤补之为害也。

若有阴枯血燥者，宜清燥养荣汤。若素多痰，及少年平时盛者，投之恐有泥膈之弊，亦宜斟酌。大抵时疫愈后，调理之剂，投之不当，莫如静养节饮食为第一。

清燥养荣汤：知母　天花粉　当归身　白芍　地黄汁　陈皮　甘草，加灯芯煎服。

表有余热，宜柴胡养荣汤。

柴胡养荣汤：柴胡　黄芩　陈皮　甘草　当归　白芍　生地　知母　天花粉，姜枣煎服。

里证未尽，宜承气养荣汤。

承气养荣汤：知母　当归　芍药　生地　大黄　枳实　厚朴，水姜煎服。

痰涎涌甚，胸膈不清者，宜瓜贝养荣汤。

瓜贝养荣汤：知母　花粉　贝母　瓜蒌实　橘红　白芍　当归　紫苏子，水姜煎服。

【释要】

温疫热病，易耗阴液，病解之后，阴血未复而余邪尚存，故用参芪白术益气温养之品，不是常规法则，所谓炉烟虽息，灰中有火，而甘润养阴成为一般。恢复期忌操之过急，骤补反而为害，此时不如静养食疗，方为上策。

(三十二)《温疫论·妇人温病》

再妇人病温与男子同，但多胎前产后，以及经水适来适断。大凡胎前病，古人皆以四物加减用之，谓护胎为要，恐来害妊，如热极用井底泥，蓝布浸冷，覆盖腹上等，皆是保护之意，但亦要看其邪之可解处。用血腻之药不灵，又当省察，不可认板法。然须步步保护胎元，恐损正邪陷也。(35)

至于产后之法，按方书谓慎用苦寒，恐伤其已亡之阴也。然亦要辨其邪能从上中解者，稍从证用之，亦无妨也。不过勿犯下焦，且属虚体，当如虚怯人病邪而治。总之无犯

实实虚虚之禁，况产后当气血沸腾之候，最多空窦，邪势必乘虚内陷，虚处受邪，为难治也。(36)

如经水适来适断，邪将陷血室，少阳伤寒言之详兮，不必多赘。但数动与正伤寒不同，仲景立小柴胡汤，提出所陷热邪，参、枣扶胃气，以冲脉隶属阳明也，此与虚者为合治。若热邪陷入，与血相结者，当从陶氏小柴胡汤去参、枣加生地、桃仁、楂肉、丹皮或犀角等。若本经血结自甚，必少腹满痛，轻者刺期门，重者小柴胡汤去甘药加延胡、归尾、桃仁，挟寒加肉桂心，气滞者加香附、陈皮、枳壳等。然热陷血室之证，多有谵语如狂之象，防是阳明胃实，当辨之。血结者身体必重，非若阳明之轻旋便捷者。何以故耶？阴主重浊，络脉被阻，侧旁气痹，连胸背皆拘束不遂，故祛邪通络，正合其病，往往延久，上逆心包，胸中痛，即陶氏所谓血结胸也。王海藏出一桂枝红花汤加海蛤、桃仁，原是表里上下一齐尽解之理，看此方大有巧手，故录出以备学者之用。(37)

【释要】

妇人病温，胎前产后有一般的注意事项，但也并非绝对，所以不可死认板法。关于热入血室，仲景已有小柴胡汤之治，而叶氏提出用陶氏小柴胡汤去参、枣加生地、桃仁、桂心、丹皮或犀角来治疗热与血结。症情较重者，以小柴胡汤去甘药加延胡、归尾、桃仁等。还有用王海藏的桂枝红花汤加海蛤、桃仁等，应对所谓的血结胸。

（三十三）《温病条辨·温病治禁及其他》

1. 温病治禁

太阴温病，不可发汗。发汗而汗不出者，必发斑疹；汗出过多者，必神昏谵语。发斑者，化斑汤主之；发疹者，银翘散去豆豉，加细生地、丹皮、大青叶，倍元参主之。禁升麻、柴胡、当归、防风、羌活、白芷、葛根、三春柳。神昏谵语者，清宫汤主之，牛黄丸、紫雪丹、局方至宝丹主之。(上焦篇16)

斑疹，用升提则衄、或厥、或呛咳、或昏痉，用壅补则瞀乱。(中焦篇23)

温病小便不利者，淡渗不可与也，忌五苓、八正辈。(中焦篇30)

温病燥热，欲解燥者，先滋其干，不可纯用苦寒也，服之反燥甚。(中焦篇31)

阳明温病，下后脉静，身不热，舌上津回，十数日不大便，可与益胃、增液辈，断不可再与承气也。下后舌苔未尽退，口微渴，面微赤，脉微数，身微热，日浅者，亦与增液辈。日深舌微干者，属下焦复脉法也，勿轻与承气。轻与者肺燥而咳，脾滑而泄，热反不除，渴反甚也，百日死。(中焦篇33)

【释要】

汗下及通利治法皆为温病所常用，但又必须注意也有禁用之时。同样，斑疹有治禁，投用苦寒也有禁忌。这样的态度，这样的思维，完全正确。即任何事物都有两面性，只知其一，不知其二，就是不全面，容易出偏差。

2. 汗论

汗也者，合阳气阴精蒸化而出者也。《内经》云："人之汗，以天地之雨名之"。盖汗之为物，以阳气为运用，以阴精为材料。阴精有余，阳气不足，则汗不能自出，不出则死；阳气有余，阴精不足，多能自出，再发则痉，痉亦死。或熏灼而不出，不出亦死也。其阴精有余，阳气不足，又为寒邪肃杀之气所搏，不能自出者，必用辛温味薄急走之药，以运用其阳气，仲景之治伤寒是也，《伤寒》一书，始终以救阳气为主。其有阳气有余，阴精不足，又为温热升发之气所烁，而汗自出，或不出者，必用辛凉以止其自出之汗，用甘凉甘润培养其阴精为材料，以为正汗之地，本论之治温热是也，本论始终以救阴精为主。此伤寒所以不可不发汗，温热病断不可发汗之大较也。唐宋以来，多昧于此，是以人各著一伤寒书，而病温热者之祸亟矣。呜呼！天道欤，抑人事欤？

【释要】

从阴阳论汗，汗以阳气为运用，以阴精为材料。伤寒与温病，伤于寒邪，阳用不伸，必以辛温急走为用，而温热阳邪偏盛，阴精被耗，必以凉药撤热止汗为先。一着眼于阳，一注目于阴。吴氏于此下一论断："此伤寒所以不可不发汗，温热病断不可发汗之大较也。"医家不谙个中道理，见热病概投辛温发散剂，将此称为人祸，一点不假。

3. 吴又可温病禁黄连论

唐宋以来，治温热病者，初用辛温发表。见病不为药衰，则恣用苦寒，大队芩、连、知、柏，愈服愈燥，河间且犯此弊。盖苦先入心，其化以燥，燥气化火，反见齿板黑，舌短黑，唇裂黑之象，火极而似水也。吴又可非之，诚是。但又不识苦寒化燥之理，以为黄连守而不走，大黄走而不守。夫黄连不可轻用，大黄与黄连，同一苦寒药，迅利于黄连百倍，反可轻用哉！余用普济消毒饮于温病初起，必去芩、连，畏其入里而犯中下焦也。于应用芩连方内，必大队甘寒以监之，但令清热化阴，不令化燥。如阳亢不寐，火腑不通等证，于酒客便溏频数者，则重用之。湿温门则不惟不忌芩、连，仍重赖之。盖欲其化燥也。语云：“药用当而通神”，医者之于药，何好何恶，惟当之是求。

【释要】

前论汗液，此论黄连，都能使人一隅三反。由汗而论及伤寒与温病的区别要点，所谓前者救阳气为主，后者救阴精为主，所以伤寒不可不发汗，温病断不可发汗，仔细推敲，这样的言辞不无偏颇，其实还是应该好好琢磨其中的精神，对于治法方药可以作出大致的区别，但临证中又哪有如此绝对的事情呢？

吴又可善用大黄，而对黄连有所不到，吴鞠通于此处再作补充。刘河间恣用苦寒不好，苦寒于病初应注意尽量少用或不用。即便当用芩连之时，也须适当配甘寒加以监制。当然，某些场合，如湿温，酒客便溏等，反而要重用苦寒才能使病证化燥向愈，则又另当别论。总之，对药物不可心存偏见，所谓“药用当而通神”，正是这个意思。

4. **治病法论**

治外感如将（兵贵神速，机圆法活，去邪务尽，善后务细。盖早平一日，则人少受一日之害）；治内伤如相（坐镇从容，神机默运，无功可言，无德可见，而人登寿域）。治上焦如羽（非轻不举）；治中焦如衡（非平不安）；治下焦如权（非重不沉）。

【释要】

原文虽然只有短短几句话，但寓意深刻。将外感与内伤对举，让人能从整体上加以体会和把握，然后再从三焦分述，点到治法用药的关键之处。外感病急，治疗应看准机会，当机立断，出手要快，故用将军临阵作战来比喻，所谓将在外君命有所不受，判断准确，下手要狠。内伤病缓，治疗要有耐心，不可急功近利，故用良相治国来作比喻，所谓治大国若烹小鲜，不急不躁，要有相当的耐心。

吴氏强调三焦，治法也必须从三焦考虑，用如羽之轻、如衡之平、如权之重来分别形容上中下三焦的治法用药的特点。从三焦考虑，能够反映出一定的规律，病初在上焦，用药忌重，要留有余地，密切观察，及时变法。病及下焦，症情重笃时，用药忌轻，只有大剂才能转危为安。今天我们有各种检测手段帮助诊断，在病初能够把握准确，也有重剂出击的可能了，所谓姜春华先生倡导的截断疗法。如羽、如衡、如权，反映了治疗中的一般规律，作为治疗中必须考虑的问题，也是要言不繁。

（三十四）《伤暑全书·服药总法》

伤寒伤暑，温凉诸证，皆邪气欺正气也。用药如对敌，药入则邪渐退，药力尽而邪复炽，必一服周时，即详势诊脉，药对则连进，日夜三五服，以邪退病安为止。此法惟汉张仲景《伤寒论》、隋孙思邈《千金方》中载此。孙云：夏月昼五夜三，冬月昼三夜五，必期病退而后止。如御敌者，愈驱逐愈加精锐，期于荡平而后班师，此万全之胜算也。自宋以后不传，故效寡而活人之功疏。愚以此法屡治人，极有神效。

【释要】

药物的服用方法直接与治疗效果相关，特别是在急性的热病证治中。原文提出汉唐时期对此十分重视，体现在《伤寒论》和《千金要方》中。仲景在方后都有交代，应该顿服，还是再服、抑或日三夜一服等等。解决不同的问题要用不同的方法，服法亦理当如此，对急症、大症、重证，应该“日夜三五服，以邪退病安为止”。为了维持药效，需要适量频服，古人早就在这样实践了，而我们现在不管三七二十一，都是一日二服。有时我们在治疗中理法方药都对，但仍然取效甚微，甚至不能取效，也许应该想想，问题是否与此相关呢？药物的煮服法是保证疗效的重要环节之一，历来为临床医家所重视。

结　语

热病的许多基本治法，已经在伤寒六经病证的治疗中奠定，而且都有相应的代表方剂，这些基本方或加减方也一直被后世医家所沿用。随着社会的变迁，外感热病的发生更加频繁，而且病种亦愈趋复杂，与此同时临床医家对疾病的观察和认识无疑也会更加深入。仲景既定的一些方药显然不够使用，后世医家在这方面的拾遗补缺也是无可厚非。这方面的临床经验积累到了一定的程度，竟然也蔚为大观，形成了一定的体系，所以温病作为一种学说的出现也是水到渠成，不足为怪。

治法与方药的运用，体现了辨证的水平，反映了医家临床思维和经验的独到。细细品味，常能感觉到医家功夫的高深、经验的宝贵。温病的医家也创制了不少基本方、代表方、通用方，如达原饮、升降散、清瘟败毒饮、银翘散等，既有很多辨证的方，也有不少对病的方。当然，温病的方药中也不乏对经方的巧手化裁，这体现出中医理论和临床证治在历史上的一脉传承。

各种治法方药都有一定的适应范围，用错了便有弊端。治法方药本身不存在好还是不好的问题，只在于医者在临证的过程中会用不会用而已，所以医生也大可不必对某些治法方药怀有什么好恶之感。还是吴鞠通讲得好："医者之于药，何好何恶？惟当之是求！"当然，温病学家的实践和理论更多是偏在热证这一边，更加擅长于寒凉药物的具体应用。所以与此相关的治法方药，无疑也是温病学家留给后人最主要的部分，也成为证治中最精彩的部分。

关于热病证治中的寒温治法，《医林改错》中有关于霍乱的证治，王清任虽然谈不上温病学家，但他的相关议论，对我们也颇有启发，下面不妨稍加摘录："吐泻霍乱转筋，宋《局方》立藿香正气散治之，以邪伤正气之病，反用攻发正气之药，岂不愧太医之名！道光元年（1821），温毒流行，病吐泻转筋者数省，京都尤甚，伤人过多，贫不能埋葬者，国家发帑施棺，月余之间，费数十万金。彼时业医者，有用参术姜附见效者，便言阴寒；有用芩连栀柏见效者，则云毒火。余曰：非也。不分男妇老少，众人同病，乃温毒也。或曰既是温毒，姜附热，芩连凉，皆有见效者何也？余曰：芩连效在初病，人壮毒盛时；姜附效在毒败，人弱气衰时。又曰：有芩连姜附服之不效，而反有害者何也？有余之症，针刺放血，毒随血出而愈，不足之症，愈针愈坏。此症得之最速，伤元气最快，一半日可伤生。如见眼泡塌陷，汗出如水，肢冷如冰，漫言凉药有害，即余所立解毒活血汤亦有过无功。此时无论舌干口燥，大渴饮冷，一时饮水数碗。放心用姜附回阳，一付可夺命，此法非浅医所能知也。”姜附回阳，王氏立有急救回阳汤。王氏指责《局方》的藿香正气散，是历史的局限，他不知道彼霍乱非此霍乱。但接下去王清任讲的是实话，对于一个个具体病证用寒用温，是一件事物的两个方面，岂可偏废？不应该用阴寒或毒火将证治定格，自缚手脚。

从历史上看，热病证治方药的出现有先后，所以有经方时方之说。值得注意的是，后出的方药并非就是对既出方药的否定，和西药的新旧淘汰规律不同，中医的方药是在不断地累加。古方和今方，古方可以治今病，今方也都是来自对古方的继承和创新。温热剂和寒凉剂，其实互相不会也不应该有矛盾和抵触，关键要看你怎么用。

西医对付感染病的治疗方法，不妨也可以看作是对中医的补充。临床上的治疗，大概也无非是从邪正两个方面加以考虑，或祛邪，或扶正，二者或有先后，或有并用。现代医学的处理，具体的如抗生素和激素的运用，其实也有不少学问和技巧。作为治疗原则，管的是方向，而治法则要解决一个个的具体问题，应该和具体的药物直接相关。药物会有更替，同时药物的选用，也会因每个人的经验和习惯的不同而有差别。药物的过用滥用即成弊害，医生临床水平的高低就在于能否将具体的药物用得恰到好处。

面对纷繁的药物和方剂，要理解临床的治则治法，要抓住基本方、代表方，然后熟悉各自加减变化而衍生出来的方剂，这样就能够执简驭繁，驾轻就熟，临证时就能得心应手，左右逢源。就像六经病证都有各自的代表方、加减方一样，温病中达原饮、正气散、升降散等也都形成了各自的系列，成为后人用药的借鉴和规范。

附 录

温病专著举要

（一）《伤暑全书》

【作者简介】张鹤腾，字元汉，号凤逵，安徽颖郡（现阜阳）人，生于1557年，卒于1635年。张氏幼习儒，曾中进士，并担任过户部陕西司郎中、云南副使等官职。张氏平时爱好医学，曾患暑病，且被误治，经名医汪辐石治愈后，潜心专攻暑病，编写了《伤寒伤暑辨》，以后进一步写成《伤暑全书》。

【内容提要】《伤暑全书》是第一部论述暑病的专著，书中比较全面地叙述了各种暑病以及与夏暑相关的病证和主治方剂，成为当时有关暑病证治理法方药的集大成之作。该书成书于明代天启壬戌年（1622），原著约2万余言，可惜版已久失，流传不广。后由清代叶霖子雨在旧书肆中购得，并加以增订，名《增订伤暑全书》。该书分上下两卷，上卷讲病原，论天时、地气，辨寒暑，分论暑证、暑厥、暑风、暑疡、暑瘵、绞肠痧、时疫、寒疫等的具体证治，并述脉理、运气等。下卷载暑病常用方50多首，分别叙述了各自的适应症和服用方法。“古今名医品汇”采集十三家温暑学说，“名医类案”采集十三家治暑病案，凡23案。该书对暑病之病因、辨证、诊断、治法、方剂等，均有比较详细论述，称《伤暑全书》，可见其内容已经初具体系，其后周扬俊编著的《温热暑疫全书》中，对该书的内容也多有引用。

【主要观点】张氏认为古代寒病多而暑病少，今者寒暑并重而暑病尤剧。故暑邪为病之危害，实在远远超过了寒邪致病。处于当时的历史条件，张氏敢于指陈前人的是非，张扬自己的见解，并对暑病原因加以阐发，这的确是一件非常不容易的事情。正如张氏自己所说：“余俯仰踌躇，万不得已，敢于翻千古之案，以开百世之觉，破迷而拔苦，遂自甘于擔窍云耳。”张氏在书中对暑病证治的论述要点，可作如下归纳：

①提出了暑病的原因为外感暑热之邪　张氏认为“夏至后，炎火时流，蒸郁灿人，得病似伤寒者，皆是暑火所感而成，与之寒气，毫不相涉，而亦以为冬寒之积久所发者误矣。”这样就从根本上明确了暑病的原因是感受了当令暑热之邪，如此则不至于再将暑病当作伤寒，而反复使用辛温之剂了。

②强调了当时暑病的发生甚于伤寒的事实　张氏提出“古之寒病多而暑病少，今之寒、热并重，而暑病尤剧。”“试观寒病至七、八日方危；暑病则有危在二、三日间者，甚至朝发暮殆，暮发朝殆，尤有顷刻忽作，拯救不及者，如暑风、干霍乱之类。然则暑之杀疠之气，较寒尤甚，彰明较著矣。”“暑证多歧，中热中暍，中外中内，甚者为厥、为

风、为癫痫，即发则泄泻、霍乱、干霍乱，积久后发则疟疾、疮疡，种种病名，约10余种，皆暑为厉。”这样的认识出自当时的临证所见，反映了当时的临床实际。

③指明了暑病的病机在于元气不足而又外感暑热 “乃夏属阴虚，元气不足，湿热蒸人，暴伤元气。”强调了暑热之邪暴伤元气是暑病发生的特点，这对暑病的临床治疗具有一定的指导作用。

④阐明了暑病的临床表现特征及其各种传变情况 如“不拘表里，不以渐次，不论脏腑，冒暑蒸毒，从口鼻入者，直中心包络经。”“除暴中暴发，久伏后发，不可度量，其余受发亦有渐次焉。”这样的认识大体反映了暑病的临床所见，成为临证辨治的重要参考。

⑤确立了如暑厥、暑风、暑疡、暑瘵等暑病的特殊证型及其相应的证治规律 通过详细的论述使人体会到暑病的范围宽广，具体证治内容也非常丰富。

⑥总结了治疗暑病的治则、归纳了具体的治法方药 张氏提出暑病“宜早辨而早治，则易愈而取效速。”主要法则在于“清泄内火”、“辛以散之”、“酸以缓之”。这些至今仍然是临床治疗的准则。张氏强调方药“宜证则灵”，重视服药方法的改进，要求药能对证，切中病情。提出“药对则速进，日夜三、五服，以邪退病安为止。”这种看重疗效的用药方法，是完全符合发展迅速、变化多端的暑病临证治疗实际的。

（二）《温疫论》

【作者简介】吴有性，字又可，约生于1582年，卒于

1652年，江苏吴县人。吴氏生活的年代，各地不断发生饥荒和瘟疫，疫病不但波及面广且死亡率高。吴氏生平曾经历过多次温疫的流行，他亲临疫区，接触临床实际，结合个人观察所得及“平日所用历验方法”，“静心穷理”，逐步对瘟疫的病因、病机、传变规律、论治方法有了比较深入的认识，并总结出一定的规律，于公元1642年著成《温疫论》。

【内容提要】《温疫论》是我国第一部系统论述疫病证治的专著，全书分上、下两卷，分列85个论题，内容包括疫病的病因病机、初起症状、传变诸证、兼证、治法以及妇人和小儿时疫的特点、温疫用药宜忌、调理方法等，并载有关于温疫质疑正误和疫疠证治的论辩文章，堪称当时最全面、最有新义的疫病专书。是书所论内容不仅继承了前人对温疫病因、脉症、治疗的认识，而且充分表述了作者本人对温疫病的临床观察及辨证用药，体现了吴又可的主要学术思想，这些内容与前人的一般认识有较大不同，在中医外感热病学中独树一帜，形成了颇有影响的“温疫学派”。

【主要观点】吴又可在《温疫论》中向世人振臂疾呼：“守古法不合今病，以今病简古书，原无明论，是以投剂不效。”病人“不死于病，乃死于医，不死于医，乃死于圣经之遗忘也。”吴氏在许多方面较前人有了重大突破，在理论上提出了很多新的见解。由于吴氏在温疫学说方面作出的重大贡献，后世曾给予他极高的评价，如《清史稿》曰：“古无温疫专书，自有性书出，始有发明。”该书对温病学的发展作出了卓越的贡献，在世界传染病学上也有重大影响。《温疫论》的主要学术观点可以作如下总结：

①确立了温疫病的发病观　吴氏认为温疫是感受天地间

“杂气”，不同于一般的六淫之气，强调了温疫与伤寒的不同。由于吴氏认识到温疫是由杂气引起，所以提出要寻找治疗温疫的特效药物，认为“能知以物制气，一病只有一药，药到病已，不烦君臣佐使品味加减之劳矣。”

②指出了温疫之邪具有偏中性与特适性　吴氏认为杂气具有偏中性，有的偏中动物，有的偏中于人。不同的杂气对不同脏器具特适性，而产生不同的症状与引发不同的病证，对此如果联系现代微生物学中的致病微生物的特异性来认识，也许会更加明白。

③强调了邪入膜原，治疗须开达膜原　吴氏认为温疫初起的见症既非在表又非在里，而是疫邪挟秽浊之邪，侵犯于半表半里——膜原。其传变或出表，或传里，或表里分传。提出邪入膜原之说，治疗采用了燥湿除秽、透达膜原的方法。

④提出了疫邪的九传说　临床上疾病的传变多端，不外出表或入里，九传说尽管还没有涉及到相应的治法方药，但是总的体现了温疫病情复杂多变的各种可能性，为以后温病学家作进一步的归纳打好了基础。

⑤丰富和发展了温疫的证治　吴氏对温疫病的证治吸取了《伤寒论》中许多精华，其中最突出的是对攻下法的阐述。吴氏在“逐邪为第一要义”的思想指导下，十分强调攻逐胃腑结邪的重要性，明确提出“勿拘下不厌迟”之说，主张“急证急攻”。吴氏深刻地分析了邪、热、结粪间的关系，提出“邪为本，热为标，结粪又其标也”等观点，对以后的温病证治影响深远。

(三)《尚论篇》、《寓意草》

【作者简介】喻昌，字嘉言，别号西昌老人，原籍江西南昌新建，为明末清初人，生于明万历十三年（1585），卒于清康熙三年（1664），享年八十岁。喻氏博极群书，才辩纵横，精力过人。初治举子业，崇祯中以副榜贡生入京都，上书皇帝，虽皇上征召，他却不愿当官。明亡后遂隐于禅学，后又由禅而入医，往来南昌靖安间，致清顺治年间，移居江苏常熟，所到之处皆以医名，冠绝一时，从游者众，达七十余人。喻氏著述甚多，主要有《寓意草》（1643）、《尚论篇》（1648）、《医门法律》（1658）等。

【内容提要】《尚论篇》（包括《尚论后篇》）是喻昌研究《伤寒论》的专著，共有八卷。卷首论述《伤寒论》大意，论述春温大意，论述温疫，并辨王叔和之失。书中既有对伤寒六经证治的发挥，又有对春月温病、夏秋暑湿热病证治的补充，涉及到具体的临床表现和治法方药。喻氏的见解和经验，对以后温病的临证产生了一定的影响。《寓意草》是医案笔记，著于明崇祯十六年（1643）。书前有医论二篇，强调“先议病，后用药”的医疗程序，并自订议病格式。次记以杂病为主的疑难治案 64 则。每案采用追忆式笔法，详述病因、病情，剖析辨证、治疗，并多以层层设问或师徒问答的方式，阐明案中的关键和疑难之处。诸案论理明晰，在诊断与治疗方面均别具特色。

【主要观点】在学术上，喻昌特别推崇《伤寒论》，在方有执《伤寒论条辨》基础上，对《伤寒论》条文，进一步分类归纳，成为伤寒学派中错简重订派的代表人物。他对温病证治有着相当的经验和深刻的认识，倍感当时的医家，于温热证“茫然不识病之所在，用药不当，邪无从解，留连辗转，莫必其命。”进而提出自己的见解。喻昌对温病证治的认识，主要可以归纳为下列几点：

①对燥气致病有独到见解　喻氏认为秋季的主气是燥，而燥病的发生，还可发生在大热之后。燥气最易伤肺，提出秋、燥、肺三者之间的内在关系。撰有“秋燥论”专篇，阐述燥气伤肺的主证及治法。

②提出了治燥的基本原则　对燥病的治疗，喻氏提出：“补肾水阴寒之虚，泻心火阳热之实，除肠中燥热之甚，济胃中津液之衰”。制方大旨是肺胃兼顾，清补兼顾，重视保养胃气，防苦寒伤胃，避苦燥伤阴。

③强调了治疗温疫的基本大法　喻昌认为疫病在预防上，可饮芳香正气散，以抵御邪气的入侵。治疗应该“以逐秽为第一义”，具体提出了三焦分治的方法，如在《尚论篇》中提出：“上焦如雾，升而逐之，兼以解毒；中焦如沤，疏而逐之，兼以解毒；下焦如渎，决而逐之，兼以解毒。营卫既通，乘势追拔，勿使潜滋。”

④指出在温病的治疗过程中必须注意救阴　喻氏认为在外感病中，以温病多见，而伤寒较少，提出了温病三纲。治疗上认为温热病容易伤阴，阴液之盛衰与病情预后有着密切的关系。在温热病的具体治疗上，强调当注意用甘寒柔润，以救胃阴而制亢阳。

（四）《广瘟疫论》

【作者简介】戴天章，字麟郊，晚号北山，清代江苏上元（今江宁）人，生于1644年，卒于1722年。戴氏为邑庠生，少师林青雷习举子业，好学强记，据传所读史书竟能通部逆背，如瓶泻水。戴氏壮为文，干禄不足，于是求有用之学。戴氏博学多才，对于天文、地理、射弋以及书画琴弈之类，无不探微极要，尤精医理，博览深思，临证活人无算。

戴氏深感河间、易水、东垣等只有治疫之方而少专论，并认为吴又可贯通古今，融以心得，所著《温疫论》一书，可谓独辟鸿蒙，揭日月于中天。但当时医者，有见其书而不能信者，或知而不用者。戴氏据此而取吴氏之书，或注释，或增订，或删改，意在辨瘟疫通体异于伤寒，而尤慎辨于见证之始，因名其书为《广瘟疫论》。另著有《咳论注》、《疟论注》，此二书未刊行问世。

【内容提要】《广瘟疫论》成书于1722年，书凡四卷，另有附方一卷。卷一论瘟疫早期证候特点、瘟疫性质、感人途径、瘟疫兼挟诸证等；卷二辨证表证证候计22证；卷三辨证证候计41证；卷四论瘟疫的治疗，分汗下清和补五法，另有辨虚实后遗及妇人儿童等诊疗诸法；卷末载方84首，以备各证之应用。本书的特点是辨证精当，析理详明。作者不仅提出瘟疫早期诊断要点，并详述常见症、疑似症、危重症、后遗症、兼挟症，对每症的病理、鉴别、主治方药均作了精确的分析，证之临床，多切实用。可以说《广瘟疫论》对温热病（伏气温病）的脉因证治的阐发有突出贡献。

【主要观点】本书是戴氏在吴又可《温疫论》的基础上进一步发挥而成，主要论述了病发于里的温疫病的辨证论治，对温热病的辨治诊断也有独到之处，对论治原则亦颇多阐发，于临床确有指导意义。但其选方用药，仍较多杂以辛温燥烈，似欠妥当。何廉臣亦认为“余细玩原书，见其于湿温、燥热二证，言之甚微，尚少有发明，即用药选方，亦多未尽善处。”《广瘟疫论》中的主要学术观点可作如下归纳：

①提出疫疠与风寒异气不同　戴氏认为，温疫由伏气而成，治疗初起宜凉解。温疫下不厌早，误用温散，可致热毒燎原，而为斑、为狂、为喘，疫疠之邪最易伤人体的真阴。

②强调温疫之辨重在气、色、神、舌、脉　戴氏对于温疫病证，着重从气、色、神、舌、脉五方面加以辨别，特别是气、色的辨别，丰富了温热病的临床证治内容。

③倡导温病证治中腹诊的运用　戴氏认为验舌之后，更需细按胸胁。通过腹部的诊察，可辨夹证、辨表里、定治法。根据腹诊客观指标，指导选方用药。

④制定温疫五大治法　戴氏提出了汗、下、清、和、补五法是温疫治疗的大法，特别是清法和下法，为其治疗关键，强调温疫“下不厌早”，“时疫为热证，未有不当清者。”

（五）《温热论》

【作者简介】叶桂，字天士，号香岩，晚年号上津老人，生于1667年，卒于1746年，祖籍安徽歙县。叶氏14岁时，即从其父门人习医，先后求教过17位老师。叶氏博采众长，且能融会贯通，而最终成立一家之说。叶氏不仅精于内科，而且通达幼科、妇科的临证治疗。叶氏日常诊务繁忙，无暇顾及著述。现今流传的十余种叶氏著作，多为其门人整理而成或伪托叶氏之名而流传。其中《临床指南医案》、《温热论》、《幼科要略》、《叶氏医案存真》，尚能够比较真实地反映出叶氏的临证经验和学术思想。

叶氏作为一代名医，不仅倍受时人的推崇，其学说得以广泛流传，而且对后世中医学发展的贡献也是举足轻重。《清史稿》中说："大江南北言医者，辄以桂为宗，百余年来，私淑者众。"《友渔斋医话》中说："近来习医者，案头无不置一叶氏医案"。叶氏的影响之大，于此也可见一斑。

【内容提要】《温热论》为温病学的经典之作。据《吴医汇讲》所言，《温热论》为"先生游于洞庭山，门人顾景文随之舟中，以当时所语信笔录记"而成。以叶氏逝世时间计算，本篇的成书年代当不晚于乾隆十一年（1746）。而最早的版本是载于华岫云所编的《临证指南医案》内，名为《温热论》，一卷。该书刊于1766年，称为"华本"，又称"种福堂本"。其后收入唐大烈《吴医汇讲》中的《温热证治》（又称为《温热论治二十则》），约刊于1792年，称为"唐本"。上述两版本内容基本相同，文字稍有出入。书中分析了温邪的传变规律及温热病的病理、诊断、治法，创立了卫、气、营、血的辨证体系，成为温病临床证治的经典论述。王孟英又将本论收入《温热经纬》，改名为《叶香岩外感温热篇》。

【主要观点】叶天士《温热论》的学术贡献主要体现在以下几方面：

①创立了温病的卫气营血辨证论治的体系　叶氏以卫气营血作为温热病辨证纲领，并确立了卫气营血的治疗原则和相应的治疗方药，从而形成了与《伤寒论》有明显区别的辨证论治体系。在病因方面，叶氏明确提出温病的病因不是

寒邪，而是温邪侵袭人体所致，感寒邪而病者则属伤寒范畴。在温病中有“温邪上受，首先犯肺”而致病者，亦有温邪自里而发而致病者，或因外邪先受，引动在里伏热而致病者。即温病可分为新感、伏邪以及新感引动伏邪三类。在临床症状方面，由于温邪具有阳热之性，初犯于人体即可出现表热证，并可很快地传里而表现为里热证。在传变上提出“卫之后方言气，营之后方言血”，以卫气营血为传变规律来与伤寒六经传变相区别。

②确立了温病的治疗大法，叶氏提出了卫气营血的治疗大法，“在卫汗之可也”，“到气才可清气”，“入营犹可透热转气”，“入血直须凉血散血”，其治疗大法充分体现叶氏在祛邪时突出“透”“泄”使邪有出路，在扶正时注意护养阴液。

③丰富了温病的临床诊察方法　叶氏在前人基础上，论述了舌象与温病辨证的关系，提出绛舌为温病热入营分的标志。另外，通过验齿了解温病发病中津液的存亡，通过辨斑疹把握发斑性温热病的诊断和治法。

④重视妇幼温病的特点　叶氏对幼妇温病见解独到，认为妇人产后得了温病，如“虚怯之人病邪”，治疗应时时顾其正气，损其邪气；幼儿温病往往导致“胃汁先涸”，不主张用苦降和消导之法，强调既要除外邪，又要顾护脾胃之气。

（六）《三时伏气外感篇》

【作者简介】叶桂，见5《温热论》。

【内容提要】此书是王孟英将叶天士《临证指南医案》

后附的《幼科要略》中有关温病学的内容选辑而成，收入《温热经纬》书中。由于本篇所论的内容多属春、夏、秋三季的伏气和新感温病，所以篇名为《三时伏气外感篇》。王氏在该篇中收录了小儿常见的热疳、口疳、吐泻霍乱、疟、痢病证的内容，另外还收入了《幼科要略》有关温、暑疾病的原文，并对原文的顺序作了一些调整。

本篇主要是讨论春温、风温、暑热、秋燥等病证的病因、病机、诊断、治疗方面的内容，特别是对各种温病的治疗所提出的原则和大法，为后世医家所遵循。因本篇内容系从叶天士儿科专著中选辑而成，所以文中所述常针对小儿的体质和病理特点，但有关温病的证治内容，不论是温病学的基本理论，还是具体的诊治内容，对于小儿和成人都具有普遍的指导意义。

【主要观点】《三时伏气外感篇》中的学术观点可以归纳如下：

①提出对四时外感病的认识　认为气候反常是外感病发病的重要因素，把四时失序的气候反常称为“不正之乖气”，是受到了前人“乖戾之气”和吴又可“戾气”说的影响，实质上已把自然界一类特异性的致病因子作为外感病的主要病因。提出外邪引起的疾病，在初起时虽可见表证，但属于“表中之里”，提示这种表证与在里的脏腑是相关的，这对于外感病的脏腑定位和指导立法用药都具有一定的意义。在治疗上对于寒邪犯于阳经者可用辛温之法，对温邪犯于手太阴经者，则应投用辛凉之法；对于邪客于表者，固然可单用发散，对病属“表中之里”者，则要脏腑兼治。

②强调临证的不同治法　对春温的治疗应“苦味坚

阴”，而“新感引动伏气”的情况则先用辛凉解表之剂解除外邪，然后用苦寒之剂清里热，将辛凉解表与苦寒清里结合起来。风温患者初起辛凉清肃上焦，入里清泄里热，逆传心包可清心开窍，深入营血则清营凉血，后期甘寒养胃阴。暑病引用张凤逵所说的“首用辛凉，继用甘寒，再用酸泄酸敛，不必用下”。对秋燥提出“辛凉甘润”之法和“以肺为急”的原则，并提出慎用苦燥，以免劫烁胃汁。

（七）《湿热病篇》

【作者简介】薛雪，字生白，号一瓢，晚年号扫叶老人，生于1681年，卒于1770年，江苏吴县人。薛氏生长在书香门第，自幼耳濡目染，早年从师习文，博览群书，年长博学多才，擅长诗文，并以画墨兰而名著于世。薛氏精于医理，有丰富的临证经验。以医为业，在吴中有很高的声望，与当地的名医叶天士齐名。

关于薛氏的医学活动除了在民间有大量的传说外，其好友著名文人袁枚在《小仓山文集》中有生动的记载，赞誉薛氏为“医之不朽者也”。主要医学著作有《医经原旨》、《湿热病篇》、《薛生白医案》，其中以《湿热病篇》对温病学发展贡献最大，亦可称为薛氏代表著作，他对湿热病证的经验和认识在温病的证治体系中占据着一席之地。

【内容提要】《湿热病篇》成于1770年，是一篇理论联系实际、理法方药俱备的温病名作，而且一直列为温病临证的必读之书。该书系统论述了湿热性温病的发生规律，并对湿热性温病的临床表现和主要证治作了具体的讨论。明确提出伤寒、温病、湿热三者有异，详尽地论述了湿热病证邪在卫分、气分、营血分以及后期阴伤的各种表现。从整篇内容来分析，特别是对湿邪致病，湿邪化热，湿热内结，以及陷营入血等证，论述比较具体，既有一般规律的叙述，又有特殊情况的探讨，对临床治疗有很好的指导意义，使湿热病证的证治在温病学中自成体系，丰富和充实了温病学说的内容。王旭高誉其“独具卓识，立言明确，而用药精奇”，这样的评价当不为过。

【主要观点】《湿热病篇》的学术观点主要体现在以下几个方面：

①阐述湿热病的病因与发病　薛氏认为湿热病证内伤脾胃，外感湿热病邪，属“内外合邪”。湿热病邪侵犯的部位主要是脾胃，其病理变化有热化和寒化之不同。湿热证的临床表现有正局与变局之不同，其变局包括了湿从热化后内陷营血或湿邪伤阳后的寒化表现。

②注意分三焦论治　薛氏认为湿热之邪侵犯人体，根据其邪侵部位的不同，采用不同治疗。湿热之邪在上焦者，宜用宣化；邪在中焦，宜用辛开清热；邪在下焦，宜用渗利。湿热证分三焦论治，为温病的三焦辨证体系奠定了基础。

③探讨了湿热病的发生和传变规律　湿热致病的病变中心在脾胃，初起时以湿为主，但可化燥化火，所以继则多见热重于湿，甚至深入营血分的病变。在病变过程中常引起厥阴、少阳的变证。

④辨证用药灵活平和　薛氏治疗湿热证的用药宗“轻可去实”的原则，常选用药性缓和之药，药少而量轻。而对湿热化燥，内迫营血者，亦选犀角、大黄、金汁等清热解毒之重品。提出了湿热病瘥后调理的辨治方法，使湿热病的

证治体系更趋完善。

（八）《通俗伤寒论》

【作者简介】俞肇源，字根初，生于1732年，卒于1799年，浙江山阴陶里人。俞氏出身医学世家，自小耳濡目染，受到家庭的熏陶，兼之生性颖悟，弱冠即通《黄帝内经》、《难经》，议证多具卓识，治病屡起重笃，至而立之年，已名闻遐迩。对热病证治有专门研究，造诣颇深，著《通俗伤寒论》传世。

【内容提要】《通俗伤寒论》成书于1776年。此书初刻时分别列有“勘伤寒要诀”、“伤寒本证”、“伤寒兼证”、“伤寒挟证”、“伤寒坏证”、“伤寒变证”、“瘥后调理”等七个篇章。以后，曹炳章先生将此书补苴续成，补入“六经方药”、“表里寒热”、“气血虚实”、“伤寒诊法”、“伤寒脉舌”等五章，全书增为十二卷，并于1948年以《校勘通俗伤寒论》重版发行。徐荣斋自1944年起，本着“取其精华，扬弃糟粕”的原则，历时十余载，将此书予以整理爬梳，考订增补，编著成《重订通俗伤寒论》，于1955年再度出版发行，使该书得以广泛流传。重订后全书仍为十二章，内容基本与前相同。

本书不但条理清晰，而且先后经数人整理补充，内容丰富，书中不但体现了俞氏学术观点，而且也反映出何秀山、何廉臣、徐荣斋等人的学术见解，虽然取名为《通俗伤寒论》，实际上包括了所有外感热病，因此本书可以看作是一部论述外感病较为全面的著作，无论对于理论研究还是临床实践均有相当的参考价值。

【主要观点】俞氏探究仲景之法，变通仲景之法，不仅论理透彻，辨证明晰，而且多有新意，自成一家之言。如提出六经形层之说，认为六经并非单纯指经络，而是代表疾病由表入里，由浅入深的层次。他在论述伤寒、温病以及杂病时，多按六经辨其证，并结合卫气营血、三焦辨证，实有融伤寒与温病为一体之意，为寒温统一论的倡导者和积极的实践者。《通俗伤寒论》对外感热病证治的学术观点，其主要方面可以归纳为如下几点：

①强调外感热病证治以六经为纲　俞氏认为外感病的辨证应以气、血、寒、热、虚、实为纲，提出“以六经钤百病为确立之总诀，以三焦赅疫证为变通之捷诀。”认为“百病不外六经”，“病变无常，不出六经之外，《伤寒论》之六经，乃百病之六经，非伤寒所独也。”俞氏认为用六经可以统概外感百病，根据这一观点把六经假定为机体的六个层次，即“太阳经主皮毛，阳明经主肌肉，少阳经主腠理，太阴经主肢末，少阴经主血脉，厥阴经主筋膜。”又指出“太阳内部主胸中，少阳内部主膈中，阳明内部主脘中，太阴内部主大腹，少阴内部主小腹，厥阴内部主少腹。”把六经与三焦结合起来，病在躯壳，当分六经形层，病在内脏，当辨三焦部位，以六经分证的方法阐述外感百病言其常，以三焦辨治的方法把握温疫诸证辨其变。

②提出了外感热病传变的“三化”理论　俞根初对外感病认识在前人基础上提出新论，认为外感病“不越乎火化、水化、水火合化三端”，提出了“三化”理论，外感病的“三化”不仅与感邪的性质有关，且与个体体质的阴阳寒热有关。并提出燥有温凉；并阐明了凉燥与温燥的发展规

律，从理论上发展了外感病的传变学说。

③治疗着眼于通郁，制方精当切　用俞氏对外感病证的治疗均以开郁为主，治风以宣气疏卫；治寒以辛通开郁；治膜原病以开达三焦之气机。每法下均附一经验良方，被后世医家广泛沿用，并且创制出了许多新方，其中不少方剂已成为传世之名方。

④重视腹诊，强调四诊合参　俞氏对四时感证的诊断主以四诊合参，尤其是按胸腹，俞氏将其推为“诊法第四要诀”，认为胸腹为五脏六腑之宫城，阴阳气血之发源，若欲知脏腑何如，则莫如切按胸腹，名曰腹诊。书中有专篇对此加以阐发，内容相对系统，对辨证有很大帮助。

（九）《伤寒温疫条辨》

【作者简介】杨璿，字玉衡，别号粟山，河南夏邑县人，后移居安徽亳县，生于1705年，卒年未详。杨氏初治举子业未第，改习医术。杨氏深痛世人“于病寒病温两者之辨不明，故处方多误，以至杀人。”因而对伤寒及温病进行了深入研究，能“集群言之粹，择千失之得”，并结合个人体会及临床经验，著成《伤寒温疫条辨》，后人简称《寒温条辨》。书成后曾广为流传，如孙公得此书后曾“悬贴通衢”，患时疫者，按法治之，获愈者甚众，对当时治疗疫病颇有影响，成为温热病学中较有影响的著作之一。

【内容提要】《伤寒温疫条辨》成书于1784年，全书共六卷。卷一系总论，包括：治病须知大运辨、脉义辨、伤寒脉证辨、温病脉证辨、温病与伤寒根源辨、温病与伤寒治法辨、行邪伏邪辨、证候辨、寒热为治病大纲领辨、发表为第一关节辨、温病非时行之气辨、温病是杂气非六气辨等二十一节，主要阐述了杨氏关于温疫病的认识，明确辨析伤寒与温病在病因、病机、脉证、治法等方面的不同，集中反映了杨氏的主要学术观点。卷二、卷三为辨证，对伤寒与温疫所见诸证进行辨析。杨氏不但在卷一有关章节中对证候进行辨析，而且在卷二卷三以对比的手法，阐明温病证候与伤寒不同，或证候表现相同而根源与之不同。他说："以上证候七十余条，俱从《伤寒论》中驳出，温病证治之所异来，令阅者了然于心，不以温病为伤寒，不以伤寒方治温病"。卷四、卷五为医方辨，共载正方181首，附方34首，绝大部分为前人成方，唯其中十五方为治温病的主方，皆出自杨氏之手，甚为实用。卷六为本草辨。

【主要观点】 本书的学术观点，伤寒主要宗仲景之说，而论温病则对刘河间、王安道、吴又可等人均有师承。杨氏所论瘟疫，虽师承吴又可，但对瘟疫发病及发病后病理变化的认识较吴氏又有了较大进步，其立法处方也多有创新。杨氏辨治温病的学术思想，主要体现在以下几个方面：

①强调温病病因并非伏寒化热　杨氏反对长期以来沿用伏寒化温之说，促进了新感温病学说的发展，澄清了温病病因概念上的混淆。

②提出了对温疫应初用辛散继投清泻　杨氏认为温疫是杂气而非六气，杂气乱清浊，具奔迫之性，治宜升清降浊，温疫热郁自里迫表，治宜辛透使邪外达。方用增损双解散。对温疫毒火深重者，则宜专攻中下二焦，治疗当用苦寒清解，以黄连解毒汤加减。如温疫之邪直趋中道，初走阳明者，则当以清泄为法，用解毒承气汤、增损双解散或加味凉

膈散，其中都有承气，以攻里通下而泄热。

③指出伤寒与温病的始异而终同　杨氏认为伤寒与温病同属外感热病，仅在初起表现有所不同，伤寒与温病都可出现胃实之证，均可见到洪脉，滑脉、伏脉等，一旦疾病发展成为里证、热证时，其证治方药则大体相同。

（十）《疫疹一得》

【作者简介】余霖，字师愚，常州桐溪人，生于1724年，卒年未详。幼时学习经史儒业，历二十年，屡次应试不中，遂放弃科举而改习医业，潜心于《灵枢》、《素问》，博览群籍，勤于实践，于温疫证治有独到见解。乾隆年间（1736～1795）余霖寓居安徽桐城。岁甲申（1764）桐城时疫流行，死者甚众。其父亦染时疫，为群医以伤寒误治而死。余霖悲愤交加，遂埋头于疫疹的研究，通过临床辨证求因，参合天时气运。认为当时流行的疫病是感受疠气所致，而“疠气乃无形之毒”，“既曰毒，其为火明矣。”提出“病由热疫”，力倡暑疫为病之说。并根据斑疹是热疫的突出症状，是火毒的外在表现，总结出通过辨斑疹的形态、色泽判断疫毒轻重、顺逆的方法。在治疗上提出“非石膏不足以治热疫”的见解，创制了清瘟败毒饮，临床上反复投用，无不得心应手。后数年至京师，又逢大暑，疫疾大作，世医以张介宾之法治之多死，以吴又可治疫之法亦不灵验，诸医皆束手无策，而余霖以大剂石膏治之，多应手而愈者。据《清史稿》记载，京师冯鸿胪病情危重，服他药不效，以余霖之法治疗，即现转机。综观其医案，石膏量重至每用八两，若连投十五剂，则总计达六斤以上，曾经出现过“医家不敢用，病家不敢服，铺家不敢卖”的现象。三十年来，自南而北，余氏救治疫者不计其数，成为当时治疫名家。

【内容提要】余霖总结了多年治疫的经验，著成《疫疹一得》，该书成于1794年，这是一部辨治热疫的专著。该书分为上、下两卷。上卷主要论述的是疫疹的病源及症状、斑疹的形态，以及与伤寒的鉴别诊断。强调瘟疫之毒是外来之淫热，治疗戒用发表和攻下，主张重用石膏，以清热解毒为法。并对瘟疫的五十二个症状的概念及病机，条分缕析，叙述详尽。下卷论述瘟疫病二十种后遗症的辨治、预后吉凶的辨别以及清瘟败毒饮如何加减运用，最后附有临证治疗的验案。《疫疹一得》是一部辨治瘟疫病的重要专著，与吴又可的《温疫论》相得益彰，成为治疫的两大法门。本书对温病学的发展具有重要的影响和贡献，诚如王孟英所说，余氏“独识淫热之疫，别开生面，洵补昔贤之未逮，堪为仲景之功臣。”

【主要观点】余霖对温病学的贡献，主要体现以下诸方面：

①强调“热疫不是伤寒” 余氏从症状上明辨热疫与伤寒不同，认为火疫致病，头痛如劈；火疫热毒上攻，每见呕逆、下利；火疫致利，有下恶垢，有下稀水；火疫易致斑疹，为温疫的早期诊断提供了依据。

②指出斑疹的辨析为临证的关键 热毒充斥气血，迫血外溢，最易形成斑疹。余氏根据临证数十年的经验，总结出一套辨斑疹新法，强调要注意斑疹的色泽、形态、分布，并当结合全身情况，可以判断温疫的预后。

③提出“非石膏不足以治热疫” 余氏对温热疫积累

了丰富的经验，创制了清瘟败毒饮等治疫新方，擅用石膏又是余氏的独到之处，在清瘟败毒饮中，石膏重用至六至八两。

(十一)《伤寒指掌》

【作者简介】吴贞，字坤安，清乾隆、嘉庆年间浙江归安县人。吴氏幼年多病，遂究心于医学。于医书无所不读，上至《灵枢》、《素问》、《伤寒论》、《金匮要略》，下至金元四大家之论以及王肯堂《六科准绳》、喻昌《尚论篇》、叶桂《临证指南医案》等，无不淹贯。特别注重探究伤寒秘旨，旁及诸家之书以求其理。吴氏认为温热之理杂于正伤寒之中，于是将正伤寒与类伤寒区分源流辨治。行医三十年，仁心妙手，活人无算。凡遇外感证，务求保存病者正气，在经治经，在脏治脏，在腑治腑，治病无论虚实，常数剂而愈。

【内容提要】《伤寒指掌》成书于1796年。又名《感症宝筏》，该书总结了作者30余年治疗外感病的经验，后由其弟友石于嘉庆十二年（1807）刊行于世。书中论述了伤寒、温病两类病证的证治，以六经辨证为主，以六经病证统括伤寒、温病的内容。书中的证治先古法，次新法，古法悉本《证治准绳》、《医宗金鉴》，新法悉从叶、薛诸家而得。全书斟古酌今，条分缕析，精详而实用。全书四卷。其中卷一首列类伤寒辨一十九症，次列察舌法、察目法，太阳、阳明、少阳本病述古及新法，兼经新法；卷二为三阴总辨，太阴、少阴、厥阴本病述古及新法，兼经新法；卷三为伤寒变证；卷四为伤寒类证。正文后附有邵仙根的评语。特别是卷一类伤寒辨及卷四伤寒类证中讨论了四时温病的证治，书中强调温热病分新感与伏气，对温病所论多承叶氏之说，另外有关舌诊的内容亦颇为详细。

【主要观点】 吴氏辨治外感病于伤寒温热学说兼收并蓄，立论宗伤寒，辨治遵叶、薛，将伤寒与温病从疑似之处予以区分。明确指出温病的病因是暑、湿、燥、风六淫之兼气，或非时之戾气，强调湿邪为害甚于暑，暑从外入，湿兼内外，暑为病骤而易见，湿为患缓而难知。论疫主张区分病因，辨寒疫、热疫、湿热秽浊疫的不同，提出治疫不可偏执一法，要因时、因地、因人而异。另外，吴氏详辨斑疹，深得要领，强调辨斑当分虚实、内外，辨疹须分在气在营。吴氏也重视辨舌，认为温病辨证以舌为主，同时参合脉症。而且对辨舌用药亦有许多发挥，另设察目之法，也是对温病诊法的补充。书中论述的主要观点体现以下几个方面：

①以清解为六经新法　在吴氏倡导的六经新法中，治疗温病远热投凉，主以清解。太阳兼经新法，表寒里热主以外散表寒，内清里热。病初有表证而里热为重者，治以清解里热为主。这较之《伤寒论》先表后里，解表必用麻、桂，有了明显突破。

②以通透为治斑要诀　吴氏析斑分虚实，以别伤寒与温病之不同。胃热发斑者，清胃热以透斑。营热发斑者，轻疏营分，轻透瘀斑。对于热毒内结，斑疹不易外透者，用泄下之法。温疫阳毒发斑，毒邪传遍三焦，经络闭塞不通，主张清热解毒，非三黄汤不能解决。对于伏斑，吴氏认为病机是阳邪陷入太阴，常见于温疫病，发于肠胃嗌膈间，而肌肤不见，所见外证均是阳明热毒火邪壅遏、中气不宣通之证，宜

宣通气机，解毒化斑。

（十二）《温病条辨》

【作者简介】吴瑭，字佩珩，号鞠通，生于1775年，卒于1836年，江苏淮阴人。吴氏早年弃儒从医，26岁时，进京检校《四库全书》，广阅各种医书，眼界大开，又遍考晋唐以来诸贤议论。“进与病谋，退与心谋，十阅春秋，然后有得。”三十五岁时，遇温疫大行，在临证中积累了相当的经验，于1798年著成《温病条辨》。《温病条辨》较为巧妙地将《黄帝内经》所讲的治法与《伤寒论》的方法，结合当时临床实践，形成一个较为简便易行的框架，其除去繁琐的理论推衍，直接将方证相对，凡用方皆以性味点出方向，为方便掌握。后人辑录吴氏医案，编有《吴鞠通医案》。吴瑭继承了仲景“勤求古训，博采众方”的遗风，将前人成就加以整理、加工、提高，从而对温病的临床证治作出了重要贡献，《温病条辨》能够胜于其他医书而风行大江南北，也就不难理解。

【内容提要】《温病条辨》成书于嘉庆三年（1798），最早刊行于1813年。本书以三焦为纲，分为上、中、下三篇，共265条，内有方剂208首。《温病条辨》所集方剂，大体来自三个方面，一是运用仲景原方加减而成者，占44首；二是出自《临证指南医案》而冠以相应方名者，占98首；三是采用其他医家的经验方或自创方，占66首，该书另有原病、杂论、解产难、解儿难等篇章。吴氏提出温病的发展，始于上焦，终于下焦。上焦主肺、心之病证，中焦主脾胃之病证，下焦主肝肾之病证。在上中下三篇中，均以病名为目，重点论述了风温、温热、暑温、伏暑、湿温、秋燥、冬温、温疟及痢疾、痹证、黄疸等病证在上、中、下三焦的表现和诊治方法。

吴瑭指出，《温病条辨》虽为温病设，实可羽翼伤寒。所谓伤寒由表入里，由浅及深，须横看，而三焦由上及下，也是由浅入深，但须竖看，与《伤寒论》有一纵一横之妙，“细心体察，自无难识之证，虽不及内伤，而万病诊法，皆在其中矣。”本书的写作体裁则仿《伤寒论》，逐条叙证，文字简单扼要，以利背诵。但又恐过分简单而医理难以完全阐明，所以吴氏在每条之下又自加注释，对条文中未尽之意加以阐发。这种自条自辨的写作方式也是本书的一大特色。吴氏的学术思想主要宗叶桂，因而在本书中有很大一部分的病证诊治内容来源于叶氏的《临证指南医案》。叶氏医案中的内容经吴氏整理后，各种温热病的证治内容更为系统。吴氏将叶氏临证的具体用药经验上升为固定的方剂，且冠以方名，方便了后人的学习和掌握。同时，吴氏本人也把自己长期从事温热病治疗的经验融入书中，并博采诸医家之长，使得本书的内容更加切合实用，《温病条辨》被视为学习温病学的必读之书。

【主要观点】《温病条辨》对温病学贡献有以下诸方面：

①倡导温病的三焦辨治　吴氏结合自己的临证体会，认为温病的发生与三焦所属的脏腑有密切的关系，可用三焦归纳其传变、治疗规律，从而创立了温病三焦辨证理论，即温病的发病和传变规律。吴氏认为“温病由口鼻而入，鼻气通于肺，口气通于胃。肺病逆传，则为心包。上焦病不治，则传于中焦，胃与脾也。中焦病不治，即传于下焦，肝与肾

也。始上焦，终下焦。”关于温病的治则，吴氏归纳为“治上焦如羽，非轻不举；治中焦如衡，非平不安；治下焦如权，非重不沉。”三焦分治的方法，要点明确，非常简便而实用。

②详尽归纳了温病证治的具体方药　在祛邪时提出“预护其虚”，在护正之时又强调要“逐其余邪”，体现邪正并重，邪正兼顾的思想。吴氏不仅注意温病辨治原则，且对温病过程中的各种具体病证治法、方剂药物进行探索，使温病的具体治法用药趋于完善，比如对神昏谵语、痉厥、温病发哕、温病汗出异常等都提出了切合实际的治疗方药。

③提示了温病治疗的相关禁忌　吴氏认为治温病不仅要明确其正当的治疗，而且还应掌握其禁忌，治疗的禁忌与治疗的大法是相辅相成的，这对理解温病证治的理法方药也是十分必要的。

（十三）《温热经纬》

【作者简介】王士雄，字孟英，号梦隐，半痴山人，随息居隐士，海昌野云氏，潜斋，晚号睡香散人，生于1808年，卒于1868年，浙江海宁盐官镇人，三世以上都精于医。王氏自小孤贫，一生坎坷，十四岁丧父，未成年即孤身外出谋生，在金华佐理盐务会计。谋生之余发奋攻读医书，上至《灵枢》、《素问》，下及叶、薛诸家都有涉及。如此十年后学业大成，验之临床，每起沉疴。1830年离金华到杭州，以医为业，边行医边撰著。道光十七年（1837），江浙霍乱流行，王氏有求者必应，遇重险病人从不回避，疗效甚奇，时31岁，医名已著称于时。咸丰五年（1855），为避乱计，携家眷回归海宁，仅载一砚归籍。咸丰十年（1860），太平军攻克杭州，1861 年旅居秀水濮院镇，生活贫困，以麸糠充饥。1862 年时局略见稳定，上海霍乱流行，遂又迁居上海，用心于霍乱的防治，声名渐隆，求诊者满户，时年已 55 岁。同治七年因病殁于上海，享年 61 岁。三十年间战乱不定，王氏往来于沪杭一带，居无定所，家贫如洗，但王氏始终不趋附权贵，对广大贫民求诊者则不计诊金，可见其医德之高尚。王氏著述颇丰，现存有《重订霍乱论》、《温热经纬》、《随息居饮食谱》、《潜斋医话》、《归砚录》等著作。

【内容提要】《温热经纬》成书于 1852 年。该书以轩歧、仲景之文为经，以叶、薛诸家之辨为纬，广征博引，是对温病学理论和证治经验的系统总结，全书共有五卷。其中卷一、卷二辑录了《黄帝内经》、《伤寒杂病论》中有关温热病的论述以及吴塘、章楠等医家注释，并有自己所加的按语；卷三为《叶香岩外感温热篇》、《叶香岩三时伏气外感篇》；卷四为《陈平伯外感温病篇》、《薛生白湿热病篇》、《余师愚疫病篇》，各篇原文下均列有前人的注释和作者的按语；卷五为附方，计 113 首。书中作者所加按语虽乏长篇大论，但确系其经验之得，从疑难处着眼，发蒙解惑，开人茅塞，比较集中地体现了王氏对温病学的见解，是一部对后世影响较大的温病学专著。

【主要观点】王氏集温病学之大成，对温病证治理论发挥亦多。王氏潜心六气的研究，对暑、湿、火的特性有所发挥，尤其是对暑热的本质有独到见解，谓暑性纯阳，力辟阴暑阳暑之非，绝无暑必兼湿之理。详细阐发新感与伏邪的发病及传变规律，认为新感温病邪从气分下行为顺，且别出心裁，提出由肺传胃，自胃传肠的顺传规律。谓逆传是相对顺传而言，邪从肺入心，从卫入营均系逆传之变。伏邪温病的传变，顺则由里出表，从外而解，逆则内陷深溃，损害脏腑，如此执简驭繁的分类，对临床治疗也有一定的指导意义。王氏一生多经历霍乱、疫病等，对霍乱的辨识每有超人之见，且积累了丰富的治疗经验。《温热经纬》中对温病证治方法的诸多发挥可作如下归纳：

①强调夏暑发阳明　王氏对六气中暑邪致病有独到的见解，认为暑统风火属阳，夏暑发阳明，确立暑温治疗应清暑益气，创立了著名的王氏清暑益气汤。对于暑温的变证暑风、暑厥的治疗，王氏亦有独到的治疗经验和心得。

②指出新感伏气的错杂　王氏根据临床实际认为，温病伏气、新感同时存在，不论新感和伏气，温病都有卫气营血深浅病机层次变化，治疗都应遵循各自的治疗原则，但是病证的出现往往是相互交错、重叠的，因此，临证治疗宜审病机施活法，随证治疗。

③重视温病伤阴的具体证治　王氏认为伤阴是温病的重要病机变化，温病初起首伤肺阴，中期伤胃津，后期伤肾精。特别温病后期伤及肾阴的治疗，王氏在吴鞠通论治的基础上进行了加减变化，充实了温病临床证治的内容。

（十四）《随息居重订霍乱论》

【作者简介】王士雄，见13《温热经纬》。

【内容提要】道光十七年（1837），江浙一带霍乱流行，王孟英感叹《诸病源候论》、《三因方》等书都立论霍乱本于风冷，印定后人眼目，遗患殊深。王氏“睹疹疠夭折之惨，痛挥霍撩乱之变”，著《霍乱论》于天台道上。辛酉(1861)秋，客居濮院，题所居曰随息。次年夏，旅居沪渎期间，适值上海霍乱猖獗，“司命者罔知所措，死者实多”，慨将原书重订，更名《随息居重定霍乱论》。该书阐发前人有关理论，辑作者生平经验，首病情，次治法，后附有医案，并出具方药，该书被誉为治疗霍乱最完备的书，对认识霍乱的病因、病机、辨证、防治等都具有相当的参考价值。

【主要观点】

①明察病因提倡守险预防　王氏认为，霍乱有时行的真性霍乱与寻常的吐泻霍乱之分。前者多属热霍乱，后者则属寒霍乱。寒霍乱一般是六气为病，由于“坐卧风凉，起居任意，冰瓜水果，恣食为常”，阴阳二气，乱于肠胃而成。热霍乱则是一种“臭毒”疫邪，由于暑秽蒸淫、饮水恶浊所致。“臭毒”，在王氏以前的医著中，多指“中土湿滞，秽气内贼”类病证。王氏这里引申为热霍乱的病因，泛指热气、湿浊、秽恶合邪。这样，注意到了自然条件、地理环境与疾病的关系，概括了天地人三方面的因素，颇寓深意，很有特色。天时之暑气下烁，地中湿热上腾，人在气交之中，受其蒸淫，邪由口鼻而入，又因人体多有蕴湿，邪得以稽留，滋害酿变，一朝卒发，遂至合户沿村，獗逆肆行。针对“臭毒”这一霍乱病因，王氏提出了许多“守险”之法，所谓守险，主要是指在霍乱流行之时，须采取防守措施，以杜侵扰，实即预防之意。首先他把疏通河道、净洁水源列为守险上策。同时，倡用药物来净化水液。其次，提出审慎布居，发挥人的能动作用，改善室内外卫生条件。此外，他主

张节制饮食，保护脾胃运化功能。

②及早诊治争取截断病势　霍乱之因，有寒有热，理义甚显，但临证所见，则往往寒热相混，虚实错杂，洵非易识。王氏主张通过辨识排泄物、转筋、舌脉及口渴与否来区分病源，指导辨治。尤为可贵的是，王氏还极其重视发病前期诊断，把早期诊疗和注意截断病势放在首位，他认为热霍乱系暑热内伏，欲发之前，多先入其机，或手足如烙，或睹物皆红如火，苟能及早诊治，曲突徙薪，可免燎原莫救。这对及时控制病情，提高治愈率，有着重要意义。

③辨析病机尤重气机宣畅　在治疗上，主张从祛除病邪，恢复脾胃升降功能着眼，立法“展化宣通”。舒展气机，宣化湿浊，则邪气消散，清升浊降，逆自平，乱乃定。治热霍乱，创燃照汤宣土郁而分阴阳，连朴饮祛暑秽而行食滞；寒湿霍乱，主张用理中、五苓及正气三类方药。立意调适气机，“俾升降不愆，周流无滞，挥霍缭乱，于是弭焉。”其用药组方，讲究斡旋枢机气化，善用轻清流动之品。列蚕砂为霍乱主药，别开生面，谓其“既能引浊下趋，又能化浊使之归清。”同时王氏屡用仲景栀子豉汤，“治热霍乱，独推以为主剂”。此外，他还认识到病变过程中阴津耗伤的病理特点，注意救阴补液。

④搜罗治法以备临证之急　霍乱病患，其来也聚，其变也速，辨证施治固属必要，但及时救治，尤在必行。王氏有鉴于斯，广搜民间简便效验良方，据已历用经验，汇于书中，以备救急之需，很有参考价值，如取嚏、刮法、焠法、刺法、熨灸、搨洗等，另外还有策应、纪律、守险等章节讲解临证的注意事项。

（十五）《时病论》

【作者简介】雷丰，字少逸，一字存松，生于1833年，卒于1888年，祖籍福建浦城人。雷氏自幼博闻强记，且家学有渊源，精研医籍，颇有心得，著有《时病论》。另擅诗文，工书画，旁及星相卜易，靡不精通。

【内容提要】《时病论》成书于1883年。该书专讲时令病，所以有《时病论》之名称。所谓时病，主要指四时不同季节中的各种多发病、外感病，因其发生与时令密切相关故称，但是雷氏认为不应当包括温疫，他说："时病者，乃感四时六气为病之证也，非时疫之时也。故书中专论四时之病，一切温疫概不载入。倘遇温疫之年，有吴又可先生书在，兹不复赘。"该书共分八卷并有附论一卷，以《素问·阴阳应象大论》的"冬伤于寒，春必病温；春伤于风，夏生飧泄；夏伤于暑，秋必痎疟；秋伤于湿，冬生咳嗽"。经文作为全书纲领，依次论述了八大类计七十余种四时外感病。各类之中，均本经文之旨，先阐明大意，次分述各病的病因病理、证候特点、立法依据，再列作者自拟的"诸法"及选用先哲诸书中的常用方剂作为治疗。且于每法之后，详加注释，以使读者能既通学理，又明方药之性，灵活变通，而不致于拘泥成方。最后附以作者自己的临床验案，作为印证。书中有治疗大法计六十法，用药简洁，以法定方名，别具一格，为本书的又一特点。此外卷末之附论十三篇，也多抨击当时的医界时弊，给人以一定的启发。

【主要观点】雷氏论时病，紧紧把握时令节气，认为伏气为病应分为两类：一为冬受寒气，伏而不发，郁久化热，待来年春分以后，阳气弛张，伏气自内达表；一为六气袭人，伏而不发，随四时六气之更替，再感新邪，引动伏气而发，总较邪伏之时晚一季节。

雷氏对时病的辨证治疗，尤重以病位浅深判断病情的轻重。他认为发生在同一季节，感受同一时邪的病证，由于邪犯部位的浅深不同，其病情轻重悬殊。这一特征在新感时病中表现尤为明显。雷氏指出，大凡病证“轻为冒，重为伤，又重则为中”。所以对冬伤于寒，春伤于风，夏伤于暑，秋伤于湿等病证，雷氏均按“冒”、“伤”、“中”三级划分。以下是雷氏主要学术观点的归纳：

①注重时令节气，区别外感病证　雷氏强调：“时医必识时令，因时令而治时病，治时病而用时方，且防其何时而变，决其何时而解，随时斟酌。”书中以四时为主线，阐述了不同季节外感病的发生发展机理和证治特点。

②辨析新感伏气，归纳分类病证　雷氏推崇伏气学说，《时病论》就是以《素问·阴阳应象大论篇》的经文作为全书纲领，但是也不摒弃新感之说，每类病证都有详细分述，此即“按春温夏热秋凉冬寒之候而别新邪伏气之疴。”

③重视养阴护津，着力清轻宣透　重视养阴护津，温病是以伤津耗液为基本病理特点。雷氏有鉴于此，提出“凡有一切温热，总宜刻刻顾其津液。”“须知热病最易伤津，当刻刻保阴为要。”着力清轻宣透，温邪在表，主用辛凉解表法以宣透肺卫之邪，而对邪初入里，或伏邪外达不畅者，亦重视应用清透之药。雷氏治病强调知常达变，常变会通。盖四时各有主气，时病各有特点，所以治疗各有常法，临证又每多变法。

(十六)《六因条辨》

【作者简介】陆子贤，字延珍，清道光年间崇明县人。陆氏“好古博学，上自《灵》、《素》，下及百家，搜讨有年”，并在临床上积累了丰富的经验，于1868年撰《六因条辨》一书。

【内容提要】《六因条辨》成书于1868年。全书以六淫为纲，采用自条自辨的编写体例，分述外感温热病的证治，而又以温热暑湿四邪所引起的疾病为主。温热病系感受外界的六淫所致，所以书名定为《六因条辨》。全书共分为上、中、下三卷。上卷论春温、暑病、中热等病；中卷论伏暑、秋燥、冬温、温毒等病；下卷论湿病、风病、斑疹、痧胀、阴证等病。共计12论，方证条辨170条。该书形成于温病四大家之后，所以陆氏基本上继承了叶天士、薛生白和吴鞠通的学术思想，特别是在四时温病的病因病理、证治理论方面，多本叶、薛、吴等大家的论述，但在具体辨证用药上则多个人的发挥。

【主要观点】《六因条辨》在论治方面的独到之处可作如下归纳：

①对四时温病证治的发挥　对四时温病的病因病理、证治理论方面除继承前人之论外，另多有发挥，如对中暑初起，胃气被遏，陆氏提出“吐中即有发散之意也。”轻者以藿香正气散，重者用玉枢丹之类。对于热入血分的证治，采用犀角地黄汤加石斛、元参养阴之品和紫草、红花等凉血、活血药等，以切合血分证血热、阴伤、血瘀等不同的病理特点。陆氏对秋燥提出：“切不可辛温升阳，而助其燥，又不

可过于寒凉，而遏其肺气”的见解，亦为精辟。

②对斑痧疹瘰证治要点的归纳 陆氏在书中提出了有关斑、痧、瘰、丹、瘖的治疗宜忌，即“斑宜清化，勿宜提透；痧宜透泄，勿宜补气；瘰宜清泄，勿宜壅遏；丹宜化毒，勿宜温散；瘖宜清气，勿宜疏散。”极为概括，对临床治疗有重要意义。

（十七）《伏邪新书》

【作者简介】刘恒瑞，字吉人，又字丙生，清末江苏镇江人，著有《伏邪新书》一书。

【内容提要】《伏邪新书》成书于1898年。该书为论述伏邪致病的专书。书中提出，伏邪为病相当广泛，正如作者在序中所说：“内有伏邪为病者，十居六七，其本脏自生之病，不兼内伏六淫者，十仅三四”。伏邪不只见于温病，六淫皆可伏而为病，所以书中列有伏燥、伏寒、伏风、伏湿、伏暑、伏热等，进而提出在慢性病中也多有伏邪为患者。

作者提出伏邪为病不仅较难识别，而且比治疗新感病较为困难，在治疗上主张“一面扶正，一面祛邪，不操切图功，务使内伏之邪外解，脏腑之真元复旧而后已”。在论述病机时，多以邪伏六经立论，也结合了卫气营血和脏腑辨证，使证治较为具体。作者在书中所论多有独特见解，当然某些观点也不无偏颇之处，对此应加以注意。

【主要观点】

①提出了伏邪较为宽泛的概念 所谓伏邪是相对于感邪后即发病而言的，所以凡是感六淫之邪后不立即发病的都可以称为伏邪。包括了伏燥、伏寒、伏风、伏湿、伏暑、伏热

等多种外感病。

②阐明了各种伏邪病证的具体证治　陆氏对伏邪病证的成因、临床表现与治法等都有较为详细的论述，这些对临床证治都有相当的指导作用。

（十八）《温热逢源》

【作者简介】柳宝诒，字谷孙，号冠群，江苏江阴人，生于1842年，卒于1901年。柳氏为晚清一代名医，曾著有医书12种，现存《柳选四家医案》、《温热逢源》、《柳宝诒医案》。据《江阴县志》称："其为人和厚好学。能文工书，尤长于医。苏常一代，妇孺皆知。"

【内容提要】《温热逢源》成书于1900年，为柳氏温病证治的代表著作，在温病学中占有重要的地位。全书计三卷，上卷录引中医经典《黄帝内经》、《难经》、《伤寒论》中有关温热病的原文，并博引各家之注然后参以己见，广为注解；中卷引明、清医学名家吴又可、周禹载、张石顽、蒋向斋等论温著述，提出商榷意见，加以辨证；下卷主要就伏气温病的病因、病机、证候、治法、方药等方面的内容，详加论证，其论计十六则，都有自己独到的见解。

【主要观点】柳氏的伏邪学说，在辨证上崇尚"六经"。但是其在分辨阴阳顺逆时，主要立足于脏腑经络，如云"伏温由少阴而发，外出于三阳经证，内结胃腑，则见阳明腑证，其证虽深浅不一，但由阴出阳，于病机为顺。"由于伏气温病的发生，总以邪气外达为顺，所以柳氏认为治疗伏温，以透邪外出为要，治宜"清泄里热，导邪外达"为主。又据温病必伤阴液，故主张扶正托邪为本，以便助肾鼓邪外出，在养阴之中稍加助阳之品，便是扶正托邪之奥义。柳氏对当时医家忽视“伏邪”为病，从临床实际出发，认为寒邪内伏少阴，郁久化热外达，是伏温之机理；其发病，或因阳气内动而鼓邪外出，或因感时邪而引动；而病势之轻重、浅深，则取决于正虚的程度。其主要学术思想体现于下列诸方面；

①系统论述伏气温病　柳氏在《温热逢源》中，系统地介绍了伏气温病的因证脉治，认为伏气温病病因多由肾气先虚，冬感寒气至春而发；伏气温病初起可见六经见证；伏气温病的治疗以“清里热”为主，具体应根据情况而灵活变通。

②温病热瘀者应凉血泄邪，避免留瘀　柳氏对温病邪热犯营血而致热盛动血，如出血动血后热势不减，应“凉血泄邪”，给予适当的止血，但止血应注意不要留瘀。

③温病热结胃腑主以攻下兼以祛邪　柳氏认为温病应中焦存在有形的食积、浊痰，宜与热结而成腑实，治疗应以攻下为主，兼泄热、解毒、疏瘀、化痰，不限于攻下积滞燥屎，认为滥用攻下也有耗阴伤胃之弊。

（十九）《温病明理》

【作者简介】恽树珏，字铁樵，别号冷风、焦木、黄山民，江苏武进人，生 1878 年，卒 1935 年。幼年父母早亡，发奋攻读，13 岁就读于族中私塾，16 岁中秀才，20 岁读完科举经典，并粗涉医道。25 岁考入上海南洋公学，精通英语。1906 年毕业，赴湖南长沙任教，后返回上海浦东中学执教。教学之余，翻译《豆蔻花》、《黑衣娘》、《波痕夷因》等中篇小说，刊登于《小说时报》。1911 年入商务印书局当编译，1912 年任《小说月报》主编。1916 年，遭丧子之痛，愤而学医，深研《黄帝内经》、《伤寒论》，同时问学于伤寒名家汪莲石，求治者日多，应接不暇，1920 年起辞职挂牌，开业行医，医名大振。1925 年为弘扬医道，创办铁樵函授中医学校，1933 年复办铁樵函授医学事务所，遥从授业者千余人，遍及全国各省市，门人有徐衡之、章巨膺、陆渊雷等。恽氏学验俱丰，代表作有《论医集》、《群经见智录》、《伤寒论研究》、《温病明理》、《药盦医案》等 22 种，大部分辑入《药盦医学丛书》。

【内容提要】《温病明理》成书于 1928 年，该书贯穿了在温病领域中进行中西汇通的思想，对温病与伤寒的概念之异、温病所述三焦及一些主要的温病学派、温病治法等内容，予以讨论和辨析，让读者耳目一新。全书共分 4 卷，卷一分析、比较了温病与伤寒在概念、证候等方面的区别，并结合西医理论，探讨了二者与西医病名之间的联系；卷二讨论了三焦概念的不同含义，强调了温病所述三焦的特点；卷三对叶天士、吴鞠通等温病学家的观点及温病主要治法进行了评述；卷四从西医角度分析了不同温病的病变机理。该书立足于中医传统理论的基础，借鉴西医学知识对温病的有关内容进行了阐发，这对于沟通中西医学术，促进中医学的进一步发展，无疑是一种积极的尝试。当然，限于历史条件，恽氏所进行的中西医结合的尝试仅是初步的，其中不当之处亦多。

【主要观点】20 世纪的 20 年代，正值中西医论争之激烈时期，恽氏提出的主张颇有见地，着重弄清中西医学的特性和长短，与余岩等人否定中医之谬论针锋相对，为改进中医寻求客观依据。主张以中医学说为主体，立足中医，探究近代科学和医学并加以诠释、提高。明确指出：发明古书精义，采取西医学说，证之于临证经验，为改进中医的三大要素，并切实加以施行。其论难免有牵强、过当之处，但其思想主流可资借鉴，不少观点能够切中肯綮，对中医学发展有一定的启迪作用。恽氏的观点可作如下举要：

①讨论了中西医诊病方法的长处与不足　中医应当学习西医诊病“就细菌以定名”而“比较真确”的优点，对不同性质的疾病，首先要从概念上严格划清界限，如各种热病皆冠以温病、伤寒之名，故区分二者之异，界定二者范围，是诊病的首要环节。

②比较了温病与伤寒异同，强调以伤寒统温病。

③阐述了三焦的数种含义　强调了温病所述三焦是根据温邪致病的特点及发生发展规律的主次先后划分的，并以此作为温病辨证论治的依据。

（二十）《医学衷中参西录》

【作者简介】张锡钝，字寿甫，河北盐山县人，生于1860年，卒于1933年。张氏自幼随父读书，后因两试秋闱不第，遂专攻医学十余年，早年即蜚声乡里，为人治病多有效验。辛亥革命后被德州驻军统领聘为军医正，随军转赴武汉。1918年在奉天（今沈阳）创办立达中医院，担任院长。1926年在天津设立中医汇通学社，晚年设国医函授学校，日间诊病，夜间写作。《医学衷中参西录》为张氏一生临床经验和学术见解的总结，其中对温病也不乏见解独到之处。

【内容提要】《医学衷中参西录》是张氏传世的唯一著作。书中的著述先后于1928～1934年间陆续刊行过，约有八十万字。该书从理论到临床，从辨证到用药，均从中西汇通的观点出发，做到了学古而有益于今，参西而不悖于中，具有相当的临床实用价值。本书在医学理论上，则遵《黄帝内经》、《伤寒论》之训。他读《黄帝内经》的体会是"其精到之处，恒数语包括万有，能令熟读深思者，得医学无限法门"。张氏在辨证立法上则推崇《伤寒论》的六经辨证，认为六经辨证既可用于外感病，也可运用于内伤杂病，六经病证反映了十二经及其所络属的脏腑的病变，故书中的医论部分，主要就是对六经方证的论述。书中近二百首方中，几乎全部都为张氏所创制，许多名方流传至今，如治阴虚劳热的资生汤，治喘息的参赭镇气汤，治心病的定心汤，治肺病的清金益气汤，治大气下陷的升陷汤，治中风的镇肝熄风汤，治妇女病的理冲、安冲、固冲、温冲等汤，临床为大家所习用，屡试屡验。当然书中张氏对于西医的认识与研究，也难免有片面和肤浅处，特别是用中医理论来比附西医的认识，多有牵强生硬之嫌。

【主要观点】张氏有关温病方面论述的内容可以归纳如下：

①将温病分为春温、风温、湿温三大类　春温为伏气温病邪伏于膜原，阻塞脉络，治宜清解汤；风温为外感时令之气转而为温，治宜清解汤；湿温为外感湿气传入上焦，治宜宣解汤；

②温疫感受戾气应立专方　张氏自拟青盂汤专治疫病，方中每重用石膏，认为石膏与其他清解之品同用，可透温疫

斑疹之毒火郁热。

③认为伤寒方可统治温病　张氏认为《伤寒论》原设立多种治温病方，分编在六经之中，这些方通过适当配伍均可治疗温病。如麻杏石甘汤、白虎汤、大小陷胸汤、承气汤都为后世温病学家所用，而小青龙汤、小柴胡汤通过加用石膏，同样也可治疗温病。

④温病初起即应注意清泄里热　一般认为温病初起，即应分清卫、清气之治，早投寒凉易招凉遏冰伏之弊。张氏虽亦赞同，但进而指出，温病初起多“陡然而发，表里俱热”，应“视表邪内热之轻重而分途施治”，他所创制的清解汤、凉解汤、寒解汤，就是针对表里之热的多少，通过方中各药物之间的组合、比重及加减以起到解表清里的目的。

温病主要方剂一览

（此处所集，以温病方为主。限于篇幅，只录药物组成。）

一 画

一甲复脉汤（《温病条辨》）

炙甘草 干地黄 白芍 麦冬 阿胶 牡蛎 麻仁

一加减正气散（《温病条辨》）

藿香梗 厚朴 杏仁 茯苓皮 广皮 神曲 麦芽 茵陈 大腹皮

一贯煎（《柳州医话》）

沙参 麦冬 当归 生地 杞子 川楝子

二 画

二甲复脉汤（《温病条辨》）

炙甘草 干地黄 白芍药 麦冬 阿胶 麻仁 牡蛎 生鳖甲

二冬二母汤（《症因脉治》）

天冬 麦冬 知母 贝母

二冬二母散（《重订通俗伤寒论》）

天冬 麦冬 知母 贝母 南北沙参 梨汁 竹沥 姜汁

二加减正气散（《温病条辨》）

藿香梗 广皮 厚朴 茯苓皮 木防己 大豆卷 通草 苡仁

十全苦寒救补丹（《重订通俗伤寒论》）

石膏 黄芩 生大黄 丹皮 川连 泽泻 厚朴 枳壳 芒硝 黄柏 知母

七味葱白汤（《通俗伤寒论》）

淡豆豉 生葛根 鲜生地 麦冬 葱白 生姜 百劳水

七鲜育阴汤（《通俗伤寒论》）

鲜生地 鲜石斛 鲜茅根 鲜稻穗 鲜雅梨汁 鲜蔗汁 鲜枇杷叶（去毛炒香）

人参养营汤（《温疫论》）

人参 麦冬 五味子 地黄 归身 白芍 知母 陈皮 甘草

三 画

三仁汤（《温病条辨》）

杏仁 飞滑石 白通草 白蔻仁 竹叶 厚朴 生苡仁 半夏

三石汤（《温病条辨》）
飞滑石　生石膏　寒水石　杏仁　竹茹　银花　金汁　白通草

三甲复脉汤（《温病条辨》）
炙甘草　干地黄　白芍　麦冬　阿胶　生牡蛎　生鳖甲　生龟板　麻仁

三甲散加减（《湿热病篇》）
醉地鳖虫　醋炒鳖甲　土炒穿山甲　生僵蚕　柴胡　桃仁泥

三甲散（《温疫论》）
醋炒鳖甲　龟甲　土炒穿山甲　蝉蜕　生僵蚕　牡蛎　醉地鳖虫　芍药　当归　甘草

三加减正气散（《温病条辨》）
藿香　茯苓皮　厚朴　广皮　杏仁　滑石

三豆汤（《通俗伤寒论》）
生绿豆　大黑豆　杜赤豆　青荷叶

三黄二香散（《温病条辨》）
黄连　黄柏　生大黄　乳香　没药

三黄石膏汤（《证治准绳》）
黄芩　黄连　黄柏　石膏　栀子　知母　玄参　甘草

大复苏饮（《伤寒瘟疫条辨》）
白僵蚕　蝉蜕　当归　生地　黄连　黄芩　知母　甘草

大清凉饮（《伤寒瘟疫条辨》）
白僵蚕　蝉蜕　全蝎　当归　黄芩　栀子　五味子　麦冬

大橘皮汤（《通俗伤寒论》）
陈皮　赤苓　滑石　槟榔汁

千金痢方（《备急千金要方》）
当归　桂心　干姜　附子

卫分宣湿饮（《暑病证治要略》）
香薷　青蒿　滑石　茯苓　杏仁　竹叶鲜　荷叶　鲜冬瓜皮

小复苏饮（《伤寒瘟疫条辨》）
白僵蚕　蝉蜕　神曲　生地　木通　车前子　黄芩　黄檗　黄连　栀子　知母　桔梗丹皮

小复脉汤（《温热经纬》）
麦冬　甘草　鲜竹叶　北枣肉　枸杞子

小陷胸加枳实生姜汤（《温病条辨》）
黄连　瓜蒌　枳实　半夏　生姜

小清凉饮（《伤寒瘟疫条辨》）
白僵蚕　蝉蜕　银花　泽兰叶　当归　生地　石膏　黄连　黄芩　栀子　丹皮　紫草

小蓟饮子（《济生方》）
生地　小蓟　滑石　木通　蒲公英　藕节　竹叶　当归　栀子　甘草

四 画

卫氏连朴饮（《霍乱论》）

姜汁炒川连 制厚朴 石菖蒲 制半夏 淡豆豉 炒山栀

王氏清暑益气汤（《温热经纬》）

西洋参 石斛 麦冬 黄连 竹叶 荷梗 知母 甘草 粳米 西瓜翠衣

专翕大生膏（《温病条辨》）

人参 茯苓 龟板 乌骨鸡 鳖甲 牡蛎 鲍鱼 海参 白芍 五味子 麦冬 羊肠子 猪脊髓 鸡子黄 阿胶 莲子 芡实 熟地黄 沙苑蒺藜 白蜜 枸杞子

五仁橘皮汤（《通俗伤寒论》）

甜杏仁 松子仁 郁李仁 桃仁 柏子仁 橘皮

五汁饮（《温病条辨》）

梨汁 荸荠汁 鲜苇根汁 麦冬汁 藕汁

五加减正气散（《温病条辨》）

藿香梗 广皮 茯苓皮 厚朴 大腹皮 谷芽 苍术

五味子汤（《景岳全书》）

五味子 麦冬 黄芪 人参 甘草

五味消毒饮（《医宗金鉴》）

银花 野菊花 蒲公英 紫花地丁 紫背天葵

不换金正气散（《太平惠民和剂局方》）

厚朴 藿香 半夏 甘草 苍术 陈皮 生姜 大枣

太乙紫金丹（《痧疫指迷》）

山慈菇 川文蛤 大戟 安息香 苏合香油 千金霜 血琥珀 冰片 麝香 檀香 雄黄

太极丸（《伤寒瘟疫条辨》）

即升降散炼蜜丸

牛黄承气汤（《温病条辨》）

安宫牛黄丸 生大黄末

牛黄膏（《素问病机气宜保命集》）

牛黄 广郁金 丹皮 梅冰 辰砂 生甘草

升降散（《伤寒瘟疫条辨》）

白僵蚕 蝉蜕 广姜黄 川大黄

化斑汤（《温病条辨》）

生石膏 知母 甘草 玄参 犀角 粳米

化斑解毒汤（《医宗金鉴》）

升麻 生石膏 牛蒡子 人中黄 黄连 知母 玄参 连翘

五 画

玉女煎去牛膝熟地加细生地玄参方（《温病条辨》）

生石膏 知母 玄参 细生地

麦冬

玉竹麦门冬汤（《温病条辨》）

玉竹 麦冬 沙参 甘草

玉枢丹（《百一选方》）

即太乙紫金锭

玉钥匙（《三因极一病证方论》）

焰硝 硼砂 脑子（冰片） 白僵蚕

甘露三石汤（《中医外感热病篇》）

木通 白豆蔻 石菖蒲 藿香 川贝 薄荷 寒水石 石膏 茵陈 滑石 连翘 射干 黄芩 僵蚕 板蓝根

甘露消毒丹（《温热经纬》）

滑石 茵陈 黄芩 石菖蒲 川贝母 木通 藿香 射干 连翘 薄荷 蔻仁

龙胆泻肝汤（《兰室秘藏》）

龙胆草 泽泻 木通 车前子 当归 柴胡 生地 栀子 黄芩

生地黄汤（《备急千金要方》）

鲜生地 生地黄 生甘草 红枣 芒硝

生地黄煎（《千金翼方》）

生玉竹 花粉 地骨皮 茯神 生石膏 知母 生地汁 麦冬汁 竹沥 姜汁 白蜜

生脉散（《内外伤辨惑论》）

人参 麦冬 五味子

仙方活命饮（《校注妇人良方》）

白芷 贝母 防风 赤芍 当归尾 甘草节 皂角刺 穿山甲 天花粉 乳香 没药金银花 陈皮

白虎加苍术汤（《证治准绳》）

石膏 知母 甘草 粳米 苍术

白虎承气汤（《通俗伤寒论》）

生石膏 大黄 芒硝 甘草 竹叶 知母 鲜荷叶

冬地三黄汤（《温病条辨》）

麦冬 黄连 苇根汁 元参 黄柏 银花露 生地 黄芩 甘草

加味导痰汤（《重订通俗伤寒论》）

枳实 茯苓 陈皮 栝蒌皮 马兜铃 川贝母 石菖蒲汁 枇杷汁 通草

加味栀子豉汤（《重订广温热论》）

杏仁 生苡仁 滑石 白通草 浙苓皮 淡香豉 焦栀皮 鲜枇杷叶

加味凉膈煎（《通俗伤寒论》）

风化硝 甘遂 葶苈子 薄荷 生大黄 白芥子 黄芩 焦栀子 连翘 枳实 竹沥姜汁

加味麻杏石甘汤（《通俗伤寒论》）

蜜炙麻黄 杏仁 生石膏 生甘草 栝蒌皮 竹沥 半夏 橘红 枳实

加减生脉散（《温病条辨》）

沙参 麦冬 五味子 丹皮 细生地

加减地黄丸（《原机启微》）

生地 熟地 枳壳 牛膝

加减泻心汤（《温病条辨》）

黄连 黄芩 干姜 银花

加减茶竹灯芯煎（《重订广温热论》）

白薇 竹黄 细牙茶 鲜竹叶 灯芯 石菖蒲 郁金 皂角刺

加减复脉汤（《温病条辨》）

炙甘草 干地黄 白芍 麦冬 阿胶 麻仁

加减葳蕤汤（《通俗伤寒论》）

生葳蕤 生葱白 桔梗 白薇 淡豆豉 薄荷 炙甘草 红枣

六 画

芍药汤（《素问病机气宜保命集》）

黄芩 芍药 甘草 黄连 大黄 槟榔 当归 木香 肉桂

达原饮（《温疫论》）

槟榔 厚朴 知母 芍药 黄芩 草果 甘草

至宝丹（《温病条辨》）

犀角 朱砂 琥珀 玳瑁 牛黄 麝香 安息香

回阳救急汤（《伤寒六书》）

熟附子 干姜 肉桂 人参 白术 茯苓 陈皮 甘草 五味子 半夏 麝香 生姜

行军散（《温病条辨》）

西牛黄 麝香 珍珠 冰片 硼砂 雄黄 火硝 金箔

全真一气汤（《通俗伤寒论》）

别直参 麦冬 五味子 熟地 白术 附片 淮牛膝

安宫牛黄丸（《温病条辨》）

牛黄 郁金 犀角 黄连 朱砂 冰片 麝香 真珠 山栀 雄黄 黄芩 蜜 金箔

导赤合加味虎杖散（《通俗伤寒论》）

生地 竹叶 生草梢 木通 虎杖 茺蔚子 琥珀末（冲） 麝香 大黄

导赤承气汤（《温病条辨》）

赤芍 生地 大黄 黄连 黄柏 芒硝

导赤清心汤（《通俗伤寒论》）

生地 茯神 木通 麦冬 丹皮 益元散 竹叶 莲子心 灯芯 童便

防风汤（《宣明论方》）

防风 当归 赤苓 杏仁 黄芩 秦艽 葛根 麻黄 肉桂 生姜 甘草 大枣

红灵丹（《重订霍乱论》）

朱砂 牙硝 雄黄 硼砂 礞石

冰片 麝香 飞金

七 画

麦冬麻仁汤（《温病条辨》）

麦冬 麻仁 白芍 首乌 乌梅 知母

苍术白虎汤加减方（《重订通俗伤寒论》）

苍术 石膏 草果 知母 蔻仁 滑石 枇杷叶 冬瓜皮

芳香饮（《伤寒瘟疫条辨》）

元参 茯苓 石膏 蝉蜕 白僵蚕 荆芥 花粉 神曲 苦参 黄芩 陈皮 甘草

苏合香丸（《太平惠民和剂局方》）

白术 青木香 犀角 香附 朱砂 诃黎勒 檀香 安息香 沉香 麝香 丁香 荜茇 龙脑 苏合香 熏陆香

杏苏散（《温热经纬》）

杏仁 苏叶 半夏 甘草 橘皮 前胡 桔梗 枳壳 茯苓 生姜 大枣

连朴饮（《霍乱论》）

黄连 栀子 厚朴 半夏 石菖蒲 淡豆豉 芦根 滑石 甘草

连梅汤（《温病条辨》）

黄连 乌梅 麦冬 生地 阿胶

护胃承气汤（《温病条辨》）

生大黄 元参 生地 丹皮 知母 麦冬

何人饮（《景岳全书》）

何首乌 人参 当归 陈皮 煨姜

余氏清心凉膈散（《温热经纬》）

连翘 黄芩 山栀 薄荷 石膏 桔梗 甘草 竹叶

沙参麦冬汤（《温病条辨》）

沙参 玉竹 甘草 桑叶 麦冬 生扁豆 花粉

陆氏润字丸（《三世医验》）

酒大黄 半夏 前胡 山楂 天花粉 白术 陈皮 枳实 槟榔

阿胶黄芩汤（《通俗伤寒论》）

阿胶 黄芩 甜杏仁 生桑皮 生白芍 生甘草 鲜车前草 甘蔗梢 糯米

附子理中丸（《阎氏小儿方论》）

人参 干姜 炙甘草 白术 附子

八 画

青蒿二香汤加减（《三世医验》）

青蒿 藿香 香薷 厚朴 扁豆花 木瓜 六一散 西瓜翠衣 桑枝

青蒿鳖甲汤（《温病条辨》）

青蒿 鳖甲 细生地 知母

丹皮

拔萃犀角地黄汤（《重订通俗伤寒论》）

犀角 生地黄 生大黄 川连 黄芩

金沸草散（《南阳活人书》）

金沸草 前胡 荆芥 细辛 半夏 茯苓 甘草 生姜 大枣

金黄散（《外科正宗》）

花粉 黄柏 大黄 姜黄 厚朴 陈皮 甘草 苍术 天南星

泻白散（《小儿药证直诀》）

桑白皮 地骨皮 粳米 甘草

参芪地黄饮（《沈氏尊生方》）

党参 黄芪 山药 生地 山萸肉 丹皮 茯苓 泽泻

参苏饮（《太平惠民和剂局方》）

人参 苏叶 半夏 前胡 茯苓 木香 枳壳 桔梗 甘草

参附汤（《世医得效方》）

人参 附子

参附养荣汤（《温疫论》）

当归 白芍 生地 人参 附子 干姜

承气合小陷胸汤（《温病条辨》）

生大黄 厚朴 枳实 半夏 栝蒌皮 黄连

承气养营汤（《温疫论》）

知母 当归 芍药 生地 大黄 枳实 厚朴

驻车丸（《备急千金要方》）

黄连 阿胶 干姜 当归

九 画

玳瑁郁金汤（《通俗伤寒论》）

生玳瑁 生栀子 木通 竹沥 广郁金 连翘 丹皮 生姜汁 鲜石菖蒲汁 紫金片 野菰根 竹叶麦心 灯芯

荆防败毒散（《摄生众妙方》）

荆芥 防风 茯苓 枳壳 桔梗 柴胡 前胡 羌活 独活 川芎 甘草

茵陈术附汤（《医学心悟》）

茵陈蒿 白术 附子 干姜

茯苓皮汤（《温病条辨》）

茯苓皮 生苡仁 猪苓 大腹皮 白通草 淡竹叶

枳实导滞丸（《内外伤辨惑论》）

枳实 大黄 黄芩 黄连 茯苓 泽泻 白术 神曲

枳实导滞汤（《通俗伤寒论》）

枳实 生大黄 山楂 槟榔 川朴 川连 六曲 连翘 紫草 木通 甘草

厚朴草果汤（《温病条辨》）

厚朴 杏仁 草果 陈皮 半夏

茯苓

香连丸（《太平惠民和剂局方》）

黄连 木香

香砂二陈汤（《通俗伤寒论》）

白檀香 姜半夏 茯苓 砂仁 广皮 甘草

香薷饮（《太平惠民和剂局方》）

香薷 扁豆 川朴

俞氏阿胶鸡子黄汤（《重订通俗伤寒论》）

阿胶 白芍 石决明 钩藤 生地 生牡蛎 络石藤 茯神木 鸡子黄

俞氏桃仁承气汤（《重订通俗伤寒论》）

桃仁 大黄 芒硝 甘草 犀角 生地黄 蒲黄 五灵脂

俞氏解毒承气汤（《重订通俗伤寒论》）

银花 栀子 黄连 黄柏 连翘 黄芩 枳实 大黄 西瓜硝 金汁 蚯蚓 生绿豆雪水

急救回阳汤（《医林改错》）

人参 附子 干姜 白术 甘草 桃仁 红花

养阴清肺汤（《重楼玉钥》）

生地 麦冬 甘草 玄参 贝母 丹皮 薄荷 白芍

宣白承气汤（《温病条辨》）

生石膏 生大黄 杏仁粉 栝蒌皮

宣清导浊汤（《温病条辨》）

猪苓 茯苓 寒水石 晚蚕砂 皂荚子

宣痹汤（《温病条辨》）

木防己 蚕砂 杏仁 滑石 连翘 苡仁 栀子 半夏 赤小豆

祛劳汤（《圣济总录》）

常山 青蒿 知母 柴胡 鳖甲 甘草 枳壳 肉桂

神犀丹（《温热经纬》）

犀角尖 石菖蒲 黄芩 粪清 连翘 生地 银花 板蓝根 豆豉 玄参 花粉 紫草

神仙活命饮（《白喉治法总表抉微》）

龙胆草 栀子 玄参 马兜铃 板蓝根 白芍 栝蒌 生石膏 黄柏 生地 甘草

神解散（《伤寒瘟疫条辨》）

白僵蚕 蝉蜕 神曲 银花 生地 木通 车前子 黄连 黄芩 黄柏 桔梗

十 画

珠黄散（《太平惠民和剂局方》）

珍珠 西黄

蚕矢汤（《重订霍乱论》）

晚蚕砂 木瓜 苡仁 大豆黄卷 黄连 半夏 黄芩 通草 吴茱萸 炒山栀

真人养脏汤（《太平惠民和剂局方》）

诃子 罂粟壳 肉豆蔻 白术 人参 木香 官桂 炙甘草 当归 白芍

桂苓甘露饮（《刘河间医学六书》）

茯苓 甘草 白术 泽泻 官桂 石膏 寒水石 滑石 猪苓

桔梗白散（引《通俗伤寒论》）

桔梗 栀子 黄芩 连翘 薄荷 竹叶 甘草

桃仁承气汤（《温病条辨》）

大黄 芒硝 桃仁 芍药 丹皮 当归

柴胡养营汤（《温疫论》）

柴胡 黄芩 陈皮 甘草 当归 白芍 生地 知母 花粉 生姜 大枣

柴葛解肌汤（《医学心悟》）

柴胡 葛根 甘草 芍药 黄芩 知母 生地 丹皮 贝母

益胃汤（《温病条辨》）

沙参 麦冬 生地 玉竹 冰糖

凉营清气汤（《丁甘仁医案》）

犀角尖 鲜石斛 黑山栀 丹皮 鲜生地 薄荷叶 川雅连 赤芍 玄参 生石膏 生甘草 连翘壳 鲜竹叶 茅芦根 金汁

凉膈散（《太平惠民和剂局方》）

大黄 朴硝 甘草 山栀仁 薄荷叶 黄芩 连翘

通圣消毒散（《证治准绳》）

防风 川芎 白芷 银花 连翘 滑石 牛蒡子 生山栀 芒硝 生大黄 桔梗 生甘草 犀角 大青叶 薄荷 鲜葱白 淡豆豉 芦笋 鲜紫背浮萍

通关散（《丹溪心法附余》）

猪牙皂 细辛

桑丹泻白汤（《通俗伤寒论》）

桑叶 生桑皮 竹茹 炙草 丹皮 地骨皮 川贝母 生粳米 金橘脯 大枣

桑白皮汤（《景岳全书》）

桑白皮 半夏 苏子 杏仁 贝母 黄芩 黄连 栀子

桑杏汤（《温病条辨》）

桑叶 象贝 香豉 梨皮 杏仁 沙参

桑菊饮（《温病条辨》）

杏仁 连翘 薄荷 桑叶 菊花 桔梗 苇茎 生甘草

十一画

黄龙汤（《温疫论》）

大黄 厚朴 草果仁 知母 芍药 黄芩 甘草

黄芩汤加豆豉玄参方（《温热逢源》）

黄芩 芍药 甘草 大枣 淡豆豉 玄参

黄连香薷饮（《类证活人书》）

香薷 扁豆 厚朴 黄连

黄连解毒汤（《外台秘要》）

黄连 黄柏 黄芩 山栀

菖蒲郁金汤（《温病全书》）

鲜石菖蒲 广郁金 炒山栀 青连翘 灯心 鲜竹叶 丹皮 淡竹沥 木通 玉枢丹

雪梨浆（《温病条辨》）

甜水梨

雪羹加味煎（《重订广温热论》）

淡海蜇 大荸荠 鲜地黄汁 元参 栝蒌仁 雅梨汁 白蜜 姜汁 鲜冬瓜皮子

救逆汤（《温病条辨》）

炙甘草 干地黄 白芍 麦冬 阿胶 生龙骨 生牡蛎

银翘麻黄汤（《春温五字诀》）

银花 连翘 麻黄 薄荷 牛蒡子 橘红 桔梗 生甘草

银翘散（《温病条辨》）

连翘 银花 苦桔梗 竹叶 生甘草 荆芥穗 淡豆豉 牛蒡子

羚羊镇痉汤（《冷庐医话》）

犀角 羚羊角 鲜生地 银花 连翘 菊花 莲子 甘草

羚角钩藤汤（《通俗伤寒论》）

羚羊角片 桑叶 川贝 鲜生地 钩藤 菊花 茯神 生白芍 生甘草 竹茹

清气化痰丸（《医方考》）

瓜蒌仁 陈皮 黄芩 杏仁 枳实 茯苓 胆南星 半夏

清化汤（《伤寒瘟疫条辨》）

白僵蚕 蝉蜕 银花 泽兰叶 广皮 黄芩 黄连 炒山栀 连翘 龙胆草 元参 桔梗 白附子 甘草

清咽汤（《疫喉浅论》）

荆芥 防风 桔梗 杏仁 甘草 枳壳 前胡 牛蒡子 白僵蚕 橄榄 薄荷 鲜浮萍

清咽利膈汤（《外科正宗》）

连翘 生栀子 黄芩 薄荷 牛蒡子 防风 荆芥 桔梗 银花 玄参 甘草 黄连大黄 朴硝

清咽栀豉汤（《疫喉浅论》）

山栀 豆豉 银花 薄荷 牛蒡子 粉草 蝉衣 僵蚕 犀角 连翘 桔梗 马勃

清咽养营汤（《疫痧浅论》）

洋参 大生地 茯神 麦冬 白

芍 花粉 天冬 玄参 知母 甘草

清宫汤（《温病条辨》）

玄参心 莲子心 竹叶卷心 连翘心 犀角尖 连心 麦冬

清络饮（《温病条辨》）

鲜荷叶边 鲜银花 西瓜翠衣 鲜扁豆花 丝瓜皮 鲜竹叶心

清离定巽法（《时病论》）

连翘 竹叶 生地黄 玄参 菊花 桑叶 钩藤 木瓜

清凉救苦散（《通俗伤寒论》）

芙蓉叶 桑叶 白芷 白芨 白蔹 生草 川连 川柏 腰黄 乳香 没药 赤豆 草河车

清营汤（《温病条辨》）

犀角 生地 玄参 竹叶心 麦冬 丹参 黄连 银花 连翘

清瘴汤（验方）

青蒿 柴胡 茯苓 知母 陈皮 半夏 黄芩 黄连 枳实 常山 竹茹 益元散

清瘟败毒饮（《疫疹一得》）

生石膏 生地黄 犀角 川连 山栀 桔梗 黄芩 知母 赤芍 玄参 连翘 甘草 丹皮 鲜竹叶

清燥养营汤（《温病条辨》）

知母 花粉 归身 白芍 地黄汁 陈皮 甘草 灯心

清燥救肺汤（《医门法律》）

煅石膏 桑叶 甘草 人参 胡麻仁 阿胶 麦冬 杏仁 枇杷叶

十二画

葛根汤（《济生方》）

葛根 升麻 犀角 地榆 白芍 当归 黄连 枳壳

葱豉桔梗汤（《通俗伤寒论》）

鲜葱白 苦桔梗 焦山楂

厥证追魂丹（《重订广温热论》）

飞辰砂 明雄黄 生玳瑁 麝香 白芥子 安息香

集灵膏（引《温热经纬》）

人参 枸杞 麦冬 天冬 生地 熟地 怀牛膝

翘荷汤（《温病条辨》）

薄荷 连翘 生甘草 黑栀皮 桔梗 绿豆衣

蒌杏橘贝汤（引《重订广温热论》）

瓜蒌皮 杏仁 橘皮 川贝母 桔梗 绿豆衣 桔梗 枇杷叶 冬瓜子 冬桑叶

紫雪丹（《温病条辨》）

滑石 石膏 寒水石 磁石 羚

羊角 木香 犀角 沉香 丁香 升麻 玄参 炙甘草 朴硝 硝石 辰砂 麝香

普济消毒饮（《东垣十书》）

黄芩 黄连 陈皮 甘草 玄参 连翘 板蓝根 马勃 牛蒡子 薄荷 升麻 柴胡桔梗 僵蚕

滋任益阴煎（《通俗伤寒论》）

龟板 砂仁 黄柏 知母 甘草 白果 猪脊髓

犀地桑丹汤（《重订广温热论》）

青蒿 黄芩 桑叶 丹皮 栀子 犀角 生地黄 连翘 紫草 玄参 菊花 知母 芦根 茅根 桑枝 竹叶

犀地清络饮（《通俗伤寒论》）

犀角 丹皮 连翘 竹沥 鲜生地 赤芍 桃仁 生姜汁 鲜茅根 灯心 鲜石菖蒲

犀角散（《备急千金要方》）

犀角 黄连 升麻 山栀 茵陈

犀角地黄汤（引《温病条辨》）

犀角 丹皮 赤芍 地黄

犀珀至宝丹（《重订广温热论》）

犀角 羚羊角 广郁金 琥珀 炒山甲 连翘 石菖蒲 蟾酥 辰砂 玳瑁 麝香 血竭 藏红花 桂枝 丹皮 猪心血

犀羚三汁饮（《重订通俗伤寒论》）

犀角 连翘 白薇 皂刺 羚羊角 郁金 竺黄 丹皮 竹沥 石菖蒲 藕汁

犀羚竹叶汤（《通俗伤寒论》）

犀角 羚羊角 竹叶心 石膏 赤芍 连翘 紫草 银花露

犀连承气汤（引《通俗伤寒论》）

犀角 川连 枳实 生地汁 生大黄 真金汁

十三画

蒿芩清胆汤（《通俗伤寒论》）

青蒿 黄芩 竹茹 半夏 枳壳 陈皮 赤苓 碧玉散

雷氏宣透膜原法（《时病论》）

厚朴 槟榔 草果仁 黄芩 甘草 藿香叶 半夏 生姜

雷氏清凉涤暑法（《时病论》）

滑石 甘草 青蒿 白扁豆 连翘 茯苓 通草 西瓜翠衣

锡类散（《金匮翼》）

象牙屑 珍珠 青黛 冰片 壁钱 牛黄 熔指甲

解毒承气汤（《伤寒瘟疫条辨》）

白僵蚕 蝉蜕 黄连 黄芩 栀子 枳实 厚朴 大黄 黄柏 芒硝

解毒承气汤（《通俗伤寒论》）

银花 山栀 川连 黄柏 连翘

黄芩　枳实　生大黄　西瓜硝

新加木贼煎（《通俗伤寒论》）

木贼　淡豆豉　桑叶　香附　葱白　焦山栀　丹皮　夏枯草　炙甘草　荷梗

新加香薷饮（《温病条辨》）

香薷　银花　鲜扁豆花　厚朴　连翘

新加黄龙汤（《温病条辨》）

生地　麦冬　玄参　生大黄　芒硝　甘草　人参　当归　海参　姜汁

十四画

碧玉散（《宣明论方》）

滑石　甘草　青黛

十五画

增损大柴胡汤（《伤寒瘟疫条辨》）

柴胡　薄荷　陈皮　黄芩　黄连　黄檗　栀子　白芍　枳实　大黄　片姜黄　白僵蚕　蝉蜕

增损双解散（《伤寒瘟疫条辨》）

僵蚕　滑石　蝉蜕　姜黄　防风　薄荷叶　荆芥穗　当归　白芍　黄连　连翘　山栀　甘草　黄芩　桔梗　大黄　芒硝　石膏　黄酒　蜜

增损普济消毒饮（《伤寒瘟疫条辨》）

玄参　黄连　黄芩　连翘　山栀　牛蒡子　板蓝根　桔梗　陈皮　甘草　蝉蜕　白僵蚕　大黄

增减黄连泻心汤（《通俗伤寒论》）

川连　黄芩　滑石　竹沥　半夏　苡仁　生姜汁　冬瓜子　通草　灯芯

增液汤（《温病条辨》）

玄参　麦冬　生地

增液承气汤（《温病条辨》）

玄参　麦冬　生地　大黄　芒硝

十六画

薛氏五叶芦根汤（《湿热病篇》）

藿香叶　薄荷叶　鲜荷叶　佩兰叶　枇杷叶　芦根尖　冬瓜仁

薛氏阴湿伤表方（《湿热病篇》）

藿香　羌活　苍术皮　薄荷　牛蒡子

薛氏扶阳通理汤（《湿热病篇》）

人参　白术　附子　茯苓　益智仁

薛氏参麦汤（《湿热病篇》）

人参　麦冬　石斛　木瓜　甘草　生谷芽　鲜莲子

薛氏黄连苏叶汤（《湿热病篇》）

川连　苏叶

薏苡竹叶散（《温病条辨》）

苡仁 竹叶 滑石 白蔻仁 连翘 茯苓 通草

燃照汤（《重订霍乱论》）

滑石 炒豆豉 山栀 黄芩 佩兰 厚朴 半夏 白蔻仁

十九画

藿朴二陈汤（《通俗伤寒论》）

藿香 半夏 厚朴 陈皮 佩兰 茯苓 竹茹 枳实 滑石

藿朴夏苓汤（《医原》）

藿香 半夏 赤茯苓 杏仁 生苡仁 白蔻仁 猪苓 泽泻 淡豆豉 厚朴

藿香正气散（《太平惠民和剂局方》）

藿香 苏叶 白芷 大腹皮 茯苓 白术 陈皮 半夏曲 厚朴 桔梗 炙甘草

后 记

《温病心悟》，用心体悟温病学说的精髓。然后，用比较粗的线条，用比较小的篇幅，用比较简单的表述，把温病的主要内容勾勒出来。本书对此作了一点努力和尝试，结果如何只能等待读者的评说。

进入到中医热病证治的世界，这个世界似乎已经变得有些遥远，特别对于目前刚刚进入中医领域的年轻人。而对于还健在的我们的前辈则是那么近在眼前的事，几十年前的亲身经历，怎么可能轻易淡忘呢？中医对热病的证治，在西方对病原体研究和抗生素发明以前，也就是一百多年前吧，一直是走在世界前列的。中华民族的文化没有中断过，中医临证的经验积累也从来没有中断过。热病的证治就是一条线，把中医的临床首尾串住。先辈们在热病的实践中奠定了治疗的基础，形成了一定的治法方药，然后再旁及其他。

由《素问·热论》到《伤寒杂病论》，到《温疫论》，到《温热论》，到……。沿着历史走过的足迹，翻看着前人留下的文字记载，中医的临床每个时代都有那么多的精彩篇章。历史上疫病流行的几个波峰，正好成为中医热病证治发展前进的推力。汉末的《伤寒论》、金元的医家争鸣、明清的瘟疫温热学说和证治体系的形成，从六经的病证，走到卫气营血和三焦的分证。于今回头一看，正是无数医家的努力，汇聚成一股合力，历史的手笔，于此一气挥就，让人赞叹不已！

尽管由于医学的进步，人类对传染病已经有了一定的控制，但传染病并不甘心退出历史舞台，病原微生物也仍然在和人类斗智斗勇。在和疾病的争斗中，即便有了现代高科技的手段，中医的知识和经验仍有用武之地，作为走在临床第一线的人，尤其是中医，应该有所了解、熟悉和掌握。

前些年，将自己对仲景学说的学习体会，形成过《读解金匮》和《读解伤寒》，最近将自己对温病学说的认识，归纳成《温病心悟》。在阅读和思考的过程中，越来越感到中医是一个整体，临床治疗是一个整体，要学习和理解中医，就必须全面地学习和理解中医的经典。而现在很多中医院校的毕业生，根本就没有系统阅读过中医经典，遗憾！任教中医的老师，长期被阻隔在具体的某个教研室中，有些人不断地重复着同一内容，安于现状而少有长进。本来互为局部融为一体的东西，有时被割裂、被曲解，危险！

终于有机会将伤寒温病合在一起讲了，2008 年初，我校开设了《临床经典导读》课程，作为必修，学生们不论好恶，无可逃遁。我想，当事人最终会心存感谢的，不过要在 5 年、10 年以后，或许要过更长的时间，如果你确实对中医有兴趣，或者确实在从事中医临床的具体工作。对热病证治的理解，在中医学习中是个难关，但只要迈过这道坎，前途就会豁然开朗。

伤寒温病其实是一体，中医的热病证治，伤寒六经病证发端在前，温病卫气营血收尾于后，作为学习，二者相得益彰，二者缺一不可。

学生杨文喆帮助完成了部分文字输入和资料收集工作，在此深表谢意。

张再良

2009 年 1 月

参 考 文 献

伯恩特·卡尔格—德克尔. 医药文化史. 上海：三联书店，2004

曹东义. 中医外感热病学史. 北京：中医古籍出版社，2004

陈泽霖，陈梅芳. 舌诊研究。上海：上海科技出版社，1982

金寿山. 温病释要. 上海：上海中医学院出版社，1986

李建中. 世纪大疫情. 上海：学林出版社，2004

李同宪、李月彩. 伤寒论现代解读. 西安：第四军医大学出版社，2003

彭胜权. 温病学，北京：人民卫生出版社，2000

沈庆法. 温病学说之研究. 上海：上海中医药大学出版社，2000

万友生. 寒温统一论. 上海：上海科技出版社，1988

吴翰香. 色脉舌诊，上海：上海科技出版社，1987

吴有性，郑重光.《温疫论》补注. 北京：人民卫生出版社，1995

张剑光. 三千年疫情. 南昌：江西高校出版社，1998

张景岳. 景岳全书. 上海：上海古籍出版社，1991

张再良. 读解伤寒，北京：人卫生生出版社，2007

张再良. 中医古典临床精化，北京：协和医科大学出版社，2004

浙江省中医研究所.《温疫论》评注. 北京：人民卫生出版社，1985

祝味菊. 伤寒质疑. 上海：上海大众书店，1950

鲍艳举，花宝金，苏庆民. 浅议伤寒与温病. 陕西中医，2008，(8)：1075 - 1076

曹东义，贾春生. 温病概念古今不同. 中国中医基础医学杂志，2001，7 (1)：64 - 66

曹东义，王生茂等. 《素问》之前热病探源. 湖北民族学院学报，2008，25 (2)：6 - 9

曹洪欣，田毅，于友华. 浅淡中医对温病病因的认识. 中国中医基础

医学杂志，2007，13（3）：179－180

常淑枫，肖照岑. 寒温争鸣与融合. 辽宁中医药大学学报，2006，8（4）：40－42

陈照甫. 宋代温病学研究探析. 浙江中医杂志，1992，27(12)：355－356

褚裕义. 试论《温疫论》的下法特点. 湖南中医学院学报，1992，12（3）：4－5

戴春福，翁晓红. “逐邪勿拘结粪”说是吴又可的重要贡献. 中华医史杂志，1999，29（2）：77－78

杜宋宋. 略论温病之舌诊. 湖北中医杂志，1992，14（5）：30－31

方药中. 评伤寒与温病学派之争. 中医杂志，1984，（2）：4

符友丰. 外感热病学说的回顾与展望. 江苏中医，1991，12（5）：36－40

付滨，孟琳，等. 从疾病演变史探“伤寒”原义. 河南中医，2007，27（5）：1－5

龚捷宁. 论温病治法研究的若干问题. 南京中医药大学学报，2001，17（4）：199－201

郭海，杨进. 对卫气营血理论的思考. 中医药信息，2007，24（1）：3－5

何志雄. 试谈伤寒与温病的异同. 新中医，1978，（5）；12

黄梅林. 统一外感热病辨证纲领的研究概况. 广西中医药，1983，（5）：44

黄琴. 温病概念刍议. 四川中医，1996，14（12）：7－8

姜良铎，焦扬. 中医热病学研究展望. 北京中医药大学学报，1996，14（4）：2－5

金庆雷，金庆江. 吴有性《温疫论》“杂气”说辨. 江苏中医，1992，（9）：29－32

刘景源. 中医热病学与疫病学历史沿革. 中国中医药现代远程教育，2003，1（7）：32－35

吕文亮. 温病“毒”之概念再析. 中医药研究，1998，14（1）：2－3

马健. 试论温病病因学说. 中国中医基础医学杂志，1999，5（2）：3－7

马伟明. 浅淡历代医家对温病病因和发病的认识. 甘肃中医, 2003, 16 (5): 4-6

乔富渠. 怎样拓宽温病治法领域. 陕西中医学院学报, 1991, 14 (2): 1-4

裘沛然. 伤寒温病一体论. 上海中医药杂志, 1982, (1): 2

沈凤阁. 论《伤寒论》对温病发展的影响. 江苏中医杂志, 1982, (5): 1

孙立. 略论《伤寒论》治法在温病学中的应用. 时珍国医国药, 2006, 17 (4): 655-656

田素萍, 贾秋梅. 舌象在温病中的变化. 中医药研究, 1995, (5): 42

王乐平, 任秀玲等. 卫气营血是构建温病学的基本范畴. 中华中医药杂志, 2007, 22 (12): 821-823

王启政. 浅谈吴鞠通三焦辨证的治法. 河南中医, 1994, 14 (4): 224-225

王雅丽. 宋金时期寒温之争与河间学说的形成. 吉林中医药, 1998, 18 (2): 56-57

魏民. 吴鞠通三焦辨证辨析. 光明中医, 2007, 22 (1): 7-9

肖德法. 试论吴又可《温疫论》的主要学术观点. 江西中医药, 1987, (3): 4-7

谢路. 试论卫气营血与三焦证候的本质与区别. 中国医药学报, 1995, 10 (1): 14-17

许兴国.《温病条辨》舌诊初探. 福建中医药, 1992, 23 (6): 40-41

荀运浩. 温病病因从新. 辽宁中医学院学报, 2003, 5 (4): 329-332

杨钦河, 彭胜权. 伏气温病学说源流初探析. 南京中医药大学学报, 1998, 14 (3): 131-134

杨雨田, 武俊青. 伏气学说的历史沿革. 中医文献杂志, 1999, (2): 10-11

于磊, 王新陆. 伏邪温病学说浅谈. 北京中医药, 2008, 27 (1): 26-28

张伯讷. 伤寒与温病的对立统一. 北京中医学院学报, 1983, (1): 3

张淼，梅晓萍等. 论伏邪温病. 中国现代医生，2007，45（18）：74，143

张学文. 伤寒与温病关系的探讨. 陕西中医学院学报，1980，（2）：20

张之文. 试论《温疫论》在温病学说形成中的奠基作用. 安徽中医学院学报，1986，5（3）：9－13

章巨膺. 统一伤寒温病学说的认识. 上海中医杂志，1959，（3）：4

赵世芬. 谈温病辨舌的临床意义. 中医函授通讯，1991，10（4）：17－20

祝大中. 湿温病治法略论. 甘肃中医学院学报，1995，12（1）：7－8